TRAUMATISMES
CRANIO-CÉRÉBRAUX

(ACCIDENTS PRIMITIFS, LEURS GRANDS SYNDROMES)

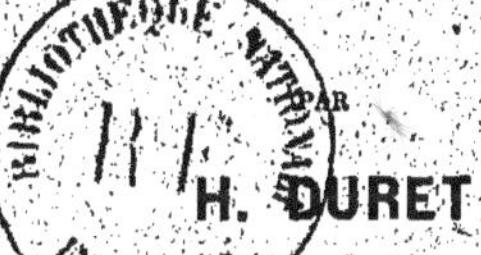

PAR

H. DURET

Ex-chirurgien des Hôpitaux de Paris. Professeur de clinique chirurgicale,
Doyen honoraire de la Faculté libre de Lille,
Associé de l'Académie de Médecine,
Correspondant de l'Académie royale de Belgique, des Sociétés de Chirurgie,
de Biologie, de Neurologie, etc.,
Docteur honoraire de l'Université de Louvain.

TOME III

(PREMIER VOLUME)

LA CONTUSION CÉRÉBRALE
LA COMPRESSION CÉRÉBRALE

Recueilli et publié par

J. VOITURIEZ & **J. DELÉPINE**

Professeur   Professeur suppléant

à la Faculté Libre de Médecine de Lille.

PARIS
LIBRAIRIE FÉLIX ALCAN

108, BOULEVARD SAINT-GERMAIN, 108

LES

TRAUMATISMES CRANIO-CÉRÉBRAUX

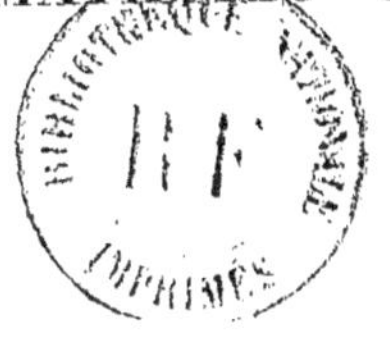

TRAUMATISMES
CRANIO-CÉRÉBRAUX

(ACCIDENTS PRIMITIFS, LEURS GRANDS SYNDROMES)

PAR

H. DURET

Ex-chirurgien des hôpitaux de Paris. Professeur de clinique chirurgicale,
Doyen honoraire de la Faculté libre de Lille,
Associé de l'Académie de Médecine,
Correspondant de l'Académie royale de Belgique, des Sociétés de Chirurgie,
de Biologie, de Neurologie, etc.,
Docteur honoraire de l'Université de Louvain.

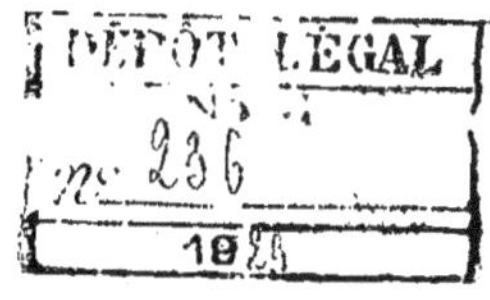

TOME III

(PREMIER VOLUME)

LA CONTUSION CÉRÉBRALE
LA COMPRESSION CÉRÉBRALE

Recueilli et publié par

J. VOITURIEZ & J. DELÉPINE

Professeur — Professeur suppléant
à la Faculté Libre de Médecine de Lille.

PARIS
LIBRAIRIE FÉLIX ALCAN
108, BOULEVARD SAINT-GERMAIN, 108

1922

Tous droits réservés.

TRAUMATISMES
CRANIO-CÉRÉBRAUX

(ACCIDENTS PRIMITIFS, LEURS GRANDS SYNDROMES)

TOME III

AVANT-PROPOS

Les deux volumes que nous présentons au public médical constituent les derniers travaux du Professeur Duret. La mort l'a empêché de mettre la dernière main à ces pages, qu'il considérait comme le couronnement de son œuvre. Pendant plus de quarante ans, l'étude de la physiologie et de la pathologie chirurgicale du crâne et de l'encéphale est restée constamment au premier plan de ses recherches ; on comprendra, dès lors, l'importance qu'attachait notre Maître à ce dernier travail, et la peine qu'il éprouva de ne pouvoir le terminer.

C'est sur sa demande, plusieurs fois formulée, que nous nous sommes mis à l'œuvre. La chose, à vrai dire, n'a pas été facile : recueillir ces pages, où, en maints endroits, la fatigue de l'auteur se traduit par un texte particulièrement ardu à déchiffrer, collationner et classer ces documents ; tout cela nous a demandé beaucoup de travail et l'on comprendra que nous n'ayons pu en venir à bout plus tôt. En tout cas, nous nous sommes, de notre mieux, employés à bien faire, et nous espérons que, malgré leurs réelles imperfections, particulièrement difficiles à éviter dans les circonstances actuelles, ces pages trouveront, auprès du monde savant, le même succès que les premiers volumes de ce Traité, et qu'elles contribueront à consolider la haute réputation scientifique que notre Maître s'était acquise.

1922   J. V.-J. D.

SIXIÈME PARTIE (SUITE)

DEUXIÈME SYNDROME

DE LA CONTUSION CÉRÉBRALE

CHAPITRE I.

HISTORIQUE.

Historique : Sabouraud, Dupuytren et Sanson dégagent la *contusion cérébrale* de la *commotion*. Quelques caractères distinctifs de la contusion. Elle doit être maintenue, malgré quelques obscurités, comme une *entité clinique*, dont l'existence peut souvent être reconnue.

Le groupement et l'évolution des signes cliniques, susceptibles de caractériser la CONTUSION DE L'ENCÉPHALE, en font le *deuxième* SYNDROME, important et primitif, des traumatismes cranio-encéphaliques.

Ce *syndrome*, tantôt apparaît en même temps que celui de la COMMOTION et existe dans la *période commotionnelle*; tantôt, *il ne devient distinct*, que quand celle-ci est plus ou moins terminée.

Dupuytren, qui, le premier (1), sépara, comme entité clinique, la *contusion* de la *commotion* et de la *compression* cérébrales, admettait que la première ne se révélait, et ne pouvait se reconnaître qu'au 4e ou 5e jour du traumatisme,

---

(1) Dupuytren. *Clinique Chirurgicale*, T. II, p. 490. — Avant lui, Sabouraud, dans son mémoire à l'Académie de Chirurgie en 1768, avait parlé d'une manière assez nette de la *contusion du cerveau*, sans la décrire. Dans son mémoire, il est question, pour la première fois, *de contusions aux méninges* et *de contusions du CERVEAU lui-même*. Il parle encore de *dépôts purulents* (abcès), qui surviennent ailleurs qu'à l'endroit du coup, et qui sont autant de terminaisons des contusions des méninges ou du CERVEAU lui-même.

Tels sont, d'après Sanson, les symptômes propres et immédiats de la contusion, auxquels il faut ajouter :

« La *céphalalgie*, correspondant ordinairement à la partie du crâne, où siège la contusion, par conséquent vers le point même qui a reçu le choc, ou dans la partie diamétralement opposée. Ces symptômes persistent sans mouvement fébrile pendant 5 ou 6 jours, au bout desquels on voit ordinairement paraître, les phénomènes qui annoncent l'inflammation : fièvre, délire, convulsions, paralysies, etc., qui forment la seconde période de la maladie. Sa marche se confond alors avec celle de la méningo-encéphalite » (1).

Cette description contient de nombreuses lacunes et des erreurs : mais elle est assez expressive pour l'époque.

Il y a des *contusions cérébrales* sans symptômes immédiats, et qui restent des trouvailles d'autopsie ; la somnolence et le coma peuvent faire défaut ; enfin, la contusion cérébrale peut guérir, au moins transitoirement, sans passer nécessairement à la phase de l'encéphalo-méningite aiguë, progressive et mortelle.

En raison des progrès de la physiologie cérébrale, et de la connaissance de la doctrine des localisations, nous pouvons aujourd'hui établir une étude clinique et diagnostique plus précise et plus documentée de la CONTUSION CÉRÉBRALE.

(1) Voy. *Compendium de Chirurgie*, T. II, p. 613, et Mém. de Boinet, *Arch. de méd.*, T. 45, p. 87 : Des signes immédiats de la contusion du cerveau.

CHAPITRE II.

ANATOMIE PATHOLOGIQUE.

I. — *Lésions des enveloppes de l'encéphale* dans les contusions cérébrales. Quelques-uns de leurs symptômes. —. a) *Adhérences de la peau* aux os, ou aux méninges. Symptômes de ces adhérences. Plaques d'alopécie, au niveau du coup et du contre-coup. — b) *Contusions des os :* ostéites hypertrophiantes, atrophiantes : leur mécanisme. Hyperostoses traumatiques, ostéophytes et stalactites ; nombreux exemples avec leur exposé clinique. Esquilles latentes de la table interne par contusion de la couche compacte et du diploé, leur importance et leurs manifestations cliniques. — c) *Lésions de la dure-mère,* d'une variété plus grande qu'on ne le pense généralement : les *décollements* (zone de Marchant), décollements frontaux, occipitaux, décollements sans fracture des pachyméningites externes ou internes (fausses membranes), interstitielles (épaississements, ossifications), congestives, avec ectasies vasculaires. Adhérence aux os ou au cortex. Relations de la pachyméningite traumatique hémorragique avec la pachyméningite spontanée, alcoolique ou autre, et avec les épanchements ou hématomes pseudo-membraneux ; exemples divers. Les ectasies vasculaires dure-mériennes et les anévrismes racémeux traumatiques. Les *pseudo-kystes sus-dure-mériens ;* leur pathogénie ; leur évolution clinique. — d) *Lésions de l'arachnoïde et de la pie-mère.* Pour l'*arachnoïde :* ruptures, déchirures du feuillet viscéral, des lacs ou confluents ; des gaines des nerfs ; et épanchements dans la cavité séreuse virtuelle, ou en dehors par les voies naturelles. De l'*arachnitis traumatique,* adhésive, sclérosante, avec plaques laiteuses. De l'*arachnitis séreuse* ou *kystique :* les diverses espèces de *kystes arachnoïdiens* (exemples anatomo-cliniques), les kystes para-cérébelleux. *Méningites séreuses circonscrites.* — Pour la *pie-mère :* piqûres, coupures, déchirures, dilacérations ; les œdèmes généralisés ou localisés, en plaques. Suites parfois tardives des contusions : leurs relations avec les lepto-méningites.

II. — *Lésions du cerveau.* — La division des lésions de la contusion cérébrale en 3 degrés (Frano, anciens auteurs) est aujourd'hui tout à fait insuffisante. Classification sous des formes adéquates à la symptomatologie, au diagnostic et à la thérapeutique :

A. — Les *plaies contuses de l'encéphale ou contusions encéphaliques exposées :* Leurs variétés ou degrés ; piqûres et auréole ecchymotique ; attrition avec cavité ou caverne ; destructions cérébrales étendues, largement visibles à l'extérieur.

B. — *Les ecchymoses et phlyctènes méningo-corticales* surtout dans les *traumatismes fermés ;* leur importance et leur signification clinique.

C. — *Contusions méningo-corticales :* érosions, piqueté hémorragique, attritions superficielles du cortex, parfois sous des ecchymoses et phlyctènes méningées.

D. — *Contusions cortico-médullaires :* 1° Foyer de destruction pulpaire, cavité, cavernes, déchirure étoilée ou fente à bords éversés. 2° Noyaux d'infiltration hématique, simulant un infarctus ou une masse néoplasique violacée.

E. — *Contusions intra-cérébrales :* hématomes sous-corticaux du volume d'un pois, d'une noix ; hématomes intra-cérébraux du volume d'une petite pomme ou plus. Exemples. Hématomes traumatiques de la région opto-striée. Hématomes centraux par apoplexie tardive.

F. — *Contusions par contre-coup,* ordinairement sous forme d'épanchements, de plaques ecchymotiques, d'attritions méningo-corticales. Description de ces commotions par contre-coup de la suite des chocs frontaux, pariéto-temporaux, syncipitaux, occipitaux, contusions bi-polaires.

G. — *Contusions ventriculaires et fronto-bulbo-médullaires.* Exemples de contusions ventriculaires directes et indirectes. Etude des contusions à distance du IVe ventricule ou plancher bulbaire.

H. — *Contusions diffuses* ou *multiples :* Petites lésions cérébrales disséminées (fentes, déchirures microscopiques, apoplexies capillaires, recherches de V. Holder) ; ou grosses contusions en différents points.

I. — *Contusions dans les cas mortels,* principalement à la suite des *fractures de la base du crâne :* grosses lésions, déchirures étendues, éclatements, arrachements, lésions ventriculo-bulbaires, parfois phénomènes congestifs intenses. Ce sont là des lésions, qui expliquent assez souvent l'issue funeste.

Un exposé méthodique et complet de la CONTUSION ENCÉ-PHALIQUE nécessite, en même temps, une connaissance sommaire des *lésions des enveloppes du cerveau ;* car, l'organe qu'elles renferment est si délicat, si impressionnable, que la moindre lésion de celles-ci engendre des troubles nerveux importants, *assez voisins de ceux observés dans les lésions du cortex :* la plupart du temps, d'ailleurs, il y a simultanéité dans les deux ordres de lésions.

I.

Lésions des Enveloppes de l'Encéphale
dans la Contusion cérébrale.
Leurs symptômes.

A) Le *cuir chevelu,* dans les traumatismes cranio-cérébraux, est le siège de contusions, de plaies ; au-dessous de lui, se développent des épanchements sanguins, des bosses sanguines ; plus tard, se forment des cicatrices, des adhérences aux os ; et même, s'il existe une perte de substance trauma-tique ou opératoire, assez souvent, une soudure avec la dure-mère, formant parfois en même temps *symphyse* de toutes les membranes et du cortex. L'adhérence est intime au pourtour de l'orifice osseux, sur l'étendue de quelques millimètres et même d'un centimètre, parfois, ou plus.

Qu'il y ait adhérence ou non, il résulte de ces altérations pathologiques assez fréquemment, des *migraines,* des *céphalées,* des *névralgies,* des *hyperesthésies, et hyperalgésies,* des *hémicranies,* qui se distinguent par leur superficialité, par la douleur à la pression sur le trajet des nerfs, ou à leurs points d'émergence.

(1) Afin de ne pas scinder ce qui regarde la *contusion des enveloppes,* nous examinerons à la fois, les lésions primitives et lointaines.

On a vu, surtout dans les cas d'adhérences à la dure-mère, survenir des *attaques épileptiformes*, en raison de l'irritation et de la congestion du cortex sous-jacent.

Signalons plus particulièrement les *plaques d'alopécie*, soit au niveau du choc, et plus souvent encore, dans la région cranienne du *contre-coup*, à l'extrémité éloignée de l'axe de percussion.

Vandenbossche et Ferron ont consacré récemment un intéressant article à ces études des *alopécies du contre-coup* (1).

Ils rapportent cinq cas de traumatismes de la voûte, où ce genre de dermatose fut observé.

On ne peut, pensent-ils, rapprocher ces troubles de la nutrition de la peau, des *zones d'hyperesthésies* de Head, décrites dans ces derniers temps par Wilms, Mulher, Worschutz, Chiarameriti, etc. Celles-ci, en effet, seraient dues aux lésions des *filets du sympathique*, soit au niveau du sinus caverneux, soit, plus simplement dans leur trajet, le long des vaisseaux de la pie-mère ; l'excitation serait transmise à la moelle cervicale, et de là, réfléchie sous forme de douleur, en segment cutané correspondant (région du trijumeau ou du plexus cervical superficiel) ; mais, ces troubles sensitifs siègent *du côté correspondant à l'aire traumatrice.*

D'après Vandenbossche et Ferron, l'*alopécie*, d'ailleurs transitoire, serait une manifestation *de la contusion par contre-coup* de l'encéphale et : « comme la traduction d'une lésion trophique cérébrale, pouvant aboutir d'ailleurs à tel ou tel trouble cicatriciel ou rétractile, capable d'engendrer, dans l'avenir, d'autres symptômes fonctionnels, psychiques, sensitifs ou moteurs, au hasard de la topographie des lésions. La *pelade traumatique*, dans cette hypothèse, est l'indice prémonitoire de ce travail cérébral en évolution, capable d'aboutir à des troubles plus graves, et assombrissant d'ores et déjà, l'avenir des malades ».

Ce dernier point n'est pas établi par les auteurs.

B) La CONTUSION DES OS, qu'elle s'accompagne ou non de *fractures esquilleuses*, *d'enfoncements* ou de simples *fissures*, lésions sur lesquelles nous avons suffisamment insisté dans les chapitres précédents, montrant combien le cerveau et ses membranes s'accommodent mal de cette espèce de *marqueterie*

(1) Vandenbossche et Ferron. *Arch. Prov. de Chir.*, 1909, p. 386-400.

osseuse, a pour résultat assez fréquent, l'*ostéite* sous ses diverses formes, *hypertrophiante, condensante, raréfiante* ou *atrophiante*. Celle-ci, à son tour, engendre des troubles *nerveux* et même *cérébraux*, dont il convient de parler sommairement, ne fut-ce qu'au point de vue du diagnostic.

Dans les interventions immédiates, à la suite de contusions du crâne *sans fracture*, on constate souvent un *tassement* et des *fractures parcellaires* des tubercules du diploé, dont les cellules sont remplies de sang. On conçoit que ces lésions favorisent l'éclosion de l'*ostéite*; et, dans les interventions, il n'est pas rare de trouver le diploé ramolli, vascularisé, sa section donnant lieu à une hémorragie plus ou moins profuse.

Après quelque temps, l'*ostéite* devient productive, *condensante*, et, au moment de l'opération, on tombe sur un os très épaissi, dur, éburné, que les instruments coupent, difficilement: il y a *hyperostose*, souvent sur une surface assez grande; ou encore, une véritable *exostose*, très dure, est créée; parfois, il y a *fissure de la table interne*, et à ce niveau, on constate des *ostéophytes*, des *stalactites*, qui, par leur saillie intérieure, irritent ou blessent la dure-mère et le cortex sous-jacent.

Elles déterminent des *céphalées*, des *contractures*, ou des *spasmes localisés*, parfois de véritables *attaques d'épilepsie Jacksonnienne*.

C'est ainsi, que Giordano (Venise), chez un homme de 40 ans, qui avait fait une chute de mulet, et qui, au bout de 14 ans, vit apparaître des attaques épileptiques de plus en plus fréquentes, fit l'ablation d'une portion d'os sclérosée, non adhérente à la dure-mère, d'une étendue de 3 à 4 centimètres.

Tansini (Palerme), opéra un homme de 28 ans, qui avait des accès depuis 10 ans; il trouva une ancienne *fissure cranienne* de 6 cent. à la région fronto-pariétale, à bords irréguliers, avec des *ostéophytes*: l'os était adhérent à la dure-mère et très épaissi.

Durante (Rome). — Chez un jeune homme de 15 ans, qui, à l'âge de 7 ans, avait eu la tête comprimée entre une roue de voiture et un mur, et qui avait des accès épileptiques depuis un an avec parésie gauche, hébétude, etc., fit l'ablation d'une pièce osseuse de 8 × 5 cent., légèrement adhérente à la dure-mère, au niveau du sillon de Rolando, et présentant de nombreuses saillies *ostéophytiques*.

Pedrazzi, intervint chez un jeune homme de 14 ans, qui, à l'âge de 6 mois, s'était heurté la tête contre un rocher ; au bout de 3 ans, il eut des crises de plus en plus fréquentes. Il existait une dépression temporale, et une parésie du bras gauche. On trouva la *lame vitrée* hérissée de nombreux et volumineux *ostéophytes*.

Tansini (Palerme) 2e cas. — H... de 14 ans. A 6 mois, il s'était heurté la tête contre le sol, en tombant d'une échelle ; il fut dans le coma pendant 24 heures. On trouva une dépression temporo-pariétale droite, et une fissure de 3 centimètres ; l'os adhérait à la dure-mère et présentait de nombreux *ostéophytes*.

Trois cas de *De Mollières* :

H... 40 ans, a eu la tête prise, un an auparavant, sous la cage d'un ascenseur ; il éprouvait des congestions cérébrales fréquentes, avec perte de connaissance et spasmes cloniques. Sous la cicatrice de 15 cent. d'étendue, il trouva un os éburné d'une excessive dureté avec *hyperostose* étendue. *Il n'atteignit la dure-mère qu'à 2 cm. de profondeur.* Il y avait entre elle et l'os une substance pâteuse, caséeuse, résidu d'un petit abcès ancien.

Dans un autre cas du même chirurgien, il existait une dépression osseuse près du pressoir d'Hérophile, à la suite d'un traumatisme datant de 9 ans. Accès épileptiformes. L'opérateur trouva de petites esquilles de 4 mm., enfoncées, et le crâne, à ce niveau, *avait une épaisseur de 1 cm. 1/2,* et était éburné.

3e cas. — Un homme avait eu la tête écrasée par une machine, 6 mois auparavant. Il présentait de l'ectasie cérébelleuse et de l'hébétude. On trouva une *hyperostose* excessive des os du crâne ; il fallut traverser plus de 3 cm. de substance compacte, avant d'arriver à la dure-mère.

Barette enleva un fragment du crâne *épaissi*, et adhérent à la dure-mère de 6 × 5 cm., répondant à la bosse pariétale, chez un enfant de 8 ans, tombé un an et demi auparavant et présentant des crises épileptiformes Jacksonniennes. Il intervint *au point douloureux*.

De même, il trouva l'os très épaissi et adhérent à la dure-mère, chez un homme de 44 ans, ayant reçu, 8 ans auparavant, un coup de barre de fer sur la région occipito-pariétale gauche. Pendant plusieurs années, il ne ressentit que de violentes *céphalalgies,* revenant par crises ; mais au bout de 4 ans 1/2, survinrent des attaques épileptiformes, et il y eut atrophie des membres droits. Le blessé avait la sensation d'un clou s'enfonçant dans la tête, *au niveau du point primitivement frappé*, correspondant au 1/3 moyen de la ligne Rolandique. En ce lieu, fut faite avec succès, une craniectomie de 6 × 5 centimètres.

Schwartz. — Chez un jeune garçon, qui, 4 ans auparavant, avait été projeté dans un escalier, et qui présentait des crises Jacksonniennes des membres droits, ouvrit le crâne au niveau de la cicatrice, qui correspondait à la partie moyenne de R. Il trouva un *épaississement notable de la table interne*, qui faisait saillie et déprimait la dure-mère. Il dut, quelque temps après, inciser la dure-mère épaissie, et la suturer aux parties extérieures. La guérison fût complète (1).

Le fait suivant, récemment publié à la Société de Chirurgie, est tout à fait caractéristique de ces HYPEROSTOSES, qui succèdent aux *contusions des os du crâne*, et des troubles qu'elles déterminent.

Robineau. — *Fracture indépendante du rocher*. Coma, 20 heures. Otorrhagie droite. Ponction lombaire sanglante. Tête lourde. Le 6° jour, ponction, qui ne ramène pas de sang. Le 12° jour il quitte le service.

Il y revient le 20e jour, avec les symptômes suivants : somnolence, hébétude, courbature, vue trouble. P. ralenti, 54. T. normale. Point douloureux à deux travers de doigts, au-dessus du zygoma. Inappétence complète. Ponction qui donne 15 cc de liquide clair, hypertendu, sans leucocytes. Les jours suivants, respiration régulière, plutôt lente, T. normale.

Aucune amélioration n'étant survenue, on intervient 45 jours après l'accident.

On taille un petit volet osseux circonscrivant *le point douloureux*; sur la dure-mère, on voit une dépression sous forme de sillon transversal, et, sur la face interne du volet osseux, on constate *une crête très mousse*, répondant au sillon de la dure-mère, et un épaississement osseux circonvoisin. La dure-mère n'est pas ouverte. *On résèque seulement la crête osseuse ; elle présente un centimètre d'épaisseur à son point saillant.*

Le lendemain, pas de céphalalgie ; le malade est gai, n'a plus la vue troublée. P. 84. — Guérison en 8 ou 10 jours.

---

(1) Giordano. Chipault, III, p. 149, obs. VIII. — Tansini. id., p. 148, obs. III. — Durante. id., p. 160, obs. L. — Pedrazzi. id., p. 161, obs. LII.— Tansini. id., p. 167, obs. LXIX. — De Mollières. *Congr. de Chir.*, 1883, p. 299, obs. II-III-IV. — Baretto. *Congr. de Chir.*, 1903, p. 199, obs. XIII et XIV. — Schwartz. *Soc. de Chir.*, 1901, p. 1.112.

Trois ponctions lombaires sont faites le mois suivant ; car, il existe encore un peu de raideur vertébrale dans la région dorso-lombaire.

Cinq mois après, la guérison est confirmée.

La douleur très limitée en un point, l'absence de fièvre, et la nature du liquide céphalo-rachidien avaient fait porter à Souques le diagnostic de « *lésion de surface* ».

L'*otorrhagie*, cependant, indiquait une fracture indépendante du rocher.

En somme, pour intervenir, on s'était guidé *sur des symptômes cérébraux diffus* et *sur la douleur localisée.* Ces troubles cérébraux diffus (hébétude, torpeur intellectuelle, somnolence, rachialgie, céphalée diffuse, troubles de la vue, pouls lent, à 55, etc. (malheureusement les papilles n'ont pas été examinées) *étaient sous la dépendance de l'hyper-tension intra-cranienne,* qui s'était manifestée par l'hypertension du liquide céphalo-rachidien. *Elle était le résultat de l'irritation produite par l'épine osseuse* (1).

· Deux beaux exemples de ces *céphalées persistantes* et de ces *troubles d'hypertension intra-cranienne,* à la suite de *contusions craniennes* ou *cranio-cérébrales,* nous sont fournis par les deux cas de Terrillon et de Babinsky, que nous avons déjà eu l'occasion de citer.

Terrillon. — Chez un officier de cavalerie, qui, dans une course à cheval, eût son casque violemment heurté contre une branche d'arbre, et brisé, constata qu'il présentait *depuis 10 mois des céphalées violentes,* avec exacerbations empêchant le sommeil ; il avait subi un amaigrissement de 20 livres. Deux couronnes de trépan de 3 cm. furent appliquées *à l'endroit douloureux ;* on trouva l'os très épais (13 mm. d'épaisseur) ; on incisa la dure-mère.

Les céphalées disparurent complètement en 6 semaines ; et après deux mois de repos, l'officier put reprendre son service (2).

Le cas de Babinsky est relatif à une manifestation d'*hypertension intra-cranienne,* consécutive à un choc *cranio-cérébral,* sans qu'une altération spéciale des os puisse être incriminée.

Babinsky. — Une femme de 29 ans, qui avait fait une chute de bicyclette sur la partie postérieure de la tête, présenta des *céphalées,*

(1) Robineau (Rapport d'Auvray). *Soc. de Chir.,* 1911. p. 614.
(2) Terrillon. *Soc. de Chir.,* 1890, p. 305.

qui augmentèrent d'intensité pendant 18 mois. Il y avait, en même temps, *névrite optique*, et l'acuité visuelle baissait de plus en plus.

On fit une trépanation purement *décompressive* à la région pariétale gauche.

Les céphalées cessèrent, et 15 jours après, il n'y avait plus de stase papillaire, mais l'acuité visuelle resta diminuée de 1/6° des deux côtés (1).

Dupuy-Dutemps rapporte aussi dans sa thèse, deux cas analogues (2).

Le cas suivant de Cervera est aussi des plus intéressants.

Cervera. — Une femme de 40 ans, qui, pour un traumatisme du front avait subi une trépanation, à côté du sinus longitudinal, et au-dessus de la racine du nez, fit une seconde intervention *pour des céphalées* qui lui rendaient la vie intolérable. Il fit une craniotomie, comprenant toute la partie moyenne du frontal, au-dessus de l'orbite. Après relèvement du lambeau ostéo plastique, il constata l'absence des battements cérébraux, qui ne reparurent que peu à peu. *Il n'y avait d'autre lésion qu'une hypertrophie concentrique de l'os*, qui parut suffisante pour expliquer les douleurs intenses de la tête.

Au bout de 3 mois, les douleurs reparurent avec une intensité progressive.

Troisième opération ; cette fois, on réséqua une bande d'os sur le pourtour du lambeau ostéoplastique, de manière à ce qu'il soit plus petit que l'ouverture, *et à le rendre mobile*. De plus, on tailla sur la dure-mère, un lambeau de 3 cm. × 1 cm. 1/2. qui fut suturé à la peau selon le procédé de Berczawski. Il s'écoula, à ce moment, une grande quantité de sérosité, preuve de la compression encéphalique. Rabattement et suture du lambeau ostéoplastique. Dès lors, les douleurs disparurent peu à peu ; et, cinq mois après, elles n'avaient plus reparu. Le lambeau ostéoplastique avait gardé toute sa mobilité (3).

Enfin, dans certaines *contusions craniennes anciennes*, au lieu d'hyperostose, c'est une sorte d'*atrophie* et d'*aplasie* de l'os qu'on observe au lieu du traumatisme.

Cette lésion peut aussi s'accompagner de *céphalées*, de *vertiges, d'inaptitude au travail*, etc.

(1) Babinsky. *Rev. Neurol.*, 1901, p. 266.
(2) Dupuy-Dutemps. *Pathogénie de la stase papillaire, dans les affections intra-craniennes. Th.* Paris, 1900, p. 80.
(3) Cervera, *in* Chipault, I, p. 826.

L'ostéite, après avoir été productive, est devenue atrophiante; et, l'on constata, sur le crâne, *un aplatissement,* portant sur une surface de la grandeur d'une pièce de 2 à 5 fr. ou plus, où le squelette a une minceur extraordinaire et semble réduit à la lame vitrée : il y a eu atrophie et disparition du diploé et de la table externe.

Duret. — Chez un jeune ingénieur des mines de 27 ans, qui présentait des céphalées persistantes, paroxystiques, ayant créé chez lui une *inaptitude au travail* et un état de *neurasthénie* très accusé, nous constatâmes dans la région pariétale moyenne, près de la ligne médiane, une *dépression* de la grandeur d'une pièce de 2 frs, très douloureuse : à sa surface, rareté alopécique des cheveux. Vers l'âge de 10 ans, porté sur les épaules d'un petit camarade, il s'était renversé, et sa tête avait heurté légèrement le sol. Il en était résulté d'abord, une plaie insignifiante et quelques douleurs. Puis, la céphalée était apparue et devenue croissante.

Nous fîmes une section au ciseau de la *plaque osseuse déprimée ;* elle avait la minceur d'une feuille de papier, à peine un demi-millimètre ; elle était formée uniquement de tissu compact et sans doute ne représentait que la lame vitrée, le diploé et la table externe ayant disparu par atrophie. — Guérison.

Bianchi (Naples). — Chez un homme de 45 ans, qui avait reçu à l'âge de 10 ans, un coup pied de mule, sur le front, suivi de perte de connaissance, et qui présenta, quatre ans après, des *convulsions avec céphalées,* devenues de plus en plus fréquentes depuis 15 ans, le chirurgien fit une craniotomie. Il trouva *l'os aplati,* mais sans lésion des méninges et du cerveau : guérison de ses névralgies (1).

La *contusion des os du crâne* produit assez fréquemment des *esquilles latentes* de la *table interne,* c'est-à-dire sans fracture de la table externe ou du diploé : ces esquilles irritent, éraillent, perforent ou dilacèrent la *dure-mère* ou même s'implantent *jusque dans le cortex sous-jacent.*

Pascale (Naples). — H... 17 ans. Traumatisme de la région pariétale gauche. Quatre ans après, accès épileptiques à droite de plus en plus intenses et fréquents. Sept ans après, trépanation. *Ablation d'une esquille implantée dans la dure-mère* d'aspect cicatriciel. Guérison.

(1) Bianchi. Chipault, III, p. 179, obs. VII.

Caselli (Gênes). — H... 17 ans. A 10 ans, grave traumatisme de la région pariétale droite. A sa suite, accès épileptiques tous les 8 ou 10 jours. Trépanation. La rondelle porte à sa face interne *deux saillies osseuses ;* la brèche est agrandie à la pince-gouge, sans détruire d'autres saillies, que l'on sent à la face interne de l'os. Guérison.

Caselli (Gênes). — F... 21 ans. Traumatisme infantile de la zone motrice droite ; depuis, accès épileptiques. Trépanation. On trouve *quatre esquilles piquées dans la dure-mère ;* elles sont enlevées. Replacement de la rondelle. Guérison.

Bendandi (Bologne). — H... 48 ans. Vingt ans avant, il a reçu trois coups de scie, l'un en arrière du bregma. Coma pendant 3 jours. Au réveil, il ne pouvait plier la jambe droite, et les deux membres droits étaient insensibles. Huit mois après, mouvements tonico-cloniques de la jambe droite, et parésie de ce membre. Enfoncement de la grandeur d'une pièce de deux sous, à la région pariétale gauche. Large craniotomie découvrant le sinus longitudinal, sur environ 10 cm. *Ablation d'une esquille enfoncée dans le cortex* et *d'un noyau cicatriciel* sous-dural. Disparition des symptômes en deux mois. Guérison suivie deux ans.

Durante. — H... 29 ans. Coup de scie, neuf ans auparavant sur la région pariétale gauche. Le lendemain, paralysie sensitivo-motrice du côté droit. Six jours après l'accident, accès convulsifs, qui surviennent 4 à 5 fois en une nuit. Au bout de 22 jours, les symptômes paralytiques disparaissent. Six mois plus tard, accès Bravais-Jacksonniens du côté droit. Un an après, trépanation. On trouve la dure-mère adhérente à l'os, épaissie, perforée en un point, où le cortex présentait une cavité pleine de liquide sanguinolent, *où baignait une esquille de la table interne,* encore adhérente au crâne. Guérison temporaire. Il revient *au bout de 8 ans.* Accès tous les 15 jours. Deuxième intervention. Au-dessous de l'ancienne cavité, très réduite, on ouvre une seconde cavité kystique, située à 5 cm. de profondeur, pleine de liquide séro-sanguin, et *contenant un deuxième fragment osseux,* qui est extrait. Guérison opératoire. Mais, après 50 jours les accès reviennent, et le malade doit être interné : accès de fureur, et déchéance psychique marquée.

Zara. — Blessure lacéro-contuse droite ; intégrité apparente de l'os pariétal. Spasme convulsif et douloureux de la main gauche, sans qu'il existât rien du côté de la connaissance, du pouls, et de la respiration. L'opération fit découvrir des *esquilles de la table interne,* ayant perforé la dure-mère et irritant l'écorce, au voisinage de R,

Dr Rey (*in* Imbert et Dugos). — Tombé sur la tête, le nommé P...
n'a pas eu d'accident immédiat, et n'a présenté aucun signe de fracture.
Six ans après, il est pris de vertiges, de céphalées, de troubles dans la
marche, d'une cécité et d'une surdité passagères. On constata ensuite
une paralysie du bras et de la jambe droite ; puis, apparut une tumeur
fluctuante, au niveau de la suture lambdoïdienne. Enfin, le malade
tombé dans la démence paralytique, succomba. A l'autopsie, on trouva
une *saillie de la table interne*, et un hématome ancien, s'étendant sur
F^a et F^4, à gauche.

Frogé. — H... Coup de pelle sur la tête ; pas de perte de connaissance. Au bout d'une dizaine de jours, paralysie complète des membres
gauches. Plaie suppurante à la partie supérieure du pariétal droit et
dénudation osseuse. Application de deux couronnes de trépan. La
dure-mère est déchirée, et *à travers la substance cérébrale, à 2 cm. de
profondeur, on constate la présence d'une esquille osseuse de 3 × 1 cm.*,
qui est extraite avec une pince. Le malade sort de l'hôpital au bout
de 20 jours, complètement guéri de sa paralysie. Mais, après quelque
temps, apparaissent des crises d'épilepsie. Il revient deux ans plus tard.
Nouvelle intervention, dans laquelle on ne découvre rien. Il eut
plus tard, quelques crises espacées; mais celles-ci finirent par disparaître
complètement.

Tuffier. — H... 26 ans, reçoit une bûche de bois, qui porte sur la
région du synciput du côté gauche, tout près de la ligne médiane.
Perte de connaissance d'une 1/2 heure. Au moment de l'accident,
convulsions du bras et de la jambe, du côté droit. A son entrée à
l'hôpital, on constate une contracture du membre inférieur droit,
et une parésie du membre supérieur, en même temps légèrement
contracturé. Localement : douleurs dans la région pariétale gauche et
infiltration sanguine. On ne trouve pas les signes d'un enfoncement.
Ponction lombaire ; le liquide sort sous forte pression et est de
coloration jaunâtre. Le lendemain, les phénomènes persistent. La
trépanation fait découvrir *un enfoncement de la table interne*, avec un
volumineux hématome sus-dure-mérien. On enlève cinq esquilles,
dont l'une a érodé fortement la dure-mère ; le liquide céphalo-
rachidien est sanguinolent. Guérison.

Lucas-Championière. — H... 26 ans. Petite plaie superficielle,
au niveau de la bosse pariétale gauche. Malade assoupi. Face
immobile ; *parésie du membre supérieur droit*. Même état, pendant
quatre jours ; puis, crises épileptiques ; 13 accès, dans la nuit.
Respiration embarrassée ; mort imminente.

Trépanation. On enlève plusieurs fragments embarrés, *dont une esquille implantée dans la dure-mère*. Dès le jour même, disparition de toute crise épileptiforme (1).

Il était utile de bien établir, par des faits concrets, que, *dans certaines contusions du crâne*, en apparence légères, et sans fracture extérieure, peuvent exister des *esquilles de la table interne*, susceptibles de déterminer, soit primitivement, soit consécutivement des troubles graves, qu'une intervention opportune peut prévenir ou enrayer.

Nous avons, d'ailleurs, étudié soigneusement la *symptomatologie* des *esquilles de la table interne*, à propos des traumatismes des diverses régions du crâne.

A la RÉGION FRONTALE, les esquilles de la *lame vitrée* restent assez souvent *latentes*. On en a découvert l'existence, la plupart du temps, à propos des *interventions immédiates* ou *exploratrices*. Dans un certain nombre de cas, elles ont donné lieu à des *céphalées persistantes*, à *des crises épileptiformes* plus ou moins retardées ou tardives, et plus rarement à d'autres *troubles moteurs*, surtout quand elles étaient voisines de la *zone sensitivo-motrice*.

On doit d'ailleurs, dans cette région, suivre le conseil de Lepers, et *intervenir tout de suite* dès qu'il y a plaie, et la moindre fissure osseuse. Nous ajouterons que, même en l'absence de plaie et de fracture, la persistance de la céphalée et du malaise, sont des signes suffisants pour autoriser l'exploration par la craniotomie.

A la RÉGION PARIÉTALE, les esquilles de la table interne présentent quatre espèces de manifestations, révélatrices de leur existence : 1° des *troubles moteurs convulsifs*, parfois très localisés ; 2° des *parésies* ou des *paralysies*, telles que *monoplégies* ou *microplégies, hémiplégies, aphasies*. On a observé aussi des *troubles sensitifs*, isolés ou associés à des troubles moteurs (hyperesthésies, anesthésies, hyperalgésies, astéréognoses, etc.) ; 3° secondairement, les esquilles de la table interne se sont révélées par de la *fièvre* et des *accidents*

---

(1) Pascale. Chipault, III, p. 158, obs. XLI. — Caselli. id., p. 159, obs. XLVII. — id., p. 160, obs. XLIX. — Bendandi. id., p. 160, obs. LI. — Durante. id., p. 162, obs. LX. — Zara. *Bollet. della Clinische*, 1905, p. 397, et *Rev. Neurol.*, 1906, p. 40. — Rey. *In* Imbert et Dugas, *Rev. de Chir.*, 1910, p. 855 ; les petits traumatismes du crâne. — Frogé. *Soc. de Chir.*, 1901, p. 927. — Tuffier. *Soc. de Chir.*, 1901, p 1.147. — Lucas-Championnière. *Soc. de Chir.*, Juin 1888.

méningés, infectieux ou non ; 4° parfois, tardivement éclatent des crises d'*épilepsie Bravais-Jacksonnienne* ou *généralisée.*

A la RÉGION TEMPORALE, la grande vascularité des os, des méninges et du cortex explique, que les *esquilles de la table interne* déterminent fréquemment des *hématomes* et assez souvent, des *aphasies,* des *parésies de la face ou du membre supérieur,* et parfois des crises convulsives.

Enfin, à la RÉGION OCCIPITALE, la symptomatologie des *esquilles de la lame vitrée* est des plus insidieuses: on n'y observe pas de troubles moteurs. Il y a eu quelquefois perforation du sinus transverse ou du pressoir d'Hérophile.

Griffith intervint chez un enfant de 7 ans, dans les premiers jours, parce qu'après un traumatisme occipital avec plaie très minime, l'enfant semblait malade et inquiet. Il enleva *une esquille de la table interne,* qui plongeait dans un abcès.

Lor, pour un traumatisme occipital fit une intervention immédiate ; il trouva une petite perforation, par où sortait une hernie cérébrale du volume d'une grosse noisette, qu'il réséqua : il enleva en même temps plusieurs esquilles de la table interne ; le blessé resta atteint d'un scotome visuel para-central.

Nous fimes une craniotomie heureuse chez un briquetier, qui, neuf jours auparavant, avait reçu un coup de pelle sur la région pariéto-occipitale. Il était un peu somnolent, et avait eu une unique crise convulsive. Nous enlevames une *esquille de la table interne* de 5 cm. × 0,008 mm. qui avait pénétré à une profondeur de 23 mm., dans la substance cérébrale, à travers une déchirure de la dure-mère.

C) Les *contusions* CRANIO-CÉRÉBRALES peuvent déterminer *des lésions de la* DURE-MÈRE plus variées qu'on ne le pense généralement.

Déjà, à propos des lésions encéphaliques des traumatismes cranio-cérébraux, étudiées d'une façon générale, surtout dans les fractures de la voûte et de la base, nous avons parlé, avec quelques détails, des *lésions de la dure-mère* et signalé les *éraflures, piqûres, déchirures, boutonnières, dilacérations, décollements, arrachements* et *pincements.*

Ici, nous avons surtout en vue les *lésions de la* DURE-MÈRE dans les simples contusions cranio-encéphaliques, sans solution de continuité osseuse.

Dans les *contusions proprement dites*, on constate surtout des *décollements*.

Il y a d'abord les *décollements larges*, étendus, souvent avec *hémorragies abondantes*, et formation de gros *épanchements* ou *hématomes*.

Gérard Marchand les a étudiés surtout dans la région *pariéto-temporale* ou de la *fosse moyenne*. Il a montré que là existait une *zone décollable* de 13 × 12 centimètres, dont il a indiqué les limites.

Il a établi *expérimentalement* qu'avec une simple pression de 5 cm. de mercure, on commençait le décollement et qu'à huit atmosphères il était complet.

En clinique, le décollement est le fait de l'élasticité des os du crâne, qui se dépriment au moment du choc, et se redressent brusquement en se séparant de la *dure-mère :* le sang qui provient de la déchirure des vaisseaux remplit l'espace et achève le décollement. Il en résulte un gros hématome extra-dure-mérien ; c'est aussi de cette manière qu'on explique les ruptures de *l'artère méningée moyenne* ou de ses branches, *sans fracture du crâne* (faits de Dubujadoux, Horvnanian, Hasseler, etc.).

Dans le fait de Hasseler, il suffit d'un simple coup de queue de billard, pour produire un gros épanchement sans fracture du crâne. Ces *hématomes volumineux extra-dure-mériens* se révèlent surtout par des symptômes de compression cérébrale.

Nous avons aussi signalé qu'il existe des *décollements frontaux* surtout par contre-coup, des *décollements syncipitaux, occipitaux,* etc.

En dehors de ces grands *décollements,* on observe, à la suite des *contusions craniennes,* toute une série de *lésions dure-mériennes,* utiles à considérer. C'est ainsi qu'on peut rencontrer, au moment de la trépanation, des *pachyméningites externes* ou *internes, interstitielles,* avec *adhérences,* des *pachyméningites congestives hémorragiques,* avec *ectasies vasculaires, kystes supra-dure-mériens,* etc.

Les *pachyméningites externes* sont la suite de ces petites plaques hémorragiques, ou ecchymoses, sans fracture, qui n'ont qu'un ou deux millimètres d'épaisseur : elles déterminent des *adhérences* entre l'os et la dure-mère. Celles-ci peuvent d'ailleurs se développer aussi du *côté de la face interne,* et s'étendre à *l'arachnoïde* et au *cortex,* formant ainsi une véritable *symphyse* avec l'os et le cerveau.

Si le *cortex* lui-même a été dilacéré, il en résulte une *cicatrice pénétrante*, qui parfois forme un *noyau cicatriciel*.

En cas de perte de substance, soit traumatique, soit opératoire on peut voir, en plus, le *cuir chevelu* se souder directement à la cicatrice méningo-cérébrale.

Romano (Naples). — H... 14 ans. Coup sur la région pariétale gauche. Perte de connaissance d'une demi-heure. A la suite, une hémiplégie droite ; anesthésie ; perte de la vue et de l'ouïe de ce côté. Deux heures après le traumatisme, convulsions d'une durée de 2 à 3 heures : elles commençaient par la main droite, et s'étendaient ensuite à tout le côté droit du corps.

La plupart de ces phénomènes se dissipèrent en huit jours ; il resta une hémiparésie droite, avec des convulsions, tous les quinze jours.

Intervention opératoire, un mois après l'accident. *La dure-mère opaque, et congestionnée*, est incisée en croix ; il s'écoule du sang en abondance, et on est obligé de tamponner.

Le lendemain, l'hémorragie se reproduit, quand on enlève le pansement ; et on est obligé de lier trois artères. On trouve alors de larges adhérences entre l'arachnoïde, la pie-mère, et la surface cérébrale : il s'agit d'une méningo-encéphalite *adhésive*. Guérison en 36 jours (1).

Cette sorte de *pachyméningite congestive*, soit primitive, soit consécutive, n'est pas absolument rare.

Rastonil. — Enfant de 5 ans. Tête prise entre une grosse pierre et la roue d'une charrette en marche. Enfoncement de 3 × 4 cm., à la région temporale gauche, et plaie. État semi-comateux. Pas de paralysie. Intervention immédiate. Ablation des fragments, sous lesquels on trouve la *dure-mère congestionnée, violacée*. On l'incise ; écoulement de liquide séro-sanguinolant. Guérison rapide (2).

Lampiasi (Trapani). — H... 24 ans. Chute d'une hauteur de 4 mètres, sur le bord d'une rigole.

Au bout de 4 ans, accès épileptiques, se répétant deux fois par jour. L'accès commençait par une sensation d'engourdissement dans le bras droit, et s'accompagnait de perte de connaissance. Atrophie musculaire à droite.

Opération, 9 ans après l'accident. On constate que *la dure-mère est extrêmement vasculaire*. Le soir, très violent accès épileptique. Après

(1) Romano (Naples). Chipault, III, p. 148, obs. IV.
(2) Rastonil. *Soc. de Chir.*, 1912, p. 207.

24 heures, on fait une ligature en nasse sur la dure-mère, sur une
double ligne, et on l'incise. On trouve *sa face interne adhérente à une
membrane rougeâtre* (Pachyméningite interne), qui est enlevée partiellement. De l'arachnoïde déchirée, s'écoule une petite quantité de liquide
trouble. Curetage de la face interne de la dure-mère. Drainage.
Guérison (1).

Les *adhérences de la dure-mère à l'os* sont fréquemment la
cause de *crises convulsives Jacksonniennes*, très persistantes,
surtout si le cortex lui-même est tant soit peu intéressé.

D'Abundo (Pise). — H... 18 ans. Plaie lacéro-contuse de la région
frontale droite. Le lendemain, céphalée, T. 40°. Vomissements,
contractions cloniques du bras gauche avec frisson et aphasie. Le
7ᵉ jour, les contractions se généralisent ; puis, de nouveau, se
localisent à gauche. Issue de pus et de débris d'os nécrosé. Guérison
au 40ᵉ jour ; mais, l'intelligence reste obnubilée. Au bout de 5 ans,
accès convulsifs, qui deviennent bientôt journaliers. *La trépanation
montre l'os adhérent à la dure-mère.* Amélioration des crises épileptiques ;
mais, l'état psychique ne se modifie pas (2).

Caselli (Gênes). — F... 19 ans. Dans une chute, à l'âge de 9 ans,
grave contusion de l'occipital. A sa suite, diminution de la force
musculaire à gauche ; fréquents accès de contractions tonico-cloniques,
dans la jambe gauche, qui, depuis quatre ans reviennent quotidiennement, en s'étendant au bras. Trépanation. *L'os est adhérent à la dure-
mère, par de nombreuses brides.* Cette membrane est incisée ; et, sous
l'arachnoïde, on trouve une petite collection de liquide séro-fibrineux.
Amélioration (3).

Les *pachyméningites traumatiques* peuvent d'ailleurs être
l'origine d'accidents lointains autres que des convulsions ; et,
Kasemayer a relaté récemment l'histoire clinique d'un malade,
qui mourut, *cinq ans après un traumatisme,* d'une *pachyméningite infectieuse,* suite d'un coryza.

Kasemayer (Hambourg). — H... 25 ans. En novembre 1906,
il reçût un coup de pied de cheval, au niveau de la région frontale
gauche. Depuis ce temps, il n'a pas de céphalgie continue ; mais,

(1) Lampiasi. Chipault, III, p. 147. obs. II.
(2) D'Abundo. Chipault, III, p. 149, obs. VI.
(3) Caselli. Chipault, III, p. 159, obs. XLVIII.

il se plaint au moment des changements de température, de perte
d'appétit et de points douloureux dans la tête.

En décembre 1911, à la suite d'un coryza violent : céphalalgie vive,
frissons, coma. Symptômes de méningite : roideur de la nuque ;
pupilles paresseuses ; exagération des reflexes. A la région frontale
gauche, près de la racine du nez, perte de substance osseuse, qui
permet l'introduction du petit doigt. La température monte ; et, le
malade meurt au bout de 48 heures.

L'examen du liquide céphalo-rachidien et du produit du raclage
des amygdales, permet de constater l'existence de *pneumococques*.
L'autopsie montre des lésions de *pachyméningite hémorragique*, au niveau
du traumatisme frontal. A ces lésions anciennes sont surajoutées des
lésions récentes de méningite suppurée (1).

Lorsque les *adhérences de la dure-mère* se font au niveau
d'un sinus veineux, il arrive qu'au moment de la craniectomie,
celui-ci se trouve déchiré, par le soulèvement de la pièce
osseuse. C'est là une circonstance, qui ne doit pas être
ignorée des opérateurs.

Clementi (Catane). — H... 30 ans. Fracture de la voûte, par coup
de pied de mule. Perte de connaissance. Puis accès de délire, aphasie,
paralysie des membres inférieurs. Au bout de 3 mois, parésie des
membres supérieurs. Cicatrice à la voûte, dirigée de droite à gauche ;
délire discontinu. Céphalée à caractère divers, légère dysarthrie ;
diminution du sens musculaire, surtout aux membres inférieurs ;
atonie des réflexes abdominaux et plantaires ; exagération des réflexes
rotuliens, surtout à droite. Sens légèrement obnubilés. Au fait le
diagnostic de déchirure du sinus longitudinal, avec extravasat non
complètement résorbé.

Intervention. Lambeau en fer à cheval ; la partie déprimée est
enlevée à la gouge. Pendant qu'on la soulève, *déchirure du sinus
longitudinal*. Forte hémorragie ; tamponnement. Guérison complète (2).

Brefalini (Carrare). — H... 38 ans. Il y a 7 ans, il fut frappé par
une pierre. Commotion cérébrale pendant quelques jours ; fracture
ouverte et déprimée. Parésie du côté droit. Il quitte l'hôpital au
90° jour. Peu après, accès convulsifs, qui débutent du côté droit, et
deviennent de plus en plus fréquents. Atrophie musculaire des
membres droits. Craniectomie. En soulevant le lambeau ostéo-cutané,

(1) Kasemeyer (Hambourg). *Deutsch Méd. Wochens*, Octobre 1912, et
Journ. de Chir., 1912, II, p. 717.

(2) Clementi. Chipault, III, p. 151, obs. XV.

on *déchire le sinus longitudinal*, qui est tamponné ; on n'ouvre pas la dure-mère. Amélioration (1).

La *pachyméningite interstitielle traumatique* se caractérise par des plaques d'*épaississement*, d'*induration*, de *sclérose* et parfois d'*ossification*, qui ne sont pas étrangères à la genèse des troubles observés : convulsions, parésies, etc.

Pompeo Taraffi. — H... 26 ans. Chute grave, il y a 2 ans. Depuis quelques mois, attaques d'épilepsie unilatérales, et hémiparésie gauche, tendant à devenir permanente. Trépanation. *Dure-mère épaissie*, en une région limitée. Incision. Guérison par décompression.

Postempski (Rome). — H... 39 ans. A la suite d'une fracture avec enfoncement de la région occipitale gauche, *hémianopsie bilatérale homonyme*, et *dyschromatopsie*. La paralysie des membres du côté opposé, et des accès épileptiques apparaissent quelque temps après. Craniectomie. *Dure-mère épaissie au niveau des centres moteurs.* On explore le *cortex* avec un courant faradique, et l'on résèque les centres indiqués. Amélioration.

P. H. Von Ronjeau (Amsterdam). — H... 19 ans, tombe en ssptembre 1908, d'une hauteur de 4 mètres, sur la région frontale gauche. Il reste quelque temps sans connaissance ; puis, il regagne à pied son domicile. Quelques troubles pendant une semaine, mais pas d'attaques. Au bout de huit semaines, il retourne à son travail, ne se plaignant que de quelques céphalées. Mais, le 3e mois, attaque épileptiforme. Au bout d'un an, série d'attaques convulsives, pour lesquelles il entre à l'hôpital.

Dans la soirée et la nuit, une cinquantaine d'attaques, débutant du côté droit. Etat de mal épileptique rapide. Trépanation à gauche, dans une région, où la percussion auscultée avait indiqué une différence (région fronto-pariétale). *On trouve un épaississement bleuâtre de la dure-mère.* L'incision de celle-ci est difficile ; *elle est épaissie et semble formée à ce niveau de lamelles osseuses minces.* On excise de *cette dure-mère ossifiée*, 3 ou 4 centimètres. Guérison opératoire.

Quelques mois après, encore une attaque, puis le blessé ne présente plus rien d'anormal, et reprend son travail.

L'examen microscopique de la dure-mère ossifiée montra l'aspect d'un épanchement hémorragique ancien, envahi par le tissu conjonctif, avec des formations osseuses, sans rien de caractéristique. L'auteur

(1) Brefalini. Chipault, III, p. 151. obs. XV.

juge, que l'on peut, sans aucun doute, attribuer à un hématome traumatique extra dure-mérien ossifié, les attaques épileptiques de son malade (1).

La *pachyméningite interne traumatique* donne lieu à des fausses membranes souvent hémorragiques, et devient rapidement *adhésive* avec le feuillet viscéral de l'arachnoïde. Parfois, elle produit des *végétations*.

Durante (Rome). — H... 33 ans. Coup sur le côté gauche de la tête, perte de connaissance. Au bout de quelques jours, hémiplégie droite et fièvre. Un an après, apparurent des symptômes d'aliénation mentale, consistant en discours étranges et menaces. A son entrée à la clinique, dépression à la région temporale gauche, parésie du facial inférieur droit, légers troubles de la phonation. Atrophie et rétraction du membre supérieur droit, accolé au tronc ; limitation des mouvements du cou-de-pied. Dans la marche le pied traîne. Apathie profonde, traversée par des actes impulsifs ; menaces ; déchéance, etc. Trépanation. Dure-mère vasculaire et adhérente à la pie-mère. Sur la pariétale ascendante existe une traînée jaunâtre, au milieu de laquelle se trouve un module blanchâtre, évacué à la curette. D'abord, résultat nul. Au bout de 4 ans, très grande amélioration de l'état psychique. Parésie non modifiée.

Tassi (Rome). — H..., A la suite d'un coup de bâton ferré, fracture du pariétal gauche et commotion cérébrale. Au bout de quelques mois, céphalalgie et accès convulsifs. A la suite de l'influenza, les symptômes s'aggravent et s'accompagnent d'insomnie, d'agitation, de fièvre à 39° 2, de torpeur. Trépanation. L'os est adhérent à la dure-mère, qui est épaissie et fluctuante. En l'incisant, on trouve un *coagulum adhérent* à la dure-mère et à la pie-mère, et une notable quantité de sérosité louche. Mort le 9ᵉ jour d'hémorragie cérébrale.

D'Autona (Naples). — H... 20 ans. Coup de bâton sur la région temporo-pariétale gauche, avec fracture. Aphasie, puis paralysie des membres droits. L'une et l'autre guérissent en deux mois. Au bout de trois mois, crises convulsives, commençant par de l'angoisse précordiale, et des sensations paresthésiques dans la moitié du thorax, suivies de spasmes toniques et cloniques dans le côté droit, et de perte de connaissance. Fréquence de plus en plus grande des crises. Enfonce-

(1) Pompeo Taraffi. *Il Policlinico*, 1907, p. 225, et *Rev. Neurol.*, 1907, p. 948. — Portempski. Chipault, III, p. 178, obs. II. — P. H. Von Ronjean. *Anal. in Journ. de Chir.*, 1911, p. 387.

ment à la région pariétale gauche, et cicatrice à l'union du 1/3 inférieur
et du 1/3 moyen de R. Trépanation. *La dure-mère est sclérosée et
adhérente à l'os*, si bien qu'en la détachant, on blesse la méningée.
Adhérences sous-durales très hémorragiques. Après tamponnement,
la substance cérébrale fait hernie. Hémiplégie droite complète, écoulement abondant de liquide céphalo-rachidien. Au bout d'une semaine,
disparition des crises, amélioration de l'hémiplégie et de l'aphasie.
Un an plus tard, persiste la seule contracture des fléchisseurs. Au bout
de sept ans, on constate, que le malade est hémiplégique, souffrant
toujours de convulsions, et dans un véritable état de démence.

Lampiasi (Trepani). — H... 45 ans. Plaie de la région fronto-
pariétale gauche, par coup de pierre. Perte de connaissance de
12 heures. Céphalée frontale de plus en plus intense. Au bout de
2 mois, paralysie des membres droits et aphasie. Deux couronnes
de trépan. On lave la *dure-mère hyperherniée, adhérente.* L'intervention
étant restée sans résultat, au bout de 2 jours, on incise la dure-mère.
On trouve la pie-mère trouble ; en déchirant l'arachnoïde avec une
pince on fait sortir une petite quantité de liquide séreux trouble.
Guérison complète (1).

Ces *pachyméningites* peuvent enfin être l'origine d'une
méningite tardive, occasionnelle, comme dans le cas de
Kasemayer, relaté plus haut.

Un individu, qui, à la suite d'un coup de pied de cheval, avait eu
un enfoncement frontal, dont il avait guéri, fut atteint, 5 ans après,
d'une méningite suppurée, ayant comme centre une ancienne plaque
de méningite, et comme point de départ infectieux, un coryza,
Il mourut dans le coma (2).

Les relations de la *pachyméningite hémorragique* TRAUMA-
TIQUE avec la *pachyméningite spontanée, alcoolique* ou autre
sont assez obscurs ; car, nombre d'alcooliques, qui ont eu un
épanchement dure-mérien enkysté de fausses membranes,
font des chutes et ont subi antérieurement plusieurs chocs
craniens. Voici un exemple de ces *pachyméningites* d'origine
douteuse, que nous avons eu l'occasion d'observer.

(1) Durante. Chipault, III, p. 188, obs. IV. — Tassi. id., p. 150, obs. XI.
— D'Autona. Chipault, III, p. 152, obs. XVII. — Lampiasi. Chipault, III,
p. 178, obs. IV.
(2) Kasemayer. Voy. *Journ. de Chir.*, 1912, II, p. 717.

Vaneufville. — Chez une femme de 55 ans. Contracture des membres droits et délire ; incontinence. Elle avait fait plusieurs chutes les jours précédents. Par une trépanation temporo-pariétale droite, c'est-à-dire du côté de la contracture, qu'on estimait de nature réflexe, on trouva un foyer *extra-dure-mérien* formé de sang noir, coagulé. On l'évacua et on fut obligé de lier une branche méningée, qui saignait abondamment. La malade, après une légère amélioration, mourut le lendemain.

A *l'autopsie* : aucune fracture. *Fausses membranes de pachyméningite interne*, au niveau du foyer, évacué par l'opération (1).

Cette malade était manifestement *alcoolique*. La chute avait déterminé un *décollement* de la dure-mère, et l'épanchement sous dure-mérien : mais, sans doute, les plaques de *pachyméningite interne* avaient causé l'étourdissement et la chute.

Montonovesi (Rome). — H... 34 ans. Accès Bravais-Jacksonniens, qui ont cessé depuis 8 mois ; mais le malade ayant eu plusieurs répits analogues, réclama la craniotomie. On trouva de la *pachyméningite hémorragique*, localisée à la région Rolandique. Guérison (2).

Kohl a rapporté deux cas *d'hémorragies intra-durales tardives,* survenues quatre ou six semaines après un traumatisme cranien, et considérées comme liées à une *pachyméningite interne traumatique.* L'un des patients mourut sans intervention ; l'autre guérit, après trépanation (3).

Voici encore trois observations intéressantes, où l'alcoolisme, la pachyméningite, et un traumatisme cranien accusé, semblent pour une part, avoir provoqué l'épanchement sanguin, et les troubles concomitants.

Michaud. — Un alcoolique avéré s'affaisse dans un escalier. On ne trouve aucun signe de contusion cranienne. Il est apporté à l'hôpital dans un état comateux, avec respiration stertoreuse, pouls cérébral, pupilles dilatées ; il existe une hémiplégie faciale gauche, et une monoplégie brachiale droite. Le lendemain, les troubles de paralysie s'accentuent à droite, et, il y a une aphasie complète. Puis, surviennent des accès épileptiformes répétés à droite. La respiration est toujours

(1) Vaneufville. *Soc. Anat. Chir.*, 1888. p. 218. — Nous reviendrons sur ce cas dans le chapitre du diagnostic des épanchements sanguins.

(2) Montonovesi. Chipault, III, p. 161. obs. LIV.

(3) Kohl. Chipault, II, p. 765.

stertoreuse, et le malade demi-comateux. On intervient à gauche ; et, la dure-mère étant incisée, on évacue un gros caillot noirâtre, intra-arachnoïdien, dont le volume paraît être égal à celui de deux cuillerées à soupe. La pie-mère et les circonvolutions cérébrales sont un peu troubles, et légèrement grenues.

Après quelques péripéties, l'état s'améliore, les attaques épileptiques ont cessé ; et, la paralysie diminue, les jours suivants, ainsi que l'aphasie. Guérison en un mois. Cependant, trois mois après, il reste encore un peu de gêne des mouvements, et quelque embarras de la parole, quoique le malade ait repris son métier de serrurier.

Michaud croit, dans ce cas, avoir eu affaire à une hémorragie méningée, *spontanée*, d'origine alcoolique, aucune trace de traumatisme n'ayant été relevée à la surface du crâne (1).

J. Ramsay (Tasmanie). — H... 54 ans, alcoolique, fut trouvé sans connaissance, sur une route. *Il n'y avait pas trace de blessure.* Au bout d'une heure ou deux survint une excitation considérable, avec délire ; puis, le troisième jour, après des spasmes des membres inférieurs, et du côté gauche de la face, des crises d'épilepsie généralisée. Le soir, il y en avait quarante. Entre les crises, *le bras et la jambe gauches*, *étaient flasques*, ainsi que le *côté gauche de la face*. Cheyne-Stokes. T. 39°. Sous chloroforme, on fit une brèche de 2 3/4 × 1 1/4 de pouce. Aucune trace de contusion ou de fracture. Sous la dure-mère, qui ne faisait pas une saillie excessive, on trouva un caillot sanguin aplati, qui s'étendait à toute la zone découverte, en devenant plus épais par en bas. Il fut enlevé avec une petite curette, et les pulsations cérébrales devinrent plus nettes. Il n'y avait pas de lésion corticale visible à l'œil nu.

Après l'opération, quelques crises. Pendant une quinzaine, quelques périodes d'agitation et de violence. Au bout de 8 mois, l'état général était très satisfaisant : la mémoire s'améliorait, ainsi que la motilité de son coté gauche, dont la parésie persistait. Deux petites attaques, cinq à six mois après l'opération (2).

Dans un cas de Roussy, un homme fut frappé d'un ictus apoplectique, puis tomba dans un coma incomplet, avec une hémiplégie gauche incomplète. Respiration bruyante. *La ponction lombaire donna un liquide tout à fait clair et limpide*, sans aucune modification de coloration appréciable. Le malade mourut dans le coma, au bout de quelques jours. On trouva, à *l'autopsie*, un vaste foyer d'hémorragie

(1) Michaud. *Congr. de Chir.*, 1890, p. 140.
(2) J. Ramsay. Chipault. III, p. 935.

méningée, couvrant presque toute la convexité de l'hémisphère droit, formé de caillots cruoriques et de sang liquide, et entouré *par une néo-membrane épaisse et consistante* (Pachyméningite hémorragique sous-dure-mérienne) (1).

Joltrain, chez un alcoolique invétéré, tombé sur la voie publique et présentant un état de stupeur et d'hébétude, constata une démarche spéciale. Il avançait en festonnant et présentait des mouvements de latéro et rétropulsion. Par la ponction lombaire, on obtint un liquide céphalo-rachidien clair, sans éléments.

Deux jours plus tard, coma, attaques épileptiques ; et, un matin, on constate une *déviation conjuguée de la tête et des yeux* et *une hémiplégie gauche spasmodique*. A *l'autopsie* : hématome ellipsoïde, sous-jacent à la dure-mère, allant du sillon de Rolando, à la face supérieure du cervelet du côté opposé (2).

J. F. Martin.—Un malade tombé sur la tête, 4 mois auparavant, est amené à l'hôpital dans le coma. A la suite de la chute, le blessé n'avait présenté d'abord, que de la mélancolie et des vertiges, lorsqu'il fut atteint subitement de céphalées, de vertiges plus intenses, puis d'une torpeur, qui l'amena au coma final. A *l'autopsie*, on constata un double hématome compris entre le feuillet pariétal et le feuillet viscéral de l'arachnoïde, de chaque côté de la suture sagittale.

Le blessé était-il tombé à cause d'un vertige causé par une *pachyméningite interne* préexistante, ou le traumatisme a-t-il été la seule cause des lésions ? L'auteur pose la question (3).

A la suite des CONTUSIONS DE LA DURE-MÈRE, soit au niveau de l'adhérence cicatricielle, soit sans qu'il y ait pachyméningite, on a observé dans un certain nombre de cas, des *ectasies vasculaires*, ayant déterminé des troubles graves.

Nous en avons relaté un cas intéressant dans notre Traité des Tumeurs de l'Encéphale (p. 208).

Le blessé avait des *auras intellectuels* et des *crises convulsives* intenses et fréquentes.

Kortewey, Van Eyk et Winckler. — H... 21 ans, il y a 6 ans, s'est heurté le front. Deux cicatrices fronto-pariétales. Trois ans après, attaques nocturnes, qui bientôt deviennent diurnes. Elles sont toujours

(1) Roussy. *Rev. Neurol.* 1905, p. 651.
(2) Joltrain. *Soc. de Méd. des Hôp.*, 1906, et *Rev. Neurol.*, 1907, p. 601.
(3) J. Fr. Martin. *Lyon médical*, 28 Avril 1912.

précédées d'une *aura intellectuelle*, de reminiscences vives. Dans les
attaques légères, la face seule est convulsionnée ; dans les graves, les
extrémités gauches entrent aussi en convulsions. De temps en temps,
le blessé est dans un état épileptique qui parfois a duré 4 jours.
Il se plaint de céphalées et a le bras gauche un peu plus faible. Pas de
névrite optique.

Trépanation au niveau de la cicatrice : l'os est épaissi, et, sous la
partie, qui est le siège de l'ostéité hypertrophiante, partie grande
comme un florin, on voit *sur la dure-mère* une *tache blanche et laiteuse*,
environnée d'une *zone bleue* due aux tissus sous-jacents vus à travers la
dure-mère. Une quantité de petits vaisseaux convergent de toutes les
parties de la dure-mère vers le point blanc-mat.

On ouvre la dure-mère autour de la partie lésée ; on trouve
qu'elle est adhérente à la pie-mère ; mais on n'ose pas la débrider,
parce que les *veines de la pie-mère* ont formé, sur le point d'adhérence
à la dure-mère, un *véritable angiome*. Après ligature en masse de la
partie supérieure de la dure-mère, vers le sinus sagittal, et ligature
des plus grosses veines pie-mériennes afférentes, on excise toutes les
veines, avec la partie sous-jacente de l'écorce : la partie extirpée
mesure de 1 1/2 $\times$ 1 centimètre et est épaisse de 3/4 de centimètre ;
elle est adhérente à la dure-mère. Par l'examen microscopique
ultérieur, on voit que les membranes adhérentes contenaient des
vaisseaux à parois très épaisses et des dépôts calcaires. Les cellules de
l'écorce, fortement adhérente aux membranes, contenaient des cellules
pyramidales et autres très dégénérées. L'opéré, après une amélioration
de 3 mois, vit de nouveau son état empirer, et dut entrer dans
une clinique nerveuse (1).

Zucaro (Bari). — H... 12 ans. Sept mois auparavant, il est tombé
sur la région frontale gauche, qui heurte une pierre. A partir de ce
moment, crises convulsives du côté droit, progressant jusqu'à revenir
tous les 15 jours. Lambeau ostéo-cutané, à base inférieure. On trouve
la dure-mère saine, sauf en un point où existent des *veines ectasiques*,
qu'on résèque entre deux ligatures. Ouverture de la dure-mère :
cerveau normal. Guérison opératoire ; pas d'amélioration (2).

Jedlicka. — H... 56 ans, employé, a été pris, pour la première fois,
en pleine santé, par des attaques d'épilepsie partielle. Trépanation.
Excision de la plaie. Excision d'une *veine dure-mérienne*. Guérison (3).

(1) Kortewey, Van Eyck et Winckler. Chipault, I, p. 698, obs. XXIV.
(2) Zucaro. Chipault, III, p. 157, obs. XXXVI.
(3) Jedlicka. *Rev. Neurol.*, 1907, p. 839.

On peut rapprocher de ces dilatations vasculaires certains cas d'*anévrismes racémeux traumatiques* du cerveau, dont Isenchmidt a rapporté récemment un cas fort intéressant.

Une fillette de 9 ans 1/2 qui à l'âge de 3 ans avait reçu un coup sur la tête, présentait, outre des *symptômes de tumeur encéphalique,* des *symptômes cardio-vasculaires* : perception subjective de jets de vapeur et de bruits vasculaires au niveau de l'angiome ; dilatations et pulsations exagérées des artères de la tête, aortite, dilatation du cœur gauche, etc. Elle guérit, presque complètement, par la ligature de la carotide primitive (1).

C'est à propos des CONTUSIONS DE LA DURE-MÈRE, qu'il convient de signaler l'existence et la symptomatologie des *pseudo-kystes sus-dure-mériens,* d'autant qu'ils paraissent succéder à une *pachyméningite hémorragique externe* ou du moins, à des *épanchements sanguins sus-dure-mériens.*

Ils ont été étudiés, il y a une quinzaine d'années, par Franchomme, notre chef de clinique, et Courteville, par Villar de Bordeaux et par son interne Challogneau (2). On en connaît cinq ou six observations bien authentiques.

Les lésions consistent en une cavité pseudo-kystique, du volume d'un œuf de pigeon ou de poule, parfois tapissée de fausses membranes d'aspect jaunâtre, ou d'une membrane fine, tomenteuse (pachyméningite externe), contenant un liquide séreux, clair, assez semblable à du liquide céphalo-rachidien. Au-dessous, le cerveau et ses membranes sont déprimées en cupule : dans le cas de Villar, ils étaient éloignés de 6 centimètres.

Parfois, il existe, du côté du crâne, une fissure ou une fente avec dépression esquilleuse des bords.

Les caractères anatomiques d'une *pachyméningite externe* étaient évidents dans le cas de Villar, où Challogneau ayant examiné les fausses membranes jaunâtres, qui tapissaient la paroi du kyste, constata que celles-ci étaient constituées par une néo-formation conjonctive, mince, reliée à la dure-mère, par des vaisseaux sanguins : dans la membrane même existait un réseau vasculaire, dont les vaisseaux élargis, dilatés,

______

(1) Isenchmidt. *Munch. Méd. Wochens,* 1912, p. 243, et *Journ. de Chir.,* 1912, 1, p. 271.

(2) Franchomme. *In Th.* de Courteville : Collections séreuses extra-dure-mériennes, Lille 1901. — Villar. *Journ. de Méd. de Bordeaux,* Février 1901, et *Congr. de Chir.* 1903, p. 205. — Challogneau. *Th.,* Bordeaux 1901.

contenaient des résidus hémorragiques et pigmentaires. Il s'agit, sans doute, dans ces cas, d'une sorte de bourse séreuse, déterminée par les mouvements du cerveau et les frottements contre les aspérités osseuses : mais, comme les accidents cérébraux apparaissent longtemps, plusieurs années après l'accident, il est probable qu'il se fait peu à peu, une hypersécrétion, qui va croissant, et qui est la cause des troubles observés (1).

Ainsi le malade de Franchomme fit une chute sur la tête à l'âge de 4 ans, et les troubles apparurent à 7 ans 1/2 ; celui de Gross fit aussi une chute à l'âge de 2 ans, et ce n'est qu'à l'âge de 16 ans qu'il présenta des symptômes d'épilepsie et qu'on intervint ; celui de Dubourg, blessé à l'âge de trois ans, n'eut sa crise qu'à onze ans ; et celui de Villar reçut une grosse branche de pin sur la tête à l'âge de 15 ans, et les accidents ne se montrèrent que quatre ans plus tard.

Les symptômes observés sont de deux ordres :

1° Des *troubles psychiques seuls :* le petit malade de Franchomme devint irritable, hébété, triste, apathique ; et il fallait le secouer, pour obtenir quelques paroles ;

2° Des *troubles moteurs,* consistant en des *crises d'épilepsie généralisée,* se répétant tous les mois, ou tous les quinze jours. Il existe ordinairement, en même temps, quelques signes de *compression cérébrale,* et parfois des *troubles sensitifs,* surtout des *céphalées,* quelquefois avec exacerbations nocturnes, comme dans le cas de Dubourg.

Localement, on constata ordinairement, sur le crâne, une *cicatrice,* une *dépression,* signe d'un ancien enfoncement ; une *fêlure* ou une *fente* à travers laquelle, on peut sentir les battements du cerveau (cas de Franchomme), ou une bosse avec fissure sous-jacente (cas de Villar).

Le *siège* de ces *kystes sus-dure-mériens* a varié : frontal (Villar), pariétal (Gross), bi-pariétal (Dubourg), temporal (Franchomme).

Dans ces quatre cas, où *l'opération* a eu lieu, les résultats ont été heureux et complets ; les troubles intellectuels et les

(1) D'après Ziegler, dans son Traité d'Anatomie Pathologique, ces *kystes* seraient le résultat d'une *pachyméningite traumatique,* dont les couches membraneuses sont très vascularisées. C'est au sein de ces dépôts membraneux que se forment les collections liquides, que Ziegler décrit sous le nom *d'hygromes de la dure-mère* ou *d'hydrocéphalites méningitiques partielles* (Voy. trad. du Prof. Augier).

crises d'épilepsie ont disparu. Trois opérés ont été suivis pendant un temps assez long, pour qu'on puisse considérer la guérison comme définitive.

Chez le petit malade de Franchomme, qui avait l'aspect d'un idiot, la transformation fut complète.

Mentionnons que, lorsque le chirurgien pénètre dans la cavité kystique, le liquide, qui fait issue est si clair, qu'il croit avoir affaire à du liquide céphalo-rachidien, et qu'il craint d'avoir blessé la dure-mère.

Il faut d'ailleurs se garder de confondre ces *pseudo-kystes extra-dure-mériens*, avec les *kystes sous-dure-mériens* et les *kystes intra-cérébraux*, qui viennent quelquefois en contact avec la dure-mère, s'ils sont superficiels.

D) L'ARACHNOÏDE et la PIE-MÈRE présentent aussi des altérations spéciales, dans les traumatismes cranio-cérébraux.

Déjà, il a été question des *ruptures de l*'ARACHNOÏDE : ruptures au niveau des *sillons* et *flumina* de la convexité, des *lacs* de la base ou des *culs-de-sac séreux*, qui accompagnent les paires nerveuses, surtout du cerveau ou du bulbe (en particulier, ruptures au niveau des culs-de-sac séreux des nerfs auditif et facial, ou de l'ampoule arachnoïdienne qui entoure les trois nerfs, qui sortent par le trou déchiré postérieur).

Ces déchirures du feuillet viscéral arachnoïdien permettent seules de se rendre compte des épanchements séreux, séro-sanguins, ou sanguins, qui occupent la *cavité de l'arachnoïde* (épanchements intra-arachnoïdiens) et de l'écoulement par les orifices naturels (nez, oreilles) de liquide céphalo-rachidien et de sang, provenant de l'intérieur du crâne.

Nous avons également signalé, que dans certaines fractures de l'ethmoïde et du rocher, la dure-mère était en même temps, déchirée ou perforée, ce qui facilite l'écoulement au dehors.

Cette *rupture de l'arachnoïde*, fréquente surtout au niveau des confluents de la base, nous a paru nécessaire, pour expliquer la diffusion rapide du liquide sanglant, jusqu'au *cul-de-sac séreux du cône terminal* de la moelle épinière, retiré par la ponction lombaire, *peu de temps après l'accident.*

Nous n'insisterons pas davantage ici, sur le genre de lésions arachnoïdiennes, qui se rencontrent aussi bien dans les simples contusions cranio-cérébrales, que dans les fractures.

Nous parlerons uniquement de l'*arachnitis adhésive* et des *épanchements séreux enkystés de l'arachnoïde.*

L'*arachnitis traumatique* est, le plus souvent, *adhésive;* il y a *symphyse* de l'arachnoïde et de la dure-mère ; et, si la contusion est profonde, les membranes et le cortex sclérosé se soudent ensemble et forment un *noyau cicatriciel*, comme dans le cas de Durante, cité plus haut.

Dans quelques cas, cependant, l'*arachnitis* est purement *sclérosante,* sans adhérence à la dure-mère : on observe alors une *plaque dure, résistante, d'aspect blanchâtre ou laiteux.*

D'Autona (Naples). — H... 18 ans. A 6 ans, trauma sur la région pariétale gauche, avec perte de connaissance. Les convulsions deviennent ensuite très fréquentes. Trépanation 12 ans après l'accident : en attaquant l'os, on rompt un kyste hématique supra-dural. On incise la dure-mère, et on la trouve adhérente aux deux circonvolutions rolandiques. Les adhérences sont rompues et le cortex abrasé sur une épaisseur de 3 mm. Repos de 50 jours, puis rechute.

D'Autona. — H... 27 ans. Coup de bâton sur le pariétal gauche. Six mois après, douleurs très violentes ; puis aphasie et hémiplégie droite, qui disparaissent au bout de 14 jours. Neuf mois plus tard, apparaissent des convulsions, qui se répètent ensuite, tous les 20 ou 30 jours. Elles commencent par une contracture tonique de l'avant-bras et de la main droite. Faiblesse de la jambe droite. Cicatrice du cuir chevelu à la hauteur du sillon R. Trépanation à son centre ; le disque extrait, la dure-mère, qui fait saillie est incisée. L'*arachnoïde est épaissie et adhère à la dure-mère.* Amélioration, puis rechutes à crises devenues très fréquentes (1).

Il existe encore une *arachnitis séreuse kystique* ou *enkystée.*

Beudandi (Bologne). — H... 28 ans. Coup de pied de cheval sur la bosse pariétale gauche. Convulsions généralisées au bout de quelques mois ; légère parésie des membres et du pied droits. Après 3 ans, première attaque épileptique, suivie de plusieurs autres. Intervention. Brèche de 4 cm. On enlève des fragments, qui compriment fortement le cerveau, et l'on détruit des adhérences ostéo-durales. En ouvrant la dure-mère, on trouve *une collection séreuse encapsulée,* correspondant à la partie inférieure du lobe frontal. Les convulsions sont devenues tout-à-fait rares, et cela, depuis 10 ans.

Beudandi. — H... 40 ans. Fracture de la bosse pariétale gauche ; ablation des esquilles. Quatre ans plus tard, accès convulsifs, avec

(1) D'Autona. Chipault, III, p. 153, obs. XXII et XXIII.

perte de connaissance, commençant à droite. Craniectomie au point déprimé : ablation d'une vaste cicatrice durale ; évacuation d'une *collection séreuse*, qui se trouvait entre F^a P^a. Guérison complète, suivie 5 ans (2).

Julliard. — H... 12 ans. A l'âge de 2 ans, enfoncement cranien par chute d'un vase sur la tête. Au bout de quelques jours, l'enfant ne peut plus marcher ; sa jambe droite était paralysée. En outre, il ne parle plus. Quatorze jours après l'accident, il peut faire quelques pas.

Sept ans plus tard, crises épileptiformes, qui deviennent de plus en plus fréquentes. Caractère irritable ; intelligence amoindrie. L'enfant ne peut apprendre à lire, ni à écrire. Il ne se sert presque pas de sa main droite.

A l'examen (10 ans après l'accident), on constate un enfoncement cranien, long de 10 cent. et large de 1 à 2 cent., siégeant horizontalement au niveau de la suture temporo-pariétale gauche, depuis la queue du sourcil, jusqu'à un centimètre en arrière de l'oreille. Retard de développement et atrophie dans toute la moitié droite du corps. Jambe droite et avant-bras de 2 cm. plus courts qu'à gauche ; cuisse et bras longueurs normales. Atrophie des membres ; contracture des doigts de la main ; pied tombant. Asymétrie faciale. Intelligence fortement diminuée : le malade peut parler, et comprend ce qu'on lui dit. Crises épileptiformes survenant 3 à 4 fois par jour : les contractions débutent par le côté malade, puis, se généralisent.

Craniectomie. Volet osseux de 10×9 cm., comprenant l'enfoncement. A un moment donné, le ciseau, qui sert à tailler le volet, pénètre dans le crâne, et *crève la paroi d'un kyste sous-dural* : jet de liquide limpide, citrin, projeté à distance. Le lambeau ostéo-cutané, étant rabattu, on constate que la dure-mère adhère fortement au niveau de l'ancienne fracture. La cavité du kyste est dirigée obliquement de haut en bas et d'arrière en avant, au devant de la zone psychomotrice ; son pôle inférieur correspond à la circonvolution de Broca. Le kyste a le volume d'un œuf d'oie. Le cerveau est déprimé à son niveau ; il est recouvert par une pie-mère épaisse œdémateuse, masquant, par endroits, le dessin des circonvolutions. On peut facilement la soulever avec des pinces ; elle n'a donc pas contracté d'adhérences avec le cerveau, et ne montre nulle part, trace d'une cicatrice. Il n'y a aucune tendance à la hernie ; l'encéphale demeure à plusieurs centimètres de distance de la voûte cranienne. Il y a là, un arrêt de développement manifeste.

Suites opératoires excellentes, écoulement abondant de sérosité.

(2) Bendandi. Chipault. III. p. 156, obs. XXXIII et XXXIV

Guérison en 25 jours. Les mouvements de la main et des doigts sont devenus plus faciles ; caractère meilleur, gai.

Un mois après, quelques signes de compression. Ponction avec une aiguille creuse, à travers la cicatrice du drain : issue de 50 grammes d'un liquide parfaitement clair.

Pendant les 3 mois suivants, plus de crises. Dans la suite, les crises s'espacent : une par mois. Trois ans après, elles sont très espacées. Pas grand changement dans l'état des membres (1).

Dans son rapport à la Société de chirurgie, à propos du cas précédent, Auvray insiste sur les caractères anatomiques et cliniques de ces *kystes arachnoïdiens* ou sous-dure-mériens. Paroi externe du kyste formée par la dure-mère, parfois épaissie, laiteuse ou nacrée, recouverte d'ostéophytes, semblables à du tuf, qui d'ailleurs s'enlevèrent à la curette dans le cas de Julliard. Sous le kyste méningé, le cerveau peut avoir subi des modifications plus ou moins profondes. Il est déprimé par la pression du kyste ; et parfois fixé par des adhérences, il ne reprend pas sa forme, après évacuation du liquide kystique. Parfois, le tissu cérébral sous-jacent est induré. Le liquide contenu est séreux, jaunâtre, parfois d'aspect laiteux ; dans un cas, il ressemblait à de l'huile d'olive. On y a trouvé des corps fibrineux ou des esquilles. En somme, il s'agit surtout d'un liquide riche en albumine.

Delbet. — H... tombé de 5 à 6 mètres de hauteur. Il reprend connaissance, sous l'influence des ponctions lombaires. Mais, 5 à 6 jours après, dilatation de la pupille droite, *hémiplégie gauche*, respiration stertoreuse. Trépanation. On trouve un vieil hématome au-dessus de la dure-mère, et on l'enlève. Les accidents persistent. Deuxième intervention, dans laquelle on incise la dure-mère. Il s'écoule alors une certaine quantité de liquide teinté en brun, mais transparent. *Le cerveau est déprimé en cupule ; il y a une sorte de kyste intra-dure-mérien, limité par des adhérences à la surface du cerveau.* Il mesure 7 cent., transversalement. Le malade finit par succomber dans le coma. On ne put faire son autopsie.

Delbet. — Un blessé, cinq jours après son entrée, était inconscient et immobile, avec une hémiplégie droite ; dilatation pupillaire à gauche. Trépanation au foyer de la méningée. On incise la dure-mère, qui bombe et ne présente pas de battements. Quand on l'incise un flot de liquide céphalo-rachidien s'échappe, très abondant. Le cerveau

(1) Julliard. *Soc. de Chir.*, 1913, p. 334.

apparaît très éloigné de la dure-mère. A ce moment le malade respire mieux ; la mydriase cesse brusquement, ainsi que le stertor. Le malade meurt cependant le lendemain (1).

Pitterlein (Munich). — H... 31 ans, fait une chute de cheval et reçoit un coup dans la *région temporale gauche*. Le blessé ne perd pas connaissance ; il n'y a, en apparence, qu'une contusion des parties molles, sans fracture.

Cependant, dès le lendemain, on note des accidents encéphaliques ; le sujet se plaint de *troubles de l'équilibre* dans la station et dans la position assise. Il a tendance à tomber du côté droit. *Nystagmus, céphalalgie intense*, avec *sensation vertigineuse*. Examen optique : aucune lésion du labyrinthe.

Au bout d'un mois, les mêmes accidents persistent. Il s'y adjoint de *la faiblesse dans les muscles de la nuque, dans le bras et la jambe, à droite ;* incoordination des mouvements des membres ; incertitude de la marche ; céphalée toujours très accentuée. Une ponction lombaire ramène du liquide céphalo-rachidien normal.

Craniectomie : large lambeau temporal, remontant jusqu'à la ligne sagittale. La *dure-mère* présente une *zone, grande comme une pièce de 5 francs, de couleur normale, légèrement surélevée, molle, fluctuante, sans élasticité, dépourvue de battements*. Cette zone est en regard de la *première circonvolution frontale*. Lambeau dure-mérien. Aussitôt s'écoule une grande quantité de liquide céphalo-rachidien. Les *méninges molles* sont lisses, brillantes ; en certains points, il existe des masses jaunâtres et un exsudat au travers duquel on aperçoit les vaisseaux de la pie-mère, recouverts d'un voile. La surface cérébrale est cachée. On pince, en divers endroits, les méninges molles, et l'on y pratique des incisions, qui permettent l'évacuation d'une grande quantité de liquide céphalo-rachidien. *Le cerveau décomprimé se met à battre.* Il n'y avait aucune trace d'épanchement sanguin ou de lésion encéphalique. Dès le soir, la céphalée et les vertiges ont disparu. Au bout de 48 heures, l'incoordination motrice s'amende. *Guérison rapide et complète*, sans incidents (2).

Dans la *fosse crânienne postérieure*, on peut également observer certains *kystes para-cérébelleux*, qui ont leur origine, dans une *arachnitis séreuse*.

Borchardt et Oppenheim (Berlin). — Enfant de 10 ans, qui, depuis la fin de mai 1907, peut-être à la suite d'une chute, présente de la

(1) Delbet. *In Traité* Le Dentu et Delbet. — Auvray, 1909, XIII, p. 185.
(2) Pitterlein. *Munch. Med. Wochens*, Août 1909 et *Journ. de Chir.*, 1909, II, p. 402.

céphalée, des vomissements, de la diplopie et de la raideur de la nuque.
En septembre, en outre, double stase papillaire, parésie du pathétique
droit, ataxie cérébelleuse ; souffle vasculaire perceptible dans la région
occipitale droite ; contracture du sterno-mastoïdien droit. Oppenheim
fait le diagnostic de tumeur de la fosse cranienne postérieure, à droite.
Un traitement mercuriel et joduré, amène une amélioration de tous
les symptômes. Mais, en décembre 1908, l'état s'aggravait de nouveau.
La vision s'affaiblit rapidement ; le malade est dans une profonde
apathie. On décide une intervention, qui fut exécutée en deux séances.
On trouva, à la face inférieure du cervelet, dans la fosse cranienne
postérieure droite, *un gros kyste*, qui fut évacué, et partiellement
excisé. Guérison.

Les auteurs insistent sur la localisation du kyste, dans les enveloppes
encéphaliques. Le souffle vasculaire disparut après l'opération.

Borchardt a opéré également une fille de 17 ans, qui présentait des
signes de tumeur de la fosse postérieure droite, et, chez laquelle,
il trouva un kyste, situé sur le côté du cervelet, dans la région de
l'angle ponto-cérébelleux. Cette malade guérit complètement.

D'après ces auteurs, dans les deux cas, il s'agissait de kystes dus à
une *arachnoïdite circonscrite, adhésive* (1).

Il faut, sans aucun doute, rapprocher ces *arachnoïdites
enkystées* de certains faits de *méningite séreuse circonscrite*,
traumatique ou non, décrits dans ces derniers temps.

C'est ainsi que Wendel (Magdebourg), a relaté l'histoire
d'un homme de 20 ans, chez lequel à la suite d'une inflammation suppurative des paupières gauches, on intervint après
deux mois. Le blessé avait présenté des troubles psychiques,
de la céphalée violente, une double stase papillaire, plus
marquée à gauche, une ataxie des membres droits, du
clonus à droite, et enfin du coma. On trouva de l'*arachnoïdite
circonscrite :* les mailles de la séreuse étaient remplies d'un
liquide clair, stérile. Guérison complète.

R. Bing (de Bâle) cite le cas d'un ouvrier de 27 ans, qui
présenta, sans cause connue, des *troubles cérébelleux*, en
particulier, des troubles de la marche et de la pesanteur à la
nuque, sans céphalalgie, du Romberg, etc. L'absence de stase
papillaire, de nystagmus spontané, la faiblesse de l'ataxie
firent admettre une *tumeur superficielle*. Le malade fut
opéré : le cervelet était refoulé en haut et en arrière, par une
collection séreuse intra-arachnoïdienne, limitée par des

(1) Borchardt et Oppenheim. *Zentralblatt f. Chir.*, 1909, p. 50, et *Journ.
de Chir.*, 1909. II, p. 283.

adhérences, et pesant sur le IVᵉ ventricule. Guérison lente, aidée par l'administration de l'iodure.

V. A. Oppel, de Saint-Pétersbourg, a constaté aussi une *méningite séreuse enkystée* de la région temporale, à la suite d'otite ancienne. Opération ; guérison.

Le même auteur rapporte qu'un étudiant de 12 ans, qui s'était violemment heurté la tête contre un homme qui courait, présenta des douleurs de tête très violentes, de la raideur de la nuque, du Cheyne-Stokes, de la névrite optique, pas de fièvre. Les lésions de névrite optique, étant plus marquées à gauche, où semblait avoir porté le choc, on fit de ce côté, à la région frontale, un lambeau ostéo-cutané. La dure-mère était tendue sans battements ; mais, quand elle fut incisée, la surface du cerveau apparut sèche et anémiée : « Mais, bientôt, elle se couvrit, comme d'une rosée, d'une masse de goutelettes d'un liquide transparent, qui se reproduisent, après assèchement ». Amélioration lente (1).

PIE-MÈRE.

Déjà il a été question des lésions de la PIE-MÈRE, dans les traumatismes cranio-cérébraux.

En outre des *piqûres, coupures linéaires, dilacérations,* par les esquilles, nous avons étudié les foyers de destruction de la substance cérébrale avec *dilacération de la pie-mère,* même en l'absence de fracture, les *ecchymoses en plaques* ou en *nappe,* couvrant parfois une grande portion des hémisphères, les *sillons sanglants,* et enfin, les véritables *épanchements,* ayant parfois jusqu'à un centimètre d'épaisseur, comme dans le cas de Le Fur.

Il est évident que toutes ces lésions, jouent un rôle important dans la symptomatologie des traumatismes cérébraux. Leurs manifestations sont souvent celles d'un *syndrome méningé,* comme nous le verrons bientôt.

Nous répétons que les altérations se rencontrent aussi, dans les chocs craniens, avec intégrité des os contusions).

Il nous faut encore, pour être complet, en ce qui concerne les *lésions de la* PIE-MÈRE, dans les contusions cranio-cérébrales, mentionner ici les *œdèmes généralisés ou localisés, primitifs ou consécutifs.*

(1) Wendel. *Zentralbl. f. Chir.,* Juillet 1912 et *Journ. de Chir.,* 1912, II, p. 323. — *Brisy. Medicin Klunik,* 1911, p. 267 et *Journ. de Chir.,* 1911, p. 386. — V. A. Oppel. *Rouss. Chirurg. Archiv.,* 1909, p. 759 et *Journ. de Chir.,* 1910, I, p. 499. — *Voir aussi :* Simmons. Un cas de méningite séreuse amicrobienne. Opération ; guérison. *The Boston med. and Surg. Journ.,* 27 Mai 1909.

Dans bon nombre de traumatismes craniens, avec ou sans fracture, où les chirurgiens sont intervenus *immédiatement* ou *consécutivement*, ils ont constaté un *œdème de la pie-mère*, soit localisé, soit généralisé, dû à la paralysie consécutive, au choc, à la commotion, *des nerfs vaso-moteurs et vaisseaux de la pie-mère*.

Cette lésion est parfois assez étendue, s'accompagne de symptômes assez caractéristiques, pour que nous en ayons fait une variété spéciale, sous le nom de *commotion œdémateuse*. Courtmey, Walton et Bullard ont admis que les *œdèmes pie-mériens*, consécutifs aux traumatismes craniens, étaient relativement fréquents.

Nous avons cité les exemples très démonstratifs des cas de Lapassat, Hartwell, Kakels et Chassin.

Nous avons admis que les *œdèmes pie-mériens étendus*, survenaient surtout lorsque le feuillet viscéral de l'arachnoïde n'est le siège d'aucune rupture, qui permette un écoulement de la transsudation vasculaire dans la cavité arachnoïdienne.

Nous avons ajouté que, dans quelques cas, une *légère infection* n'était pas étrangère à leur production.

Ceci nous conduit à parler encore ici, des *œdèmes localisés* ou *en plaques*, plus ou moins tardifs, et de leurs relations avec la *lepto-méningite* et la *méningite séreuse*.

Ces lésions ne sont pas absolument rares, à l'état d'isolement, à la suite des *contusions méningées*.

Voici quelques exemples particulièrement suggestifs.

Axhausen. — Une petite fille de 11 ans, à la suite d'une contusion violente sur la région frontale gauche, présenta au bout de quelques jours, des signes nets de compression cérébrale, avec élévation de la température. La plaie extérieure était en voie de cicatrisation, et sans trace d'inflammation. On fit une trépanation, au lieu du traumatisme ; et, on constata à l'ouverture de la dure-mère, la présence d'une grande quantité de liquide sous-arachnoïdien, clair comme de l'eau de roche. La température et les symptômes cérébraux cessèrent immédiatement. L'état resta bon pendant quelques jours ; localement, il y avait un abondant écoulement séreux. Le 14ᵉ jour après l'opération, la plaie étant cicatrisée et sèche, la température monta brusquement, et les symptômes d'excitation et de compression cérébrales recommencèrent. Nouvelle trépanation qui donna issue à une grande quantité de liquide parfaitement clair. La guérison survint alors, au bout de quelques jours. Le liquide examiné aussi bien après la première qu'après la seconde opération, ne renfermait aucun élément de pus : on n'y trouva que des globules sanguins. Les cultures furent négatives.

Axhausen pense qu'il s'agit, dans ce cas, d'un *œdème aigu* des méninges, ou d'une *méningite séreuse aseptique,* due au traumatisme (1).

Toutefois, il est des cas, où n'existe aucune élévation de la température.

Cassuet. — Enfant. Contusion du crâne, à gauche ; aucune fracture, attaques épileptiformes à gauche, c'est-à-dire *homolatérales* au traumatisme. Trépanation à droite, où s'était fait sentir le *contre-coup*. On y constate un *œdème de la pulpe cérébrale et de la pie-mère*, qu'on fait disparaître par le massage. Amélioration des attaques, d'abord ; puis, récidive (2).

Les observations suivantes sont relatives à des *œdèmes tardifs*.

Codivilla. — H... 32 ans. Traumatisme de la région pariétale gauche, il y a 4 ans. *Quatre mois avant l'opération,* traumatisme dans la même région. A ce moment, commencèrent, par accès, de violentes céphalalgies frontales. Trois jours avant l'entrée, accès convulsifs. commençant à droite, puis se généralisant : ils se répètent toute la journée, à courts intervalles. Deux jours après l'entrée, nouvelles attaques. T. 40° ; coma.

Résection temporaire sur la région rolandique gauche. La dure-mère, tendue, sans battements, est incisée en lambeau. Les veines de la pie-mère sont turgides, et *l'espace sous-arachnoïdien, rempli d'un liquide trouble*. Drainage. Mort le 3° jour. A l'autopsie, on trouve de la *lepto-méningite* et un gros hématome sous la voûte de l'hémisphère droit (3).

Durante. — F... 50 ans. Neuf mois auparavant, elle fut frappée à la tête, au niveau de la suture sagittale, par une chaise, lancée d'une fenêtre. Plaie lacéro-contuse, 4 centimètres en arrière du bregma. Trois mois après, troubles hystéro-traumatiques, consistant en des douleurs de la région gastrique, remontant parfois à la gorge, et déterminant de la toux et de la suffocation, procédant par accès ; puis, survinrent des contractions fibrillaires du pouce droit, suivies de

(1) Axhausen. Berlin, *Klein-Wosch.,* 1909, p. 244, et *Journ. de Chir.,* 1909, I, p. 394.

(2) Cassuet. — *Journ, de méd. de Bordeaux,* 1893, et *Th.* Braquehaye, Paris, 1895, p. 61, obs. VI.

(3) Codivilla. Chipault, III, p. 162. obs. LIX.

contractions cloniques de tout le membre inférieur du même côté, qui duraient 20 minutes. Pas de perte de connaissance. Lambeau ostéo-cutané au ciseau. Dure-mère ne transmettant pas les battements. Celle-ci incisée, on trouve un *abondant œdème sous-arachnoïdien*, auquel on donne issue, en incisant l'arachnoïde. Veine de Trolard blessée et liée. Adhérences au niveau du tiers supérieur de F^a P^a, qui s'étendent jusqu'au bord supérieur de l'hémisphère ; elles sont détachées au doigt.

Après l'opération, collapsus prolongé ; injections répétées de 700 gr. de sérum. Paralysie complète des membres droits. Le 26e jour, la malade commence à mouvoir la jambe, et le 43e jour, le bras. Le 58e jour, elle quitte le service, guérie de l'épilepsie, et de phénomènes hystériques, mais avec de la parésie des membres droits (1).

Quant à la relation de ces *œdèmes pie-mériens* avec la *lepto-méningite*, il est des circonstances où elle est évidente. Nous avons déjà cité le cas de Delbet, qui, chez un homme, victime d'un accident d'automobile, intervint le 3e jour, pour des crises de céphalée atroces et des symptômes de compression très prononcés. Il y avait, en même temps, fracture du rocher évidente. La dure-mère incisée, le cerveau, très hypertrophié fit hernie, et on eut peine à la réduire. A la surface de l'hémisphère, les gaines péri-vasculaires étaient remplies d'un liquide blanchâtre, et les vaisseaux étaient comme encadrés de traînées opalescentes. Il s'agissait, d'après Delbet « *d'un œdème aigu du cerveau,* dû peut-être à une légère infection, partie du foyer de la fracture, et peut-être aussi à des troubles circulatoires mécaniques et réflexes ». Le blessé guérit rapidement (2).

Voici quelques cas comparables, où des signes de *lepto-méningite* existaient au moment de l'opération.

Schiassi (Budno). — H... 29 ans. Il y a 2 ans, chute de cabriolet : le crâne heurte le sol, sans qu'il se produise de plaie aux téguments. A partir du lendemain, accès convulsifs toutes les 3 semaines. Depuis un an, céphalées devenues insupportables. Depuis deux mois, affaiblissement évident des membres gauches. A l'examen : parésie des membres gauches, et diminution des sensibilités ; réflexe rotulien exagéré du même côté. Stase papillaire bi-latérale. Le malade est devenu apathique, quasi stupide. Lambeau ostéo-plastique avec le craniotome de Codivilla. La dure-mère incisée, on constate, outre

(1) Durante. Chipault, III, p. 170, obs. LXXVI.
(2) Delbet. *Soc. de Chir.*, 1910, p. 1.329.

une grande turgescence des vaisseaux, *une opacité lepto-méningitique très diffuse*, ainsi *que de petites collections de liquide puriforme*, spécialement au niveau de R., dans l'espace sous-arachnoïdien. L'énorme pression intra-cranienne empêche la suture de la dure-mère. On enlève le disque osseux, pour la même raison. Guérison (1).

Rey. — H... 43 ans, employé de chemin de fer, a été trouvé, il y a 5 mois, couché sur la voie et présentant une blessure de la région temporale droite ; il était sans connaissance. Coma pendant 4 jours ; puis, il délire et présente une amnésie complète. A son entrée à l'asile : embarras de la parole, tremblement de la langue, inégalité pupillaire. Le malade n'a aucune conscience de son état ; il ignore où il est. Il est satisfait ; et, en un mot, il présente un certain état de démence. Quelques jours après, il est pris de diarrhée, et il meurt. A l'*autopsie* : dépression en toit, derrière l'apophyse orbitaire externe droite ; à la face interne du crâne, au niveau de l'enfoncement, énostose présentant des aspérités et des dépressions. La dure-mère correspondante est notablement amincie et violacée ; l'arachnoïde et la pie-mère sont adhérentes à la substance cérébrale, au niveau du lobe frontal. « Sur tous les autres points de la masse encéphalique, les *méninges* non adhérentes, *sont œdématiées avec des plaques, des traînées laiteuses sur le trajet des vaisseaux* (2).

Péyrot. — H... 39 ans, terrassier, reçoit un coup de manivelle, sur le côté *droit* de la tête. Petite plaie, qui suppure quelques jours, et guérit. Il reprend alors son travail. Deux mois après, accès convulsifs dans le membre supérieur *gauche* et dans l'inférieur du même côté. Les crises deviennent violentes et se généralisent. T. 39°.

Intervention au-dessus de la cicatrice, dans la région des centres moteurs. On ne découvre ni enfoncement, ni fissure. Brèche longue de 8 cm. et large de 2 cm. 1/2. La dure-mère apparaît saine, mais tendue, fortement bombée. Elle est incisée dans son milieu. Les circonvolutions tendent à faire hernie ; *la pie-mère, qui les recouvre, semble œdémateuse ; le long des vaisseaux se montrent de petites traînées blanchâtres, de 1 à 2 mm. de largeur, qui donnent l'idée d'une méningite.*

Pendant 4 jours après l'opération, l'agitation et le subdélire continuent, mais s'atténuent. Il sort guéri au bout de 20 jours. Il a été revu, et ne se ressent plus de l'accident qu'il a éprouvé (3).

(1) Schiassi. Chipault, III, p. 166, obs. LXVI.
(2) Rey. *In mém.* d'Imbert et Dugas. Les petits traumatismes du crâne. *Rev. de Chir.*, 1910, p. 857.
(3) Peyrot. *Soc. de Chir.*, 1892, p. 633.

I.

Lésions du Cerveau.

Nous ne pouvons réduire l'anatomie pathologique des *contusions du cerveau* aux conceptions un peu trop shématiques, un peu restreintes, des pathologistes contemporains : elles s'éloignent de la réalité et de la diversité des faits observés. La plupart, tels que Fano, les auteurs du Compendium, S. Duplay distinguent *trois degrés* dans la *contusion cérébrale :*

1° Le *sablé sanguin,* le *piqueté hémorragique,* constituent le premier degré, dans lequel les vaisseaux sont dilatés, flexueux, mais non rompus : ainsi est constituée une sorte d'*apoplexie capillaire ;*

2° Dans le second degré, *il y a rupture des parois vasculaires,* et formation de *petits caillots sanguins,* gros comme une tête d'épingle ou un grain de mil : ils sont confluents et forment une plaque rougeâtre dans la substance grise : quelques-uns sont disséminés dans la substance blanche voisine ou à distance, il peut y avoir, en même temps, un épanchement dans la pie-mère ;

3° Dans le troisième degré, la *substance cérébrale est réduite en une bouillie,* couleur rouge-brun ou lie de vin ; elle se dissocie sous un filet d'eau, laissant une cavité aux parois déchiquetées, filamenteuses : au-dessus, la pie-mère est déchirée et infiltrée de sang.

Auvray, syncrétisant plus encore, distingue : 1° la *contusion hémorragique ;* 2° la *contusion destructive.*

Bien qu'il n'y ait rien d'inexact dans ces descriptions, les besoins de la clinique à l'heure présente, telle que l'ont créée la doctrine des localisations, et les constatations des opérations, devenues plus nombreuses et même des autopsies, nous obligent à classer les lésions de la contusion cérébrale, sous des formes plus adéquates à la symptomatologie, au diagnostic et à la thérapeutique.

Déjà, à propos des lésions encéphaliques des traumatismes cérébraux, envisagés d'une manière générale, nous avons parlé des contusions cérébrales. Mais, ici, il convient de serrer les faits de plus près. On peut avec avantage rapprocher les distinctions à établir dans les contusions cérébrales, de celles unanimement adoptées pour les *contusions des parties molles, en général*.

Nous parlerons successivement :

1° Des *plaies contuses* de l'encéphale ; 2° des *ecchymoses ;* 3° des *contusions méningo-corticales;* 4° des *contusions cortico-médullaires;* 5° des *contusions intra-cérébrales;* 6° des *contusions par contre-coup* ou *à distance;* 7° des *contusions multiples* ou *diffuses*, et des *contusions étendues, rapidement mortelles*.

Cette division est essentiellement *anatomo-clinique.*

A. — PLAIES CONTUSES.

Nous donnons ce nom, comme on le fait pour les lésions analogues des parties molles, aux *contusions encéphaliques exposées*, c'est-à-dire dont le foyer est en communication avec l'extérieur, par une plaie concomitante du cuir chevelu et du crâne. On sait, que leur symptomatologie et leur évolution présentent des particularités importantes.

Nous en avons distingué trois variétés principales :

1° Une *petite portion de la substance du cerveau* (substance grise et blanche), *dans l'étendue de quelques millimètres à un centimètre* est détruite par une esquille, un corps piquant, en même temps que les membranes sont perforées ; une auréole ecchymotique entoure la petite perte de substance et le corps étranger ; il y a un mélange de pulpe cérébrale et de sang, et, au voisinage, quelques petites hémorragies interstitielles.

Parfois, il ne s'agit que d'une simple éraflure des méninges et du cortex : c'est la *plaie extérieure*, qui constitue la gravité spéciale de ces cas, très fréquents, en clinique chirurgicale.

2° Dans un second degré, il y a *attrition plus étendue et plus profonde de la substance cérébrale;* et on observe la formation d'un *foyer*, d'une *cavité* ou *caverne* du volume d'une amande, d'un œuf de pigeon ou même de poule ; la cavité est remplie d'un mélange de bouillie cérébrale, informe, rougeâtre, avec quelques petits caillots sanguins, et parfois des débris osseux et des parcelles de corps étrangers. Assez souvent, la *matière cérébrale*, expulsée par le choc, vient sourdre à travers les fragments osseux, dans la plaie extérieure ou sous le lambeau cutané, sous forme d'une bouillie rougeâtre, de parcelles détachées, ou même sous l'aspect d'une petite *hernie nerveuse* encore attenante au cerveau.

Ces débris cérébraux s'échappent avec le sang, les liquides. Dans les fractures de la base, ils sortent par les orifices naturels : fosses nasales, pharynx, conduits auditifs ; et parfois, on les retrouve dans les vomissements avec des résidus alimentaires. La destruction cérébrale porte sur une ou sur deux circonvolutions voisines, et pénètre plus ou moins profondément dans la substance blanche sous-jacente. Nous avons cité les faits de Marot, Moutard-Martin, Duprez, Josse, Tuffier, Frogé, Lejars, Bousquet, Potherat, Rouvillois, dans lesquels sont relatées des *contusions cavitaires* de ce genre.

3° Dans un troisième degré, la *plaie contuse* et la *destruction cérébrale sont plus étendues encore, et intéressent tout ou partie d'un lobe cérébral :* les téguments et les os sont largement ouverts ; et, à travers la brèche, on aperçoit le cerveau mis à nu, comme sur une pièce anatomique, parfois sur la largeur de la paume de la main : il apparaît comme une masse rougeâtre, sanguinolente, en partie réduite en bouillie, et plus ou moins farcie d'esquilles, recouverte de cheveux et de débris de toute sorte ; la matière nerveuse est détachée en lambeaux ; ou fluide, elle s'écoule au dehors sous forme de bouillie rougeâtre. Aux faits de Kocher, Lœwy, Pervès, Berthommier déjà cités, nous pourrions joindre ceux de Seydel (Plaie du cuir chevelu et du crâne de 15 cent. sur 3 cent., issue de 2 cuillerées à bouche de matière cérébrale) — de Bousquet (Scalp de l'occiput par une grosse pierre, tombée de 16 mètres de haut, fracture esquilleuse et issue de matière cérébrale, etc. (1).

Nous verrons que, dans plusieurs cas, malgré les énormes délabrements, la guérison a été obtenue.

B. — Ecchymoses.

Les *ecchymoses cérébrales*, disposées sous forme de plaques plus ou moins étendues, de la grandeur d'une pièce de 1 à 5 fr., ou recouvrant tout un lobe ou la moitié d'un hémisphère, constituées par un épanchement de sang liquide dans les mailles de la pie-mère, avec imbibition rougeâtre et ramolissement du cortex, s'observent rarement, *à l'état d'isolement*, dans les faits cliniques.

(1) Seydel. *Munch. Méd. Wochens*, 1894, p. 555, et *Rev. Neurol.*, 1895, p. 185. — Bousquet. *Soc. de Chir.*, 1894, p. 226.

C'est surtout l'expérimentation, qui nous en a dévoilé l'importance et la nature. Dans nos expériences, nous les avons rencontrées sous forme de *phlyctènes sanguines* soulevant la pie-mère, ou de *sillons sanglants*, à la convexité des hémisphères, ou sur les parties latérales. A la base, elles remplissent les *lacs* et les *confluents* sous-arachnoïdiens.

Nous avons montré qu'elles étaient le résultat d'un décollement des membranes, par afflux du liquide céphalo-rachidien, en raison de l'*expression* que subit le cerveau, dans les chocs craniens, avec dépression de la voûte.

On les rencontre aussi autour de la protubérance, du bulbe, et même de la moelle.

Dans les autopsies, chez l'homme, on les observe surtout dans les contusions du crâne ou dans les fractures fermées (de la voûte et de la base principalement); elles y coexistent assez souvent avec *des foyers de contusion destructive,* qu'elles entourent, ou qui siègent à distance. Elles sont fréquentes dans les *contre-coups,* et d'autre part assez souvent multiples, parfois en relation avec les *parties saillantes* ou *arêtes vives* de la cavité osseuse.

Ce sont elles, qui, en se rompant, donnent lieu aux épanchements séro-sanguins *intra-arachnoïdiens,* évacués par les opérations de craniotomie, ou trépanations.

Elles paraissent encore être la cause des *arachnitis adhésives* ou *kystiques,* dont nous avons parlé.

Nous verrons, quoique la vérification anatomique fasse souvent défaut, qu'il est tout une série de troubles cérébraux, de peu de durée ou transitoires, qui paraissent devoir leur être attribués.

C. — CONTUSIONS MÉNINGO-CORTICALES.

Les *contusions méningo-corticales* sont évidemment assez fréquentes. C'est surtout dans les opérations immédiates et exploratrices, telles qu'on les pratique aujourd'hui, qu'on aura l'occasion d'en constater l'aspect et la nature.

Dans certains cas, sous une phlyctène sanguine, qu'on est amené à ouvrir, on trouve le cortex ramolli, diffluent, sanguinolent, violacé; la pulpe cérébrale se détache par le plus léger frottement et laisse une *érosion.* D'autrefois, surtout dans les cas d'*esquilles de la table interne,* au centre d'une auréole ecchymotique, la pie-mère est dilacérée et flotte dans le liquide en filaments rougeâtres, au sein d'une exulcération plus ou moins profonde, à fond tomenteux.

Dans les *fractures de la base du crâne*, qui fréquemment s'accompagnent de *plaques ecchymotiques multiples*, au niveau des lobes temporo-pariétaux ou frontaux, on trouve ordinairement au-dessous de celles-ci, la substance cérébrale ramollie, diffluente, violacée, infiltrée de sang ; mais les lésions peuvent d'ailleurs être plus profondes, et s'accompagner d'un foyer ou d'une caverne destructive.

Dans quelques cas, on a constaté uniquement dans le cortex, un *piqueté sanguin* ou de *petits foyers miliaires,* confluents ou disséminés.

Le cas suivant de Brousse est très instructif à cet égard.

Brousse. — Un cavalier fait une chute de cheval sur le terrain de manœuvres ; et, le pied pris dans l'étrier, il est traîné sur une distance de 300 mètres. Il perd immédiatement connaissance et a des convulsions assez violentes, pour faire croire, qu'il va trépasser. Le soir, quoique pâle et la respiration rapide, il répond nettement, mais lentement aux questions posées. Emphysème et fractures de côtes. Œdème diffus de la région pariéto-occipitale droite ; parésie légère des membres gauches. Dans la nuit, *convulsions épileptiformes dans tout le côté gauche.* Le lendemain, *hémiplégie gauche* et convulsions du même côté. Couronne de trépan, sur le 1/3 moyen de la région rolandique droite, au niveau du centre moteur du membre supérieur gauche. Dure-mère tendue, bleuâtre ; on l'incise, et le liquide céphalo-rachidien, absolument limpide, jaillit sous pression à 5 ou 6 centimètres. Le blessé meurt trois jours après, ayant eu un vomissement de sang. Les attaques n'avaient pas reparu.

A l'*autopsie* : fracture de plusieurs côtes ; atélectasie et infiltration de sang noir du lobe inférieur du poumon ; 100 gr. de sang, dans la plèvre. Ces lésions expliquent la mort, en grande partie.

Du côté du cerveau : *suffusion sous-pic-mérienne, à la surface des lobes pariétaux et occipitaux, et petits caillots de la grosseur d'une tête d'épingle aplatie ;* ces petits épanchements existant aussi bien à droite, qu'à gauche, disséminés, sans localisation spéciale.

La partie supérieure convexe de la circonvolution frontale ascendante *droite,* immédiatement en avant de l'encoche rolandique, présente à la coupe, sur une longueur de 2 cm. 1/2 à 3 cm., *un piqueté hémorragique caractérisé par un grand nombre de petits points rouges, parsemés dans la substance grise,* sur une épaisseur d'au moins 2 centimètres, et constituant les lésions décrites dans le 1er degré de la contusion cérébrale.

De plus, sur la face interne du lobe pariétal droit, *au niveau du lobule para-central*, on découvre *une érosion superficielle de la substance cérébrale*, d'une étendue de 2 sur 1 1/2 cm., *la pie-mère est déchirée ; on la retrouve sous forme de filaments infiltrés de sang, accolés à la matière cérébrale ramollie, broyée.* Ces lésions sont celles de la contusion au 3° degré. Rien d'anormal du côté gauche du cerveau (1).

De Paoli. — Chez un homme de 23 ans, qui, six mois auparavant, ayant reçu un coup dans la région frontale, avait eu des céphalées, une convulsion, de l'affaiblissement de la mémoire et de l'intelligence et présentait une dépréssion frontale, on trouva, outre des esquilles implantées dans la dure-mère, la substance cérébrale des circonvolutions *criblée de petites hémorragies* (2).

D. — CONTUSIONS CORTICO-MÉDULLAIRES.

Les contusions cortico-médullaires se présentent sous forme : 1° de *foyer de destruction pulpaire* ; 2° de *noyaux d'infiltration hématique*, d'aspect néoplasique.

Le *foyer de destruction pulpaire* est le mode le plus fréquent : il se présente sous l'aspect d'une cavité anfractueuse ou caverne, remplie de substance cérébrale ramollie, sanguinolente, sous forme de bouillie rosée, rouge ou noirâtre, mélangée de sang et quelquefois de petits caillots sanguins ; la pie-mère et l'arachnoïde viscérale flottent en lambeaux, en filaments rougeâtres : un filet d'eau chasse la bouillie cérébrale, et laisse une cavité anfractueuse, à parois déchiquetées ; la substance blanche présente une teinte jaunâtre par infiltration au voisinage et est quelquefois parsemée, dans une zone d'un centimètre, de petits foyers hémorragiques miliaires. La pie-mère, au voisinage, est parfois ecchymosée, infiltrée de sang. Dans quelques cas, un caillot arachnoïdien, ou un véritable épanchement sanguin masque l'orifice cavitaire.

Le foyer de destruction pénètre parfois assez profondément, en entonnoir, dans la substance blanche, jusqu'à 2 ou 3 centimètres, et parfois atteint la cavité ventriculaire.

Dans quelques cas, comme dans le fait de Legrain (3), la surface cérébrale présente une déchirure étoilée, ou une fente

(1) Brousse. *Soc. de Méd. Milit.*, 1910, p. 546.
(2) De Paoli. Chipault, III, p. 157, obs. XXXVII.
(3) Legrain. *Soc. Anat.*, 1893, p. 125.

à bords éversés, comme s'il y avait eu un éclatement de dedans en dehors : c'est là un effet de *l'expression cérébrale* et de *l'afflux des liquides, sang et liquide céphalo-rachidien,* qui l'accompagne. Cette disposition s'observe plutôt dans certaines contusions avec fracture de la base ; elle explique la communication du foyer avec une des cornes ventriculaires.

Dans les craniectomies de ces derniers temps, on a eu l'occasion d'observer ces *foyers de destruction pulpaire* sous différents aspects.

Peyrot. — Chez un vieillard, qui présentait une fissure frontale, vit la dure-mère recouverte de petits caillots sanguins, et ceux-ci enlevés, de nouveaux caillots sortirent de l'épaisseur même du cerveau par une ouverture, que présentait l'extrémité antérieure du lobe frontal. Avec une curette, on amena de l'intérieur même de ce lobe un caillot dont le volume dépassait une grosse noix. Guérison (1).

André (de Péronne), trépana un enfant de 11 ans, qui, quelques jours auparavant, avait reçu un coup de fourche perforant dans la région temporale. « Aussitôt la dure-mère incisée, l'écorce cérébrale se déchire spontanément, et livre passage, par évacuation à un caillot noir, de la grosseur d'un œuf de pigeon, situé à 2 centimètres de profondeur, souillé de quelques cheveux et accompagné de matière cérébrale ». Guérison (2).

Dans un cas de Rendu et Routier, où il s'agissait d'une contusion par *contre-coup,* après incision de la dure-mère, « on vit les circonvolutions violacées et, dans une étendue notable réduites à l'état de bouillie sanguine ; le foyer avait la grosseur d'une noix, et il contenait des caillots noirs, comme ceux d'une vieille hématocèle ; la substance cérébrale voisine était en bouillie ».

Chaput et Legendre, dans un cas d'aphasie par *choc direct* trouvèrent, sous la dure-mère, à la surface des circonvolutions, une certaine quantité de matière cérébrale et des caillots, qu'ils enlevèrent à la curette (3).

(1) Peyrot. *Soc. de Chir.,* 1910, p. 659.
(2) André. *Congr. de Chir.,* 1904, p. 272.
(3) Chaput et Legendre. *Soc. de Méd. des Hôp.,* 1910, p. 861.
De même Jacob, ayant fait une craniotomie, pour une fracture de la fosse postérieure, près de la suture pariéto-occipitale, après incision de la dure-mère, « tomba sur des caillots abondants, mélangés de matière cérébrale ». (*Soc. de Méd. Milit.,* 1911, p. 178).

Couteaud. — Chez un homme tombé d'un tramway, sur l'occiput, ouvrit le crâne, incisa la dure-mère, qui bombait, et explora au stylet le lobe occipital, « pénétra, sous une mince couche corticale, superficielle, restée intacte, dans une cavité de 4 centimètres de profondeur, où le lobe occipital était transformé en bouillie, des débris de substance blanche firent issue spontanément, et furent extraits sans efforts » (1).

Masnata. — Chez un homme, qui avait fait une chute en arrière, intervint au 8° jour ; et, après ablation d'une esquille, donna issue à une *masse pultacée noirâtre*, dont la majeure partie fut enlevée à la curette (2).

Mattoli. — Dans une fracture occipitale par enfoncement, après ablation de l'esquille, découvrit une énorme perte de substance du lobe occipital gauche, intéressant extérieurement O^2 et O^3, et intérieurement une partie des lobules fusiforme et lingual, et des cunœus (3).

Dans les fractures de la base, on n'atteint pas toujours aisément le *foyer de contusion*, profondément situé.

R. L. Payne (Norfolk). — Chez un marin, qui avait reçu un coup violent sur la voûte du crâne, et qui ne présentait d'autre symptôme de fracture de la base qu'une *ecchymose mastoïdienne*, mais qui avait une *hémiplégie droite* et du *coma*, intervint au 3° jour. « On ne trouva rien sur la zone motrice ; mais, un écarteur mousse soulevant le lobe temporal, permit de voir une fracture du rocher, et d'*extraire une certaine quantité de sang noir avec des caillots et des débris de matière cérébrale*. Drainage. Guérison (4).

2° Les *noyaux d'infiltration hématique*, ayant l'aspect d'un *infarctus* ou d'une *masse néoplasique* de consistance et de coloration spléniques sont assez rares, et, en général, voisins du cortex.

Chez un blessé, qui avait une triple fracture dans l'étage moyen et l'étage antérieur du côté droit et qui était *aphasique*, Berger et

(1) Couteaud. *Soc. de Méd. Milit.*, 1911, p. 178.
(2) Masnata. Chipault, III, p. 50.
(3) Mattoli. Chipault, III, p. 82.
(4) R. L. Payne. *The Journ. of the Amer. Méd. Ass.*, Février 1912, et *Rev. Neurol.*, 1912, I, p. 534.

Klumpke trouvèrent, du côté gauche, un *foyer hémorragique* du volume d'une grosse noix (contre-coup) ; il contenait un caillot rouge-noir, et occupait le lobule pariétal inférieur. Le caillot se continuait avec une plaque hémorragique sous-pie-mérienne (1).

Ardoin. — Chez un homme qui avait été trépané deux mois auparavant pour un enfoncement pariétal, et qui fit une nouvelle chute suivie de crises Jacksonniennes et d'une hémiplégie flasque à gauche, intervint une deuxième fois, dans la région motrice droite. « Il aperçut un point, où le cerveau était franchement ecchymosé, violacé, dans l'étendue d'un centimètre carré environ. Le tissu ramolli et l'écorce restèrent adhérents à une compresse stérilisée, qui épongeait sans effort. Il en résulta, à cette place, une petite dépression cupuliforme ». Guérison complète (2).

3° Il nous faut signaler également, les *petits foyers de contusion*, simples ou multiples, tels que nous les avons décrits, d'après V. Holden, à propos de l'anatomie patholo-gique de la commotion. Ils sont constitués surtout par de *petits foyers miliaires* avec *apoplexies capillaires*. Ils peuvent, plus tard, être l'origine de *petits foyers d'encéphalite* diffus ou localisés, constatés dans les recherches de Hauser, Friedman, Budinger, etc.

E. — CONTUSIONS INTRA-CÉRÉBRALES.

Les *foyers de contusion intra-cérébrale* sont constitués par un épanchement de sang, ordinairement coagulé (hématome), occupent une cavité artificielle, anfractueuse, irrégulière, située dans le centre ovale, à un ou deux centimètres au plus de la surface de l'hémisphère.

Ils ont le volume d'une grosse noix, d'une pomme, d'un œuf de poule : nulle altération ne se voit à la surface, qui est pâle, distendue, peu vascularisée. Quelques-uns s'ouvrent, par leur pôle inférieur, dans la *cavité ventriculaire*, qu'on trouve alors remplie de sang coagulé ou liquide. Nous avons insisté sur leur mode de formation, qui est le résultat, avons-nous dit, d'une *commotion pulpaire*.

Ils succèdent à un choc en général peu violent, produit par un corps contondant de petit volume (pierre, bâton, canne, etc.), et souvent, sans aucune perte de connaissance.

(1) Berger et Klumpke. *Rev. de Chir.*, 1887, p. 85.
(2) Ardoin. *Soc. de Chir.*, 1904, p. 431.

Nous avons admis qu'ils étaient engendrés par la rupture d'une *artère longue médullaire*, tantôt progressivement, tantôt consécutivement, après *un intervalle libre*, comme les épanchements inter-méningés, ou même *en deux temps :* c'est ce qui a permis d'attribuer certains d'entre eux à une *apoplexie tardive* (spätapoplexie).

Nous avons cité comme exemples de *foyers intra-cérébraux primitifs* les cas suivants :

D. Mollière. — Coup de canne plombée sur le synciput, foyer de 200 gr., conique, communiquant à sa base avec le ventricule latéral.

Tzebicki. — Cavité du volume d'un œuf de poule.

Jeauvel. — F... ayant fait une chute dans un escalier. Intervention au 4ᵉ jour ; à un centimètre de profondeur, dans la région pariéto-frontale, cavité du volume d'un œuf, contenant des caillots et de la bouillie cérébrale. Guérison.

Cushing. — Chute de bicyclette dans la rue ; hémiplégie ; cranio-tomie à lambeau ; les circonvolutions sont aplaties, profondément cyanosées, les veines des sillons dilatées. A travers la convexité de la pariétale ascendante, on enfonce la sonde, à 4 cent. de profondeur, et on évacue deux cuillerées à thé de sang demi-fluide, vieux et des caillots. Mort le 3ᵉ jour. A l'autopsie vaste cavité occupant une grande partie de l'hémisphère.

Lindstöïn. — Chute de 40 pieds et l'occiput porte sur une pierre. Huit heures après, aphasie et paralysie faciale. On intervient, et on retire, à un centimètre de profondeur, d'une cavité intra-cérébrale, deux cuillerées à thé de sang noir (1)

Un certain nombre de ces *foyers primitifs intra-cérébraux*, se produisent au niveau *du lieu d'élection* des hémorragies cérébrales spontanées. Nous avons cité trois faits de ce genre empruntés à *Kocher*.

Kocher. — Après un coup sur le pariétal gauche, un homme de 23 ans devient aphasique, hémiplégique, et meurt le 5ᵉ jour. A l'autopsie : foyer du volume d'une pomme, dans la *couronne rayonnante* et la *capsule interne*.

(1) Lindstöïn. *Nordisch. Méd. Archiv.*, Novembre 1909, et *Journ. de Chir.*, 1910, I, p. 150.

Dans un second cas, un individu ivre, se heurte contre un poteau, et meurt dans la journée : foyer de contusion corticale et dans le corps lenticulaire gauche, foyer d'un centimètre et demi atteignant la *capsule interne*.

Troisième fait. Un homme de 62 ans, est projeté contre l'angle d'une table : inconscience complète ; mort en 2 ou 3 jours. Volumineux épanchement sous l'insula et le noyau caudé, ouvert dans le ventricule gauche (1).

J. Baylac a observé un cas *d'hémiplégie avec contracture*, à la suite d'un traumatisme cranien léger, chez un sujet de 34 ans. On crut à une hémiplégie hystérique. Quatre ans plus tard, l'individu, guéri de son hémiplégie, ayant succombé, on trouva dans l'hémisphère droit, une *cavité kystique*, vestige d'une ancienne hémorragie cérébrale, *intéressant le segment postérieur de la capsule interne*, au niveau de l'artère lenticulo-striée (2).

Enfin, un troisième groupe de ces *contusions intra-cérébrales* est formé par les cas, où *l'hématome* ne révèle sa présence, qu'après un temps variable, quelques jours ou même une semaine ou deux ou plus encore. Certains auteurs en ont fait des *apoplexies tardives*.

Rappelons les faits déjà cités :

Michel. — H... heurté au front par une barre de fer ; il reste 4 jours sans symptômes graves et meurt subitement. La partie postérieure du lobe occipital droit a été transformée en une cavité presque aussi grande qu'un œuf d'oie, remplie de caillots de sang fétide, percée en avant dans les ventricules latéraux, qui sont remplis de sang, ainsi que le canal de l'épendyme, la cloison intra-ventriculaire est arrachée, etc.

Bollinger. — Une jeune fille de 13 ans avait subi un trauma de la tête quelques semaines auparavant ; elle se plaignait seulement de maux de tête. Pendant une conversation avec sa sœur, elle perdit connaissance subitement, eut des convulsions, et mourut. A l'autopsie, on trouva, dans l'hémisphère droit, à un centimètre de la surface un épanchement sanguin récent du volume d'un œuf de poule, avec caillots et substance cérébrale détruite, ayant fait invasion par déchirure, dans le ventricule latéral droit ; tous les ventricules étaient remplis d'un peu de sang encore liquide.

(1) Kocher. *Gehirnerschutterung*. Wien, 1901, p. 313-316, obs. 4, 6 et 8.
(2) J. Baylac. *Arch. Méd. de Toulouse*, 1910, p. 36.

Von Bruns. — Un ouvrier est frappé à la tête par une machine. Pendant 4 jours, il continue son travail, n'éprouvant que des douleurs de tête. Le 5ᵉ jour, dans un éternuement, il meurt subitement. Destruction du corps strié et d'une partie de la couche optique, par une hémorragie ayant fait irruption dans le ventricule droit.

Hensner. — Chez une jeune fille, tombée dans un escalier, et qui eut seulement des douleurs de tête et une parésie du bras et de la face, à gauche, on évacue, sous le cortex, à l'aide d'une lancette, quelques grammes d'un liquide rouge noirâtre. Guérison.

Vibert. — A la suite d'un coup de pied de cheval, un homme mourut au 52ᵉ jour. A l'autopsie : on trouva un foyer hémorragique de la grosseur d'une mandarine, rempli de caillots, situé à l'intérieur du lobe temporo-occipital.

Millet (de Cambridge). — Chez une fillette de 12 ans, qui avait reçu, dans la région pariétale gauche, un coup, donné avec une pierre, qu'une de ses compagnes tenait dans la main, et qui mourut vers la 6ᵉ semaine, après divers incidents, on trouva à l'autopsie sans qu'il y eût aucune fracture, une grande quantité de caillots noirs dans l'arachnoïde ; et à la face interne du lobe temporo-sphénoïdal droit, on découvrit une cavité d'environ 2×1 centimètres, remplie de caillots, ainsi que la partie voisine de la base. « L'auteur attribua cette lésion à la vague de liquide céphalo-rachidien, sous l'influence du choc, rompant les petits vaisseaux, qui vont de l'arachnoïde à la pie-mère, au niveau de la citerne basale » (1).

Rapprochons encore de ce groupe des *contusions intra-cérébrales* les faits, déjà anciens, de *J. L. Petit*, qui, chez un jeune homme, ayant reçu une botte de foin sur la tête, et tombé en torpeur, trouva, 3 mois après, au milieu de la substance médullaire d'un hémisphère, un verre de sang pourri et très puant — et de Velpeau, qui, chez un chanoine de Besançon, ayant reçu un cierge sur le synciput, et mort 52 jours après, trouva sous l'écorce du lobe pariétal, un épanchement de sang coagulé, si considérable, qu'on eut pu remplir une palette à saignée.

Nous pourrions citer encore des cas de *contusions et d'hémorragies intra-ventriculaires primitives ou tardives*. Nous en parlerons à propos des contusions par *contre-coup*.

(1) Millet. *Th. Lancet*, Novembre 1909, p. 1.379, et *Journ. de Chir.*, 1910, I, p. 31.

F. — CONTUSIONS PAR CONTRE-COUP.

Les *contusions par contre-coup* s'observent principalement dans les chocs craniens avec conservation de l'intégrité des os ou dans les fractures fermées (fractures de la base).

Nous avons déjà parlé des *lésions par contre-coup* et de *leur mécanisme*, à propos de l'anatomie pathologique de la commotion.

D'une manière générale, ces lésions, très variables, consistent en des *épanchements inter-méningés* (extra-dure-mériens, intra-arachnoïdiens, pie-mériens) en des ecchymoses, des plaques, des *attritions méningo-corticales* si fréquentes dans les fractures de la base, et aussi, en des *contusions cortico-médullaires*, qui souvent creusent ces lobes de cavités anfractueuses, remplies de bouillie cérébrale sanguinolente, ou de caillots.

Il existe encore un groupe particulier de *foyers de contusions à distance*, qui occupent les *ventricules*, le *bulbe*, la *protubérance*, et même, la moelle épinière.

Nous nous occuperons d'abord des *contusions par contre-coup*, qui ont leur siège dans les hémisphères ; ils sont variables d'ailleurs, selon la violence et la direction du choc.

Dans les *chocs* FRONTAUX, nous avons signalé d'une part, *les lésions directes*, qui consistent en des épanchements *extra-dure-mériens*, *intra-arachnoïdiens* ou *pie-mériens*, dont nous avons cité des exemples, en montrant que souvent les *interventions immédiates* avaient été heureuses (faits de Paoli, Furrari, Zanette, Suchi, Russell et Puikerton, etc., ou en de véritables *foyers de contusion destructive*, du volume d'une noix ou d'un petit œuf (cas de Lejars, Auvray et Mouchet, Thibaudet, etc.).

Les *lésions du contre-coup*, occupent le plus souvent, le *lobe occipital* à l'extrémité opposée de l'axe de percussion (ecchymoses, foyers de contusion méningo-corticale ou cortico-médullaire destructive) creusant d'une cavité les circonvolutions du lobe occipital.

Si le choc frontal est *oblique*, et, par exemple, s'accompagne d'une fracture propagée à la fosse moyenne, on peut trouver, une ecchymose, une contusion profonde du *lobe temporo-sphénoïdal* du côté opposé, et quelquefois il existe un épanchement de sang, dans la fosse moyenne.

Les *chocs* PARIÉTO-TEMPORAUX ou *latéraux*, en raison de la grande vascularité de la région, donnent lieu fréquemment, au niveau *du point* d'application de la force percutante, à des *épanchements sanguins extra-duraux* de la zone décollable, ou *intra-arachnoïdiens*, même en l'*absence de fracture* de la voûte ou de la base.

Mais, on y observe aussi des *contusions de tous les degrés* : ecchymoses, érosion de la substance grise, et *foyers de destruction* des deux substances, ayant le volume d'une noix ou plus, formant parfois une sorte de cavité ou caverne remplie de détritus, de bouillie cérébrale, et de sang.

Les *contre-coups* occupent les *fosses pariéto-temporales* du côté opposé ; et, pour la même raison (vascularité de la région) consistent le plus souvent en des *épanchements intra-arachnoïdiens*, soit primitifs, soit tardifs : nous en avons cité d'intéressants exemples.

Mais, assez communément aussi, on observe, comme foyers de contre-coup, des lésions *méningo-corticales* ou *cortico-médullaires destructives*. Elles occupent, le plus souvent, la *partie moyenne et externe* du lobe temporo-sphénoïdal opposé, sur lequel elles déterminent une plaque ecchymotique pie-mérienne, une déchirure érosive, ou elles creusent une caverne sanguinolente.

Ces lésions, ainsi que nous l'avons fait remarquer, ne sont pas constamment silencieuses, et nous avons cité des cas d'*aphasie sensorielle*, de surdité verbale, etc., qui avaient cette origine (faits de Grillot, de Bloch et Bielschousky, etc.).

Parfois le foyer du contre-coup est situé *plus haut* et répond au *lobe pariétal* et à la *zone motrice*. Ainsi Rendu et Routier intervinrent chez un homme, qui avait eu un heurt à la *tempe droite*, et qui présenta une *hémiplégie droite* : ils trouvèrent sur la partie moyenne de la pariétale ascendante, une contusion du volume d'une noix, ou la substance cérébrale était réduite à l'état de bouillie sanguine.

Assez souvent, à la *région pariétale*, comme d'ailleurs dans les autres régions des hémisphères, les *contusions sont bi-polaires*, c'est-à-dire qu'il y a un foyer *au lieu de frappe*, et un second, à *l'extrémité opposée* de *l'axe de percussion*. Nous avons cité, à titre d'exemple, les faits de *Letulle* :

Dans l'hémisphère *droit*, côté du choc, petite contusion superficielle de la grandeur d'une pièce de 2 frs, et *à gauche*, énorme contusion du lobe temporo-sphénoïdal, à sa partie moyenne postérieure, avec épanchement intra-arachnoïdien.

De *Lannelongue* et *Mauclaire* :

Dans l'*hémisphère droit,* côté du traumatisme, foyer de contusion de
la partie moyenne de F" et de P¹ ; et, sur l'*hémisphère gauche,*
contusion pénétrante de forme conique de la grandeur d'une pièce de
5 frs, occupant les pieds de F² F³. Il y eut des troubles *des deux côtés,*
paralysies et contractures de la face et des membres, en corrélation
avec les doubles lésions.

Nous pourrions mentionner encore des faits comparables de Thiéry,
qui, trompé par la paralysie existant du côté de la lésion, fit une
double trépanation. Il y avait une fracture de la fosse moyenne *gauche* ;
mais, à *droite* existait une attrition complète du cortex temporo-
sphénoïdal, et un épanchement intra-arachnoïdien (1).

Ces *contusions bi-polaires* sont parfois le résultat d'un
double choc. Le blessé de Letulle, tombant d'un étage élevé,
heurta une véranda du côté *droit* du crâne, où il y eut un
enfoncement, et toucha le sol par la région latérale *gauche,*
où on trouva une fracture de la fosse moyenne.
La malade de *P. Thiéry* fut projetée par une voiture, qui la
heurta d'un côté; mais le crâne fut projeté du côté opposé,
sur le rebord d'un trottoir (2).

Mermet, chez un blessé tombé de l'impériale d'un omnibus,
qui mourut en 4 jours, trouva à l'autopsie une triple fissure et
un écrasement de la fosse moyenne *gauche;* il y avait un
épanchement intra-arachnoïdien par rupture de la méningée
et de la dure-mère, à *gauche;* mais il existait une contusion
de la substance grise des *deux lobes temporaux,* présentant
une teinte pourpre, et un piqueté hémorragique de la
substance blanche sous-jacente.

Braquehaye, chez un homme de 49 ans, qui fit une chute
dans un escalier, et mourut en quelques heures, constata,
avec une fracture de l'étage moyen, *trois foyers de contusion;*
l'un, au siège du traumatisme, à la partie moyenne du lobe
temporo-sphénoïdal, de la grandeur d'une pièce de 5 fr. ;
le second, de la grandeur d'une pièce de 2 fr. sur le pied
de P" et la scissure de Sylvius, à l'extrémité opposée de l'axe
de percussion ; le troisième consistait en une large ecchymose

(1) P. Thiéry. *Soc. Anat.,* 1889, p. 418.
(2) P. Thiéry. *Soc. Anat.,* 1889, p. 418.

intermédiaire, mais aussi dans l'axe, à la face interne de l'hémisphère, sur le cunæus et les parties voisines.

Contrairement aux faits précédents, il est arrivé, dans plusieurs cas, qu'il n'y avait aucune lésion *au lieu du choc*, tandis que, par *contre-coup*, du *côté opposé*, existait une *contusion destructive* très accentuée.

Les *chocs* SYNCIPITAUX donnent fréquemment lieu à des épanchements extra-dure-mériens et intra-arachnoïdiens en raison de la présence du *sinus longitudinal* et *de ses branches afférentes*. Dans les premiers, il y a souvent *hémiplégie* ou *diplégie*, le sang descendant dans la zone décollable ; dans les seconds, il y a parfois *monoplégie brachiale* et *parésie faciale*, le sang gagnant les parties déclives de la cavité arachnoïdienne.

Les *contusions avec hématome central* ne sont pas exceptionnelles, l'axe de percussion coïncidant assez bien avec les cavités ventriculaires et le bulbe.

Dans les *chocs* OCCIPITAUX, les contusions *indirectes* prédominent ; parfois elles sont *bi-polaires*.

Comme lésions directes, on peut trouver de petits hématomes sous-dure-mériens, qui ne s'annoncent que par des signes de *compression* et d'*agitation*, quelquefois par des *troubles cérébelleux* (faits de L. Picqué, Darde, Vandenbossche et Ferron, Lejars, etc.).

Il faut signaler encore la fréquence relative des blessures du *sinus latéral* et leurs suites graves.

Les *lésions indirectes*, plus fréquentes, consistent d'une part, en des *épanchements pré-frontaux*, parfois *extra-duraux*, mais plus fréquemment *intra-arachnoïdiens* dont nous avons rapporté des exemples certains de ces épanchements, envahissant les régions motrices des deux côtés, déterminant des *diplégies* (cas de Chateau) ou une *aphasie motrice* (cas de Tuffier).

Mais les *foyers de contusion frontale*, par contre-coup (après un choc occipital) sont assez ordinairement parenchymateux, *cortico-médullaires* et *très profonds*: les lobes frontaux sont en quelque sorte coincés dans l'angle de la voûte frontale et distendus par les liquides, qui affluent, par suite de *l'expression cérébrale*, se déchirent et éclatent (déchirure en étoile, cas de Legrain).

Dans les cas de *fractures para-médianes*, qu'il a communiqués à la Société de Chirurgie, Quenu a cité des faits de vastes épanchements arachnoïdiens et pie-mériens avec foyers de contusion profonde, *au niveau des lobes frontaux*.

Ajoutons que, parfois, les *lésions directes* font défaut : il n'existe que des lésions frontales accentuées.

Enfin, une série de chocs occipitaux *à direction oblique*, ont leur retentissement au niveau du *lobe temporo-sphénoïdal*, sur lequel on trouve un épanchement ou une attrition (faits de Tuffier, Thiéry, Grillot (avec surdité verbale), etc.

G. — CONTUSIONS VENTRICULAIRES ET PONTO-BULBO-MÉDULLAIRES.

Les *contusions ventriculaires*, dans les divers chocs craniens, par leur gravité, souvent extrême, et par leur mécanisme méritent l'attention.

Elles ont parfois des *effets primitifs ;* plus souvent encore, ceux-ci sont *tardifs*.

Les *contusions primitives des cavités ventriculaires*, se trouvent, pour ainsi dire, à l'antipode du lieu du choc cranien.

A la suite d'un certain nombre de chocs craniens, on trouve, si les malades succombent, de la sérosité sanguinolente, du sang liquide, ou des caillots, dans les ventricules, sans qu'on puisse préciser le lieu de la lésion ventriculaire : celle-ci consiste surtout en une déchirure de quelques petits vaisseaux épendymaires ou choroïdiens.

Mais, il est d'autres cas, où on constate un *foyer de contusion bien distinct*.

Josse. — Chez un cavalier projeté de cheval, fit une trépanation pour des accidents bulbaires pressants ; il mourut cependant 12 heures après. On trouva comme unique lésion une *contusion destructive* d'un centimètre cube environ à la partie moyenne du plancher du ventricule droit (1).

Princeteau. — Chez un marin tombé à fond de cale, trouva toute la corne occipitale réduite en bouillie ; l'ergot de Morand avait complètement disparu (2).

L. Picqué. — Fracture de la fosse moyenne droite, avec déchirure de la carotide et vaste épanchement extra-dure-mérien, de ce côté.

_____

(1) Josse. *Soc. de Méd. Milit. fr.*, 1910, p. 551.
(2) Princeteau. *In Th.* Braquehaye, 1895, p. 73.

Du côté opposé, contusion par contre-coup du lobe temporo-sphénoïdal :
« elle occupe toute la partie inférieure du lobe ; la pulpe est réduite
en une bouillie noirâtre, avec éclatement de la substance centrale,
en communication avec le ventricule latéral. Cette lésion est en rapport
avec la compression de dedans en dehors, selon le mécanisme indiqué
par M. Duret » (1).

P. Thióry. — Attrition de tout le lobe temporo-sphénoïdal,
intéressant presque toute l'épaisseur de la paroi externe de la corne
ventriculaire (2).

Israël. — Chez un homme, qui fit une chute de voiture et mourut
le lendemain, on ne trouva aucune lésion des os, mais *dans le ventricule
droit,* un caillot plus gros que le poing, deux cuillerées de sang
liquide remplissaient la cavité et dans les III° et IV° ventricules il
existait aussi du sang coagulé (3).

Bien intéressantes également sont les *hémorragies intra-
ventriculaires tardives,* dont nous avons relaté les exemples
suivants :

Un architecte voulant se relever dans une soupente se heurte la tête
contre une poutre du plafond : pas de perte de connaissance ; céphalées ;
hémiplégie ; mort le 5° jour. A l'autopsie, aucune fracture. Épanchement considérable de sang caillé dans le ventricule latéral droit, avec
destruction très étendue de la substance nerveuse.

Kob. — Une femme ayant reçu des coups de poing de son mari,
sur la tête, continue son travail pendant 11 jours, mais, le 12° jour,
elle est prise de malaise et meurt en quelques instants. Le ventricule
droit était rempli par un caillot rouge noirâtre du volume d'un œuf
de poule ; la trame du cerveau était effondrée dans la région environ-
nante ; caillot dans le III° ventricule.

Bollinger cite aussi plusieurs faits d'*hémorragies ventriculaires tardives,* consécutives à des chocs crâniens ; elles
occupent le plancher du IV° ventricule (4).

Une jeune fille tombe dans la rue et se fait une contusion à la base
du nez ; pas de perte de connaissance ; quelques maux de tête ; repos

(1) L. Picqué. *Soc. Anat.*, 1882, p. 458.
(2) P. Thiery. *Soc. Anat.*, 1889, p. 419.
(3) Israël. *In Th.* Lambert, Paris, 1906, p. 49.
(4) Kob. *In Th.* Lambert, Paris, 1906, p. 50.

à la chambre pendant 8 jours. Douze jours après la chute, la malade, en pleine santé, est frappée d'une attaque apoplectique et meurt en deux heures. A l'autopsie, on trouve l'aqueduc de Sylvius élargi ; la paroi du IV° ventricule est comme écrasée et contient une masse mélangée de sang du volume d'une noix (1).

H... 20 ans. Blessure du pariétal gauche par un assassin ; des accidents graves éclatent après 20 jours et il meurt en 2 jours. Epanchement et caillot, dans le IV° ventricule ; apoplexies capillaires dans la moelle allongée, etc.

Il existe aussi dans le IV° ventricule des *hémorragies primitives, immédiates*, par *contusion à distance*.

Dès 1878, dans notre thèse sur les *Traumatismes cérébraux*, nous en avions figuré plusieurs cas, reproduits ici à propos de la commotion bulbaire.

Letousy. — H... chute dans la rue, fracture longitudinale du pariétal, mort en 2 heures. « Le IV° ventricule est élargi, comme l'aqueduc de Sylvius, et est rempli par un caillot noir, qui contourne le pédoncule cérébelleux inférieur ».

Weiss. — Hémorragie et déchirure longitudinale du bulbe, dans un cas foudroyant chez l'homme.

Brouardel. — Un homme est assailli de coups sur la tête et meurt en 10 heures. Outre un épanchement arachnoïdien, on trouva, dans le IV° ventricule, au-dessus du bec du calamus, séparé du plancher par une couche de substance nerveuse de 3 à 4 mm., un noyau hémorragique, de la grosseur d'un pois.

E. Vincent. — Chez un homme projeté la tête sur le bord d'un trottoir, on constata, outre d'abondants épanchements pie-mériens et du sang liquide dans les ventricules latéraux et une dilatation de l'aqueduc de Sylvius, une déchirure de 5 × 4 mm., à la partie supérieure et médiane du plancher, remplie par un caillot sanguin.

Nous avons mentionné encore deux faits de *Barette*, où à la suite de chutes graves, rapidement mortelles, on trouva des foyers hémorragiques du volume d'un pois, sur le plancher du IV° ventricule, au voisinage des barbes de l'acoustique ou des noyaux du pneumo-gastrique.

(1) Bollinger. *In th.* Massip, Toulouse, 1909, p. 63 et 67.

Enfin Batut, chez un cavalier projeté de sa monture, qui mourut après 3 jours, dans le coma, rencontra sur le plancher du IV° ventricule, entre les deux pédoncules cérébraux, un caillot de sang du volume d'une noisette, qui paraissait avoir été l'origine des symptômes bulbaires, auxquels le blessé succomba.

Nous avons également rapporté plusieurs cas, où à la suite de chocs craniens, on a constaté des hémorragies ou des des contusions *à distance,* immédiates ou tardives, dans la *protubérance.*

Nous avons, de plus, cité un bon nombre de *faits cliniques,* où les symptômes observés étaient absolument ceux de *foyers protubérantiels,* consécutifs à des chocs craniens.

Dans un cas de Souque, la malade, âgée de 45 ans, à la suite de coups de bâton sur la tête, présenta, *quinze jours après, une hémiplégie organique,* survenue *sans apoplexie* et sans *perte de connaissance.* A l'autopsie, faite plusieurs mois après, on trouva un *petit foyer hémorragique, inclus dans la moitié droite de la protubéranve, et ayant détruit la voie pyramidale.*

Nous avons, d'autre part, insisté sur l'existence de foyers *d'hématomyélie traumatique,* consécutifs à des chocs craniens.

Il semble donc avéré (ainsi que nos expériences de 1878 l'avaient démontré chez les animaux), que *chez l'homme,* le retentissement des chocs craniens peut s'étendre à l'axe cérébro-spinal, dans presque toute sa longueur.

<h2 style="text-align:center">H. — CONTUSIONS DIFFUSES.</h2>

Cette dénomination convient aux cerveaux traumatisés, dans lesquels ont été produites de *grosses lésions multiples,* ou qui, en des régions nombreuses, présentent agglomérées ou disséminées ces *petites lésions,* qui sont désignées sous le nom d'*hémorragies miliaires,* d'*apoplexies capillaires,* de *fentes* et *déchirures microscopiques,* et même de *lésions cellulaires.*

Assez souvent, ces deux ordres de lésions, *grosses* et *petites* sont associées, mélangées.

Nous avons plus particulièrement donné le nom de *cerveaux commotionnés,* aux centres nerveux, qui sont victimes de ces lésions multiples et disséminées ; parce qu'on a attribué plus spécialement ce genre d'altération à la *commotion,* que, quelques auteurs ont voulu considérer comme une *contusion microscopique*, et aussi, parce que les troubles nerveux observés, dans ces circonstances, quoique lents dans leur évolution, aboutissent ordinairement, à une *déchéance cérébrale progressive*.

C'est ce que peuvent démontrer les deux faits suivants de Couteaud.

Couteaud. — Un général projeté contre un arbre par sa monture, eût une *commotion très grave* et fût dans le coma pendant 3 jours. Il demeura ensuite dans la torpeur intellectuelle avec aphasie, pendant 10 jours. Il ne se rétablit que lentement, au bout de 20 à 30 jours. Il resta, dès lors, dans un état de déchéance intellectuelle, n'ayant plus que la vie végétative. Il mourut 5 ans, après sa chute.

Dans un second fait du même auteur, un ouvrier tombé, d'un tramway en marche, sur l'occiput, fut opéré avec succès d'un gros foyer de contusion du lobe occipital, situé à un centimètre de profondeur. Il guérit opératoirement ; mais, un an après, il était dans un état de déchéance intellectuelle marquée avec alternatives d'excitation et d'abrutissement. Il mourut dans le gâtisme, trois ans après l'accident ; et, on trouva, dans le *lobe frontal*, un foyer porencéphalique de ramollissement ancien, du volume d'un œuf de pigeon, trace d'un *contre-coup frontal*, qui, lors de l'intervention, avait échappé à l'opérateur (1).

On comprend très bien l'importance anatomique, et le rôle prédominant, au point de vue des troubles consécutifs, des *petites lésions* cérébrales, disséminées ou confluentes, associées ou non à de plus gros foyers, lorsqu'on connaît les belles recherches de V. Hölder sur les *apoplexies capillaires*, *fentes*, *déchirures*, et *contusions microscopiques*, dans les traumatismes cranio-cérébraux, telles que nous les avons exposées en détail, au chapitre de l'anatomie pathologique de la *commotion cérébrale*. Nous avons insisté sur leur *topographie habituelle*, dans les chocs des diverses régions du crâne. Elles occupent principalement la *surface du manteau cérébral*, c'est-à-dire le *cortex*, d'une part, et d'autre part, les *surfaces ventriculaires*.

On les rencontre encore au pourtour des foyers de contusion, dans le siège du *coup* et du *contre-coup*.

(1) Couteaud. *Soc. de Méd. Milit. fr.*, 1911, p. 174 et 178.

Parfois elles sont disséminées çà et là. Dans le *cortex* et les *ventricules*, elles occupent plus spécialement la substance grise, plus friable et plus susceptible de se laisser déchirer par distension ou par heurt. Elles sont rares et discrètes dans la substance blanche, où elles se présentent plus volumineuses quand elles y existent.

Dans les divers chocs, surtout dans les chocs frontaux et bregmatiques, elles sont fréquentes autour et à l'intérieur du *pont*, des *pédoncules*, des *orbites*, et dans le *ventricule bulbaire*, ainsi que nous l'avons montré dans nos expériences chez les animaux dès 1878, et que les faits cliniques, chez l'homme l'établissent.

Cette topographie montre qu'elles sont le résultat d'une distension irrégulière, exagérée, sous l'influence du choc, des vaisseaux, dans leurs gaines lympathiques : les unes et les autres éclatent sous la poussée du liquide céphalo-rachidien. « Elles apparaissent aux endroits soumis à une pression violente par l'action du *choc* ou de l'*expression cérébrale*, comme se manifestent certaines sugillations et ruptures capillaires de la peau ou des muqueuses, dans certaines constrictions brusques : le petit vaisseau se rompt de dedans en dehors, le plus souvent parce que le sang ne peut ni s'écouler assez vite par le débit capillaire, ni refluer en arrière à cause de la poussée de la pression ».

Nous avons cité plusieurs observations de traumatismes craniens avec *petites lésions* dans les différentes parties des centres nerveux, empruntées à V. Hölder.

Nous reproduisons le cas suivant à titre d'exemple.

V. Hölder. — H... 33 ans, valet de chambre, tombe d'un échafaudage de 6 mètres de haut sur un sol couvert de terre, qu'il heurte du côté gauche de la tête, où l'on constate un abondant épanchement sanguin. La mort survient en 15 heures.

La bouche et la trachée étaient remplies de sang et de matières alimentaires, les deux poumons congestionnés ; et, dans la cavité du cœur, ainsi que dans les glandes solitaires de l'intestin, on trouva beaucoup de petites ecchymoses (symptomatiques de la mort par asphyxie).

Le crâne était très épais, et ne présentait aucune lésion ; mais, la dure-mère était très adhérente autour du sinus longitudinal : les espaces subduraux étaient vides ; mais, la dure-mère et l'arachnoïde, sur toute la surface du cerveau, jusqu'aux plus petits vaisseaux, étaient remplies de sang : et, à certains endroits, on voyait une plaque hémorragique granuleuse, principalement à l'extrémité antérieure de l'insula, où on voyait un endroit du volume d'une noisette, formé de débris de substance cérébrale et de sang fluide (contusion) ; il s'étendait de son extrémité antérieure, jusque dans la cloison : c'est là une trouvaille des plus rares. Au voisinage de ce foyer, existaient plusieurs *groupes d'apoplexies capillaires* : de même, sur les deux hémisphères, de chaque côté de la faux de la dure-mère.

A gauche, en particulier, au voisinage des circonvolutions centrales, il y avait *plusieurs groupes d'apoplexies capillaires*, plus nombreux et plus grands, et aussi, presque sur la partie postérieure de F² F³, sur le *gyrus fornicatus droit*, sur la face supérieure *du corps calleux*, tandis que, sur sa face interne existaient de *petites fentes sanguinolentes*.

Dans les deux ventricules latéraux, de même que dans le III⁰ et le IV⁰ ventricules, il y avait du sang liquide. A l'intérieur du Pont de Varole, se voyaient quelques *vaisseaux gorgés de sang*, qui se montraient aussi sur la pie-mère voisine, et sur celle de la *moelle allongée très congestionnée*.

Dans la partie antérieure du *noyau lenticulaire droit*, il y avait un foyer de la grosseur d'une noisette ; et enfin, dans la substance du *thalamus gauche*, autre foyer du volume d'un haricot. Dans beaucoup de régions de la partie antérieure du cerveau *étaient éparpillés des groupes d'apoplexies capillaires* (1).

Cette multiplicité de *petites lésions* disséminées dans de nombreuses parties du cerveau, expliquent les petits foyers d'encéphalite et de sclérose nombreux, qu'on rencontre chez certains *commotionnés*, qui succombent après un temps plus ou moins éloigné à des *psychoses*, *troubles mentaux*, et *paralysies progressives*, qui font partie des lésions *tertiaires* des traumatismes cérébraux (2).

1. — CONTUSIONS MORTELLES.

Il nous faut dire enfin quelques mots des lésions rencontrées chez les traumatisés du crâne, qui succombent en quelques heures.

(1) V. Hölder. *Pathologische Anatomie der Gehirnerschütterung beim Meinchen*, Stuttgart, 1904, p. 4, N° 84.

(2) Nous avons déjà relaté une très intéressante observation de V. Hölder, où l'on voit l'évolution tardive de ces petites lésions multiples, chez un homme qui mourut deux mois et demi après l'accident.

Il en a déjà été question à propos des commotions mortelles ; car, dans ces circonstances, l'effet du choc *hydrodynamique* instantané et de l'*expression cérébrale*, ajoute son action à celle des lésions encéphaliques concomitantes.

D'autre part, existent, avons-nous dit, des commotions même mortelles, sans lésions apparentes, ce qu'on a appelé des *commotions pures* ; elles sont rares, toutefois.

Nous avons retenu trois causes principales aux chocs encéphaliques mortels :

1° Des *lésions multiples* et *diffuses dans tout l'encéphale* ; parfois, il s'agit de *petites lésions disséminées* dans tous les sens, telles que *apoplexies capillaires* et *petites déchirures à la Hölder*, avec *diverses suffusions sanguines* (contusions multiples et diffuses) ;

2° Des *commotions congestives* ;

3° De *gros foyers de contusions* ;

4° Des *lésions ventriculo-bulbaires*.

Les *grosses lésions* consistent en des *déchirures étendues*, arrachements, et pincements de la dure-mère, en des *épanchements inter-méningés*, abondants et rapides, souvent méconnus, qui agissent par compression immédiate, suspendent le fonctionnement bulbaire (faits de Sourdille, L. Picqué, Cestan, Luys, etc.) — en des *déchirures étendues* des *lobes cérébelleux, frontaux, occipitaux, temporo-sphénoïdaux*. Il existe parfois dans un ou plusieurs lobes cérébraux de gros foyers cavitaires où la pulpe cérébrale est détruite et réduite en bouillie.

Enfin, dans quelques cas, le retentissement du choc a été surtout *ventriculo-bulbaire*. On trouve les ventricules latéraux remplis de sang, liquide ou coagulé ; l'aqueduc de Sylvius est dilaté et déchiré ; parfois le ventricule bulbaire éclate, est rempli par un caillot ou tout au moins ses parois présentent de petits foyers hémorragiques multiples (faits de Letousey, Brouardel, Weiss et Duplay, (dans notre thèse de 1878) et faits récents de Batut, E. Vincent, Barette, tout à fait comparables.

Si on laisse de côté les cas de lésions *ventriculo-bulbaires*, on remarque, cependant, que les *grosses lésions de contusion mortelles*, n'apparaissent pas plus importantes, en ce qui concerne l'offense faite aux centres nerveux, que certaines *plaies contuses de la convexité avec fractures esquilleuses*, où un lobe entier ou une portion étendue d'un hémisphère sont dilacérés et détruits, en même temps que s'écoule au dehors, une grande quantité de la substance nerveuse ; et cependant, dans ces dernières circonstances, la guérison fut obtenue (faits de Seydel, Duret, Berthommier, Bousquet, etc.).

Il faut donc admettre que, dans les cas *d'intégrité du crâne*, ou dans les cas de *crâne fermé* (fracture de la base), *d'autres causes de mort* interviennent telles que : le *choc intérieur hydrodynamique*, qui altère le fonctionnement bulbaire ; parfois, la compression des épanchements sanguins ; en tous cas, l'hypertension progressive rationnelle, l'intoxication hématique, l'hyperthermie, etc.

Les conditions particulières de l'évolution pathologique, seraient en faveur de *l'intervention immédiate, systématique,* telle que le conseillent Cushing et E. Vincent.

Il y a lieu, toutefois, de faire quelques réserves ; car bien des cas, s'améliorent après quelque temps, et d'autres sont en dehors des ressources de l'art.

CHAPITRE III.

PATHOGÉNIE DE LA CONTUSION CÉRÉBRALE.

Diversité des mécanismes.

A. — *Effets méningés :* décollements, ecchymoses et épanchements sanguins inter-méningés ; leurs causes et leurs conditions productrices dans les grands et petits traumatismes du crâne. Recherches expérimentales sur les décollements dure-mériens. Sources du sang dans les épanchements arachnoïdiens. La genèse des ecchymoses et épanchements pie-mériens.

B. — *Mécanisme des contusions méningo-corticales :* action de la voûte affaissée, glissement des membranes ; mouvements du liquide céphalo-rachidien par pression ou aspiration, expression cérébrale ; déchirures des lepto-méninges ; épanchements et hypersécrétions séreuses.

C. — *Contusions cortico-médullaires ou foyers destructifs profonds.* Déchirures ou dilacérations par des esquilles pénétrantes. Dans les *traumatismes fermés,* rôle de la dépression cranienne, du glissement des membranes, de l'expression cérébrale surtout, et des mouvements du liquide céphalo-rachidien. Production des éclatements, déchirures linéaires ou étoilées, dans les hémisphères ou sur le cervelet. Action de *coincement* surtout sur les lobes frontaux ou temporaux.

D. — *Mécanisme des foyers de contusion intra-cérébraux* (par commotion pulpaire). Intégrité du squelette, corps contondants de petit volume ; dans ces cas, le mouvement de la pulpe cérébrale sous le choc et le flot de percussion du liquide céphalo-rachidien dans les gaines peri-vasculaires s'associent, pour produire les effets observés, c'est-à-dire la rupture d'une ou plusieurs artères médullaires longues du centre ovale, ou des artères opto-striées, déjà altérées.

E. — *Mécanisme des contusions par contre-coup.* Le contre-choc de la masse nerveuse contre la voûte ou les arêtes osseuses de la base, ne suffit pas à expliquer la plupart des faits ; il n'y a pas de locomotion cérébrale. Rôle important joué par le déplacement ou choc du liquide céphalo-rachidien, et par l'expression et la déformation de la masse nerveuse, sous l'action de l'affaissement de la voûte osseuse. En résumé, rôle des *forces vives intérieures* dans la production des contusions : force hydro-dynamique, déformation des masses nerveuses ; rôle de la configuration et des arêtes des parois osseuses, ainsi que des membranes fibreuses. Tels sont les principaux facteurs des différentes variétés de contusions indirectes. Expression concomitante du liquide céphalo-rachidien, du sang, des sucs fissulaires vers l'extrémité distante de l'axe de percussion, vers la paroi opposée. Déchirures et éclatements sur les arêtes vives opposées ou à la base.

F. — *Mécanisme des foyers de contusion ventriculaire :* choc céphalo-rachidien, par *le flot de percussion ventriculaire,* coup de bélier sur la paroi du IV° ventricule et le bulbe (nos expériences de 1878). Les *lésions médullaires,* quoique plus lointaines, sont aussi le résultat de la propagation de ce même choc et déplacement du liquide céphalo-rachidien, jusqu'à leur contact, surtout dans la portion cervico-dorsale.

Le mécanisme de la CONTUSION CÉRÉBRALE, comme celui de la COMMOTION CÉRÉBRALE n'est pas univoque ; et, ce serait une erreur de penser, qu'un seul facteur, toujours le même, intervient dans la production des lésions cérébrales, qui la caractérisent.

La violence et la direction du choc, le volume des corps contondants, l'étendue de la surface percutée, le lieu d'application de la force traumatisante, sont des conditions, qui font varier le mécanisme et les effets de l'atteinte portée aux centres encéphaliques.

On ne saurait, par exemple, assimiler les effets d'un coup de bâton ou de canne, à ceux de la dépression énorme de la coupole cranienne, dans les chutes d'une grande hauteur.

Il apparaît, comme évident, toutefois, que les *forces extérieures* et *antérieures,* qui agissent dans la *commotion,* se rencontrent également dans la *contusion,* puisque cette dernière est un épiphénomène habituel, presque constant, de la commotion.

Nous envisagerons successivement le mécanisme des *contusions méningées, méningo-corticales, cortico-médullaires, intra-cérébrales,* et par *contre-coup.*

A. Les effets les plus constants des chocs craniens sur les MÉNINGES sont des *décollements,* des *ecchymoses* ou des *épanchements sanguins interméningés.*

Les *déchirures, dilacérations,* et *arrachements* sont ordinairement le résultat de *fractures esquilleuses* ou de *fractures basales.*

Un simple coup de bâton, d'une violence modérée, peut avoir un effet purement *local,* sans phénomènes de commotion accusés : on n'observera qu'un léger *décollement* de la face externe *de la dure-mère,* avec plaques d'extra-vasation sanguine, ou une *ecchymose pie-mérienne,* ou encore une *légère attrition méningo-corticale,* de l'étendue d'une pièce de 2 à 5 fr., limitée au lieu de la percussion.

Ce sont là des *lésions* susceptibles de guérison spontanée, comme nous en citerons des exemples, à propos de la symptomatologie.

Elles peuvent pourtant donner lieu ultérieurement à la formation de ces plaques de *pachyméningite, d'arachnitis,* à ces *adhérences* ou *symphyses* des membranes entre elles ou avec le *cortex,* à ces *cicatrices méningo-corticales,* que nous avons décrites à propos de l'anatomie pathologique.

La dépression subie par la voûte cranienne, si elle résiste, est peu étendue, limitée à la surface de percussion et à son voisinage, et n'a guère de retentissement sur l'ensemble de la masse encéphalique.

Nous verrons, cependant, qu'il n'en est pas toujours ainsi, que certains *hématomes intra-cérébraux* ont pour origine un coup modérément violent.

D'autre part, dans les *petits traumatismes du crâne*, les *décollements* et *épanchements* acquièrent parfois une grande importance. C'est ainsi que, dans les faits de Dubujadoux et Hassler, et aussi dans quelques autres observations de la thèse d'Hownaudar, nous voyons de vastes épanchements extra-dure-mériens occuper *toute la zone décollable*, et avoir un volume de 150 à 250 gr., *sans qu'il existe de fracture du crâne*, et, pour ainsi dire, *sans phénomène de commotion*.

Dans le cas de *Hassler*, il s'agissait d'un simple coup de queue de billard.

Nous avons cité un grand nombre d'épanchements peu étendus, limités à quelques grammes de sang ou même à une simple plaque hémorragique, et cela, dans les régions craniennes les plus diverses.

Les conditions de ces *décollements dure-mériens*, avec ou sans fracture ont été étudiées par G. Marchant ; on obtient un décollement limité et partiel, avec une pression minime de 5 à 12 cm. Hg ; mais, pour avoir un décollement total, de toute la zone décollable, la pression doit s'élever à 25 ou 30 cm. Hg, représentant en poids de mercure 312 à 390 gr. (1).

Ces recherches expérimentales, toutefois, ne renseignent pas, sur ce qui se passe en réalité, dans les traumatismes craniens, chez l'homme.

Nous avions davantage précisé le *mécanisme des décollements*, dès 1878, lorsque nous disions : « Au moment du choc, souvent la dure-mère est décollée, et les vaisseaux déchirés. Lorsque le cône de dépression se forme, la dure-mère suit la partie osseuse dans son déplacement; mais, parfois, elle l'abandonne au moment du relèvement, car la lame osseuse est plus élastique » (2).

L'élasticité des os du crâne, d'une part, et la *pression du sang*, qui s'écoule des vaisseaux rompus et déchirés, telles sont les deux forces, qui suffisent à expliquer, les *épanchements extra-dure-mériens, petits ou grands*. En cas de fracture concomitante, il faut y joindre les déplacements et déchirures

---

(1) G. Marchant. *Les épanchements sanguins intra-craniens*. Th. Paris, 1881, p. 59.

(2) Duret. *Traumatismes cérébraux*. Th. 1878, p. 239.

déterminés par les fragments osseux. Chez les enfants, dont la dure-mère est adhérente aux os, on observe, le plus ordinairement, des épanchements *intra-arachnoïdiens*, car la dure-mère se déchire, en même temps que les os se brisent.

Les *épanchements intra-arachnoïdiens*, lorsqu'ils ne proviennent pas d'une pénétration du sang sous-osseux ou osseux par une déchirure de la dure-mère, ne peuvent trouver une explication que dans un *foyer de contusion encéphalique*, avec déchirure du feuillet viscéral de l'arachnoïde et de la pie-mère, ayant intéressé quelques vaisseaux de la pie-mère ou du cortex. Souvent, le vaisseau blessé est de petit volume, et le sang coule lentement. C'est ce qui explique l'existence de *l'intervalle lucide*, et le retard des manifestations symptomatiques.

Une observation de Bruchet, parmi tant d'autres, montre bien *l'origine encéphalique* des *épanchements arachnoïdiens*. Il s'agit d'une *contusion sphénoïdale gauche*, par *contre-coup*, à la suite d'une *fracture de l'étage moyen droit : « Du côté gauche*, on trouve sous-jacent à la dure-mère, et étalé sur presque toute la surface externe de l'hémisphère cérébral, un *fort épanchement* ; de ce côté, rien entre la dure-mère et les os. Les caillots sont plus épais, au niveau du lobe sphénoïdal ; et, c'est de l'extrémité antérieure de celui-ci, qu'ils paraissent prendre naissance : en effet, cette portion du lobe est le siège d'une contusion violente, avec déchirure de la substance cérébrale dont les débris se mêlent aux caillots sanguins » (1).

Dans le cas de Jacquet, *il n'y a aucune fracture du crâne* ; il s'agit uniquement de *contusion, par contre-coup*. On trouve du côté opposé au choc, un épanchement considérable formé en partie de sang liquide noir et de caillots gelée de groseille, au niveau de F³, foyer hémorragique considérable ; broiement et attrition de la partie externe du lobe sphénoïdal dans une étendue de 4 cm. environ (2).

Dans le fait de P. Thiéry, c'est aussi du côté opposé au choc (fracture de l'étage moyen), qu'on trouve l'épanchement arachnoïdien, évacué par la trépanation, et de ce côté seulement, une *forte contusion profonde du lobe temporo-sphénoïdal* (3).

(1) Bruchet. *Soc. Anat.*, 1878, p. 148.
(2) Jacquet. *Soc. Anat.*, 1888, p. 254.
(3) P. Thiéry. *Soc. Anat.*, 1889, p. 418.

Pour comprendre la genèse des *ecchymoses* et *épanchements pie-mériens*, il faut invoquer, à la fois, l'action de l'élasticité du crâne, et l'afflux du sang et du liquide céphalo-rachidien. Ce n'est pas au moment de l'abaissement de la voûte cranienne, que le sang s'épanche dans la pie-mère, au lieu du choc, mais pendant *le relèvement* de la surface ellipsoïde déprimée ; il y a dans la région attrite du cerveau, afflux des liquides *par aspiration ;* et, les petits vaisseaux, rompus par le choc, saignent plus ou moins abondamment dans les mailles de la pie-mère.

B. Les CONTUSIONS MÉNINGO-CORTICALES au lieu du choc ou *directes,* ne résultent pas seulement d'un *broiement* par la voûte affaissée des éléments anatomiques du cortex, quoique celui-ci existe cependant. Il s'y ajoute encore deux autres effets: celui du *glissement des membranes* sur le cortex, surtout dans les chocs un peu obliques.

1° Il y a *déformation de l'encéphale,* et dans le mouvement des membranes qui en résulte, il y a arrachement des petits vaisseaux pie-mériens.

2° L'aspiration, au moment du relèvement, et l'afflux en retour du liquide céphalo-rachidien favorisent le décollement et l'hémorragie qui se fait *dans les mailles de la pie-mère,* si le feuillet viscéral de l'arachnoïde n'est pas rompu.

Si, au contraire, celui-ci est *déchiré* il survient un épanchement séro-sanguin dans l'arachnoïde, avec *hypersécrétion* et *hypertension,* comme le montrent les interventions immédiates de Vennin, Lapasset, Delbet, Gohl et Winckler, etc.

Ajoutons que, dans les cas de *non-rupture* de l'arachnoïde et de la pie-mère, il se fait, *secondairement,* un afflux de liquide séreux, en raison de la *paralysie vaso-motrice,* au lieu du choc, donnant lieu à ces *œdèmes généralisés* ou *localisés,* signalés par Courtney, Walton et Bullard, et rencontrés par bon nombre d'opérateurs, dans les interventions primitives (1).

C. Les CONTUSIONS CORTICO-MÉDULLAIRES, ou *foyers destructifs profonds, directs,* c'est-à-dire se formant au lieu du choc, (en dehors des attritions par des *enfoncements* ou des *esquilles*), sont d'une explication plus complexe.

Il faut dire *qu'ils sont rares :* dans presque tous les cas de

(1) Voy. *Commotions œdémateuses.*

fractures de la base, *sans esquilles et sans enfoncements,* publiés dans les Bulletins de la Société anatomique, on ne signale, au niveau du choc, que des *contusions méningo-corticales.*

Il en était ainsi dans le cas de Mermet, où pourtant, il s'agissait d'une sorte d'effondrement de la fosse moyenne, avec trois traits de fracture verticaux, descendant dans la fosse, et coupés par des traits transversaux. En dehors des épanchements méningés, qui provenaient de la blessure de l'artère méningée moyenne par la fracture, on ne trouva sur l'hémisphère correspondant et sur celui du côté opposé, que des contusions au 2e degré : « la substance grise des lobes temporaux droit et gauche, ainsi que le pied de F^a P^a et des trois frontales gauches, est le siège d'une extra-vasation sanguine très marquée : elle présente en ce point, une coloration pourpre foncé, presque uniforme ; la consistance du tissu cérébral est sensiblement diminuée... la substance blanche de ces mêmes lobes, offre un piqueté hémorragique accentué » (1).

Pour expliquer les foyers de *contusion profonde* et *directe,* qui intéressent à la fois, la substance grise et la substance blanche, et qui, parfois, creusent l'hémisphère au niveau ou au voisinage du lieu du choc, d'une cavité ou caverne contenant de la substance cérébrale en bouillie, mélangée de sang, sans que d'ailleurs il n'y ait ni enfoncement, ni esquille pénétrante, il faut invoquer un concours de forces ou puissances diverses : dépression cranienne, glissement des membranes, expression cérébrale, et dans quelques cas particuliers, le *coïncement,* qui n'est qu'une variété *d'expression cérébrale.*

La *dépression cranienne* est admise par tous les expérimentateurs, et a été établie d'une façon précise, par nous et par Braquehaye et Chipault.

Le *glissement des membranes* est facile à constater, au moins pour la dure-mère, dans les cas où cette membrane est déchirée, sans que d'ailleurs cette lésion soit le fait d'une esquille ou d'un trait de fracture. Elle se trouve attirée comme une nappe ou un tapis, qui, fixés en certains points, sous l'influence d'une traction, s'arrachent ou se détachent en d'autres : dans quelques cas très accentués, la dure-mère arrache ses clous de fixation, représentés par les apophyses

____

(1) Mermet. *Soc. Anat.,* 1895. p. 200.

clinoïdes antérieures et postérieures. Il en fut ainsi dans le
cas de *Luys,* où la dure-mère pincée dans le trait de fracture,
se décolla de la fosse occipitale droite, et déchira, sur un
centimètre, le sinus latéral. « Sur le lobe temporal droit
existe, au niveau du point, qui a subi le traumatisme, une
portion de substance cérébrale, absolument réduite en
bouillie ».

Dans l'observation de Magon, il s'agit d'un homme tombé d'une
échelle, la tête en arrière, qui meurt en quelques heures. Fractures
para-vertébrales, déchirure de la dure-mère. Dans la fosse postérieure,
formant une boutonnière de 6 centimètres, à travers laquelle fait hernie
la partie postérieure du lobe occipital droit réduite en bouillie ; les
apophyses clinoïdes postérieures sont arrachées. Cette déchirure et cet
arrachement sont, en quelque sorte, le fait du déplacement oblique de
la partie postérieure du crâne, derrière les parties antérieures, main-
tenues fixées par la colonne vertébrale, restée en avant des traits de
fracture.

Dans un cas recueilli par nos internes Fiévez et Fourdinier, il y eut
arrachement de l'apophyse clinoïde antérieure ; mais, le trait de fracture
était transversal et oblique, à travers les deux fosses moyennes, en
avant de la colonne vertébrale : il y avait de faibles lésions ecchymotiques du côté du choc ; mais, au point diamétralement opposé, à la
partie moyenne du lobe temporo-sphénoïdal, les lésions destructives
et hémorragiques étaient très accentuées (1).

L'*expression cérébrale,* dont nous avons parlé à propos du
mécanisme de la *commotion,* et qui est produite par
l'affaissement de la voûte, agit sur la masse cérébrale, comme
le ferait la compression d'un fruit mou, dont la pulpe ramollie
fait éclater l'enveloppe, en avant, au niveau, ou en arrière des
doigts, qui le pressent. Il se produit une *déchirure de dedans
au dehors,* et parfois même un véritable éclatement. Le fait
est fréquent pour le *cervelet,* qui, emprisonné dans sa coque
ostéo-fibreuse, dans la chambre postérieure, ne peut guère
subir de déplacement.

Bruchet. — Dans un cas de fracture longitudinale de la face
postérieure du rocher, trouva au voisinage de cette fracture, *une*

(1) Luys. *Soc. Anat.,* Juin 1898, et *Th.* 1900, p. 67. — Magon. *Soc. Anat.,*
1875, p. 247. — Fiévez et Fourdinier. *Soc. Anatomo-Clinique de Lille,* 1910.
p. 149.

longue déchirure du lobe droit du cervelet, allant de l'extrémité antérieure à l'extrémité postérieure de sa circonférence externe.

Duriœux. — Chez un individu, tombé d'une hauteur de 3 étages, sur la tête, et qui eut une fracture comminutive du rocher, ne trouva aucune lésion du cerveau, au niveau de la fracture ; mais, un peu en arrière de celle-ci, le lobe correspondant du *cervelet* présentait : « une grande déchirure déchiquetée et une partie réduite en bouillie : il y avait discordance de siège, entre les lésions de l'encéphale et les lésions osseuses ».

L'observation de *Legrain,* surtout, met en un relief saisissant ces *éclatements du cervelet,* puisqu'il n'existait aucune fracture.

Une femme de 62 ans, tombée de sa hauteur sur le parquet, directement sur la région occipitale, meurt le 4ᵉ jour dans des attaques convulsives. Il n'existait aucune fracture : le cervelet tout entier baignait dans le sang ; caillot au niveau de son *lobe droit,* où existe *une déchirure verticale de 3 centimètres,* siégeant en arrière, à un travers de doigt du lobe médian, c'est-à-dire, en un point, qui correspond à la plaie du cuir chevelu, c'est-à-dire, à l'endroit qui a frappé le parquet, dans la chute : « cette déchirure, a les caractères d'une *plaie par effraction,* ses bords sont déchiquetés et saillants, en dehors, comme si le lobe avait éclaté, sous l'influence d'une poussée venant de sa profondeur. La plaie intéresse l'écorce, et au fond, apparaît la substance blanche toute piquetée de sang et ramollie ». Dans le *lobe frontal droit, deux foyers de contre-coup,* ayant l'aspect d'une rupture de dedans en dehors, selon l'observateur (1).

Il est impossible dans ce cas de Legrain, de méconnaître un des effets les plus puissants de *l'expression cérébrale,* survenant sous l'action de la déformation et de la dépression du crâne, celui-ci n'ayant pourtant aucune fracture.

A côté de ces faits d'*effraction* ou d'*éclatement,* il en est d'autres, où il s'agit d'un véritable *coincement,* c'est-à-dire, qu'un des lobes du cerveau se trouve repoussé et serré dans un angle formé par la rencontre de deux parois craniennes, et contusionné contre les surfaces osseuses : le fait est fréquent dans les *coups* et *contre-coups* des *lobes frontaux ;* mais, il existe aussi dans d'autres conditions.

(1) Bruchot. *Soc. Anat.,* 1878, p. 148. — Duriœux. *Soc. Anat.,* 1897, p. 197. — Legrain. *Soc. Anat.,* 1893, p. 124.

Ainsi, dans un cas de Jacob, chez un cavalier tombé de cheval et qui mourût, 8 heures après, dans le coma, on trouva des disjonctions suturales étendues, une fracture parallèle de la face antérieure des deux rochers : le coup avait porté à gauche et en arrière, au voisinage de la suture pariéto-occipitale, où existait une bosse sanguine ; outre un épanchement arachnoïdien et pie-mérien de l'hémisphère gauche, on contata, du même côté, une attrition de la substance cérébrale au niveau du *lobe frontal* et du *lobe temporal ;* en ces points, la substance grise était, sur une large étendue, transformée en bouillie, mélangée de sang. La substance blanche et les ventricules ne présentaient pas de lésions apparentes. Dans l'hémisphère droit, contusions par contre-coup, aux trois points classiques (1).

Il est évident que, dans le fait de *Jacob,* les *lobes frontaux* et *temporaux,* par suite du choc postérieur et de la déformation cranienne qui en a résulté, ont été *coincés* dans la concavité des fosses antérieures et moyennes, et que l'écorce est venue se contusionner contre les parois osseuses.

Dans le cas de Couteaud, il s'agit d'une *contusion directe* du lobe occipital, dont le mécanisme nous paraît un peu spécial.

Un homme, tombé d'un tramway en marche, présentait une fissure occipitale. On le trépana : « Au-dessous d'une mince couche superficielle restée intacte, on trouva le lobe occipital contusionné et transformé en bouillie sur une profondeur de 4 centimètres ; des débris de substance blanche firent issue spontanément et furent extraits sans efforts ». Cinq années plus tard, le blessé succomba dans un état de démence dû au ramolissement et d'un *foyer de contre-coup frontal,* non trouvé par l'opération (2).

Nous ferions volontiers de ce fait un cas de *commotion pulpaire.*

D. En effet, les chocs craniens peuvent déterminer des *foyers de contusion intra-cérébraux* (hématomes intra-cérébraux), par un mécanisme, que nous avons dénommé : *la commotion pulpaire.*

Nous rappelons que, dans ces circonstances, le choc est ordinairement produit par un corps contondant de petit volume (coups de bâton, de canne, de pierre, etc.) et qu'assez

(1) Jacob. *Soc. Anat.,* 1899, p. 984.
(2) Couteaud. *Soc. de Méd. Milit. fr.,* 1911, p. 177, obs. III.

souvent, il n'y a aucune perte de connaissance, au moment même de l'accident; il y a en outre intégrité des os.

Cette *inaltération du squelette* indique que *la dépression cranienne* est peu considérable: il en est de même de l'absence de toute lésion superficielle (ecchymose, etc.) au niveau *du point de frappe*.

Nous avons été obligé, pour expliquer ces cas, de nous baser sur l'*absence des lésions superficielles* et d'invoquer le raisonnement et certaines expériences, telles que celles de Ferrari, qui, par des chocs craniens modérés, obtint la brisure de tubes capillaires remplis d'un liquide coloré, lorsqu'ils étaient placés à distance des parois osseuses, DANS LA PULPE CÉRÉBRALE.

Il semble bien, que dans les chocs, *même sans déformation cranienne,* un *mouvement,* par *succussion,* s'accomplisse dans la pulpe cérébrale.

Nous ignorons tout *de la transmission des forces vives* et des *mouvements* produits, à travers les *corps mous:* ceux-ci semblent plutôt les éteindre; et cependant, dans *les plaies par armes à feu,* à distance, autour du trajet du projectile, nous observons des *lésions,* des *hémorragies capillaires,* dans la substance nerveuse. L'intensité de la *force hydrodynamique,* considérable, paraît surtout utilisée, dans ces cas, à faire éclater le crâne, ou à projeter au loin les masses nerveuses: mais, une certaine partie de son action, surtout si le crâne est fermé, pénètre la substance des centres nerveux eux-mêmes.

Le choc, qui produit les *hématomes intra-cérébraux,* est beaucoup moins violent; et quelquefois, des *corps mous* (boule de neige, botte de foin, cierge) ont suffi à les déterminer.

Nous avons admis, que, sous la partie du crâne frappée, il se forme un *cône de percussion,* constitué en partie par *le flot du liquide céphalo-rachidien propulsé,* en même temps que se produit, selon la même figure géométrique, un *mouvement de la pulpe cérébrale:* les deux effets réunissent leur action, pour déchirer, le plus souvent incomplètement, une *des artères longues médullaires* de la substance cérébrale. Le vaisseau rompu donne lieu d'abord à une petite hémorragie, qui va *lentement progressant,* ou qui se produit *en deux temps.*

C'est ce qui expliquerait que les symptômes graves se

manifestent tardivement, *après un intervalle libre ou lucide,* qui peut durer de quelques heures à plusieurs jours.

Dans quelques cas, la petite artère rompue, ne donne lieu à l'hématome intra-cérébral, qu'après un laps de temps beaucoup plus long, 20 à 30 jours par exemple, et produit ces troubles qu'on a attribués, à une *apoplexie tardive.* Il est probable que, le *petit vaisseau,* primitivement atteint, n'a d'abord produit qu'un foyer de ramollissement autour de son point lésé : mais, ce dernier, *mal cicatrisé* se rouvre, à la moindre occasion, et donne lieu à une *hémorragie secondaire,* beaucoup plus abondante.

Nous avons ajouté que, dans quelques cas, surtout quand il s'agit d'hémorragies de la *capsule interne* ou *voisine des corps opto-striés,* on avait pu admettre, avec quelque raison, une altération préalable de la paroi des *artères lenticulo-striées* ou *lenticulo-optiques* (athérome, anévrisme miliaire, alcoolisme, syphilis, albuminurie, etc.).

Nous avons déjà indiqué qu'on observe également des *hémorragies méningées tardives,* pour des raisons analogues : rupture et hémorragies en deux temps, des vaisseaux pie-mériens, au niveau d'un petit foyer de contusion méningo-cortical primitif.

E. Les CONTUSIONS PAR CONTRE-COUP, consistent en des *hémorragies extra-dure-mériennes* (rares) ou *arachnoïdiennes,* et en des lésions *méningo-corticales* ou *cortico-médullaires,* parfois en des *hématomes intra-cérébraux* (cas de Michel, de Jeannel, etc.).

Nous avons déjà indiqué leur *siège habituel,* dans les différents chocs craniens, et leur confirmation, à propos de l'anatomie pathologique de la *commotion.*

Il a été aussi question de leur mécanisme, d'une façon sommaire.

Ceci nous était indispensable pour élucider la *pathogénie clinique* de la *commotion.*

Nous avons, dans cette partie de nos recherches, discuté :

1° La question du *contre-choc* admis assez généralement (en particulier par Braquehaye), et dans lequel le cerveau se trouverait projeté contre la paroi osseuse, représentée par la face interne de la voûte du crâne, et dans d'autres cas par sa base, et *contre laquelle, il se contusionne.* Braquehaye, pour le démontrer, emploie la méthode graphique ; et, nous avons montré qu'il ne s'était pas mis à l'abri de toute erreur, en

particulier de celle-ci : le liquide céphalo-rachidien, plus
léger, se déplace le premier, et venant heurter la membrane
du tambour inscripteur, y détermine, dans le graphique,
une *oscillation,* qui a été prise pour un ballottement de la
masse nerveuse.

Nous savons, pourtant, qu'il est des circonstances, où existe
un *heurt* de l'hémisphère contre la face interne du crâne,
mais, par un autre mécanisme que celui du déplacement :
celui de la déformation de la masse nerveuse de l'hémisphère,
qui vient prendre contact avec la paroi osseuse.

2° Nous avons démontré, en effet, que, contrairement aux
théories de Luys, et d'accord avec la plupart des physiologistes, il n'y a pas de *locomotion du cerveau* chez le vivant :
la rigidité de la capsule cranienne et sa plénitude, d'après
Béclard et autres, ne permettent aucun déplacement de la
masse nerveuse, celui-ci nécessitant un espace vide préalable,
qui n'existe pas.

3° La théorie du *choc céphalo-rachidien,* telle que nous
l'avions exposée dès 1878, nous fournit, au contraire,
l'explication d'un grand nombre des lésions du *contre-coup.*

4° Enfin. la théorie de l'*expression cérébrale* et la *déformation* de la masse nerveuse, qui en résulte, nous avait, dès lors,
permis d'expliquer un certain nombre des lésions observées,
entre autres, celles qui surviennent, parfois, au niveau des
arêtes vives ou des saillies de la voûte et de la base cranienne :
mais ces dernières sont loin d'être constantes : ce sont des
particularités de *certains contre-coups.*

Nous, n'avons eu, toutefois, une idée complète du *mécanisme
des lésions des contre-coups* et de leurs variétés assez
nombreuses, que par une meilleure connaissance de la
pathogénie de la commotion cérébrale, en clinique. Les
mêmes facteurs, les mêmes *forces vives,* développées intérieurement, à la suite des chocs craniens, interviennent dans
les deux cas : c'est pour cela, que nous avons considéré la
contusion directe ou *indirecte,* comme un *épiphénomène* de
la *commotion.*

Les forces *vives intérieures,* qui, dans les chocs craniens,
se développent sous l'action de la violence et de la dépression
de la coupole cranienne, sont sous l'influence des manifestations physiques suivantes : 1° la *force hydrodynamique,* qui
joue le rôle principal ; 2° l'*expression cérébrale,* et la
déformation des *masses nerveuses encéphaliques,* qui ne

résulte ; 3° les effets de la *résistance des parois osseuses* et de leur *configuration*, ainsi que des *membranes fibreuses*.

L'*action hydro-dynamique* a pour effet le déplacement brusque du liquide céphalo-rachidien, ainsi que nous l'avions montré en 1878, et le *choc céphalo-rachidien*.

Au sein des masses encéphaliques se forme un double flot : le *flot périphérique*, et le *flot ventriculaire* ; ils marquent leur passage dévastateur par des lésions hémorragiques et destructives.

Le *flot périphérique* nous rend compte des *ecchymoses* et des *sillons sanglants* de la *convexité*, et parfois, en raison de la déchirure du feuillet viscéral de l'arachnoïde, *des épanchements intra-arachnoïdiens*. Il explique aussi les *hémorragies de la base* (hémorragies des lacs, hémorragies bulbo-protubérantielles, péri-cérébelleuses, etc.) (1).

Le *flot ventriculaire* nous permet de comprendre aisément les *hémorragies* et *dilacérations ventriculaires*, et, par *son coup de bélier* sur le plancher bulbaire, les *foyers hémorragiques* et les *déchirures*, qu'on y observe, dans certains cas particuliers.

Il faut noter encore que, sous l'action du *choc céphalo-rachidien*, il y a envahissement brusque, par le liquide, des *gaines péri-vasculaires*, qui pénètrent dans la substance nerveuse, fait qui contribue à expliquer les nombreux foyers d'*apoplexies capillaires*, qui accompagnent les *contusions ;* mais ceux-ci sont, en même temps, le résultat de l'*expression cérébrale*.

Les *contusions indirectes*, qui consistent essentiellement en des *ecchymoses* ou *hémorragies pie-mériennes* et même *intra-arachnoïdiennes*, ont leur origine dans le déplacement du liquide céphalo-rachidien, qui se porte du côté opposé au choc, soulève et décolle les *méninges molles*, en même temps qu'il déchire leurs *connexions vasculaires ;* cet afflux des liquides, au *pôle opposé*, est encore favorisé par le *soulèvement*, à ce niveau, de la *paroi crânienne*, qui exerce, dans certains cas, une *sorte d'aspiration*.

S'il y a, en même temps, *attrition marquée de l'écorce*, une autre cause intervient.

(1) Relativement aux *hémorragies péri-bulbo-protubérantielles*, il faut aussi tenir compte des expériences de Léonard Hill, qui montrent que dans les compressions et chocs exercés sur la convexité, il y a propulsion, descente et étranglement des masses nerveuses du *mésocéphale* dans l'isthme du *tentorium cérébelleux* ou *engorgement* dans le trou occipital, et parfois *aplatissement* sur la gouttière basilaire.

En effet, dans toutes les *variétés de contre-coups*, les facteurs suivants agissent simultanément, mais à des degrés divers, selon les circonstances : le *liquide céphalo-rachidien*, l'*expression cérébrale* et la *déformation de la masse encéphalique*, la *rencontre des parties osseuses et fibreuses*.

Dans la *contusion méningo-corticale* par *contre-coup*, non seulement il y a *soulèvement* de la pie-mère par le liquide chassé vers le pôle opposé de l'axe de percussion, mais encore *expression* vers le même point du *sang* et des *sucs tissulaires*, et, en même temps, en raison de la *déformation de la masse nerveuse*, conséquence de la dépression cranienne, contact violent de la *surface corticale correspondante* et *son attrition* contre la face interne de la voûte cranienne, ou de la base, selon le lieu et la direction du choc.

Lorsqu'il y a rencontre de la masse nerveuse déformée avec des parties saillantes osseuses (petites ailes du sphénoïde, arête vive du bord supérieur du rocher, saillies mamelonnées des voûtes orbitaires, etc.) (1), on peut observer, à ce niveau, des *hémorragies accentuées*, et des *déchirures arachnoïdiennes* et *pie-mériennes*, et même plus profondes : le liquide afflue aisément dans le confluent de la scissure sylvienne, par exemple, et la déchirure de l'arachnoïde et de la pie-mère se fait *contre l'arête vive osseuse :* mais le fait est moins constant que ne le pense Braquehaye ; il résulte surtout de chocs obliques postéro-antérieurs.

On constate, au moins aussi souvent, à la *face externe* et *convexe* des lobes temporaux, pariétaux, frontaux, ou occipitaux des *plaques*, plus ou moins étendues, de *contusions méningo-corticales* par *contre-coup*.

Au-dessous de l'hémorragie pie-mérienne, on trouve la *substance grise, infiltrée de sang, violacée* ou *pourpre, ramollie* et *diffluente*.

Les *contusions cortico-médullaires* par *contre-coup*, sont fréquentes aux lobes frontaux, temporo-sphénoïdaux, occipitaux : il y a formation *d'un foyer de destruction et de ramollissement*, sous forme de cavité ou caverne contenant de la bouillie cérébrale sanguinolente et des caillots, en même temps que la pie-mère et l'arachnoïde viscérale sont déchirées, dilacérées.

---

(1) Il en est de même pour les bords rigides des membranes fibreuses (faux de la dure-mère ; isthme du tentorium cérébelleux ; déchirures et boutonnières accidentelles, etc...

Il semble, parfois, qu'il y ait eu *éclatement* de dedans en dehors d'une portion de la masse nerveuse : c'est là un effet de l'*expression cérébrale* poussée à un haut degré, sous l'action d'une dépression cranienne accentuée. Les liquides périphériques, le sang, et les sucs tissulaires, s'accumulent à une haute tension, dans la région opposée au lieu du choc, et arrivent à faire éclater la masse nerveuse et ses enveloppes.

Le fait est fréquent au niveau des *lobes frontaux :* dans les *chocs occipitaux*, on trouve souvent les *lobes frontaux* creusés d'une cavité sanguinolente du volume d'une noix ou plus : il semble que leur extrémité antérieure subisse, en même temps, un véritable *coincement*, dans l'angle fronto-orbitaire.

Cet éclatement des *lobes frontaux* est bien décrit par Legrain, dans un cas de chute sur l'occiput, de hauteur d'homme, sans fracture.

« Dans l'hémisphère droit, deux foyers hémorragiques dans le *lobe frontal* situés à l'extrémité même de l'axe de percussion. On dirait que cette partie du cerveau a éclaté de dedans en dehors ; ses bords sont déchiquetés, irréguliers. Le foyer a le volume d'une grosse noix ; la couche corticale et le centre ovale sont tous deux intéressés sur une profondeur de 2 à 3 centimètres ; au fond, la substance blanche apparaît fortement piquetée de sang »,

Dans le même cas de Legrain il y avait aussi *éclatement du lobe cérébelleux*, au niveau du point de frappe et de la plaie cutanée ; là existait une déchirure verticale de 3 centimètres, dont les bords étaient déchiquetés et saillants en dehors « comme si le lobe cérébelleux avait éclaté sous l'influence d'une poussée venant de la profondeur » (1).

Nous avons eu, d'autre part, l'occasion de mentionner d'autres cas d'éclatement du cervelet, des cornes frontales ou occipitales, et même de la partie externe et moyenne du lobe temporo-sphénoïdal.

En somme : tension hydrodynamique, expression cérébrale, coincement, éclatement, tels sont les termes de la genèse *des foyers profonds de contusion par contre-coup :* la force hydrodynamique à son action générale, joint un *effet local* puissant, résultant de conditions anatomiques et dynamiques particulières.

F. Le mécanisme des *foyers de contusion* VENTRICULAIRE est facile à saisir d'après ce que nous venons de dire et ce que

(1) Legrain. S.æ. Anat., 1893, p. 124.

nous savons du *choc céphalo-rachidien :* le *flot de percussion ventriculaire* et son *coup de bélier* sur le plancher bulbaire déchire les vaisseaux épendymaires ou choroïdiens, distend, dilacère ou même fait éclater la substance nerveuse, particulièrement, au niveau des parties étroites, des *lieux de passage.* De là, les lésions, que nous avons constatées expérimentalement, dès 1878 et dont nous avons vérifié l'existence chez l'homme, dans certains faits particuliers de *commotion* et de *contusion ventriculo-bulbaires* (faits de Letousey, Weiss et Duplay, Brouardel, E. Vincent, Barette, etc.).

Les *lésions médullaires,* quoique plus lointaines, ont la même explication.

Enfin, les hémorragies *intra-protubérantielles* et *intra-bulbaires,* dont nous avons également rapporté des exemples expérimentaux ou cliniques, sont évidemment le résultat de l'hypertension du liquide céphalo-rachidien, qui occupe les gaines péri-vasculaires des artérioles si nombreuses qui pénètrent ces organes : on sait, d'autre part, qu'il existe des canaux *circum-pédonculaires* et *péri-basilaires,* contenant du liquide céphalo-rachidien et faisant communiquer le *lac central* de la base du cerveau, avec les *lacs cérébelleux supérieur* et *inférieur ;* dans les chocs craniens, la tension s'élève brusquement dans tous les espaces sous-arachnoïdiens et dans leurs voies de communication, et de là, dans les gaines lymphatiques de toutes les artérioles, qui du tronc basilaire, se rendent dans la *protubérance* et le *bulbe* (1).

---

(1) Le Professeur Guyot, de Bordeaux, en 1890, s'appuyant sur les recherches expérimentales de deux de ses élèves, les Drs Vallot et Collin, et sur la doctrine de Luys, comparant le cerveau à un *corps flottant dans un liquide,* édifia une théorie un peu spéciale de la *contusion cérébrale.* Celle-ci aurait son maximum du côté opposé au point de frappe, si le crâne repose sur un corps solide et fixe, parce que le cerveau, en vertu de son inertie, vient au contact du crâne au *point d'étude,* tandis que le liquide remonte du côté opposé, et protège le cerveau *contre le choc direct.*

Cette assimilation du cerveau dans le crâne avec un corps flottant dans un liquide est loin de la réalité ; la quantité du liquide céphalo-rachidien contenue dans le crâne est trop peu considérable pour jouer ce rôle. (Voy. Collin. *Nouvelle théorie sur le mode de production de la contusion cérébrale.* Th. Bordeaux, 1890).

Nous avons, d'autre part, discuté les théories de Luys et montré leur peu de fondement.

CHAPITRE IV.

SYMPTOMATOLOGIE DE LA CONTUSION CÉRÉBRALE.

Définition. D'une façon générale, les troubles de la *contusion* se manifestent *par un syndrome général cortico-méningé,* et assez souvent, par des *symptômes localisateurs.* Mais il faut étudier les différentes variétés de contusions et leurs symptômes.

I. — *Symptômes des plaies contuses encéphaliques.* — *Symptômes physiques :* plaies petites ou moyennes, plaies grandes avec cerveau à nu, visibles, signes, qui dans les premières indiquent que les méninges et la masse nerveuse sont intéressés : écoulement abondant de sang ; battements; flux du liquide céphalo-rachidien ; issue de matière cérébrale et ses modalités. Exemple de déperdition souvent considérable de substance nerveuse. — *Symptômes fonctionnels :* Parfois les troubles de commotion ont fait défaut ou ont été peu accusés, peu durables ; à cause de la béance, les phénomènes d'hypertension sont moins accusés que dans les traumatismes fermés. Les plaies encéphaliques, dans la *région frontale,* ne donnent lieu à aucun phénomène localisateur proprement dit. Dans la *région pariétale,* les symptômes moteurs sont fréquents (paralysies, contractures, aphasies, convulsions Jacksionniennes ; nombreux exemples. Dans la *région temporale :* paralysies faciales, brachio-faciales, ou hémiplégie avec aphasie, aphasies isolées. Dans la *région occipitale :* convulsions, troubles visuels, aphasiques, cérébelleux.

II. — *Symptômes des contusions légères.* — La plupart du temps, d'abord troubles transitoires, de peu d'intensité, au moment du choc ; mais *parfois séquelles graves* dans les *petits traumatismes du crâne* (Imbert et Dugas) : plaques de pachyméningite, d'arachnitis, etc. Dans les contusions légères superficielles, on distingue, en définitive, les groupes symptomatiques suivants : céphalées persistantes, amnésies, troubles mentaux, troubles moteurs, sensitifs, sensoriels, aphasiques. Description, évolution et exemples cliniques de ces divers groupes symptomatiques. Rapports des symptômes et des lésions observées : contusions microscopiques, ecchymoses, érosions cortico-méningées, etc. Renseignements fournis par les ponctions lombaires, parfois sanglantes. Troubles mentaux tardifs. Troubles moteurs ou sensitifs limités, *segmentaires ;* troubles de l'équilibre. *Aphasies transitoires,* curables avec ou sans monoplégies faciale, brachiale, parfois simulant l'aphasie hystérique. Cas avec troubles sensoriels, visuels, auditifs, tactiles, localisés ; astéréo-agnosie. En résumé, dans les *contusions légères,* troubles souvent *étroitement localisés,* mais parfois avec des conséquences plus importantes, qu'il n'est habituel de le supposer.

III. — *Symptômes des contusions fortes.*

I. — Symptômes *généraux.* — Dans le *crâne fermé,* l'*irritation* des éléments nerveux, et l'*intoxication* sont la cause des *troubles fonctionnels* des *contusions cérébrales.* Il s'y joint parfois des phénomènes *localisateurs.* Nous distinguons dans les contusions graves, les variétés suivantes :

A. — Des contusions avec *syndrome méningé,* ou *cortico-méningé :* c'est-à-dire avec céphalées, parfois *vomissements, agitation, délire, confusion mentale,* et assez ordinairement *hyperthermie.* Deux exemples typiques. Étude détaillée de ces divers symptômes : de la *céphalée,* profonde, tenace, diffuse en apparence, parfois *seul symptôme,* bons effets de la ponction lombaire, diverses formes de l'*agitation,* du *délire,* de l'*obnubilation,* et de la *confusion mentale ;* caractères et variétés de l'*hyperthermie à début précoce,* souvent accusée, parfois à issue fatale ; exemples et courbes de l'hyperthermie ; elle est plus particulièrement accentuée, lorsqu'il s'agit de foyers voisins du bulbe rachidien. Le signe de Kernig et autres symptômes méningés dans les contusions cérébrales.

B. — *Contusions à forme comateuse.*— Importance de la rachicentèse sanglante, pour le diagnostic de cette variété de contusions (faits de R. Payne, R. Piqué, etc.). État sub-comateux avec agitation prolongée (faits de Batut, de Guillebaut) ; constatation des lésions par la craniotomie. Contusions dans les fractures de la base, souvent avec larges plaques ecchymotiques pie-mériennes. Attritions profondes et état comateux. Rôle des contre-coups, dans la production du coma. Dans quelques cas, outre le coma, symptômes *localisateurs* (hémiplégies, monoplégies, aphasies, crises convulsives ou contractures localisées).

C. — *Contusions lucides avec troubles localisateurs.* — Perte de connaissance transitoire ou absente ; aussitôt paralysie ou aphasie : cas de Rendu et Routier, Ardoin, Berger et Klumpke, Tuffier, Grillot (surdité verbale), G. Chevallier (aphasie traumatique).

D. — *Contusions avec crises épileptiques primaires.* — Dans certains cas mortels, crises *généralisées*, sub-intrantes (surtout dans les graves fractures de la base) ; parfois crises *localisées*, symptomatiques, pouvant fixer le diagnostic.

II. — *Symptômes localisateurs des contusions fortes*, principalement le crâne fermé.

a) Pour la *région frontale*, dans les cas de *contusion*, accentuation et prolongation (après la commotion) des *phénomènes généraux*, c'est-à-dire du syndrôme cortico-méningé, du coma ; ou apparition de manifestations convulsives répétées. Il en est de même des *troubles psychiques primitifs* tels que délire maniaque, obnubilation, apathie, confusion mentale précoce, accès démentiels, amnésie ou troubles du caractère. Exemples divers. Les cas de confusion mentale précoces et durables sont fréquents, l'amnésie est plus prononcée à cause de l'attrition du cortex. Il peut encore survenir, à la suite de contusions frontales, des troubles moteurs, sensitivo-moteurs, ou aphasiques par un mécanisme que nous nous sommes efforcés d'éclaircir, empiètement sur la zone motrice des lésions, des épanchements, des œdèmes concomitants ; parfois les accidents se produisent après un intervalle lucide.

b) Les contusions du *lobe pariétal* sont celles qui s'annoncent le plus fréquemment par des *troubles localisateurs ;* paralysies, contractures, convulsions, aphasies. Les troubles généraux des contusions, tels que ceux du syndrôme cortico-méningé, restent souvent au second plan. Exemples typiques : cas opérés, dont la lésion a pu être vérifiée par l'intervention ; cas non opérés. Cas de *contusions lucides*, non absolument rares même dans cette région. Faits d'aphasie motrice, de surdité verbale, même d'aphasie sensorielle par contusion pariéto-temporale.

c) La symptomatologie des *contusions du lobe occipital* et du *cervelet* paraît pauvre en documents. Les foyers de contusion, tantôt n'ont donné lieu qu'à des *symptômes généraux* de contusion (syndrome cortico-méningé, hyperthermie, etc.) ; tantôt on a observé des faits de cécité psychique corticale, de l'hémianopsie, des scotomes, des hallucinations visuelles, ou des cécités verbales, pour le *lobe occipital*. Les *contusions du cervelet*, proprement dites, ont fourni des *symptômes cérébelleux*, tantôt transitoires (cas de Castan, de Hugueny), tantôt persistants, tels que incertitude et lenteur dans la coordination des mouvements, démarche ébrieuse, ataxie, etc. (faits de Masnata, Léance). Kystes cérébelleux traumatiques, suites de contusion, avec troubles cérébelleux manifestes (faits de A. Ballance, Lambotte, Oppenheim et Borchardt, Cassirier et Schmieden, Eiselberg et Frenkl).

d) Symptômes de contusions par contre-coup, bi-polaires, etc.

IV. — *Symptômes des contusions intra-cérébrales.* — Les hématomes intra-cérébraux *primitifs*, se caractérisent, aussitôt après le choc crânien, par l'apparition d'une hémiplégie avec ou sans aphasie, souvent avec état comateux ou sub-comateux, et phénomènes d'hypertension cérébrale (faits de Mollière, Jeannel, Cushing, Heusner, Kocher). Hématomes traumatiques de la région opto-striée (Kocher, Baylac, etc.). Contusions centrales caractérisées par les symptômes d'une apoplexie traumatique tardive (faits de Michel, O. Bruns, Vibert, Miller, etc.). Dans les contusions centrales, rappelons que le corps contondant est d'assez petit volume, et que la lésion est le résultat d'une contusion pulpaire (lésions d'une artère médullaire longue en deux temps).

V. — *Symptômes des contusions ventriculaires.* — Dans les *ventricules latéraux* contusions souvent accompagnées d'hémorragies : parfois contracture et roideur tétanique des quatre membranes, opisthotonos, rigidité de la nuque, convulsions ; dans quelques cas, hémiplégie, état épileptoïde (cas de Josse). Les *contusions du IVe ventricule* ou *ventricule bulbaire,* déterminent, pour peu qu'elles soient importantes, des convulsions tétaniques des quatre membres, un coma profond, etc., et sont rapidement suivies de mort (faits de Barette, E. Vincent, etc.). Contusions ventriculaires et apoplexies tardives (plusieurs faits de Bollinger, etc.).

VI. — *Symptômes des contusions ponto-bulbo-médullaires.* — Il s'agit ordinairement de petits foyers parenchymateux, de dilacérations et de contusions, par reflex du liquide céphalo-rachidien dans la gaine des vaisseaux, du volume d'un grain de mil, d'un pois, d'une noisette. Tantôt il y a eu commotion avec perte de connaissance, tantôt celle-ci n'a pas existé. Apparition soit primitive, quelquefois retardée d'une *hémiplégie alterne* avec syndrome de Millard-Gubler, de Froville, de Weber, de Benedickt. Héminanesthésies alternes, parfois associées aux symptômes précédents, si la calotte protubérentielle ou le faisceau de Reil sont atteints. Dans certains cas, ces hémorragies sont multiples, à symptomatologie complexe. Cas curieux de Rose et Lemaître, F. Lévi, Lévi et Malloizel. Cas mortels avec autopsie. Hématomyélies traumatiques, quadriplégies, poliomyélites, syringomyélies, ataxies, etc.

VII. — *Symptômes des contusions diffuses.* — Petites ou grosses lésions disséminées, éclosions d'apoplexies capillaires, ou de petits foyers de contusion plus étendus, symptômes de ramollissement, d'une paralysie générale traumatique. Le *cerveau contusionné* et la névrose traumatique grave.

Définition.

On peut ainsi définir la CONTUSION CÉRÉBRALE.

La CONTUSION CÉRÉBRALE consiste essentiellement dans une *altération,* et parfois dans une *destruction localisée* ou *diffuse* des *éléments anatomiques* des parties des centres nerveux atteintes directement ou indirectement (contre-coups, lésions à distance), par l'*agent vulnérant.*

Ses *troubles* se manifestent le plus ordinairement, comme nous le verrons, par un *syndrome général cortico-méningé,* et assez souvent, par des *symptômes localisateurs.*

L'exposé des SYMPTÔMES des *contusions cérébrales* comporte les distinctions suivantes :

1° Symptômes des *plaies contuses encéphaliques ;*

2° Symptômes des *contusions légères ;*

3° Symptômes des *contusions fortes,* directes et par contre-coup ;

4° Symptômes des *contusions intra-cérébrales ;*

5° Symptômes des *contusions ventriculaires ;*

6° Symptômes des *contusions Ponto-bulbo-médullaires ;*

7° Symptômes des *contusions diffuses.*

I.

Symptômes des plaies contuses encéphaliques.

Les *plaies contuses encéphaliques* ont des *manifestations extérieures* et des *troubles nerveux*.

A l'extérieur, il s'agit ordinairement d'une plaie contuse du cuir chevelu, à bords irréguliers, déchiquetés, sous la forme étoilée ou linéaire, ou à lambeaux, parfois recroquevillés. Parfois encore, la plaie cutanée est petite et angulaire, ou large avec décollement, ecchymose et épanchement sanguin ; elle peut être accompagnée d'une *fracture esquilleuse*, souvent avec enfoncement et embarrure.

Dans d'autres cas, les fragments osseux ont été soulevés, écartés ou même expulsés, et le *cerveau contusionné apparaît à nu*, sur une surface parfois très grande. Dans les cas de Berthommier et Bousquet, que nous rapportons plus loin, on voyait la *masse encéphalique contusionnée*, dilacérée, souillée par le sang et les détritus, *sur une surface large comme la paume de la main*, et assez semblable *à une préparation anatomique*.

Quelques particularités indiquent que les *méninges* et la *masse nerveuse* sont intéressées.

Souvent alors, l'écoulement de sang est plus *abondant*, plus continu, que dans les lésions non pénétrantes : il y a un *flux de liquide céphalo-rachidien*, qui s'écoule au dehors ou souille rapidement les linges de pansement. Parfois le liquide teinté par le sang ou légèrement rosé s'accumule dans les anfractuosités, ou on constate qu'il est animé de *battements*.

Parfois, il y a, en même temps, *issue de matière cérébrale*, tantôt sous forme d'une bouillie sanguinolente, ou de fragments gros comme un pois, une noisette ou de petits flocons blanchâtres, comme ouatés, mêlés au sang ou enfin, sous forme d'une *portion herniée*, encore attenante à la masse nerveuse. La substance cérébrale s'écoule entre les fentes osseuses et vient à l'extérieur, avec les liquides ; parfois, elle se cache sous les lambeaux, et on ne la découvre, qu'en soulevant et détachant ceux-ci.

La *déperdition de matière cérébrale* est, dans certains cas, considérable ; et, malgré cela, les blessés ont guéri, *parfois sans troubles de déficit importants*.

Nous avons cité les faits de :

Losada, dont le blessé, à la suite d'une fracture comminutive du frontal perdit 82 gr. de substance cérébrale et guérit ; de *Vanossy*, chez un enfant, ablation de 10 gr. de matière cérébrale ; de *Schiassi*, de *Rotzoice* : élimination de 15 gr. de matière cérébrale, chez une petite fille de 9 ans, à la suite d'un coup de pied de cheval ; guérison ; de *Pervès*, où sous une fracture esquilleuse, la corne frontale étant réduite en bouillie ; les linges de pansements étaient souillés de matière cérébrale diffluente ; de *Duprez* : enfoncement frontal, chez un enfant de 3 ans 1/2 ; lambeau composé de substance blanche et grise de 3 cm. faisant issue à l'extérieur de la plaie ; et, pendant l'opération, il s'écoula la valeur d'une cuillerée à café de matière cérébrale en bouillie ; de *de Mollières* : fracture comminutive frontale ; une quantité considérable de matière cérébrale s'écoule par la plaie : on compara son volume à celui d'un œuf de poule ; guérison sans le moindre trouble ; de *Berthommier* : fracture comminutive fronto-pariétale par chute sur une poutrelle de fer ; il s'était écoulé de la matière cérébrale, qui maculait le sol ; une bonne partie du frontal, du pariétal et du temporal avaient disparu ; le cerveau était à découvert comme une pièce anatomique, sur la largeur de la paume de la main ; presque tout le lobe frontal était détruit, dilacéré, couvert de sang et souillé de sable. Le malade guérit, et ne présenta aucun trouble, ni moteur, ni sensitif, pas même d'aphasie : car, il était gaucher ; de *Duret* : fracture comminutive du frontal, ablation de onze esquilles, dont plusieurs implantées dans le cerveau ; pendant l'opération il y eut perte d'une quantité de substance cérébrale, évaluée à 2 ou 3 cuillerées à café, qui s'écoula au dehors, sous forme d'une bouillie sanguinolente ; de *Seydel* : coup sur la région fronto-pariétale avec fracture esquilleuse de 15 × 3 cm., et destruction de la substance cérébrale, dont on évalua le volume à deux cuillerées à bouche. Guérison ; de *Fremdelberger* : fracture comminutive de la région pariétale ; *hernie cérébrale* grosse comme une noix : on en fait l'ablation ; extirpation de nombreuses esquilles ; de *Lor* : plaie occipitale et hernie cérébrale à travers une déchirure de la dure-mère ; elle a le volume d'une noisette ; elle est réséquée ; il en résulte un scotome visuel ; guérison ; de *Loewy* : voûte du crâne défoncée par une poutre de fer sur les 2/3 postérieurs du frontal et le 1/3 antérieur du pariétal, de la bouillie cérébrale s'écoule entre les fragments, on en retire 5 centimètres cubes. Mort d'encéphalite le 4ᵉ jour ; une grande partie des lobes frontal, pariétal et temporal a été réduite en bouillie.

Les *symptômes fonctionnels* ou *nerveux* des plaies contuses varient selon les circonstances et l'étendue du traumatisme d'une part, et selon la région encéphalique lésée.

C'est le plus petit nombre de ces *plaies contuses*, qui s'accompagnent de *commotion grave* et de *coma*.

Le blessé de Seydel, qui reçut sur la tête, un seau en fonte rempli de ciment et tombé d'une hauteur de 4 étages, ne perdit pas connaissance, et, transporté immédiatement à l'hôpital, il put donner lui-même les moindres renseignements sur l'accident.

Un de nos blessés, qui tomba d'un échafaudage de 8 mètres de haut, et eut un énorme fracas esquilleux avec issue de substance cérébrale de la région frontale, ne perdit pas complètement la conaissance au moment de la chute, et remuait bras et jambes.

Il en fut de même d'un second blessé, qui tomba de 10 mètres de haut et que nous opérâmes d'un enfoncement de 6 × 4 1/2 cm.. avec dilacération des méninges : il vint lui-même à pied, à la maison de santé.

Ainsi que nous l'avons déjà indiqué, dans les *fractures avec éclats de la voûte,* la force vulnérante est décomposée, et la plus grande partie est utilisée à la brisure des matériaux de résistance, de sorte que souvent la commotion est peu vive, ou fait défaut (1).

Il n'est pas rare cependant, chez un certain nombre de blessés de ce genre, avec dilacérations encéphaliques, d'observer quelques instants ou quelques heures après l'accident, de l'agitation, du délire, et de la confusion mentale ; c'est là un effet de l'*irritation* du centre nerveux.

D'autre part, comme il s'agit d'une *fracture ouverte*, il n'y a pas rétention des liquides sécrétés, et les phénomènes d'hypertension cérébrale sont absents ou retardés ; l'infection même est moins redoutable, plus tardive que dans les traumatismes encéphaliques, *avec le crâne fermé,* si on procède avec soin à la désinfection et à la toilette du foyer traumatique. La guérison complète, parfois même *sans symptômes de déficit importants,* a été obtenue dans nombre de cas, où la perte de substance cérébrale et la dilacération de la substance nerveuse avaient été étendues, ainsi que nous en avons cité de remarquables exemples.

Dans la *région* FRONTALE, les plaies contuses encéphaliques,

(1) Voy. les nombreux cas cités à propos des traumatismes cranio-cérébraux, sans commotion.

ordinairement, ne donnent lieu à aucun phénomène *localisateur*.

Les trois blessés que nous avons opérés, ne présentèrent aucun trouble intellectuel, sensitif ou moteur. Le plus gravement atteint, celui auquel nous enlevâmes onze esquilles, la plupart pénétrantes, et qui perdit 3 cuillerées à café de matière cérébrale, n'eut qu'un peu d'excitation et de subdelirium ; le pouls était lent et régulier : il guérit d'ailleurs, sans aucun déficit intellectuel.

Le blessé de De Mollière, qui eut une fracture par choc direct, de 15 cm., s'étendant de la racine du nez à la fosse temporale gauche, et qui perdit, par la plaie, une quantité de matière cérébrale évaluée au volume d'un œuf de poule, avait toute la partie antérieure du lobe frontal détruite : il ne présenta jamais le moindre trouble intellectuel, sensitif ou moteur.

Celui de *Berthommier*, qui eut une destruction de presque tout le lobe frontal, mis à découvert dans une étendue, grande comme la paume de la main, ne présenta aucun trouble intellectuel ou moteur : bien que l'énorme lésion fut à gauche, il n'eut pas d'aphasie, car il était gaucher.

Le blessé de *Pervès,* qui reçut une lourde chaîne métallique sur la tête et eut la région frontale défoncée, fut opéré, et l'on constata que la corne frontale antérieure gauche était réduite en bouillie ; ultérieurement, il y eut évacuation par sphacèle de matière cérébrale. Il ne présenta qu'une légère excitation cérébrale pendant quelques jours. A son arrivée à l'hôpital, il répondait très bien, aux questions qu'on lui posait. Guérison.

Duprez opéra un enfant de 3 ans 1/2, tombé sur un fer d'angle, qui, après sa chute avait pu faire, à pied, 4 kilomètres, en montagne : un lambeau de cerveau de 3 cm. faisait *hernie* à travers la plaie ; et, il s'écoula, au moment de l'opération une cuillerée à café de substance cérébrale triturée. Guérison. L'enfant ne présenta, à aucun moment, de symptômes nerveux.

Quelques blessés eurent de l'*épilepsie primaire* au moment où peu après l'accident (faits de Kambourouglon, Guarneri, Schiassi, Galvanis) ; mais, il y avait eu, en même temps, des esquilles déprimées et pénétrantes. Bousquet constata un peu de *parésie* des membres opposés : mais l'examen avait eu lieu, après quelques jours.

Dans la *région* PARIÉTALE, les symptômes *moteurs* sont fréquents : *paralysies, contractures, aphasies, convulsions Jacksonniennes*.

A. Troezewki intervint pour des *convulsions continues*.

Ch. Maydl et Kulhulo opérèrent pour une *paralysie de la face*, de la *langue* et du *bras* (enfoncement pariétal, entre les fragments duquel s'écoula de la matière cérébrale ramollie).

Fremdelberger excisa une *hernie cérébrale,* qui avait déterminé une *paralysie du facial,* et plus tard, une *parésie du bras gauche;* elle avait le volume d'une noix : après l'extraction des esquilles, au bout de 3 heures, tous ces symptômes avaient disparu.

Seydel, chez un blessé, qui avait un vaste enfoncement esquilleux fronto-pariétal et qui perdit 2 cuillerées à bouche de substance cérébrale, constata une *hémiplégie droite* avec *hémianesthésie;* le malade guérit avec une légère *parésie* de la jambe.

Un blessé de Wood fut atteint par la partie saillante d'une machine de tramway ; la plaie s'étendait de l'angle interne de l'œil, à l'occiput. Le cerveau était mis à nu, et on constatait à sa partie antérieure, un sillon long d'environ 3 pouces : on enleva des esquilles, des cheveux et des fragments de substance cérébrale. Trois ou quatre jours après, la conscience revint au blessé, qui était dans le coma. Le 26ᵉ jour, il était complètement guéri, et il put reprendre ses occupations.

Chez une jeune femme de 20 ans, dont le crâne fut labouré par un engrenage, et qui présentait une perte de substance elliptique, par érosion, de la grandeur d'une pièce de 5 frs, le fond de la plaie était constitué par le cerveau contus, souillé de caillots, et de cheveux ; ni esquilles, ni fissures apparentes. Le jour de l'arrivée, il n'y avait aucun trouble de l'intelligence, de la sensibilité, et du mouvement; le lendemain : *parésie de la face et du bras droit ;* puis, *aphasie motrice.* Mais, quatre jours après, l'aphasie retrocéda et disparut complètement, ainsi que l'hémiplégie, cicatrisation de la plaie en un mois et demi.

Vielle. — Dans un cas de fracture esquilleuse de 6 × 5 cm. répondant à la partie moyenne et inférieure de R, avec compression et lésion superficielle du cortex, observe une *contracture* prononcée de tout le côté gauche, qui céda au bout de 15 jours, après l'ablation des esquilles.

Taylor. — Chez un mineur, qui reçut sur la tête, un bloc de charbon, tombant de 450 pieds, enleva les esquilles, qui occupaient la région motrice ; au-dessous, le cerveau était réduit en bouillie, et on y enleva un morceau de charbon du volume d'une noix ; il y avait *une paralysie du membre supérieur et de la face*, qui fut améliorée par l'opération (1).

F. Sorrentino. — Fracture ouverte de la région pariétale gauche. Le blessé présentait une certaine désorientation. Il lui était bien impossible de dire son nom, et il ne pouvait prononcer que des syllabes incohérentes ; il avait aussi de l'*agraphie*. Sous la fracture, la couche superficielle du cerveau était légèrement lésée. L'auteur fit une vaste craniectomie ; et, de suite, après l'intervention, l'*aphasie* et l'*agraphie* commencèrent à s'améliorer ; ce cas, où la surface cérébrale dans la *région rolandique* était atteinte, ne semble pas confirmer l'opinion de Marie (2).

E. Tarozzi. — Un homme de 35 ans, eût la région pariétale gauche fracassée par un traumatisme. Lors de l'intervention immédiatement pratiquée, *une large surface de la substance corticale, comprenant l'aire de Broca*, se montra réduite en bouillie. Le blessé était muet; il était *monoplégique du membre supérieur droit*, et il avait une *paralysie faciale*. C'est l'*aphasie*, qui tarda le plus à s'améliorer : le mutisme resta complet six semaines, alors que le malade comprenait fort bien ce qu'on lui demandait. Rééducation. Amélioration progressive (3)

Fontoynont a rapporté à la Société de Chirurgie en 1908, le cas d'un jeune Malgache, qui tombé du haut d'un arbre, la tête la première, rencontra sur le sol, une pointe aiguë, provenant d'une vieille souche. Il eût des vertiges, des bourdonnements d'oreille et de l'*aphasie ;* puis, une heure après, un engourdissement de la main droite et de la jambe, prélude d'une *hémiplégie*, qui, le lendemain, était complète, avec *paralysie faciale* et *aphasie*. Petite plaie triangulaire, à trois travers de doigt au-dessus de l'oreille. Ultérieurement, contracture et atrophie des membres supérieur et inférieur. Opération 3 mois après, par Fontoynont, qui trouva la dure-mère adhérente à l'os et au cortex. Il retira du cortex, mêlés à la substance cérébrale, de très nombreux cheveux, implantés sur un morceau de cuir chevelu. Guérison et amalioration des mouvements (4).

(1) Taylor. *In th.* Martial, de l'*hémiplégie traumatique*, obs. XX, et du *Iconogr. de la Salpétrière*, 1900, p. 537.

(2) Sorrentino. *Il Policlinico*, 16 Août 1908, et *Rev. Neurol.*, 1909, p. 838.

(3) Tarozzi. *Riforma médica*, 30 Mars 1912, et *Rev. Neurol.*, 1912, II, p. 716.

(4) Fontoynont. *Soc. de Chir.*, 1908, p. 109.

Baudet. — Chute d'un brancard à l'extrémité garnie de fer, sur la tête. Plaie pariétale simple. Trois jours après : bras, avant-bras et main, complètement inertes ; jambe normale ; aphasie (paralysie brachio-faciale avec aphasie). Intervention le 5° jour ; fracture esquilleuse, dure-mère déchirée ; plaie contuse superficielle, peu étendue, du *cerveau*. Au bout d'un mois, tous les troubles avaient disparu (1).

Tuffier. — Chez un homme de 28 ans, qui fit une chute d'un 2ᵉ étage et qui présentait une fracture esquilleuse de la région motrice avec plaie, dans laquelle il constata des fragments de matière cérébrale, Tuffier intervint le lendemain. Après ablation des esquilles, il trouva deux orifices dure-mériens, à travers lesquels il s'échappa au moins une cuillerée à soupe de matière cérébrale en bouillie. Le blessé avait présenté une *paralysie faciale*, de l'*aphasie motrice* et une *anesthésie de la face palmaire du pouce*. Guérison de tous les symptômes.

Dans la *région* TEMPORALE, les *plaies contuses encéphaliques* ont donné lieu à de la *paralysie faciale isolée*, à de la *paralysie brachio-faciale* ou à de l'*hémiplégie* avec *aphasie*. Mais, en raison de la profondeur de la région, les cas mortels ont été plus nombreux que dans les autres régions.

Moty. — Gendarme. Coup de pied de cheval, reçu deux jours avant son entrée, à *la tempe gauche*. La torpeur intellectuelle est très prononcée ; il reste immobile, quand on l'abandonne à lui-même. Il est *aphasique*, *agraphique* et *amnésique;* mais, il ne présente ni paralysie, ni contracture, ni signe de Romberg. P. 50. Au point contus, on trouva un large empatement avec deux petites plaies cutanées, superficielles ; l'une, immédiatement en avant du pavillon de l'oreille, l'autre à 5 centimètres en arrière.

On trépane, le lendemain ; on enlève deux grandes esquilles pariéto-frontales, et on reconnait que la pointe postéro-inférieure de l'esquille antérieure, la plus volumineuse, *a déchiré la dure-mère et écrasé la surface sous-jacente du cerveau*, on relève une esquille restée bien adhérente à la dure-mère. Drain. Suture. Les os enlevés représentent les dimensions d'une pièce de 5 francs.

Légère élévation de la température, les jours suivants. L'*aphasie* augmente un peu ; mais, le 4ᵉ jour, le pouls remonte à 60, et l'*aphasie diminue*. Douze jours après, le malade se lève et parle assez facilement. Sortie après 5 semaines. Il se plaint de céphalalgie profonde, et a eu deux fois de légers vertiges, quand il baissait la tête. L'état mental, la

(1) Baudet. *Soc. de Chir.*, 1909, p. 271.

parole, et l'écriture sont à peu près normaux. L'ouïe est affaiblie à gauche.

Revu 2 mois 1/2 plus tard. Il a eu deux attaques épileptiformes. Son intelligence et sa mémoire ont baissé ; système moteur affaibli à la face et aux membres droits. Atrophie de la cuisse droite, tendance à tomber à droite, s'il a les yeux fermés. Sensibilité diminuée du même côté. Mouches volantes, éblouissements quand il se fatigue. Les secousses de la marche retentissent douloureusement dans sa tête. L'ouïe reste affaiblie à gauche. Il est réformé, et devient facteur des postes (1).

On peut donc dire : qu'en général les traumatismes *temporaux* ont des suites plus graves, que beaucoup de ceux des autres régions, et cela, à cause de la *profondeur* des lésions dissimulées sous le muscle temporal.

Enfin, dans la *région* OCCIPITALE, nous avons à signaler comme *symptômes des plaies contuses encéphaliques* les troubles observés dans les faits ci-dessous.

Duret. — Coup de bêche ; esquille pénétrante avec *convulsions épileptiformes.*

Mottoli (Pérouse). — *Surdité verbale, paraphasie ; hallucinations visuelles et cécité psychique* (énorme perte de substance des circonvolutions occipitales et du cunœus, du lobule piriforme).

Bousquet. — *Aphasie transitoire* et *affaiblissement de la vue* (occiput scalpé et défoncé par un bloc de pierre tombé de 15 mètres de haut, esquilles, issue de matière cérébrale, etc.).

Lor. — Hernie cérébrale, grosse comme une noisette, faisant saillie à travers une perforation traumatique. Résection de la hernie. *Scotome visuel persistant.*

Josse. — Orifice traumatique, à l'emporte-pièce, par où s'échappe de la matière cérébrale en bouillie ; ablation d'un esquille produite par le coup d'un bec de bidon de campement ; elle occupait le centre nerveux. Aucun symptôme de localisation ; mais, agitation et délire au 2e jour. Après ablation de l'esquille, guérison.

Ramoni. — *Troubles cérébelleux ;* perforation du cervelet par une pointe de ciseaux.

(1) Moty. Soc. *de Méd. Milit. fr.*, 1911, p. 80.

Masnata. — *Troubles cérébelleux ; paralysie des globes oculaires, raideur de la nuque.* Ablation d'une masse pultacée à la curette. *Persistance de la démarche ébrieuse,* malgré la guérison opératoire.

En résumé, les *plaies contuses encéphaliques* des diverses régions, s'annoncent, par l'*issue de matière cérébrale* ou de *liquide céphalo-rachidien ;* il y a peu ou pas de *symptômes généraux* de commotion ou de contusion ; elles ont des *symptômes de localisation,* en rapport avec la région cérébrale lésée.

II.

Symptômes des contusions légères.

Les *contusions* LÉGÈRES sont caractérisées par ce fait, qu'après un traumatisme léger ou peu violent, ordinairement sans perte de connaissance accusée, surviennent des *troubles transitoires,* de *peu d'intensité,* qui, le plus souvent guérissent spontanément, c'est-à-dire sans intervention.

Imbert et *Dugas* ont montré que les *petits traumatismes* du crâne, pourtant, avaient parfois des effets graves et prolongés (1).

Le fait est exact dans un certain nombre de cas, surtout, ainsi que nous l'avons établi, en ce qui concerne les *hématomes intra-cérébraux ;* mais, il faut bien reconnaître que, la plupart du temps, un *traumatisme léger* engendre des lésions et des symptômes proportionnés à sa force.

On ignore généralement les lésions, qui peuvent caractériser les *contusions légères.* Il semble pourtant, qu'elles doivent consister en des *plaques hémorragiques minces extra-durales,* en des *ecchymoses superficielles des lepto-méninges,* et parfois, en des *attritions minimes de la substance grise,* ou même, en de *simples troubles vasculaires.* On a signalé encore des fissures ou des esquilles minimes de la table interne.

Les effets observés ne sont pas toujours immédiats et peuvent être plus ou moins tardifs.

Imbert et Dugas insistent avec raison sur le rôle des *petits hématomes extra-dure-mériens,* qui, compris entre deux surfaces peu absorbantes ne se résorbent pas, persistent

______

(1) Imbert et Dugas. *Les petits traumatismes du crâne. Rev. de Chir.,* 1910, II, p. 851.

à l'état de masse pâteuse, qui irrite la dure-mère. Cela revient à dire que les *petits traumatismes du crâne* sont souvent l'origine de ces *plaques de pachyméningite,* externe ou interne, d'*arachnitis,* ou de ces *adhérences méningo-corticales,* dont nous avons cité de nombreux exemples à propos de l'anatomie pathologique.

Dans quelques cas même, il semble que la *substance corticale* ou *médullaire* eût été le siège de petits épanchements, et ultérieurement de minimes foyers de nécrose et de ramollissement, qui suffisent d'ailleurs à produire des troubles graves, en particulier des troubles mentaux.

Il n'y a pas toujours *corrélation absolue* entre les termes suivants : petit traumatisme, contusion ou commotion légères, *lésions insignifiantes,* et *suites bénignes.*

Quoi qu'il en soit de ces considérations anatomo-pathologiques, on peut dans les *contusions légères,* distinguer les groupes symptomatiques suivants : contusions légères suivies de *céphalées,* d'*amnésies,* de *troubles mentaux,* de *troubles moteurs* ou *sensitifs, sensoriels* ou d'*aphasies.*

a) Les CÉPHALÉES sont fréquentes et peuvent être le résultat de la contusion osseuse, d'un léger hématome méningé ou même d'une petite lésion corticale. Nous avons déjà parlé de ces *céphalées traumatiques* à propos de la *commotion légère.*

Nous avons cité les faits :

Ce Jacob, qui guérit une *céphalée* consécutive à une chute de cheval et récurrente, par la *ponction lombaire* (1).

Ce Vandenbossche et Ferron, qui se basant sur ce seul symptôme intervinrent et constatèrent une embarrure et des esquilles, qu'ils enlevèrent.

Nous avons aussi indiqué les *céphalées persistantes* par *ostéite, hyperostose,* ou *atrophie osseuse* par plaques de *pachyméningite* ou d'*adhérence méningo-corticale.*

Un des faits les plus remarquables au point de vue de ces

(1) Jacob. Le blessé avait fait une chute de cheval. Perte de connaissance pendant plusieurs heures. Pas de signe de fracture. Petites excoriations dans la région occipitale. Obnubilation et *céphalée très prononcée,* pendant quelques jours. Le 8ᵉ jour, il se déclare guéri, et retourne chez lui. Mais là, il est pris à nouveau d'une *céphalée très vive,* avec obnubilation marquée. Pouls très ralenti à 42. T. 38°7, et vomissements. Une ponction lombaire donna 10 cc.³ de liquide fortement teinté, non hypertendu (culot sanguin abondant, sans microbes), glace. Guérison en quelques jours. Le liquide sanguinolent de la ponction indique une légère contusion.

céphalées traumatiques est celui que Babinsky a communiqué
à la Société de Neurologie en 1901 :

Babinsky. — Chez une dame de 24 ans, ayant fait une chute de
bicyclette sur l'occiput, survinrent, un mois après l'accident, des *accès
de céphalée intense* qui la privaient de sommeil, des vomissements
quotidiens et une double névrite optique avec hémorragies rétiniennes,
et un affaiblissement graduel de l'acuité visuelle. C'était évidemment
des symptômes *d'hypertension intra-cranienne*. Gosset fit une hémi-
craniectomie dix-huit mois après la chute. On ne découvrit aucune
lésion de la surface de l'hémisphère exploré. On enleva le volet osseux
de manière à éviter toute compression du cerveau. La douleur
céphalique et les vomissements disparurent, et la vue fut notablement
améliorée (1).

Dans le cas suivant de **A.** Prince, les *céphalées persistantes*
furent attribuées à *l'hypertension intra-cranienne*, causée par
une hyperostose et une *plaque de méningite*, au point
traumatisé. Deux ponctions lombaires faites peu avant la
première opération révélèrent un excès de pression manifeste.

A. Prince. — H... 14 ans, projeté de sa bicyclette sur la nuque :
il perd connaissance pendant quelques minutes. Il se relève, mais il est
obnubilé, et il rentre chez lui, conduisant sa bicyclette à la main. Pas
de plaie du cuir chevelu ; quelques contusions à la face et au crâne.
Dans la nuit, énervement, cauchemars. Le lendemain, idées confuses,
tête lourde ; il voit trouble surtout de l'œil gauche ; il éprouve dans
le crâne non de véritables douleurs, mais des sensations bizarres.
Après trois jours, il retourne au collège.

A partir de ce moment, son caractère change : il est déprimé,
taciturne, ne peut plus fixer son attention. Il ne peut plus travailler
et est le dernier élève de sa classe.

A 19 ans, il fait son service militaire ; mais *il continue à souffrir de
la tête*, surtout à un point situé au niveau du pariétal gauche ;
insomnies fréquentes. Puis, à son retour du service, il est nommé
commis, à la manufacture des tabacs. Les efforts, qu'il a faits pour ce
concours, ont augmenté son asthénie ; il a des phobies, des obsessions
diverses, et enfin il est obligé de cesser le travail. Traitements
médicaux divers.

Deux ans plus tard, il consulte Babinsky, qui pratique une ponction
lombaire et un examen ophtalmoscopique. Se basant sur une
lymphocytose très nette du liquide céphalo-rachidien et sur *l'hyperhémie*

____

(1) Babinsky, *Soc. de Neurol.*, 1901, p. 266.

des papilles, surtout la gauche, ce neurologiste diagnostique une *irritation méningée* ; il conseille une craniectomie.

Celle-ci est faite par le Dr Delagenière (du Mans). Elle consiste en une craniectomie de 4 cm. au niveau du point douloureux : la rondelle enlevée, on constate une hypertension manifeste. Incision de la dure-mère, qui est normale « mais, sur une surface de la grandeur d'une pièce de 5 centimes, *les leptoméninges apparaissent un peu épaissies, lactescentes, infiltrées de sérosité blanchâtre*. On distingue nettement de petites granulations jaunes, dispersées en traînées, le long des vaisseaux ».

Après cette intervention, grande amélioration. Mais, 6 mois après, une zone d'un centimètre au pourtour de l'orifice fut enlevée, parce qu'elle était *hyperostosée*, sur la demande du malade, qui, à ce niveau, éprouvait encore une douleur sourde. Guérison complète, confirmée au bout d'un an. A. Prince croit qu'il s'agissait de granulations tuberculeuses (1).

Il y a, d'autre part, des *contusions légères*, qui tiennent plus de la *commotion* que de la *contusion*, comme dans le fait suivant de Bégouin :

Bégouin. — H... 28 ans, tombé du haut d'un cirque. Signes de commotion cérébrale. Il est pâle, le pouls lent à 50, indifférent à tout ce qui l'entoure. Il comprend les questions qu'on lui pose et répond intelligemment, mais, avec lenteur et ennui. Il ne se plaint pas de la tête, n'a pas de fièvre, mais présente de l'incontinence des urines et des matières. Aucun écoulement, aucune ecchymose. Pas de troubles des mouvements ; réflexes rotuliens diminués.

Cet état *se prolongeant*, le Dr Bégouin substitue le diagnostic de *contusion* à celui de *commotion*.

Le 6e jour, ponction lombaire. On retire environ 6 cc d'un liquide, qui vient sans pression notable, et qui est nettement *teinté de sang :* nombreuses hématies.

Dès le lendemain, le malade présentait un visage gai et charmant. Il parlait spontanément et n'avait plus de paralysie du sphincter ; son pouls était remonté à 72. Dix jours après l'amélioration persistait (2).

b) Il a déjà été question des AMNÉSIES TRAUMATIQUES, à propos de la *commotion légère* et de la *commotion grave*.

Gussenbauer a voulu faire de ce symptôme un signe de la *contusion microscopique du cortex ;* et par contre, auquel

(1) A. Prince. *Rev. Neurol.*, 1911, II, p. 355.
(2) Bégouin. *Gaz. hebd. des Sc. Méd. de Bordeaux*, 1910, N° 3.

dans la *commotion :* il admet, que dans les chocs craniens, il y a *heurt de la convexité cérébrale contre la voûte du crâne,* et déchirure des neurones, rupture de leurs dendrites et anastomoses, et par suite *perte des images commémoratives.*

Nous avons relaté, à ce propos, les deux très intéressantes observations de Marix, où, à la suite de chutes de cheval, on observa des *amnésies passagères,* avec conservation apparente de l'intégrité psychique.

Plusieurs faits de Tuffier, que nous avons aussi indiqués, sont du même genre.

Dans un certain nombre de cas, on a pu avoir la preuve de l'existence réelle d'une *contusion,* par la ponction lombaire, qui donna un liquide légèrement hémorragique.

c) La CONFUSION MENTALE, s'observe à titre transitoire, dans les *contusions légères,* comme dans les contusions fortes, surtout lorsque le choc est *frontal* (1).

Mais, ce qu'il est intéressant de connaître, c'est son *apparition tardive,* alors que les effets primaires du choc ont été insignifiants ou sont restés inconnus.

Il en est de même d'ailleurs de *certains troubles mentaux tardifs.*

Nous avons déjà, à ce propos, mentionné les deux observations remarquables de R. Dupouy et R. Charpentier et de Pasturel et Quenouille, à propos des commotions légères. L'un des blessés guérit après 50 jours d'internement à l'asile ; et l'autre, délirant et halluciné, tomba dans un affaiblissement intellectuel progressif.

A propos des *troubles* MENTAUX succédant à de *petits traumatismes du crâne,* nous avons également cité plusieurs faits empruntés à :

Imbert et Dugas. — Enfant devenu épileptique et presque idiot à la suite d'un simple coup de règle sur la tête. — Homme atteint d'un coup de pied de cheval, sans signe de fracture ; après 15 jours, il reprend son travail ; mais trois mois plus tard il présente de l'excitation cérébrale, des troubles de la vue, des vertiges, et tombe dans l'aliénation mentale. — Homme projeté d'un tramway sur le sol ; perte de connaissance de 10 minutes ; violentes douleurs ; insomnies

---

(1) Voy. faits de L. Picqué, Dubuisson et Anglade, etc. — Voy. aussi, J. Laurent : *Contusion du crâne ; Confusion mentale, hystéro-neurasthénie (Journ. de Méd. de Paris,* 30 Mai 1908).

et fièvre ; quelques plaies contuses du cuir chevelu. Il reste sans
travailler pendant 6 mois ; puis, il tombe dans un état d'excitation,
avec conceptions délirantes. On est obligé de le faire interner ;
il n'avait pourtant aucun antécédent héréditaire ou personnel.

A. Urbano. — H... 63 ans, ayant reçu une forte contusion du côté
gauche, sans fracture, présente un état *de confusion mentale* avec
pesanteur de tête, préoccupations, et grand affaiblissement musculaire
du côté gauche. L'auteur évalue à 50 % la perte de l'aptitude au
travail. Le blessé était artério-scléreux (1).

A. Vigouroux. — H... 50 ans. Traumatisme datant d'un mois ;
il avait été suivi de 8 jours de coma ; cicatrice à la région temporale
gauche. Le blessé présentait de l'excitation intellectuelle, avec
illusions, interprétations délirantes et des idées de persécution, de la
réticence et des violences, par intervalles. L'auteur attribue, en partie,
une influence dans la pathogénie des troubles mentaux à l'ancien état
et à un certain degré d'insuffisance hépatico-rénale du blessé (2).

d) Les *troubles* MOTEURS et SENSITIFS, à la suite des
contusions légères, dans les petits traumatismes du crâne,
revêtent assez souvent la *forme segmentaire,* tantôt *convulsive,*
tantôt *paralytique.*
Voici quelques exemples de *troubles convulsifs limités.*

Rudlek. — Chez un jeune homme de 17 ans, qui reçut une poutre
sur la tête, du côté droit, constata, quelques semaines après, des crises
d'épilepsie Jacksonnienne commençant par le *facial gauche ;* et, après
trépanation, on trouva au niveau du *centre facial,* des *veines turges-
centes* et *une petite hémorragie.*

Bousquet. — Un homme qui, dans une rixe, reçut un coup de
marteau sur la tête, s'affaissa ; mais, aussitôt, il se releva et reprit son
travail pendant 6 jours. Le chirurgien intervint cependant, parce que
le blessé avait des fourmillements dans le *membre supérieur gauche* et
des *attaques Jacksonniennes* : il découvrit une *esquille de la table interne.*

L. Vandenbosche. — Chez un jeune officier tombé de cheval, qui
n'eut qu'une commotion légère, et un mois après une attaque
d'épilepsie trouva une *petite exostose de la table interne.*

(1) A. Urbano. *La Clinica Moderna,* 1906, p. 493, et *Rev. Neurol.,* 1907,
p. 820.
(2) A. Vigouroux. *Annales Médico-psychol.,* 1907, p. 271, et *Rev. Neurol.,*
1908, p. 820.

G. T. Howard (de Melbourne). — Un homme fit une chute de voiture sur la bosse pariétale gauche, et eut une *attaque d'épilepsie Jacksonnienne*, puis *beaucoup d'autres*, et une céphalée persistante, dans la région pariétale gauche, puis, une contracture de la main et du pied droits. Onze ans plus tard, lors d'une trépanation, on constata que l'os était épaissi et la dure-mère adhérente. Les méninges molles et le cortex ne présentaient rien de particulier (1).

Nombreux sont d'ailleurs les cas, où une simple *plaque de pachyméningite* ou *d'adhérences méningo-encéphaliques*, à la suite d'un traumatisme léger ont déterminé de l'épilepsie Jacksonnienne, dont le *début* ou *l'aura* commençait au niveau des muscles innervés *par le centre cortical sous-jacent.*

Dans le cas de *Petterlein*, cité plus haut, il y eut surtout des *troubles de l'équilibre*, de l'incertitude de la marche et de l'incoordination des membres pour une *contusion œdémateuse* occupant la région *frontale* au niveau de F¹.

Les faits de *monoplégie segmentaire*, ou même de *microplégie*, dans les *contusions légères* sont d'un intérêt particulier, en montrant, quelle *précision localisatrice* présente la petite lésion, qui en est l'origine.

Jacobelli. — Garçon de 20 ans, ayant reçu un coup de bâton sur le pariétal droit. Il n'en était résulté qu'une petite blessure locale ; mais, la *main gauche* était complètement paralysée ; tandis que le membre supérieur gauche pouvait être mû par les articulations de l'épaule et du coude, *la main et les doigts étaient complètement immobiles.* Trépanation : rien d'extérieur au crâne ; mais, *au-dessous d'une fissure de la lame vitrée, on trouva un petit hématome ;* pas d'esquilles. Trois jours après l'opération, la *motilité* revint dans l'ordre suivant : supination de la main, extension de la main et des doigts, flexion de la main et des doigts, opposition du pouce. Au 6ᵉ jour, le retour de tous les mouvements était un fait accompli. Il est exceptionnel qu'un hématome exerce une pression aussi limitée ; la petite surface comprimée correspondait à la partie basse du 1/3 moyen de la zone rolandique, c'est-à-dire au centre de la main (pouce, doigts, et poignet) (2).

N. Zara. — Plaie lacéro-contuse à droite avec intégrité apparente de l'os pariétal : le malade présentait un *spasme convulsif et douloureux*

<hr>

(1) Rudlek. *Arch. gén. de Chir.*, 1909, p. 85. — Bousquet. *Congr. de Chir.*, 1901, p. 333, obs. III. — Vandenbossche. *Soc. de Méd. Milit.*, 1910, p. 546. — G. T. Howard. Chipault, III, p. 933.

(2) Jacobelli. *Il Policlinico*, Décembre 1909, et *Rev. Neurol.*, 1910, II, p. 496.

de la main gauche, sans qu'il existât rien du côté de la conscience, du pouls, et de la respiration. — L'opération montra que des *esquilles de la table interne* avaient perforé la dure-mère et irritaient l'écorce, au voisinage du sillon de Rolando (1).

Leszinski. — Chez un homme de 24 ans, qui avait reçu une brique sur la tête, et *ne perdit pas connaissance*, constata une fracture comminutive du pariétal, et enleva les esquilles, sans ouvrir la dure-mère. Immédiatement après l'accident, il y avait eu *paralysie de la jambe au-dessous du genou ;* dix jours après, il avait seulement le pied tombant, et ne pouvait mouvoir les *orteils.* Quatre mois plus tard, il n'avait plus qu'une *anesthésie totale,* depuis les orteils jusqu'à 6 cent. au-dessous de la rotule ; mais, il y avait une bande circulaire de *dissociation de la sensibilité,* sur 5 cent. au-dessus de l'anesthésie totale : en ce point, les sensibilités tactile et thermique étaient abolies, avec conservation de la sensibilité à la douleur. Le malade racontait qu'une semaine environ après son départ de l'hôpital, la sensibilité, dans sa jambe, commença à disparaître, et qu'après deux semaines, la perte de la sensibilité fut complète. L'auteur pense que la lésion subie au moment du traumatisme consiste en quelques déchirures ou petites hémorragies de la partie supérieure des circonvolutions centrales (2).

A. Gaussel et Massabuau. — Chez un homme de 19 ans, qui avait reçu un choc sur la tête, disent qu'on remarqua, vers le 10ᵉ jour, *un affaiblissement des membres du côté droit, avec incoordination* (Hémiataxie). Amnésie antérograde. Intervention 2 mois 1/2 après l'accident : la table interne éclatée, faisait une saillie de 12 mm. Guérison (3).

J. Bœckel, rapporte un cas de *paralysie du pied* et *de la jambe,* chez un jeune garçon, qui reçut une pierre sur la tête et *ne perdit connaisssance que quelques secondes.* Après l'ablation des esquilles, la guérison fut complète en 6 semaines.

Grasset a observé deux faits remarquables de *paralysies segmentaires.* Dans l'un, il s'agit d'un jockey de 19 ans, projeté contre un mur, qui eut une plaie à lambeau et une perte de connaissance très courte. Deux mois après l'accident, il présentait d'une part des crises de *Jacksonnisme psychique* (idées fixes et obsédantes), et de *Jacksonnisme*

(1) N. Zara. *Bollet. Dell. Clinische,* Septembre 1905, et *Rev. Neurol.,* 1906, p. 40.
(2) Leszinski. *New-York Méd. Journ..* 1910, p. 893, et *Arch. gén. de Méd.* 1910, p. 493.
(3) A. Gaussel et Massabuau (*Arch. gén. de Méd.,* 1905, p. 2.518, Nᵒ 40).

moteur (tremblement localisé dans le pied et dans le cou-de-pied ;
paralysie limitée à l'avant-pied ; anesthésie en bottine du pied et du
cou-de-pied). Il s'agit, en somme, d'après l'auteur, d'une *monoplégie
d'origine corticale articulo-motrice,* dans sa distribution.

Dans un second cas du même médecin, après une érafflure du
sommet de la tête, par le passage à fleur de peau d'une charge de
plomb d'un fusil de chasse, le blessé, plusieurs mois après, présentait
aussi une *paralysie articulo-motrice du pied.*

Une autre manifestation assez intéressante et non rare des
petits traumatismes craniens et des *contusions légères,* c'est
l'APHASIE, soit isolée, soit accompagnée de *paralysie du bras*
ou *de la face.*

Phelps. — Relate l'histoire d'un enfant, qui resta quelques jours
aphasique et *agraphique,* après avoir reçu une brique sur la tête.
D'après lui, c'est à la *contusion même du cortex,* qu'il faut attribuer
l'*aphasie,* la compression par un épanchement lui paraissant insuffisante,
pour avoir cet effet.

On a attribué plusieurs de ces cas *d'aphasie* à l'*hystéro-
traumatisme,* sans que ce diagnostic nous paraisse suffisamment justifié. Nous avons déjà rapporté le cas de Tixier.

Tixier. — Un homme avait reçu de violents coups de bâton sur la
tête et présentait une plaie étoilée, *exactement à la partie inférieure de
la région rolandique.* Il se rendit aussitôt chez le commissaire, et dès
ce moment, *il lui fut impossible de prononcer un mot* et de donner des
renseignements autrement que par écrit. Un examen soigneux, fait à
l'hôpital, montra qu'il n'avait aucun autre trouble, sauf une *hémi-
anesthesie de la langue à gauche* c'est-à-dire, du côté de la lésion
cranienne. Quand on l'interrogeait, il faisait des efforts pour répondre
mais n'émettait que quelques sons inarticulés ; pas d'agraphie, compréhension normale. Tixier essaya de le guérir par suggestion (petite
opération simulée). Le lendemain, il répond quelques mots courts :
oui ou *non ;* et il est pris de bégaiement, quand il veut parler,
état stationnaire pendant 8 jours. Après un mois, il était notablement
amélioré, mais non guéri.

Il nous semble que, dans le fait de Tixier, le seul stigmate
hystérique constaté (l'hémianesthésie linguale) est bien faible,
et que les accidents éprouvés par le blessé, surtout si l'on
considère le *siège exact* de sa blessure, peuvent aussi bien
avoir été le résultat d'une *suffusion sanguine de la pie-mère,*

au niveau du centre de Broca, suffusion qui se serait assez rapidement résorbée.

Alessandro Marino a aussi rapporté un cas d'*alexie* et d'*agraphie verbales, après une chute*, chez un sujet, à la fois hystérique et épileptique, qui présenta en outre quelques signes de la *névrose traumatique*.

Guiseppe Sylvestri a constaté une *aphasie motrice transitoire* par lésion de l'*hémisphère droit*, chez un *droitier* : un fragment osseux comprimant F^3. — Peut-être existait-il un contre-coup.

G. Fasola a observé un cas d'*aphasie sensorielle partielle*, avec traces de paraphasie, chez un homme dont le *lobe temporal* avait été *contusionné*, lors d'une ablation du ganglion de Gasser. Elle fut transitoire.

Le fait suivant de Schlöffer est particulièrement remarquable, car il s'agit d'une *aphasie* avec *monoplégie du pied*, survenues après un simple traumatisme de la tête, par une *boule de neige*.

H. Schlöffer. — H... 15 ans. Coup de *boule de neige* sur le côté gauche de la tête. Il tombe, mais ne perd pas connaissance ; il se relève et veut poursuivre son agresseur. Mais aussitôt, sa parole était devenue hésitante, et *il ne pouvait articuler aucun mot.* Il se rendit chez lui ; mais, il constata que *son pied droit* n'était pas aussi vigoureux que le *gauche*. En voulant se deshabiller, il remarqua que sa main *droite* était plus malhabile que la gauche. Céphalées vives. Aucune fracture. Quatre jours après, il eût *trois mouvements convulsifs* dans la main droite Depuis, il n'a plus eu d'autres convulsions. La paralysie des membres s'améliora ensuite, et bientôt, il ne resta plus que l'*aphasie*.

A l'examen : *parésie de la face à droite ;* force un peu diminuée dans le membre supérieur droit, légère faiblesse du membre inférieur droit. Réflexes égaux des deux côtés. Il est complètement *aphasique* et ne peut dire que *ta* et *té*. Mais, il comprend tout ce qu'on lui dit. Pupille droite plus dilatée que la gauche ; sensibilité à peu près conservée.

Le *lieu traumatisé* se trouve à 7 cm. 5 au-dessus de l'arcade zygomatique et répond à la suture coronaire. C'est à un centimètre de là, qu'on trouve une dépression grande comme une pièce de 0.50 centimes. *Le point le plus douloureux est situé exactement dans la zone de Broca*. Douleurs vives, par accès, dans la main droite. Expectation.

Revu 3 ans après, *il ne présente plus de troubles de la parole* que pour les mots difficiles ou longs ou lorsqu'il parle vite. Plus de convulsions. Il se porte bien et remplit facilement les exercices de sa profession de mousse dans la marine autrichienne.

G. L. Lombardi. — Un jeune homme de 22 ans, ayant reçu un coup violent sur la région occipitale supérieure droite du crâne, présenta dans la suite, de l'*aphasie motrice*, avec une parésie légère du membre supérieur droit, mais sans agraphie, ni cécité, ni surdité verbales. Il s'agissait d'une commotion cérébrale avec *contusion très limitée*.

(Il est probable que la lésion était *un contre-coup* au niveau de F³ à gauche) (1).

Nous avons insisté, à plusieurs reprises, sur le peu d'importance du traumatisme provocateur, dans les *apoplexies tardives*.

Il est un certain nombre de ces manifestations, où il s'agit plus particulièrement d'un *petit traumatisme du crâne* et d'une *contusion légère*, comme dans le fait suivant de Gruget, très intéressant. La lésion était évidemment *une hémorragie tardive des vaisseaux méningés*, qui guérit spontanément.

Gruget. — Un enfant de 6 ans, qui suivait une voiture de roulier, reçut le bord de l'arrière-train détaché accidentellement, sur la tête, au niveau de la région pariéto-occipitale droite. Il tomba et se releva seul. Petite plaie de quelques mm. au niveau de la région traumatisée. Il ne *perdit pas connaissance*, rentra chez lui, et dormit tranquillement toute la nuit.

Le 3e jour, au soir, après un effort : maux de tête, vomissements. Il tombe dans le *coma* ; résolution musculaire complète, dilatation pupillaire des deux côtés ; pas de réaction à la lumière. Il est difficile de constater s'il existe une hémiplégie ; mais, il a nettement une ébauche de *paralysie faciale droite*. Pas de fièvre. P. 90.

Le lendemain, même état. Le surlendemain, l'enfant sort progressivement de son coma, et reprend connaissance. On le trouve alors

<hr>

(1) Phelps. *New-York Méd. Journ.*, Juin 1905, et *Rev. Neurol.*, 1905, p. 1.149. — Tixier. — Marina. *Rivista Veneta de Sc. Méd.*, 31 Mars 1907, et *Rev. Neurol.*, 1907, p. 1.039. — G. Silvestri. *Il Policlinico*, Avril 1909, et *Rev. Neurol.*, 1910, II, p. 569. — G. Fasola. *Riv. de Frunatria et Arch. gén. de Méd.*, 1903, I, p. 802. — Schlöffer. *in* Mém. de Martial, *Iconogr. Salpêtrière*, 1900, p. 546. — G. Lombardi. *Rivista Neuropattiologico*, Turin, 1908, p. 97, et *Rev. Neurol.*, 1908, p. 1.147.

dans un état de torpeur très marquée ; machonnements et baillements continuels ; position légèrement en chien de fusil. Il répond à peu près, quoique lentement, difficilement, aux questions, dit son nom. Plus de paralysie des membres, ni de la face. Pas de Kernig. Réflexes normaux. Pupilles légèrement dilatées, réagissant bien à la lumière et à l'accommodation. Léger degré de ptosis de la paupière supérieure droite. Abstention.

Les jours suivants, l'amélioration s'accentue, et *dix jours plus tard,* il n'y avait plus aucune trace du traumatisme ; l'enfant reprenait sa vie habituelle.

Trois mois après, il est en excellente santé (1).

Martel. — H... 39 ans. Chute de wagon : une secousse le jette à terre, où il reste quelque temps étourdi. Il peut rentrer chez lui, et le lendemain, retourner à son travail. Mais, il a alors un étourdissement spontané et il tombe. Il est atteint d'*hémiplégie droite avec aphasie.*

Guérison de l'*aphasie,* mais l'*hémiplégie droite* persiste avec contracture et clonus, comme une hémiplégie organique. L'auteur fait de ce cas, une *spätapoplexie* (2)

A. R. Allen (Philadelphie). — Une femme de 36 ans reçoit un coup à la tête, et présente une céphalée intense ; deux jours plus tard, attaque d'hémiplégie (3).

c) Les *troubles* SENSORIELS, qu'on a signalés après des *contusions légères* (ou des commotions légères) ont consisté :

1° En des *troubles visuels* (en dehors des lésions du nerf optique). Hirsch a relaté un cas de *cécité passagère d'origine corticale ;*

2° Nous avons eu l'occasion de mentionner le cas de Savariaud, dans lequel il s'est agi d'une *anosmie* par arrachement des filets du bulbe olfactif (chute sur l'occiput, *contre-coup) ;*

3° Les cas de *surdité* (en dehors des lésions du nerf auditif) ne sont pas exceptionnels ;

4° Wernicke en 1895 a signalé un cas de *paralysie tactile* de la main.

---

(1) Grugel. *Arch. de Méd. d'Angers,* Février 1910, p. 68.
(2) Martel. *Soc. de Méd. de St-Étienne,* 20 Mars 1907, et *Rev. Neurol.,* 1907, p. 1.174.
(3) R. Allen. *Journ. of neur. and mental. deseases,* 1908, p. 763, et *Rev. Neurol.,* 1909, p. 1.158.

Le blessé fût opéré par *Fischer*, qui enleva quelques esquilles. Il eut pendant quelques jours, une paralysie flasque de la main et des doigts dont il guérit rapidement ; mais, il lui était impossible de reconnaître les objets mis dans sa main droite et de reprendre les objets mis dans sa poche.

On a observé aussi des troubles localisés de la sensibilité profonde, de l'*astéréoagnosie*. En particulier dans un cas de *Morton*, outre une paralysie spasmodique de la main et du bras, il y avait un déficit bien marqué de la sensation de pression, de la notion des attitudes et des mouvements des doigts.

De même, *Cadwalader* a cité un cas d'*astéréoagnosie* de la main toute entière, qui s'atténua rapidement ; mais, plus longtemps, le pouce et l'index ne purent reconnaître les objets.

F. W. Langdson rapporte qu'un homme frappé à la tempe par une pierre, ne pouvait reconnaître un *dollar d'argent*, qu'on lui mettait dans la main ; il le confondait avec une demi-livre, — ce qu'il ne faisait pas avec la main du côté opposé.

La série importante des faits, que nous venons de rassembler, montre que les *petits traumatismes du crâne* et les *contusions légères*, ont une *symptomatologie clinique*, qui présente une physionomie un peu spéciale. Ils se caractérisent assez souvent par des troubles *étroitement localisés* ; mais ils ont parfois des *conséquences plus importantes* ou même plus *graves*, qu'il n'est habituel de le supposer.

III.

Symptômes des contusions fortes.

Comme tous les organes, à la suite des traumatismes qui les atteignent, le cerveau, par la *contusion*, qui déchire son parenchyme, se trouve *irrité* ; et, la masse encéphalique réagit, dans son ensemble, avec plus ou moins d'intensité, selon la gravité de l'offense.

De plus, lorsque la contusion est produite dans *le crâne fermé*, le sang épanché, en plus ou moins grande quantité, et les détritus des éléments organiques frappés de mort déterminent une véritable et rapide intoxication des centres nerveux.

Ces deux conditions pathogéniques *(irritation* et *intoxica-tion)*, causent un ensemble de troubles, qui constituent les *symptômes généraux* de la *contusion cérébrale*.

Dans un bon nombre de cas, selon la région atteinte, s'ajoutent des *symptômes localisateurs*.

Nous étudierons successivement les uns et les autres.

I. — SYMPTÔMES GÉNÉRAUX DES CONTUSIONS FORTES.

D'après nos recherches, les *symptômes* GÉNÉRAUX des contusions cérébrales peuvent s'offrir à l'observateur sous *quatre formes cliniques*, de caractère, de fréquence, et d'intensité différentes.

Nous distinguerons :

1° Les *contusions* avec *syndrome méningé* ou *cortico-méningé* ;

2° Les *contusions* avec *coma* ;

3° Les *contusions lucides*, avec *paralysies* ou *contractures primaires* (sans troubles méningés, ni coma) ;

4° Les *contusions* avec *crises épileptiques primaires.*

A. *Dupuytren*, qui le premier essaya le diagnostic de la contusion cérébrale, confondit ses premières manifestations avec celles de la méningo-encéphalite traumatique et admit que celles-ci n'apparaissaient d'une manière distincte *qu'au 5° jour, après la blessure*.

Sanson, plus proche de la vérité, admit que les phénomènes propres à la *contusion* peuvent survenir dès les premiers instants, caractérisés par de l'agitation, du délire ; et, il signale quelques troubles moteurs localisés concomitants.

Les caractères principaux des *contusions cérébrales* à SYNDROME MÉNINGÉ OU CORTICO-MÉNINGÉ sont les suivants : de la *céphalée*, parfois des *vomissements*, de l'*agitation*, du *délire*, de la *confusion mentale*, et assez souvent, de l'*hyperthermie rapide*.

Il faut ajouter que, dans des cas assez nombreux s'observent encore de la *contracture pupillaire*, la *position en chien de fusil*, le *Kernig*, la *raideur de la nuque* et *des contractures*, signes qui font en réalité partie du *syndrome méningé* des pathologistes.

Cette symptomatologie se rapproche assez de celle de la *commotion congestive* et de la *méningo-encéphalite*.

Nous indiquerons leurs principaux caractères distinctifs, à propos du diagnostic.

Nous citons, à titre d'exemple, les deux cas suivants, parce qu'il s'agit de *contusions cérébrales*, le *crâne fermé*, et qu'on y observe un certain nombre de symptômes généraux, propres à ce genre de lésions encéphaliques.

Jacquet. — H..., étant ivre, fait une chute dans un escalier. Plaie contuse très limitée, de la région fronto-pariétale droite, sans décollement.

Le blessé, le lendemain, ne répond aux questions que par *oui* et par *non* (aphasie), pousse des cris et jure, quand on le remue dans son lit. Il ne reconnaît pas les personnes de sa connaissance. Vomissements à plusieurs reprises. Parésie du bras droit. Pupilles égales. Pouls régulier, plein, à 70. T. m. 37°8. T. s. 39°, dans le rectum.

La nuit, agitation et insomnie ; pas de cris. Il ne répond rien aux questions qu'on lui adresse ; mais, il est sensible aux excitations, et il suit des yeux les mouvements qu'on fait devant lui. Il se plaint beaucoup moins, quand on le remue. Respiration ralentie, coupée par instants de profonds soupirs, mais sans rythme de Cheyne-Stokes. P. 99. T. m. 39°2. T. s. 39°6.

Le 3e jour : la veille au soir, crise épileptiforme. Deux autres crises dans la matinée. Ces phénomènes font songer à une inondation méningée. T. m. 40°2. T. s. 40°6. — Mort, à 7 h. du soir.

Autopsie. Aucune fracture. Le choc a porté *à droite ;* mais, les lésions sont dans l'*hémisphère gauche.* De ce côté : abondant épanchement *intra-arachnoïdien,* gelée de groseilles. *Broiement et attrition du lobe sphénoïdal gauche,* dans une étendue de 4 cm., et du pied de F³, où existe un foyer hémorragique considérable. Au sommet de la scissure parallèle, vers le pli-courbe, 3 ou 4 noyaux sanguins de 1 cent. d'étendue, enfoncés dans la substance grise des circonvolutions (1).

La *parésie du bras droit* s'explique par l'épanchement intra-arachnoïdien et l'*aphasie* par la contusion de F³. Il s'agit de ces *contusions cérébrales,* avec *demi-coma, somnolence,* sans respiration stertoreuse, que déjà Sanson signalait.

Dans l'observation suivante, au contraire, on assiste à des *phénomènes d'excitation marquée,* sans symptômes de localisation.

Couteaud. — H... 38 ans, ouvrier du port, tombe d'un tramway en marche sur l'occiput. Perte de connaissance, pendant quelques

(1) Jacquet. *Soc. Anat.,* 1883, p. 254.

instants ; puis, après un court moment de résolution une *excitation extrême* s'empare de lui, pendant qu'on le conduit à l'hôpital de la marine. Là, on le voit marcher seul dans la salle, se mettre au lit en proie à une loquacité très grande, mais sans troubles de sensibilité et motilité, sans modification des pupilles. Plaie étoilée, à gauche de la protubérance occipitale externe. Aucun signe de fracture. Vomissements de matières alimentaires et alcooliques. *La nuit se passe dans une agitation continuelle et des cris incessants.*

Le lendemain, je le vois somnolent, et de temps en temps, grinçant des dents. T. 37°2. P. 82, bon. Traces d'épistaxis à gauche ; pas d'otorrhagie. Le blessé reconnait les personnes. Il présente une extrême sensibilité au froid, au point que, quand on lui tâte le pouls, il repousse la main comme trop froide.

Je pose le diagnostic de fracture de la base avec irradiation à l'étage inférieur du crâne. Je débride la plaie, et je découvre une fissure si ténue, que je suis seul à la voir ; elle se dirige vers le trou occipital.

Trépanation large sous le chloroforme dix-huit heures après la chute, au niveau de la bosse occipitale. A travers la brèche osseuse, bombe la dure-mère, sous forme de hernie fluctuante ; le cerveau ne présente aucun battement. Incision de la dure-mère ; rien ne sort. J'explore prudemment la substance du lobe occipital avec un stylet ; cet instrument s'enfonce si aisément que je plonge mon petit doigt à sa place. A part une mince lame superficielle restée intacte, *le lobe occipital est transformé en bouillie sur une profondeur de 4 centimètres ;* des débris de substance blanche font issue spontanément, et je les extrais sans effort. Je m'abstiens de suturer la dure-mère, et je laisse quelques parcelles du cerveau faire hernie dans la plaie. Drainage. Pansement antiseptique.

Le lendemain : agitation constante, l'opéré cherche à enlever son pansement, et il y réussit même plusieurs fois, les jours suivants. Température au-dessous de 37°. Pouls d'abord entre 60 et 78, se ralentissant à 50. L'asthénie persiste.

Le 3° jour, lucidité en grande partie revenue : nul souvenir de la chute et de la blessure.

Cicatrisation de la plaie en 10 jours. Exeat après 20 jours.

Revu 4 mois après, en parfait état, il a repris son métier de chaudronnier.

Un an plus tard : épilepsie Jacksonnienne. Trois ans après l'accident : troubles de la parole et de la marche ; affaiblissement marqué de l'intelligence. Alternation d'excitation et d'abrutissement. On est obligé de l'enfermer pour gâtisme, et bientôt, il meurt.

A *l'autopsie* : dans le lobe orbitaire droit, *foyer de ramollissement ancien* du volume d'un œuf de pigeon ; disparition de la matière cérébrale remplacée par une cavité remplie d'un magma gélatineux avec quelques corpuscules granuleux jaunâtres à l'entour, le tissu cérébral est en voie de désintégration. (Lésions de porencéphalie et de méningo-encéphalite chronique et diffuse, correspondant à un ancien foyer frontal de *contre-coup*) (1).

a) La CÉPHALÉE, dans la contusion cérébrale est *profonde*, tenace, diffuse en apparence, mais souvent avec une *sensation douloureuse maximum*, au niveau du *coup* ou du *contre-coup*.

En voici des exemples, empruntés à des contusions de moyenne gravité, où cette manifestation constitue le *seul* ou *principal* symptôme.

Beauchet. — Un jeune homme est tombé d'un lieu élevé ; il peut se relever et reprendre son travail. Une heure après, il devient maussade, irritable. Il se plaint d'une *douleur de tête violente,* et vient à l'Hôpital de la Charité. Il n'a pas de fièvre. *Il souffre de la tête* et répond péniblement aux questions qu'on lui adresse ; mais, quand on cherche à fixer son attention, il se fâche. Ses camarades nous disent qu'il était d'un caractère doux et facile avant sa chute.

Le lendemain et les jours suivants, il est maussade, et ne veut causer avec aucun des malades, qui l'entourent. Quand nous l'interrogeons il se fâche ; il menace même de nous frapper.

Vers le 4ᵉ jour, la fièvre s'allume. Le malade alors s'inquiète, puis tombe dans le coma et meurt le 9ᵉ jour.

A l'*autopsie*, nous trouvons une *contusion* de 2ᵉ degré, bien circonscrite, sur l'un des lobes cérébraux et un *épanchement peu épais*, large comme la main, étalé en couches sur la surface convexe de l'hémisphère correspondant à la blessure (2).

Collin. — Un marin, en descendant un escalier de pierre glisse et tombe du côté gauche, sur la dernière marche. La tête porte sur une pierre. Plaie de 4 cm., peu profonde, située au niveau du pariétal gauche, à trois travers de doigts au-dessus du pavillon de l'oreille. Rien du côté de l'os.

Après la chute, le blessé souffre d'une *céphalalgie violente,* continuelle, qui le prive presqu'entièrement de sommeil.

Trois ou quatre jours après l'accident, il présente une parésie des membres supérieur et inférieur gauches. La force de la main gauche est beaucoup moindre que la droite. Il ressent des fourmillements aux

(1) Couteaud. *Soc. de Méd. Milit. fr.*, 1911, p. 177, obs. III.
(2) Beauchet. *Th.* Agy, Paris, 1860, p. 32.

extrémités des doigts, la langue est un peu déviée à gauche ainsi que la
luette. Sensibilité exagérée pour les piqûres et les différences de
température. Réflexes exagérés du côté gauche.

Cet état parétique cède assez rapidement ; *la céphalalgie s'atténue et
disparaît*. Au bout de 10 jours, guérison complète (1).

Dans un autre cas du même auteur, où la chute eut lieu sur
le *front,* où se voyait une plaie, le blessé se plaignait de
ressentir de violentes douleurs *au niveau de la région
occipitale* (contre-coup).

Dans le fait de Djemil-Pacha, le blessé tombé sur les pieds,
présente des crises de céphalée intenses. Il fallut faire
4 ponctions lombaires en 8 ou 10 jours, pour les faire cesser ;
or, ces ponctions ramenaient un liquide fortement sanglant,
signe de *déchirure* ou *de contusion* (2).

Nous avons, à plusieurs reprises, insisté sur l'importance
de la CÉPHALÉE, dans les traumatismes craniens, et sur
l'utilité de la ponction lombaire dans ces circonstances. Nous
avons cité, à propos de la *commotion légère,* les faits si
expressifs de Jacob, Vandenbussche et Féron et à propos du
traitement de la commotion ceux de Darde, Tuffier, Rochard,
Muret, etc.

Darde. — Un officier fait une chute de cheval sur le derrière de la
tête. Perte de connaissance une heure et demie. Pas d'otorrhagie ;
épistaxis abondante. Par la ponction lombaire, 6 à 8 grammes de sang
pur. Ptosis de la paupière supérieure gauche.

Les jours suivants, la *céphalée* reste assez vive, surtout en arrière,
plus intense la nuit, causant de l'insomnie et de l'agitation. Plusieurs
ponctions sans résultat. L'une d'elles donne un liquide jaunâtre avec
culot sanguin. Dans la nuit, qui suit, *céphalée encore plus vive* et
agitation extrême. L'état s'améliore le lendemain.

Une autre ponction moins abondante (15 grammes), faite, deux jours
après, n'empêche pas la *céphalalgie,* ni l'agitation, pourtant moindre
qu'après les ponctions précédentes.

Une troisième ponction deux jours plus tard, donne 20 grammes de
liquide tout à fait *clair*. Cette ponction, loin d'amener une amélioration
semble aggraver l'état du blessé. L'après-midi, il existe une certaine
parésie de la face ; les troubles de l'œil gauche paraissent plus accusés.
Le facies est inexpressif ; et enfin, le blessé s'arrête au milieu des
phrases, ne retrouvant plus les substantifs.

(1) L. Collin. *Contusion cérébrale,* Bordeaux, 1890.
(2) Djemil-Pacha. *Soc. de Chir.*, 1905, p. 1.027.

Intervention. Couronne de trépan, et abrasion au ciseau et à la pince gouge des bords d'une fissure courbe du pariétal, descendant jusqu'à la suture pétro-mastoïdienne. Le bord externe de la fissure déprimait très légèrement le cerveau. En bas, léger hématome extra-dural, qui est enlevé. Les battements du cerveau, n'étant pas perçus, on fend la dure-mère sur 2 centimètres ; il ne s'écoule qu'une quantité infime de liquide. Mèche de gaze ; pansement.

Le soir, *la céphalalgie a presque disparu* et le malade, très calme, a dormi toute la nuit.

Le lendemain, les troubles oculaires, l'amnésie et la *céphalalgie* ont disparu, comme par enchantement. Le blessé éprouve un bien-être considérable ; suites très simples ; guérison rapide (1).

Dans tous les cas de *céphalée*, auxquels nous venons de faire allusion, la ponction lombaire amena un liquide sanguinolent, indice d'une *déchirure des méninges* ou d'une *contusion*.

Dans certains cas, la *céphalée* a une *valeur localisatrice*, lorsqu'elle est *fixée* et *limitée*, surtout s'il s'agit de contusions par contre-coup *frontal* ou *occipital*.

b) L'AGITATION, le DÉLIRE, l'OBNUBILATION INTELLECTUELLE ou la CONFUSION MENTALE revêtent des formes diverses.

L'*agitation* est incessante, nocturne et diurne, accompagnée d'insomnies ; et le *délire* est parfois violent. Le blessé se tourne et se retourne dans son lit, a des mouvements désordonnés des membres et de la tête, pousse des plaintes et émet parfois des cris violents, des jurons. Il peut avoir des cauchemars, des hallucinations ; parfois il se lève de son lit et marche dans la salle, comme le blessé de Couteaud ; il se livre à ses besoins d'une façon inconsciente, et dans n'importe quel endroit.

Dans certains cas, l'*agitation* et le *délire* sont tels, qu'on est obligé de l'attacher ou de lui mettre la camisole de force.

D'autres fois, le *délire* est plus tranquille, et consiste en des plaintes, des gémissements, des rêves douloureux.

D'ordinaire, l'*obnubilation intellectuelle* est telle que le blessé ne reconnaît pas les personnes, ni ses parents, ni ses amis, ni les autres individus qui l'environnent. Il n'a d'ailleurs aucun souvenir de sa chute et des circonstances qui l'ont précédée immédiatement ou qui ont suivi, *il y a une lacune dans sa mémoire*.

(1) Darde. *Soc. de Méd. Milit. fr.*, 1910, p. 522.

Dans un cas de Léon, chez un cavalier, qui avait reçu un coup de tête de son cheval, et était tombé sur la partie postérieure du crâne, il y eut une perte de connaissance immédiate, à laquelle succéda bientôt *un état d'agitation inconsciente,* qui nécessita de le maintenir. Il avait une contusion de la face et un volumineux *hématome sous-cutané de la région occipitale,* les deux pupilles étaient contractées, et les réflexes cornéens conservés. Aucun écoulement par le nez et les oreilles.

Deux heures après environ, agitation beaucoup plus vive, mais de courte durée ; et l'on vit se dérouler tous les signes d'une hémorragie cérébrale à forme extrêmement rapide (cyanose de la face, avec phénomènes paralytiques du côté gauche ; pupille gauche extrêmement dilatée, tandis que la droite était contractée ; respiration stertoreuse ; abolition des réflexes cornéens ; pouls irrégulier, avec intermittences). La ponction lombaire, pratiquée à ce moment, *ne donna que du sang très épais.* Mort dans le coma, quatre heures après l'accident.

Pas d'autopsie. Il est probable qu'il s'agissait d'une contusion du cerveau, *par contre-coup,* dans la *région frontale,* avec déchirure d'un certain nombre de vaisseaux pie-mériens, « hypothèse que l'état *d'artério-sclérose du sujet rendait encore plus vraisemblable* ».

Le blessé de de Vaucresson (chute de cheval sur la tête dans une route à sol caillouteux ; otorrhagie gauche abondante), « se plaignait vivement et ne reconnaissait personne. Il prit même, presque constamment, les personnes qui l'entouraient, pour son père et pour sa mère. Cette forme de *délire* se continua d'ailleurs jusqu'à l'opération. Un autre détail nous frappa aussi ; il brouillait le genre des mots disant : « *mon fourchette, mon cuiller* », et employant souvent un mot, quand il était évident qu'il voulait en dire un autre. Incontinence ; vomissements. *Délire* continu, au cours duquel, il prononçait des phrases incohérentes. Hyperesthésie notable de la surface cutanée. Une crise convulsive pendant la nuit. La journée du lendemain, le *délire* ne cessa pas, et à aucun moment le blessé ne recouvra connaissance. Il prononçait des phrases sans signification « semblant appeler fréquemment son père et sa mère. Les quatre membres étaient agités de mouvements continuels, sans caractères spéciaux. Ni paralysie, ni contracture. La température n'a pas dépassé 37° 5. Pouls 76, fort mais irrégulier, avec de nombreuses intermittences. Respiration rapide et superficielle, avec Cheyne Stokes, etc. ».

Par l'opération, on reconnut une *fissure de l'occipital* longeant la suture pariéto-occipitale et se dirigeant vers la base. On applique une couronne de trépan sur la fissure ; mais, la dure-mère ne fut pas

(1) Léon. *Soc. de Méd. Milit. fr.,* 1911, p. 144, obs. IV.

ouverte. Aussitôt grande amélioration. Mais les jours suivants, on observe encore de *l'agitation* et un *délire* tranquille (des idées confuses, des vantardises, des prouesses accomplies en aéroplane, des récompenses obtenues, des visites supposées de hauts personnages, etc). Puis ces troubles s'atténuèrent, et le blessé guérit lentement et progressivement en 25 ou 30 jours.

Il s'agissait évidemment dans ce cas *d'une commotion avec agitation*, c'est-à-dire avec *foyers de contusion* (1).

E. Vincent, dans sa communication à la Société de Chirurgie en 1912, cite le fait suivant, qui est un exemple *d'agitation extrême* :

E. Vincent. — Un homme est renversé par une automobile et a une fracture esquilleuse du pariétal, avec irradiation, à la base. « Depuis le moment de son accident, le blessé *pousse des cris perçants ;* il tend des poings menaçants vers les automobilistes, qui l'ont conduit à l'hôpital ; il a craché à la figure de l'interne de garde, sans doute parce qu'il ne le comprend pas ; la connaissance est, en somme, conservée ». La ponction lombaire donne *un liquide sanglant,* sans hypertension.

Trépanation. Pas d'enfoncement, pas d'épanchement. La dure-mère intacte est ouverte ; et il s'écoule une notable quantité de liquide céphalo-rachidien. La substance cérébrale sous-jacente est congestionnée. Drainage. Nuit pénible. Dès le lendemain, le blessé pousse les mêmes cris ; on est obligé de l'attacher. Cet état d'excitation persiste pendant 6 jours. La température oscille entre 37°5 et 38°. Pouls rapide ; le malade urine et défèque sous lui. Mais bientôt amélioration, et guérison en 10 jours » (2).

Cette *agitation*, avec *délire*, apparaît aussi chez le blessé d'Alglave, qui reçut un coup de pied de cheval dans la région temporale.

Il avait une agitation incessante et des mouvements désordonnés, de l'hyperesthésie. Pas de paralysie. P. 52. R. 16. T. 36°4. Intervention immédiate ; ablation des esquilles ; déchirure de la dure-mère par où le sang s'échappe à flots, à cause d'une blessure de la *grande veine sylvienne.* Mort le 3° jour, de méningite. A l'autopsie : petit hématome et *foyer de contusion* de la scissure de Sylvius, près de la veine blessée (3).

(1) De Vaucresson. *Soc. de Méd. Milit. fr.,* 1910, p. 406.
(2) Vincent. *Soc. de Chir.,* 1912, p. 805.
(3) Alglave. *Soc. anat.,* 1907.

Les symptômes d'*agitation avec délire* ou *obnubilation mentale* sont souvent très prononcés dans *les fractures de la base, avec contusion*.

Un blessé de Delbet, tombé de 8 mètres, et qui avait une forte otorrhagie droite, se présentait dans l'état suivant :

« Il était dans un état de demi-torpeur, et l'interrogation lui arrachait des réponses brèves, sans suite, et souvent inarticulées. La respiration était libre, régulière, sans stertor. P. 80.

Le malade était dans un état d'agitation permanente, se tournant de côté et d'autre, les membres se fléchissant et s'étendant alternativement, par saccades ; les mouvements s'exécutaient d'une manière presqu'incessante. Le malade urinait fréquemment, sans en avoir conscience. T. 37° 5. Il ne présentait aucun signe de lésion en foyer. Mais cette *agitation perpétuelle*, l'enfoncement d'un fragment au niveau de la région pariétale droite me firent penser qu'il pouvait y avoir irritation de la dure-mère ».

Trépanation : ablation d'un fragment *déprimé de quelques mm.* Aucune lésion au-dessous ; liquide céphalo-rachidien absolument pur. Mort quatre jours après dans le coma. A l'*autopsie*, double fracture de la fosse moyenne. En face du point frappé, le cerveau est absolument sain. Mais, du côté opposé, il présente, au contraire *des lésions de contusion au 3e degré*, à cheval sur la partie moyenne de la scissure de Sylvius, dans une étendue large comme une pièce de 5 francs (contre-coup) (1).

Notons qu'il n'y avait aucun épanchement inter-méningé : ce qui permet d'attribuer au *foyer de contusion* le rôle principal dans les symptômes observés.

Plus nombreux, cependant, sont les cas de *fracture de la base* où les blessés sont *comateux ;* mais, il n'est pas rare cependant d'observer *une certaine agitation.*

Dans un cas recueilli par nos internes Fiévez et Fourdinier, le blessé fut pris d'un état de *délire* et d'*agitation prolongée* avec *fugues ambulatoires*. Il n'avait qu'une petite plaie de 4 cm., à la région temporale gauche. Après une fuite de 2 jours il revint dans le même état *de délire* et on le crut atteint d'une méningite. Il avait un Kernig manifeste. On intervint seulement au 6e jour, et on fit une craniotomie à droite, en se guidant sur un Babinsky, apparu à gauche, du côté de la lésion. Évacuation d'un vaste épanchement arachnoïdien à droite. Mort 2 heures après. A l'*autopsie*, fracture transversale des deux fosses

(1) Delbet. *Soc. Anat.* 1899, p. 720.

moyennes, de gauche à droite, à leur partie *antérieure. Contusions bi-polaires* : du côté du choc, à gauche, *contusion* de la grandeur d'une pièce de 1 franc à la partie antérieure du lobe sphénoïdal. Le maximum des lésions se trouve du côté opposé, sur le lobe temporo-sphénoïdal, où la substance nerveuse désorganisée forme une masse sanguinolente. Cette contusion sphénoïdale avait été, évidemment, l'origine de l'épanchement arachnoïdien, enlevé par l'opération (1).

La longue durée de *l'agitation* et du délire est remarquable dans ce cas.

Les blessés atteints de *plaie contuse encéphalique,* ouverte à l'extérieur, ne présentent, *avant l'invasion de la méningite,* qu'un peu d'*excitation,* mais pas d'*agitation* ni de *délire* véritable, pas de *confusion mentale* prononcée.

Ainsi dans le cas de Pervès, le blessé, avait un large enfoncement esquilleux, avec une attrition étendue dans la région frontale ; la corne cérébrale antérieure gauche était réduite en bouillie ; et cependant il avait toute sa connaissance, se rendait parfaitement compte de ce qui lui était arrivé, et répondait aux questions. Il présentait seulement un peu d'excitation (2).

c) L'HYPERTHERMIE à début *précoce* est un 3e symptôme fréquent dans les *contusions encéphaliques.*

Elle nous parait surtout en rapport avec la déchirure de l'arachnoïde et la diffusion du sang à l'état liquide dans la cavité séreuse : car, dans les contusions avec intégrité des membranes, elle parait moins prononcée. Ainsi elle est élevée dans les *fractures de la base* si une certaine quantité de sang occupe la cavité séreuse et ne s'écoule pas au dehors.

L'*hyperthermie* semble donc avoir pour origine, en grande partie, *l'intoxication hématique ;* d'où l'heureuse influence des évacuations *répétées* du liquide sanglant par les *ponctions lombaires,* ainsi que Muret l'a judicieusement établi dans sa thèse de 1909.

Mais, l'attrition des tissus nerveux, et l'absorption des détritus organiques qui en résultent, ainsi que l'excitation, à distance, des centres thermiques peuvent aussi jouer un certain rôle.

Nous avons déjà eu l'occasion d'insister sur l'HYPOTHERMIE

(1) Fiévez et Fourdinier. *Soc. Anatomo-Clinique de Lille,* 1910, p. 149.
(2) Pervès. *Soc. de Méd. Milit. fr.,* 1910, p. 422.

et l'HYPERTHERMIE, dans les commotions graves, qui s'accompagnent ou non de contusions et sur leur mécanisme physio-pathologique.

Malheureusement, dans les observations cliniques de traumatismes cérébraux, la température est rarement prise d'une manière régulière et suivie.

Nous avons pu cependant citer le fait de *Letulle*, chez un homme tombé d'un 4° étage, qui avait une fracture basale et une *forte contusion sphénoïdale*. On constata :

2 heures après l'accident 36°4.
4   id.   id.   37°6.
6   id.   id.   38°7.
8   id.   id,   mort.

J.-F. Guyon et *Kirmisson*, après une chute de 3 mètres, ayant entraîné le coma, constatèrent peu après l'accident 36°; dans l'après-midi, 38°4 ; le lendemain 40°2. Mort le 4° jour.

Le malade de *P. Thiéry* présenta de *l'hypothermie* pendant deux jours : 36°4 et 37° ; puis, la température monta à 39° et 40°. (Fracture de la fosse moyenne). Et, dit l'auteur, « un fait explique bien l'élévation de température survenue dans les deux derniers jours, *c'est l'attrition de tout le cortex du lobe temporo-sphénoïdal droit*, pénétrant assez profondément pour intéresser toute l'épaisseur de la paroi externe de la corne ventriculaire » (1).

Dans un autre cas de P. Thiéry, un maçon de 38 ans, fait une chute d'un 2° étage. Immédiatement après l'accident : pas de coma, hémiplégie droite ; *hypothermie* à 36°4. Le lendemain, coma. T. 38°4 ; dans la soirée 38°6. Le 3° jour au matin 40°4 ; à 4 h. du soir 41°4. Mort à 7 h. A *l'autopsie :* fissure de l'étage postérieur, et *attrition considérable* de la partie antérieure du lobe temporo-sphénoïdal de l'anse de Broca, et de la face inférieure du lobe frontal ; mais déjà, il y avait une suffusion purulente de la pie-mère. Cependant, *l'hyperthermie* avait été précoce, précédant évidemment celle-ci.

Le petit malade de Lannelongue et Mauclaire, qui avait une fracture spiroïdale de la fosse moyenne et des *contusions bi-polaires*, mourut dans *l'hyperthermie* à 44°, 36 heures après l'accident.

(1) Letulle. *Soc. Anat.*, 1876, p. 238. — J. F. Guyon. *Th.*, p. 49. — P. Thiéry. *Soc. Anat.*, 1889, p. 418.

Un homme de 30 ans, ivre, tomba d'un escalier de 15 marches et fut amené dans notre service (cas de Monestié). Il présentait du stertor, de la contracture, etc. T. R. 36°5. P. 56. — Le soir T. 39°7. P. 120. Mort à 3 heures du matin. Fracture spiroïdale des étages antérieur et moyen ; *attrition sphénoïdale accusée*, etc.

Cas de Verstraete. — Fracture de l'étage moyen, et *contusion du lobe temporo-sphénoïdal*. Le soir T. 36° et le lendemain 37°5. Mort le 3° jour.

Cas de Duchêne. — Fracture occipitale et forte contusion des lobes frontaux par contre-coup. Le soir même 37°8 ; le lendemain 37° ; le 3° jour 38°4 ; et le 4° jour 39°. Mort (1).

La courbe empruntée à Muret montre bien les relations de la *température* avec le traumatisme cranio-cérébral, dès les premiers jours, et les effets des *ponctions lombaires*.

Il s'agissait d'un homme tombé à la renverse sur la nuque, en glissant sur un trottoir, et qui eut une *fracture para-médiane*, dont il guérit. Aussitôt après la première *ponction lombaire*, qui eut lieu le lendemain, on observa une amélioration considérable, et le blessé sortit de son coma. Il fut guéri en un mois, après 8 ponctions lombaires faites en 18 jours ; la dernière avait amené un *liquide clair*.

On voit que la *température*, qui le 2° jour était à 40°, descendit progressivement sous l'influence des ponctions. Les 6 premières ponctions avaient été *sanguinolentes*. Ce fait est en rapport *avec l'existence des foyers de contusion cérébrale*.

Dans une autre observation du même auteur, le blessé était tombé de la hauteur du 2° étage. Coma. Epistaxis. Otorrhagie droite. Il sort du coma et est en proie *à une période d'agitation très vive ; on est obligé de l'attacher*. Le lendemain, première ponction lombaire, sang presque pur. Tous les 2 ou 3 jours, nouvelle ponction. Après chaque ponction, le malade sort de son abattement et sa lucidité reparaît peu à peu. Le 5° jour ecchymose mastoïdienne, guérison en 30 jours.

Là encore, la *courbe de la température* est instructive.

L'hyperthermie précoce est surtout accentuée, lorsqu'il s'agit *de foyers voisins du bulbe rachidien*.

(1) P. Thiéry. *Soc. Anat.*, 1891, p. 93. — Lannelongue et Mauclaire, *Soc. Anat.*, 1892, p. 185. — Monestié. *Soc. Anatomo-Clinique de Lille*, 1890, p. 76. — Verstraete. id., 1897, p. 131. — Duchêne, id., 1904, p. 279.

Dans un fait de Batut, que nous avons déjà eu l'occasion de mentionner, *la température était à 39°*, deux heures après l'accident, et encore à 39° le soir. Pendant la nuit, l'agitation et le stertor augmentent ; le lendemain, 38°. Ponction lombaire 20 cc³ de liquide sanglant. Le 3ᵉ jour 38°5, 2ᵉ ponction, liquide sanglant. Mort dans la journée. A l'*autopsie* : piqueté hémorragique cérébelleux ; *au niveau du bulbe*, entre les deux pédoncules cérébraux, hémorragie avec caillot du volume d'une noisette. Aucune fracture. Le sujet était tombé de cheval.

L'observation suivante de Barette est encore très significative au point de vue de *l'hyperthermie*, dans les *contusions bulbaires*.

Un marin est tombé à fond de cale. Coma, stertor, insensibilité. P. 56. T. basse à 35°8. Le lendemain, même état de résolution et stertor. T. 39° ; P. 110. *La température monte de plus en plus*, dans la journée : à 4 heures du soir 40° ; à 6 heures 41° ; et à 10 heures du soir 42°, quelques minutes avant la mort. Aucune fracture. Foyer de *contusion* cérébelleux ; pédoncule cérébelleux inférieur déchiré ; *petits foyers de contusion du plancher bulbaire* (1).

Nous avons étudié les trois symptômes principaux des *contusions cérébrales :* la *céphalée ;* l'*agitation* et le *délire*, la *confusion mentale ;* et l'*hyperthermie*. L'observation suivante montre comment, dans certains cas, on peut dire qu'il existe un véritable *syndrome méningé*. Il paraît surtout déterminé par l'*intoxication hématique*, résultat du foyer de contusion ; le sang épanché dans le liquide céphalo-rachidien *irrite les méninges*. Le *signe de Kernig* persiste pendant 10 jours consécutifs.

Lehaussois. — H... 23 ans, tombé d'une échelle de 2 mètres de hauteur, d'abord sur les pieds, puis à la renverse, sur la tête et l'épaule gauche.

Perte passagère de connaissance, pendant 5 minutes. Epistaxis, otorrhagie, vomissements.

Il est vu à l'hôpital 5 heures après l'accident. Il répond très bien aux questions et accuse une légère *céphalée*. Plaie contuse de 2 cent., à la partie postéro-inférieure de la bosse pariétale gauche. P. 70, régulier, ample. Pupilles égales, réagissant bien. Aucun trouble moteur, ni sensitif. Fracture de la clavicule gauche.

(1) Batut. *In th.* Massip, Toulouse, 1909, p. 50. — Barette. *Congr. de Chir.*, 1903, p. 193, obs. XI.

On fait une incision exploratrice, qui permet de constater vers l'angle postéro-inférieur du pariétal gauche, une fissure sinueuse, qui se prolonge sur la base de l'apophyse mastoïde. On s'en tient là.

Le lendemain 11 juillet T. 38°2 P. 60 à 80. Somnolence. *Première ponction lombaire* : 12 cc de liquide sanglant s'écoulant en gouttes rapides. *Kernig léger*, constaté avant la ponction, persistant après elle. Le soir T. 38°. P. 70-80. Un peu de somnolence, mais le blessé répond aux questions.

Le 12 ; matin T. 37°6 ; soir T. 37°9. Malade calme, bien éveillé. *Kernig persiste.*

Le 13 ; T. 37°6 et P. 62 ; somnolence beaucoup plus accusée ; céphalée frontale. *Kernig très net.* Deuxième ponction lombaire : 40 cc de liquide légèrement sanglant, sous forte tension, en jet.

Le 14 ; 37°6 et 38°. *Kernig très net.* Sommeil agité, cauchemars.

Le 15 ; même état, 37°5 et 37°6. Troisième ponction lombaire : 12 cc de liquide un peu jaune, limpide, s'écoulant goutte à goutte.

Du 15 au 18 ; même état. *La somnolence et la céphalée persistent, de même que le signe de Kernig* : 37° et 37°7.

Le 20 ; quatrième ponction lombaire, 20 cc de liquide jaune-verdâtre, en hypertension. Ecchymose mastoïdienne apparente à gauche, depuis le 18.

A partir de la 4e ponction lombaire, la somnolence et la céphalée disparaissent. L'apétit renait. *Le signe de Kernig va en s'atténuant.* T. 37.

Il quitte l'hôpital 10 jours après (1).

B. La *contusion à forme* COMATEUSE est fréquente dans les fractures de la base, où elle est assez souvent suivie de mort.

Elle ne se reconnait d'abord que par la prolongation excessive des phénomènes de la commotion, de l'hyperthermie, et, lorsqu'ils existent, par des symptômes de localisation.

Dans quelques cas, on observe un peu d'agitation, en même temps.

La ponction lombaire, quand elle est *sanglante*, est un élément de diagnostic important.

Nous citerons d'abord le fait remarquable de R. L. Payne (de Norfolk), qui montre que même dans les *contusions profondes, avec fracture de la base,* on peut intervenir avec succès. Il existait, il est vrai, des troubles localisateurs, qui incitèrent le chirurgien à agir.

R. L. Payne. — Un marin est frappé violemment sur la voûte du crâne par la chute d'une vergue. Aucune lésion de la voûte, mais

____

(1) Lehaussois. *Soc. de Méd. Milit. fr.,* 1910, p. 489.

ecchymose mastoïdienne gauche. *Paralysie complète de la partie inférieure droite de la face, de la moitié droite de la langue et des membres supérieur et inférieur du même côté.* Coma, Pouls à 44, et *pression sanguine élevée.*

Sans anesthésie, on taille un large lambeau ostéoplastique. La dure-mère est tendue, et son incision donne issue à un jet de liquide céphalo-rachidien. On ne trouve rien sur la zone motrice. Mais, un écarteur mousse soulevant le lobe temporal, permet de voir une *fracture du rocher*, et d'extraire une certaine quantité de *sang noir avec des caillots et des débris de matière cérébrale.* On met un petit drain, et on replace le lambeau ostéoplastique.

Le pouls remonte aussitôt à 70 ; et 12 heures après, le malade pouvait remuer légèrement le pied paralysé. Au bout de 6 semaines, guérison avec conservation de la paralysie faciale inférieure (1).

Le cas de R. Picqué est aussi un succès. Le liquide sanguinolent obtenu par la ponction lombaire et sortant par l'ouverture de la trépanation montre, qu'il existait évidemment une *contusion*, sans localisation possible. Il s'agit d'ailleurs d'une *forme mixte, semi-comateuse avec phénomènes d'excitation*, mais sans aucun trouble localisateur.

R. Picqué. — Soldat tombé dans un monte-charge, d'une hauteur de 3 étages. Somnolence accentuée dont il ne sortait, que par intervalles, pour émettre des plaintes, à l'aide d'un langage coprolalique. Il n'existait d'ailleurs aucun signe moteur ou sensitif. Pas d'inégalité pupillaire.

Légère éraflure de la région occipitale, un peu à droite du vertex, avec sensibilité exagérée, en ce point très limité. Rien qui pût suffire à justifier une intervention.

La ponction lombaire donna aussitôt un *liquide sanglant*, jaillissant à 10 centimètres.

Comme 36 heures après l'accident, et malgré la ponction, la somnolence persistait, nous pensâmes d'intervenir *loco dolenti*.

La taille d'un volet cutané montra une légère disjonction de la suture occipito-pariétale droite, avec fissure de 4 cm., se dirigeant en haut et en avant. Aucun enfoncement. Application d'une couronne de fraise, au point de jonction de la fissure et de la suture, et gougeage des bords.

____

(1) R. L. Payne. *The Journ. of Amer. Méd. Orts,* Février 1912, p. 472, et *Journ. de Chir.*, 1912, I, p. 534.

Un très léger hématome en nappe se montre à la surface de la dure-mère, bleuâtre, tendue et sans battements, insuffisant pour expliquer les symptômes observés.

Une incision minime de la dure-mère fait jaillir alors le liquide céphalo-rachidien en tension et *très sanglant,* ainsi qu'on l'avait constaté déjà par la ponction. 20 à 30 cc en sont ainsi évacués. Pansements.

Le lendemain, le blessé recouvre sa lucidité d'esprit. Amnésie rétrograde. Au 6e jour ponction lombaire, qui donne un liquide parfaitement clair (1).

Dans ce cas de R. Picqué il n'existait évidemment que des *lésions contusives légères,* avec hypertension.

Le fait suivant de Batut est relatif à une *contusion avec état sub-comateux, agitation* et *monoplégie* (forme mixte), qui guérit par les ponctions lombaires.

Batut. — Douanier, 40 ans, projeté sur la route par un coup de mistral. Perte de connaissance, résolution, otorrhagie droite, épistaxis des deux narines, insensibilité cornéenne ; légères ecchymoses sans plaie de la région orbitaire gauche. Par la ponction lombaire, on retire 20 grammes de sang pur. Le malade reste agité. Dans la nuit ; énorme ecchymose de la paupière et de la conjonctive bulbaire à gauche. Les écoulements sont arrêtés. Les membres inférieurs sont en résolution ; mais, *le membre supérieur droit apparait paralysé, sans contracture.* Le blessé répond mal, entend peu, se plaint d'une violente céphalée. Ni hématome, ni enfoncement.

Après 48 heures, seconde ponction lombaire : 20 grammes de liquide sanglant, qui jaillit assez vite. *Bras droit inerte ainsi que la main.*

Au 6e jour, sensibilité à la pression au niveau de la tempe gauche, et apparition d'une ecchymose, de la largeur d'une pièce de 2 francs, en avant du tragus.

Au 8e jour : céphalée frontale incessante, 4e ponction : liquide transparent. D'abord, aucune amélioration ; puis, vers le 12e jour, le blessé soulève un peu le coude, et relève un peu le bras. Au 15e jour, 5e ponction, liquide clair. A partir de ce moment, il se transforme, sort de son apathie ; il soulève l'avant-bras jusqu'à l'horizontale.

Puis, deux jours après, il soulève complètement le bras : la main reste à l'etat de paralysie flasque complète. Électrisation.

Le 18e jour, le malade se lève ; mais, la marche le fatigue vite.

(1) R. Picqué. *Soc. de Méd. Milit. fr.,* 1910, p. 453.

Il a toute sa mémoire, toute son intelligence. Il s'alimente et peut descendre dans la cour, au 20ᵉ jour. Il y a une paralysie de la VIᵉ paire. Au moment de sa sortie, quelques jours après, il y a guérison de la paralysie des extenseurs de la main (1).

Dans le cas de Guilbaut (de Nantes) déjà cité, il s'agit aussi d'une *contusion à forme comateuse;* mais, elle a été précédée *d'attaques convulsives;* il y avait fracture rectiligne antéro-postérieure de la région pariéto-temporale droite.

Guilbaut. — H... 17 ans. Chute d'un cheval lancé au galop. Aucun écoulement par le nez et les oreilles. Bosse sanguine pariéto-occipitale droite. Céphalée, vomissements, pas de coma. Le 4ᵉ jour, *crises convulsives* de tout le côté gauche. Le 6ᵉ jour, *coma avec stertor* et crises convulsives.

Intervention. On constate un *trait de fracture rectiligne*, passant à trois travers de doigts au-dessus du conduit auditif. La dure-mère est tendue, immobile. On la ponctionne; aussitôt jaillit un liquide séro-sanguinolent (environ 80 grammes). La dure-mère étant alors incisée, il s'écoule avec le liquide, *un peu de substance cérébrale.* L'exploration, avec le doit, permet de constater une perte de substance très nette. Drainage; sutures, etc. Guérison vérifiée 4 mois après (2).

Il y a eu évidemment, dans ce cas, *contusion cérébrale au 3ᵉ degré*, comme le démontre, au moment de l'opération, l'écoulement de matière cérébrale avec le liquide sanguinolent. Cette *contusion* s'est manifestée au 4ᵉ jour, par des *crises convulsives*, et au 6ᵉ jour, par le coma et le stertor, qui annonçaient en même temps l'épanchement séro-sanguin et un peu de compression. Il y eut un peu *d'hyperthermie* à 38° et d'accélération du pouls. (Intoxication hématique légère).

Le plus souvent, ainsi que nous l'avons dit, les *fractures de la base* donnent lieu à des *contusions en plaques* multiples, avec *état comateux*, et souvent la mort est survenue. Mais, dans bien des cas, on n'a pas tenu compte des *troubles localisateurs*, à tort sans doute, parce que les blessés étaient dans le coma.

Les *plaques* sont en réalité des *ecchymoses*, des contusions *méningo-corticales* ou même *cortico-médullaires*. Elles occupent assez ordinairement la *partie moyenne des lobes*

(1) Batut. *Soc. de Méd. Milit. fr.*, 1910, p. 558, obs. IX.
(2) Guilbaut. *Gaz. Méd. de Nantes*, 1904, p. 461.

temporo-sphénoïdaux, les *deux marges de la scissure de Sylvius* ou la *convexité des hémisphères*.

Dans quelques cas, il y a réellement un *foyer destructif profond*, pénétrant la substance blanche d'un ou deux centimètres : on en a rencontré sur les circonvolutions temporo-sphénoïdales, sur F^3, dans les régions motrices, ou dans les cornes frontales, occipitales, dans les *coups* et les *contre-coups*.

Voici quelques exemples :

Braquehaye. — F... 65 ans, tombée, en montant les escaliers sur le côté droit de la tête. *Coma. Otorrhagie. Mort en quelques heures.*

Fracture comminutive pariétale droite avec fissures irradiées à la partie antérieure de l'étage moyen. Au niveau du ptérion épanchement extra-dure-mérien de 60 grammes, par déchirure de l'artère méningée ; au-dessous, cerveau déprimé, mais sain. Du côté gauche (contre-coup), *contusion légère* au niveau de la partie moyenne du lobe temporo-sphénoïdal ; foyers de contusion plus marqués des deux côtés de la scissure de Sylvius, et à la partie antéro-inférieure du lobe frontal gauche, sur l'étendue d'une pièce de 5 francs. En ces deux points, le cerveau est méconnaissable, et transformé en une bouillie rougeâtre, sur une grande épaisseur.

Braquehaye. — H... 49 ans. Chute dans un escalier, sur le pariétal gauche. Plaie et fracture comminutive à ce niveau ; mort, en quelques heures, dans le coma.

A l'*autopsie* : fractures irradiées de l'étage moyen. 1° *Contusion* au siège du traumatisme (directe) de la largeur d'une pièce de 5 francs, sur la partie moyenne de la face externe du lobe temporo-sphénoïdal ; 2° *Contusion au 3° degré du côté opposé*, de la grandeur d'une pièce de 2 francs, sur le pied de P^a et sur la scissure S. ; 3° Ecchymose dans la scissure inter-hémisphérique, sur *le cunæus gauche*, dans l'axe de percussion (contusions *bi-polaires*) (1).

On le voit, dans ces deux cas, il n'y a eu d'autres *symptômes des contusions*, souvent bi-polaires, occupant principalement les lobes temporo-sphénoïdaux, qu'un *état comateux ;* et la mort est survenue dans un bref délai.

Dans les cas de *fracture para-médiane* de Quénu, communiqués à la Société de Chirurgie en 1901, il n'y eut d'autres symptômes *qu'un coma, suivi de mort.*

(1) Braquehaye. *Th.* Paris, 1895, p. 62 et 65, obs. III et IV.

Quénu et Tesson. — H... 49 ans, est heurté par un cycliste et projeté à la renverse. *Coma, stertor*, épistaxis. T. 36. Mort le lendemain matin.

Autopsie : Fracture para-médiane. Rien au niveau des lobes occipitaux : mais *énorme contusion hémorragique par contre-coup* des 2 lobes frontaux, dont les 2/3 antérieurs sont littéralement réduits à l'état de bouillie sanglante ; épanchement ventriculaire.

Quénu. — H... 50 ans, tombé à la renverse, en descendant d'un tramway. Coma. Otorrhagie gauche. Mort dans l'après-midi. Plaie de 2 cm., sur la protubérance occipitale externe. Fracture para-médiane et fracture de la fosse moyenne. Épanchement sanguin entre l'os et la dure-mère, au niveau de l'occiput. Épanchement sous-arachnoïdien à la surface du cerveau, ayant sa source au niveau des lobes frontaux, dont l'extrémité antérieure offre les signes d'une *contusion manifeste*. Au niveau des lobes occipitaux, la substance cérébrale est *contusionnée* à un moindre degré. Aucune autre lésion.

Quénu. — H... 59 ans. Chute en arrière dans les escaliers. *Coma ; résolution*. P. 60. T. 36°8. Mort 4 heures après l'accident.

Fracture para-médiane et fracture du rocher gauche. Une esquille de la fracture occipitale, près du trou déchiré postérieur, a blessé le *sinus latéral ;* il en est résulté une énorme hémorragie *intra-arachnoïdienne*, l'esquille ayant ouvert la dure-mère ; *contusion* assez profonde du lobe cérébelleux gauche et de la pointe du lobe frontal droit (1).

Valat. — Fracture para-médiane à gauche. Mort dans le *coma*, avec stertor en 36 heures. Épanchements *extra-dure-mérien* et *intra-arachnoïdien*, à gauche. *Contusion profonde de 1^{r3}*, qui est déchiquetée ; *contusion du lobe cérébelleux* gauche.

Luys et Leo. — Coma pendant 3 jours. Fracture para-médiane de droite à gauche et fracture parallèle du rocher, à droite. *Contre-coup* à la partie antérieure du lobe frontal gauche ; caillot sanguin, et sous lui une *masse de bouillie cérébrale*, au pôle opposé au choc; piqueté hémorragique périphérique de la substance grise et de la substance blanche. Rien dans les ventricules.

Jacob. — H... 22 ans, chute de cheval. *Coma absolu*. Respiration stertoreuse (8 à la minute). P. ralenti à 32, petit, intermittent. Bosse sanguine à la région temporo-occipitale gauche.

(1) Quénu et Tesson. *Rev. de Chir.*, 1901, 1, p. 578, et *Soc. de Chir.*, 1901, p. 632, 642.

Trépanation d'urgence. Disjonction de la suture pariéto-occipitale gauche ; résection à la gouge de 4 × 2 cm., de chaque côté de la fissure. Pas d'hématome. La dure-mère incisée, on tombe sur des *caillots abondants mélangés à de la bouillie cérébrale,* qu'on enlève. Mort quelques heures après.

Autopsie. Disjonctions nombreuses des sutures craniennes. Fracture de la face antérieure du rocher (il n'y eut pas cependant d'otorrhagie); fracture de la voûte orbitaire gauche. — Lésions cérébrales : sur l'hémisphère gauche, *attrition de la substance cérébrale* au niveau du lobe frontal et du lobe temporal ; en ces points, la substance grise, sur une large étendue, est transformée en bouillie, mélangée de sang. La substance blanche et les ventricules ne présentent pas de lésions apparentes. Du côté de l'hémisphère droit, *contusions* aux trois points classiques : pointe frontale, pointe temporale, et côté droit du cervelet. A ce niveau la sustance grise est déchirée, et ecchymotique (1).

Parfois, à ces *contusions cérébrales,* directes ou par contre-coup, s'ajoutent des épanchements *intra-arachnoïdiens* ou *sus-dure-mériens,* qui aggravent le pronostic. D'ailleurs, les premiers ont leur source dans un *foyer de contusion prononcé,* la plupart du temps.

Bruchet. — F... 23 ans, tombée d'un premier sur une dalle. Épistaxis et hématémèse. Coma et résolution égale des deux côtés. Morte le lendemain. Fracture de la fosse moyenne droite. Du côté droit, épanchement sus-dure-mérien, par lésion de la branche postérieure de la méningée. Du côté gauche : *forte contusion par contre-coup* de la partie antérieure du lobe sphénoïdal, avec déchirure de la substance nerveuse, dont les débris se mêlent aux caillots sanguins ; fort épanchement intra-arachnoïdien couvrant tout l'hémisphère, et *provenant de la contusion sphénoïdale.* Déchirure étendue du lobe droit du cervelet (2).

Monestié. — H... 30 ans. Chute dans un escalier de 15 marches. Coma, stertor. Pas d'écoulement de sang par le nez et les oreilles. P. 56. T. 36° 5. Mort dans la nuit avec T. 39° 7 et P. 120. Cheyne-Stokes.

Autopsie. Fracture spiroïde traversant l'étage moyen, gauche, au-dessus du rocher, gagnant l'étage antérieur gauche, puis l'étage antérieur droit.

(1) Valate. *Soc. Anat.,* 1888, p. 432. — Luys et Leo. *Soc. Anat.,* 1900, p. 78. — Jacob. *Soc. Anat.,* 1899, p. 984.
(2) Bruchet. *Soc. Anat.,* 1878, p. 145.

Dans l'arachnoïde, épanchement diffus à la surface des deux hémisphères (11 grammes de caillots). *Surface d'attrition de la largeur d'une pièce de 5 francs,* au niveau du lobe temporo-sphénoïdal gauche. *Deuxième attrition* sur la partie antérieure du lobe frontal gauche. Les parties atteintes représentent une bouillie cérébrale, infiltrée de sang (1).

Parmi *les contusions à forme comateuse,* il importe de noter qu'un certain nombre s'accompagnent de *troubles moteurs* LOCALISATEURS, qui peuvent être une indication à intervenir, lorsque les circonstances le permettent.

Dans un cas de Mossé, chez un homme tombé dans les escaliers, il y eut un coma complet, sans contracture, mais avec *hémiplégie gauche.* Le blessé mourut le 3e jour.

A l'*autopsie* : Fracture horizontale avec trait descendant dans le conduit auditif et le rocher. Épanchement extra-dure-mérien avec déchirure de la dure-mère et *épanchement considérable arachnoïdien.* La portion inférieure du lobe temporo-sphénoïdal droit est réduite en bouillie, surtout au niveau de la déchirure de la dure-mère, qui avait été produite au point de rencontre des traits de fracture (2).

Evidemment l'*hémiplégie* avait été le résultat de l'*épanchement recouvrant la zone motrice.*

Verstraete. — Chez un homme de 52 ans, tombé dans un escalier, qui avait eu une otorrhagie double et présenta du coma avec résolution des 4 membres, constata dans la soirée du 1er jour, *une paralysie des membres gauches.* Mort après 48 heures.

Fracture de l'étage moyen gauche, parallèle au rocher. *Contusion étendue du lobe temporo-pariétal droit.* Toute la région et surtout le pli courbe sont recouverts d'une couche de sang coagulé. La substance cérébrale correspondante est ramollie (3).

Evidemment ici encore, l'*hémiplégie* est le résultat de l'épanchement provenant du foyer de contusion.

Dans le fait suivant de notre interne Delépine, *aucune fracture du crâne.* Il y avait une *hémiparésie* avec *crises convulsives dans la face.*

La cause en résidait dans un *foyer de contusion* du volume

(1) Monestié. *Soc. Anatomo-Clinique de Lille.* 1890, p. 76.
(2) Mossé. *Soc. Anat.,* 1876, p. 460.
(3) Verstraete. *Soc. Anatomo-Clinique de Lille,* 1897, p. 132.

d'une grosse noix, *qui, en saignant, avait recouvert la région motrice de l'hémisphère,* d'un caillot de 3 à 4 mm. d'épaisseur.

Delépine. — H... 29 ans, tombé du siège de sa voiture. Coma absolu. R. stertoreuse, P. lent. Abolition des réflexes tendineux et cutanés. Plaie contuse de quelques centimètres, dans la région occipito-pariétale droite. Pas de signes de fracture du crâne.

Le lendemain, même état comateux, un peu moins profond. *Membres droits parésiés.*

Le 3e jour : T. 39°2. P. 68. *Crises d'épilepsie Jacksonnienne dans la face à droite.*

Les 4e, 5e et 6e jours quelques crises dans la face. *Bras et jambe du côté droit toujours inertes.*

Le 7e jour : T. 39°6. P. 172. Crises très nombreuses dans la face à droite (au moins une trentaine).

Le 8e jour, craniotomie à gauche. On enlève, dans l'arachnoïde, un caillot de 3 à 4 mm. d'épaisseur, *recouvrant toute la zone rolandique,* et se propageant vers l'étage moyen. Le blessé succomba dans l'après-midi.

A *l'autopsie. Aucune fracture.* La seule lésion traumatique de l'encéphale est un *foyer de contusion* du volume d'une grosse noix, où la substance cérébrale est réduite en bouillie informe. Il siège à la partie antéro-externe du *lobe temporo-sphénoïdal.* Rien sur les coupes. Aucune infection purulente. Lésions de méningo-encéphalite diffuse (1).

Dans le cas recueilli par un autre de nos internes, le Dr Chateau, chez le blessé dans le *coma,* on constata une contracture des quatre membres. Celle-ci avait été engendrée par une *contusion des lobes frontaux* ayant produit une hémorragie intra-arachnoïdienne, qui atteignait les *deux régions motrices.*

Chateau. — F... 46 ans, tombée d'un tramway en marche. Plaie étroite sur le côté gauche de l'occiput. Coma, épistaxis léger. *Les 4 membres sont contracturés, en extension ;* soulevés, ils retombent lourdement. Diagnostic de fracture de l'étage postérieur.

Intervention, dès le soir, sur la région occipitale, malgré un sombre pronostic. Brèche de 5 cm., au niveau de la plaie. Pas d'épanchement. Incision de la dure-mère, le lobe occipital parait sain. Morte dans la soirée.

A *l'autopsie.* Fracture de la fosse postérieure, aboutissant au trou

(1) Delépine. *Soc. Anatomo-Clinique,* 1903, p. 397.

occipital. Dans la même direction, fracture de l'étage antérieur, indépendante, traversant la gouttière de l'ethmoïde, jusqu'à l'apophyse crista-galli. Sous la dure-mère des lobes frontaux, vaste épanchement par *contre-coup* s'avançant jusqu'au sillon rolandique : au-dessous, *contusions corticales,* n'intéressant pas la substance blanche (1).

Notre diagnostic, exact en ce qui concerne la fracture, était erroné sur la cause de la paralysie avec contracture, que nous avions attribuée à un épanchement péri-bulbaire. *Elle était le résultat du contre-coup frontal.*

Dans le fait publié dans la thèse du Dr Lelandais, notre élève, nous nous sommes trouvé en présence d'une *hémiplégie* d'un mécanisme différent : coup de pied de cheval occipital, *épanchement extra-dure-mérien* et *grosse contusion du lobe temporo-sphénoïdal gauche.*

Lelandais. — H... 40 ans. Coup de pied de cheval dans la région pariéto-occipitale droite, sans plaie extérieure.

Blessé somnolent. *Paralysie flasque des membres droits.* Insensibilité complète du côté de l'hémiplégie ; du côté opposé, elle est diminuée. Pouls et respiration à peu près normaux ; pas de stertor.

Le lendemain, l'état du blessé va s'aggravant ; connaissance totalement perdue. T. 38° à 38° 7.

En raison de l'*hémiplégie droite*, M. Duret fait, au ciseau, une craniotomie de 8,5 × 7 cm. *Ablation d'un caillot extra-dure-mérien,* d'un à deux centimètres d'épaisseur, du poids de 300 grammes.

Hémorragie venant d'une veine diploïque, occupant le trait de fracture, en arrière, dans la région occipitale. Tamponnement et drainage. Le blessé succombe le lendemain.

A l'*autopsie* : enfoncement de 4 cm. avec dépression d'un demi-centimètre, sur le tiers postérieur du pariétal droit. De là, part une fissure spiroïde, qui contourne la partie postérieure du crâne, et descend dans la fosse moyenne gauche, parallèle à la face antérieure du rocher. L'hématome sus-dure-mérien s'est en partie reproduit, après l'opération. *Contusion du lobe temporo-sphénoïdal gauche par contre-coup,* sur une étendue de 5 à 6 centimètres : il se présente sous l'aspect d'un magma, où l'on ne voit plus trace des circonvolutions (2).

L'*hémiplégie* paraît, dans ce cas, avoir été causée par l'épanchement extra-dure-mérien, plus que par le foyer de contusion sphénoïdale.

(1) Chateau. *Soc. Anatomo-Clinique de Lille.*

(2) Lelandais. *Diagnostic et traitement des épanchements intra-craniens. Th.* Paris, 1892.

Le fait suivant est un exemple de *contusion comateuse,* suivie d'*aphasie motrice.*

Ange Duval. — H... 34 ans. Chute dans la rue, sur la partie postérieure de la tête, portant sur l'angle d'un trottoir. Coma qui disparaît. Le lendemain, le blessé entend et comprend les questions ; mais, *la parole est complètement abolie.* Intelligence normale. Ultérieurement, *contracture du membre supérieur droit.* Mort le 11ᵉ jour, étant toujours resté complètement *aphasique.*

A l'*autopsie.* Fracture de l'étage postérieur, compliquée d'une fracture transversale du rocher, à droite. « Le cerveau présente, *à la partie antérieure du lobe frontal gauche* (contre-coup) un *foyer sanguin de 6 × 4,5 cent., avec destruction de la pulpe cérébrale.* Il occupe évidemment la circonvolution F³ et un peu F², le foyer est rempli de bouillie cérébrale mélangée de sang et une altération moins marquée se prolonge en arrière sur Fᵃ » (1).

La *conclusion générale,* qui s'impose à la suite de cette étude des *contusions à forme comateuse* est que celles-ci s'accompagnent assez souvent, qu'il y ait fracture de la base ou non, de *troubles moteurs, localisateurs* (monoplégies, hémiplégies, aphasies), qui, dans nombre de cas, peuvent inviter le chirurgien à intervenir, *malgré le coma,* et diriger sa main, en le fixant sur *le lieu de l'intervention.*

C. — Contusions lucides, avec troubles localisateurs.

Dans cette variété de *contusion cérébrale,* il n'y a ordinairement qu'une perte de connaissance limitée ; parfois même, elle fait complètement défaut ; et, *aussitôt après l'accident* on constate une *paralysie* ou une *aphasie :* le blessé est demeuré absolument *lucide.*

Il en fut ainsi dans le cas remarquable de *Rendu* et *Routier.*

Le blessé agé de 56 ans était tombé d'une hauteur de 50 centimètres, et avait heurté de la tête, une poutre métallique. Il ne perdit pas connaissance ; mais, *on constata aussitôt que le côté droit du corps était devenu tout à fait impotent.* Enflure au niveau de la *tempe droite.*

Au moment de l'examen, son intelligence est complète ; et, il parle avec précision et sans troubles de la mémoire, sur les circonstances de sa chute.

(1) Ange Duval. *In th.* Chevallier, Paris, 1910, p. 37.

Hémiplégie complète du côté droit, c'est-à-dire du côté de la plaie (homo-latérale) ; *hémianesthésie de ce même côté du corps.*

Vu le peu de gravité apparente de l'accident et de ses suites immédiates, on crut d'abord à une *hémiplégie hystérique.* Pendant 10 jours, l'état resta à peu près stationnaire ; mais, le 14º jour, *convulsions Jacksonniennes* à droite, du côté paralysé, débutant par le pied. Trois jours après, nouvelle attaque ; puis, somnolence, embarras de la parole. Le chirurgien intervient à gauche, et trouve dans la partie moyenne de la région motrice, *un noyau de contusion cérébrale* du volume d'une noix, où la substance cérébrale est réduite à l'état de bouillie sanguine. Mort d'encéphalite secondaire (1).

Ardoin a rapporté à la Société de Chirurgie, en 1904, le fait suivant :

Un cultivateur avait été trépané pour un coup de pied de cheval, et on lui avait enlevé une esquille ovalaire déprimée de la grandeur d'une pièce de 5 francs, au niveau d'une plaie transversale de la partie supérieure de la région frontale droite. Deux mois après ce premier accident dont il avait guéri, le blessé fit une chute en sautant un fossé, à la chasse. Il rentra chez lui ; et, dans la nuit suivante, il eut des vomissements dont il n'avait pas conscience. Deux jours plus tard, il perd subitement connaissance, et est pris d'une attaque convulsive généralisée, qui débutait par des crises douloureuses dans la *jambe gauche,* c'est-à-dire du côté opposé à la blessure cranienne. Ces crises se répètent à plusieurs reprises dans les 5 ou 6 jours suivants ; et alors, on constate une *hémiplégie flasque* à gauche, sans participation de la face et sans anesthésie. État mental excellent ; pas de fièvre. Trépanation au niveau de la région motrice, notablement en arrière de la perte de substance de la 1ʳᵉ intervention. Quand la dure-mère est incisée, on voit *un petit foyer de contusion et de ramollissement,* d'un centimètre carré environ. Le cerveau est, en ce point, ecchymosé et violacé ; l'écorce ramollie reste adhérente à une compresse stérilisée qui éponge sans effort ; il en résulte *une petite dépression cupuliforme.* La guérison de l'*hémiplégie* se fit lentement et progressivement. De temps en temps, encore, petite crise très courte dans le côté paralysé. Un an après, le blessé a repris toutes ses occupations. Il marche bien, comme avant l'accident, et son bras a repris toute sa force (2).

(1) Rendu. *Soc. Méd. des Hôp.,* 1895, p. 431, et Routier, *Soc. de Chir.,* 1895, p. 547.

(2) Ardoin. *Soc. de Chir.,* 1904, p. 431.

Le cas ci-après se rapproche du précédent.

Rubio-Y. Gali. — Un individu à la suite d'un coup sur la tête, ayant intéressé le cuir chevelu, présenta des *attaques épileptiques* avec *aphasie* et *hémiplégie droite*. Trépanation. L'os n'était point lésé. Après ouverture de la dure-mère, on vit à la partie supérieure de F^a et P^a, *une petite masse du volume d'une noisette*, blanc-jaunâtre, qui fut extraite avec une spatule et une curette tranchante, sans léser la substance corticale. Le malade s'améliora et paraissait guéri, lorsqu'au moment de retourner chez lui, il fut pris d'attaques épileptiques plus intenses que jamais. En ouvrant la plaie, on vit que la dure-mère suturée s'était retractée et formait une sorte de plan rigide comprimant le cortex. On y fit deux longues incisions cruciales. Guérison définitive (1).

Berger et Klumpke. — Chez un homme de 48 ans, tombé d'un 2e étage, qui présenta des écoulements sanguins par la narine droite et une otorrhagie du même côté, constatèrent une *aphasie motrice*, survenue aussitôt après l'accident. « Le regard du blessé était singulièrement vif et intelligent, sa mimique très expressive... L'*aphasie motrice* était complète et absolue et il ne pouvait dire que *bobo, bababa*. Sa compréhension était parfaite, et il exécutait bien les ordres, comme de donner un verre, une cuiller, un crayon. Il mourut de congestion pulmonaire le lendemain de l'examen.

A l'*autopsie* : trois fractures de l'étage moyen et de l'étage antérieur *à droite*. De ce côté, vaste épanchement remplissant la fosse moyenne et soulevant la dure-mère au niveau du rocher, dû à la rupture de la méningée moyenne à son origine. *Dans le lobule pariétal inférieur gauche foyer hémorragique par contre-coup* du volume d'une grosse noix, s'étalant, d'autre part, sous la pie-mère, sous forme d'une plaque hémorragique. Il s'agissait sans doute, d'une aphasie motrice par compression à distance. Il est remarquable de voir que, malgré la gravité des lésions osseuses et l'épanchement, il n'y eut chez le blessé ni somnolence, ni coma (2).

Tuffier intervint par une trépanation, chez un homme présentant de l'*aphasie motrice* dans les conditions suivantes :

Il avait fait une chute d'un premier étage, et portait une plaie dans la région pariétale gauche. Aucun symptôme de paralysie, *demi-coma*. Il ne répond pas aux questions et pousse quelques sons inarticulés.

(1) Rubio-Y. Gali. Chipault, I, p. 827.
(2) Berger et Klumpke. *Rev. de Chir.*, 1887, p. 85.

Le lendemain, *parésie faciale ;* mais rien aux membres. Il se lève seul, comprend et exécute parfaitement les ordres donnés. On trouve dans la plaie et le pansement des *fragments de matière cérébrale.* La température s'élevant progressivement les deux jours qui suivent, on se décide à intervenir. Ablation d'un fragment de la table interne enfoncée profondément dans le cerveau. A travers deux orifices dure-mériens, s'échappe la valeur d'au moins une cuillerée à soupe de matière nerveuse en bouillie. Drainage par deux mèches. Dès le soir, la température tombe. Le blessé ne répond que par le monosyllabe « *oui* », à toutes les questions qu'on lui pose. Deux jours après, il dit spontanément « *ça va mieux* », et il écrit son adresse, sur une demande verbale. L'amélioration de l'*aphasie* fait de rapides progrès, dans les jours qui suivent. Guérison complète. Pendant quelque temps. il y avait eu, outre l'aphasie, *une zone d'anesthésie de la face palmaire du pouce. La paralysie faciale* disparut presque complètement (1).

Dans ce fait encore, malgré la gravité de la contusion, il n'y eut qu'un trouble cérébral éphémère (demi-coma) pendant le premier jour.

L'observation de Grillot nous offre un cas très remarquable de *surdité verbale*, l'intelligence étant restée *lucide*, sauf pendant un court instant, au moment de la chute.

Grillot. — H... 27 ans. Chute de 3 mètres sur la nuque. Perte de connaissance pendant 25 minutes. Aussitôt après, *surdité verbale.* Il ne peut dire que « *oui* » ; il comprend les gestes et répond par gestes. Il reste quinze jours dans cet état, chez lui.

A son entrée, *surdité verbale* très manifeste. Quand on lui parle, il ne comprend pas ; et cependant, il entend les moindres bruits. Il comprend les gestes et s'exprime par gestes. Il est, en outre, partiellement *aphasique ;* car, il répond toujours « *oui* », ou des mots incohérents. Hébétude. T. entre 37° et 37°5. P. régulier.

Le 3⁰ jour, crises épileptiformes commençant par le membre supérieur droit. Elles deviennent bientôt subintrantes, et il meurt au bout de 3 heures.

Autopsie. Fracture de la fosse occipitale postérieure droite. Thrombus du *sinus* latéral droit. Congestion de tout l'hémisphère gauche. *Attrition très nette de la partie saillante de F³. Sur les circonvolutions temporales gauches, large plaque d'attrition cérébrale de 4 × 3 cm.* T¹ et T² sont les circonvolutions les plus entamées : la plaie cérébrale s'enfonce assez profondément, tout en respectant le ventricule latéral (2).

(1) Tuffier. *Soc. de Chir.*, 1909, p. 451.
(2) Grillot. *Soc. Anat.*, 1899, p. 758.

G. Chevallier dans sa récente thèse sur l'*aphasie traumatique* relate aussi un cas, où il n'y eut qu'un demi-coma d'une durée de 10 à 12 heures.

G. Chevallier. — H... 29 ans, charretier, fait une chute du haut de son siège. Demi-coma. Petite plaie linéaire de 2 cm., au-dessus du conduit auditif droit. Aucun trouble moteur des membres.

Ponction lombaire : 16 cc d'un liquide *sanglant*.

Il revient à lui, dans la soirée. Le lendemain, il a toute sa connaissance ; et, étant *gaucher*, il se sert de son membre supérieur gauche, pour boire.

Il essaie de parler, mais ne réussit pas à se faire comprendre.

Le surlendemain de l'accident, l'*aphasie motrice* est très nette. Il n'emploie spontanément que très peu de mots : *bonjour*, *monsieur*, *boire*, *porte*. Répétition des mots altérée. Il comprend les ordres simples, et n'exécute les ordres écrits, que s'ils sont très simples.

Au bout de 5 jours, *les troubles du langage persistent*. Le malade se plaignant d'une céphalée violente, et son agitation se prolongeant, le Dr Morestin, fait une trépanation *à droite*, sur la région de F³. Aucun épanchement extra-dural. Mais, dès que la dure-mère est ouverte, *il s'écoule du liquide céphalo-rachidien sanglant*, semblable à celui de la ponction. L'écorce cérébrale était congestionnée, mais sans aucune lésion appréciable ; pas de points hémorragiques. Suites excellentes. Les troubles du langage s'améliorent rapidement. Guérison (1).

Il n'est pas douteux, après les divers exemples que nous venons de citer qu'il existe un groupe important de *contusions cérébrales*, qui, en raison de l'absence plus ou moins complète de *troubles intellectuels* et même de *troubles encéphaliques généraux*, après un traumatisme cranien, méritent le nom de *contusions* LUCIDES, par comparaison avec les cas beaucoup plus nombreux, où l'attrition de la substance cérébrale, s'accompagne de troubles généraux encéphaliques tels que : agitation, délire, obnubilation, coma, hyperthermie, etc.

Celles-ci se caractérisent uniquement par des *troubles moteurs* ou *aphasiques*.

D. — CONTUSIONS AVEC CRISES ÉPILEPTIQUES PRIMAIRES.

Nous avons déjà eu l'occasion de signaler les *crises épileptiques*, dans les symptômes généraux de quelques *contusions cérébrales* ; mais, existaient en même temps, des

______

(1) G. Chevallier. *Th.* Paris, 1910.

troubles localisateurs : faits de Delépine, Rendu et Routier, Ardoin, etc., où on constata, en même temps, de l'*hémiplégie*, et dans celui de Grillot, le blessé, qui avait de la *surdité verbale*, succomba à des crises épileptiformes subintrantes

Dans les esquilles pénétrantes par fracture de la voûte, on note souvent aussi une ou plusieurs crises épileptiques.

Ici, il s'agit de *foyers de contusion cérébrale, n'ayant eu d'autres manifestations que des crises épileptiformes*. Parfois, cependant, celles-ci sont Jacksonniennes, et par le fait, *localisatrices*.

Dans un cas de Cassaët, un enfant, qui ne présentait pas de fracture, au siège de la contusion cranienne, *à gauche*, eut des *crises épileptiformes homolatérales* du côté de la lésion cranienne. Il fut trépané *à droite* où s'était fait sentir le *contre-coup*. On y constata un œdème de la pulpe cérébrale et de la pie-mère, qu'on fit disparaître par le massage. Amélioration des attaques d'abord ; puis récidive (1).

Nous avons, d'autre part, relevé un certain nombre de cas, où les blessés succombèrent *à de graves lésions cérébrales (déchirures* ou *contusions)*, sans avoir présenté d'autres symptômes *que des attaques épileptiques subintrantes (état de mal épileptique)*.

Vandremer. — H... 32 ans, alcoolique ; chute dans un escalier. Quatre jours après, il entre à l'hôpital. Etat sub-comateux ; position en chien de fusil. Pas d'écoulement sanguin. Aucun signe de fracture ; pas d'ecchymoses.

Pendant les trois premiers jours à partir de son entrée, il revient peu à peu et complètement à lui. Il veut sortir, mais on le retient.

Le 9e jour de l'accident, *crises convulsives, qui deviennent bientôt subintrantes.* Il succomba en 12 heures.

Autopsie. Fracture de l'étage moyen droit, propagée à gauche, à travers la selle turcique, et ensuite se dirigeant en arrière, vers le trou déchiré postérieur.

Epanchement sanguin abondant sur les lobes frontal et pariétal de l'hémisphère droit, dans l'arachnoïde. *Contusion de la grandeur d'une pièce de 5 francs, sur le lobe temporal, et deuxième plaque de contusion*, de la grandeur d'une pièce de 0.50 c. *sur la partie supérieure de la pariétale ascendante* (2).

<hr>

(1) Cassaët. *Soc. de Méd. de Bordeaux*, 1893, et *th.* Braquehaye, Paris, 1895, p. 61, obs. III.

(2) Vandremer. *Soc. Anat.*, 1892, p. 705.

Legrain. — F... 62 ans, tombée de sa hauteur, la tête en arrière, sur le parquet.

Pendant 2 h. après la chute, aucun symptôme. *Il n'y a eu aucune perte de connaissance.* Puis elle tombe dans un état sub-comateux et a des *crises convulsives* au nombre de 15. Le soir, elle est dans son état habituel. Le lendemain, elle se lève et marche. C'est seulement, le surlendemain, à 9 h. du soir, que les crises se répètent, s'aggravent, et *qu'elle meurt en état de mal épileptique.* En tout, elle eut 93 crises. T. 39°.

Autopsie. Aucune fracture du crâne. Plaie verticale de 3 cm, déchiquetée, atteignant la substance blanche du cervelet ; abondante hémorragie séro-sanguinolente, dans les fosses postérieures. Congestion intense des hémisphères. *Contre-coup frontal,* à l'extrémité opposée de l'axe de percussion ; *éclatement de la corne frontale;* la couche corticale et le centre ovale sont intéressés sur une profondeur de 2 centimètres. *Deuxième foyer* profond sur le *gyrus droit,* du même côté (1).

On peut donc dire : que les *crises convulsives,* dans les *contusions cérébrales* sont parfois Jacksonniennes et localisatrices ; mais, dans certains cas de fracture de la base, elles sont assez souvent généralisées, subintrantes, accompagnées de larges déchirures, et elles se transforment bientôt en *un état de mal épileptique,* qui est suivi de mort.

II. — SYMPTOMES LOCALISATEURS.

A propos des fractures de la voûte et de la base, et des symptômes encéphaliques qui les accompagnent, à propos de la commotion, nous avons déjà parlé des symptômes de localisation. Il importe, cependant, de préciser synthétiquement ce qui regarde les CONTUSIONS proprement dites, selon les *régions de l'encéphale,* qu'elles occupent (2).

a) Pour la *région* FRONTALE, il est admis généralement, que les lobes frontaux constituent une zone *silencieuse* ou *latente* du cerveau, et que, dans leurs lésions on n'observe aucun phénomène de *localisation.* C'est là, selon nous, une conception en partie erronée.

Dans un certain nombre de cas, même parmi les phénomènes primitifs, causés par les lésions encéphaliques *frontales,*

(1) Legrain. *Soc. Anat.,* 1893, p. 124.
(2) Nous ne nous occuperons ici que des contusions dans le *crâne fermé,* puisque nous avons fait connaître la symptomatologie des *plaies contuses encéphaliques.*

on constate des *troubles localisateurs*, qui peuvent indiquer que les *lobes frontaux* sont intéressés, ainsi que nous le montrerons tout à l'heure.

D'autre part, dans les *contusions frontales*, tant soit peu accentuées, qu'elles soient directes ou indirectes, existent des *symptômes généraux*, assez caractéristiques, soit qu'ils affectent la forme du *syndrome méningo-cortical* (agitation, délire, obnubilation, hyperthermie, Kernig, etc.), soit qu'ils consistent *en un coma plus prolongé* que ne le comporte une commotion simple, soit qu'existent des *manifestations convulsives*.

On aurait tort de ne pas tenir compte de ces *troubles généraux*, pour asseoir son diagnostic ; car, si la nature et la direction de la violence comportent un *retentissement frontal*, ils suffisent à affirmer la *probabilité d'un foyer de contusion*, occupant cette partie des hémisphères. Il en est ainsi, en particulier, dans les *contre-coups frontaux*, à la suite d'un choc portant sur *l'occiput*.

Il est rare que des *troubles psychiques primitifs* puissent guider le chirurgien, dans les *contusions frontales*, directes ou indirectes.

Cependant, ainsi que nous l'avons signalé, le *délire* parfois *maniaque*, la *diminution de l'intelligence*, l'*obnubilation intellectuelle*, l'*apathie*, la *confusion mentale précoce*, l'*amnésie*, les *troubles du caractère*, sont plus *accentués* et plus *hâtifs*, que dans les contusions des autres régions du cerveau. Ils peuvent prendre naissance, ou apparaître, dès que les premiers troubles de la commotion se sont atténués ou se sont éteints. C'est en raison de leur existence, dûment constatée, que certains chirurgiens intervinrent dans les dix premiers jours ou dans les premières semaines, qui suivirent le traumatisme.

Fummi (Rome). — Chez une femme de 23 ans, qui avait une fracture ouverte de la partie gauche du frontal et qui présentait de la *confusion mentale*, des *troubles de la mémoire*, des *spasmes* dans la moitié de la face correspondante à la lésion, le chirurgien intervint. Après avoir enlevé un fragment osseux de la grandeur d'une pièce de 10 centimes, il constata une déchirure de la dure-mère par laquelle faisait issue de la substance cérébrale dilacérée (1).

(1) Fummi. Chipault, III, p. 42.

Guarneri. — Chez un homme de 24 ans, qui avait une fracture ouverte avec enfoncement de la région fronto-pariétale gauche, on constata une légère commotion, du *délire*, et un grave accès convulsif. Après ablation des fragments, on trouva la dure-mère déchirée, et le cortex sous-jacent dilacéré (1).

Stierlin. — H... ayant reçu un coup de pierre sur le front, on enleva quelques esquilles, et on contata, quinze jours après cette première intervention, un accès de *démence* (il urina au milieu de la salle, refusa de la nourriture, et devint *apathique*). On intervint à nouveau, et on évacua du lobe frontal gauche, un *abcès* de 100 grammes (2).

Ainsi, dans ce cas, un *accès démentiel transitoire* **et** *secondaire* **avait incité le chirurgien à une heureuse intervention.**

Bousquet. — Une femme de 45 ans, avait un enfoncement frontal avec plaie et présentait une *diminution sensible de l'intelligence, s'aggravant de jour en jour,* avec amaigrissement progressif, en un mot était dans un mauvais état tant physique qu'intellectuel. Bousquet intervint au 18e jour ; il trouva dans le *lobe frontal,* une cavité du volume d'une mandarine, d'où s'écoula, pendant l'opération, un liquide fétide, formé de sang, de matière cérébrale en putréfaction, et de débris osseux. Guérison (3).

L. Picqué. — Chez une jeune fille, qui s'était jetée du 2e étage par la fenêtre, et qui, demi-comateuse, présentait *une agitation maniaque concomitante,* fit une trépanation *frontale,* constata une fissure déprimée et un hématome extra-dural, qu'il enleva. *L'agitation maniaque, avec amnésie de fixation, confusion mentale, et troubles de l'association des idées,* persista après l'opération. Tous ces troubles mentaux ne disparurent qu'au bout de deux moix (4).

Sacchi (Gênes). — Un garçon de 14 ans, tombé d'une hauteur de 4 mètres avait une fracture du frontal droit avec issue de substance cérébrale. Sacchi signale dans ce cas, l'existence de *phénomènes psychiques.* « Ces troubles purent se noter au 10e jour après le traumatisme, alors qu'avaient cessé les phénomènes de commotion, et que le blessé avait commencé à se relever de l'état de torpeur, dans

(1) Guarneri. Chipault, III, p. 42.
(2) Stierlin. *Rev. Neurol.*, 1896, p. 678.
(3) Bousquet. *Congr. de Chir.*, 1901, p. 331, obs. I.
(4) L. Picqué. *Soc. de Chir.*, 1910, I, p. 1.318.

lequel il était tombé après l'accident. Ces phénomènes étaient si évidents, qu'ils purent être relevés par les parents du blessé. C'est ainsi que le père avait noté un *changement de caractère*, chez son fils, qui de doux était devenu irascible, et restait, pendant des heures et des jours, *taciturne*, ne répondant que difficilement aux demandes, quoiqu'il montrât qu'il les comprenait bien.

Lorsque le blessé fut observé par Sacchi, il présentait, en outre de ces phénomènes, de l'*apathie*, de l'*impossibilité d'exprimer avec exactitude ses idées*, et *de la perte de la mémoire*, ainsi qu'une démarche en zig-zag, une véritable *ataxie frontale*.

L'ablation des fragments, qui lésaient le lobe frontal firent revenir le blessé à l'état où il était, avant de subir sa lésion » (1).

Ces quelques faits d'heureuse intervention, *guidée en partie par les troubles psychiques*, montrent, que c'est à tort qu'on négligerait la recherche méthodique et soigneuse des *troubles psychiques et mentaux*, dans les premiers jours qui suivent l'accident traumatique : elle a fourni parfois des indications précieuses (2).

A l'occasion des *troubles psychiques* propres aux *contusions cérébrales*, nous rappellerons ici les faits, bien intéressants, d'*amnésies traumatiques*, relatés par Marix et par Tuffier — et les cas de *confusion mentale*, plus ou moins durable de Pasturel et Quenouille, de Dupouy et Charpentier, dont nous avons parlé à propos des *commotions*.

Dans quelques-uns de ces cas, le choc a été *frontal*, et il semble bien qu'il y ait eu une légère attrition de la substance grise du cortex des lobes frontaux, bien qu'il soit difficile de l'affirmer. Ajoutons que, dans toutes les variétés de chocs craniens, en raison de la commotion concomitante et des forces intérieures développées (hydrodynamiques ou autres),

---

(1) Sacchi, d'après Roncali. *In* Chipault, III, p. 25. — Avec Bruns, Verriecke et autres, nous avons signalé l'existence de l'*ataxie frontale*, dans les tumeurs et autres lésions des *lobes frontaux*.

(2) On peut rapprocher de ces faits un cas de *contusion du corps calleux* rapporté par V. Forti. « Un homme de 47 ans, tombé de 20 mètres de hauteur sur un tas de foin, présenta, à la suite de l'accident, une grande agitation, suivie de *symptômes démentiels*. La mort étant survenue, un mois après, par infection intestinale et pulmonaire, on trouva un petit *ramollissement hémorragique circonscrit* du corps calleux, en avant du thalamus ».

On sait que les fibres antérieures de la commissure calleuse viennent des *lobes frontaux*. (V. Forti. *Revista di Freniatria*, 1907, et *Encéphale*, 1908, I, p. 69).

il y a toujours un *retentissement plus ou moins accentué sur les lobes frontaux.*

Il en fut ainsi, sans doute, dans le cas suivant de Léon.

Léon. — Un cavalier du 1er chasseurs, est précipité sur le sol, par son cheval emballé, et tombe sur la tête. Perte de connaissance immédiate avec écoulements par le nez et les oreilles ; par contre, on observa du côté droit, de la *dilatation de la pupille*, de la *paralysie faciale* et de l'*hémiparésie*.

A la perte de connaissance succéda un état d'*agitation extrême ;* puis, ultérieurement des *troubles psychiques* et *ambulatoires*, qui disparurent un mois après l'accident.

Comme suites éloignées, huit mois après le traumatisme, il y avait de l'*embarras de la parole*, et de l'*hémiparésie* de tout le côté droit (tronc et membres) avec diminution de la *sensibilité cutanée* et de la *force musculaire*. De plus, le blessé accusait, quand il se couchait sur le côté gauche, des douleurs dans la région pariétale du même côté, et des bourdonnements d'oreille. Ces troubles résistèrent aux moyens curatifs spéciaux, qui furent appliqués, d'abord à l'hôpital du Val-de-Grâce sur lequel il fut évacué, puis à l'hôpital de Bourbonné-les-Bains. Il fut réformé n° 1 (1).

Les *troubles psychiques* et *mentaux* TERTIAIRES sont plus fréquents, à la suite des *lésions frontales*, que partout ailleurs. Nous en avons cité des exemples, tels les blessés de Lejars, Souza, Oliveira, Sacchi, Carey, Evens, Ardoin, Thevenet, etc., qui, dans les semaines ou les mois qui suivirent le trauma, pré-entèrent des changements marqués du *caractère*. Les *lobes frontaux* avaient été, chez ces blessés, le siège de contusions corticales ou cortico-médullaires destructives très prononcées.

D'autres blessés de la même région, ont présenté un véritable état de *démence* par suite *du ramollissement d'anciens foyers de contusion frontale* (faits de Dubuisson et Anglade, Imbert et Dugas, Rey, Couteaud).

Deroubaix. — Un homme de 32 ans, ayant reçu un coup de marteau, qui lui avait fracturé le frontal, déterminant des esquilles osseuses et une dénudation des méninges, guérit cependant, en un mois, sans complications.

Il reprend son travail, mais se plaint de maux de tête. Bientôt, son *caractère* change ; et, deux ans plus tard, il devient sombre, taciturne,

(1) Léon. *Soc. de Méd. Milit. fr.*, 1911, p. 143, obs. III.

coléreux et violent : il offre en même temps, une sorte de délire religieux.

Entré à l'asile, il présenta de la stupeur avec mutisme et négativisme. Aucun trouble sensitif, moteur, ou trophique ; pas de gâtisme. La ponction lombaire donne un liquide normal. C'est, en un mot, un *syndrome catatonique traumatique*, que rien n'autorise, pour le moment, à ranger dans l'hystérie ou dans la démence précoce (1).

D'un autre côté, il peut survenir dans les *contusions frontales* des *troubles moteurs* ou *sensitivo-moteurs* ou même *aphasiques*, par un mécanisme que nous nous sommes efforcé d'éclaircir :

1° D'abord peuvent exister des *troubles moteurs spéciaux*, qui tiennent à ce que la *zone motrice* empiète sur la partie postérieure des lobes frontaux (pieds de F¹ F² et partie voisine de Fⁿ), selon les recherches des physiologistes. Là se trouvent localisés : les *mouvements du tronc*, de la *tête* et du *cou*, des *mouvements synergiques* de la *tête*, du *cou*, et des *yeux*, des *mouvements consensuels*.

Nous avons cité quelques exemples de *troubles moteurs du tronc* (pleurosthotonos, etc.), de la *tête et du cou*, des *déviations conjuguées de la tête et des yeux*, dont la cause résidait dans des lésions de leurs *centres frontaux*.

2° On peut encore observer des *troubles moteurs* ou *sensitivo-moteurs* de la *face*, des *membres*, et des *aphasies motrices*. Dans ces circonstances, le *foyer de contusion*, bien qu'il occupe manifestement le *lobe frontal*, détermine par propagation ou à distance, une *congestion* ou un *œdème méningés*, qui envahissent la *zone motrice*.

Dans d'autres cas, il est accompagné d'une *hémorragie intra-arachnoïdienne*, qui est venue recouvrir la *région rolandique*.

Ces *troubles moteurs* sont d'ailleurs de deux espèces : tantôt il s'agit d'*attaques convulsives primaires, Jackson-niennes* (faits de Malluche, Rossi, Sorrentino, Leconte et Bardesca, Girard, Felizet, etc.) ; tantôt de *paralysies* ou de *contractures*, et cela dans les *coups* et les *contre-coups*.

D'autre part, ces divers troubles *moteurs paralytiques* ou *contractures*, dans les *contusions frontales*, peuvent s'observer *aussitôt après le traumatisme*, ou survenir *progressivement*, ou apparaître, après un *intervalle lucide*.

(1) Deroubaix. *Belgique Méd.*, Octobre 1906, et l'*Encéphale*, 1907, I, p. 198.

A propos des fractures ou traumatismes de la *voûte* nous avons cité les cas de Kambourouglou (hémiplégie gauche); de Zannetti (paralysie de la parole et de la motilité); de Léonte et Bardesco (paralysie brachio-faciale droite) ; de Preindslberger (parésie transitoire du facial, de l'hypoglosse et du membre supérieur droit); de Sacchi (contracture transitoire des membres supérieur et inférieur gauches) ; de Zannetti (enfoncement de la bosse frontale droite avec plaie, et après une demi-heure, paralysie des membres gauches, ablation d'un caillot extra-dural) ; de de Mollière (hémiplégie et aphasie, hématome subdural, par coup de canne plombée) ; de Russell et Puikarton (épanchement frontal intra-arachnoïdien, aphasie, convulsions, monoplégie du bras); de Llobet (coup de canne, membres supérieur et inférieur parésiés, aphasie partielle, ablation d'un caillot intra-arachnoïdien formé sous une mince fêlure) ; de Galvanis, Michelli, Tiberi, Ferrari, Tassi, L. Bord, Baudet, dans lesquels le lieu du choc était en réalité, fronto-pariétal.

Les *fractures de la base* (étage antérieur), ont été aussi accompagnées de *contusions frontales* ou d'*épanchements*, qui ont donné lieu à des troubles moteurs.

Nous avons rapporté les faits de Vincent (d'Alger), de Lancial, où, en même temps qu'une fracture des fosses orbitaires, existait un épanchement arachnoïdien couvrant un des hémisphères. Les *troubles paralytiques* étaient survenus progressifs, après quelques jours d'*intervalle lucide*.

Nous avons signalé également dans les chocs ou fractures de la *région frontale* un certain nombre de cas d'*aphasie motrice*, qui avaient la même origine : un épanchement arachnoïdien frontal ayant recouvert F^3.

Notons encore, qu'à défaut de *symptômes de localisation*, il arrive parfois, dans les *contusions frontales*, que celles-ci s'accompagnent d'hémorragies inter-méningées, qui déterminent des *troubles compresseurs ;* et ceux-ci peuvent mettre sur la voie du diagnostic et d'une intervention utile. Paul et Brewster opérèrent ainsi, avec succès, *un épanchement traumatique fronto-basal, sous-dure-mérien* (1).

Enfin, il faut indiquer que, dans les *contusions frontales par contre-coup*, les mêmes faits peuvent se produire. Nous avons, en particulier, relaté le cas recueilli par notre interne Chateau.

(1) Paul et Brewster. *Boston Méd. Journ.*, 1908, p. 8.341, et *Rev. Neurol.*, 1909, p. 171.

Une femme, tombée *sur l'occiput* en descendant du tramway, présentait une contracture des 4 membres, de telle sorte, qu'on avait pensé à une hémorragie ventriculaire. L'autopsie montra que les lésions consistaient en une fracture de *l'étage postérieur* et en une *contusion par contre-coup* des deux lobes frontaux, qui avait rempli de sang la cavité arachnoïdienne, à la partie antérieure, jusqu'au dessus de la *région rolandique* (1).

Dans un cas de Fano, chez un homme de 68 ans, tombé d'un 3° étage, on observa une *contracture des deux membres supérieurs*, du *sterno-mastoïdien droit*, et du *trapèze gauche*, qui persista plusieurs jours. Il mourut le 6° jour. A l'*autopsie* : fracture horizontale de la voûte ; épanchement interméningé par déchirure de la dure-mère et rupture de la méningée. Contusions profondes des lobes antérieurs et moyens des deux hémisphères.

La contracture des membres supérieurs nous paraît due à l'épanchement intra-arachnoïdien, qui recouvrait la *zone motrice*

Cependant, la plupart du temps, les *contusions frontales par contre-coup* ne se révèlent que par les *symptômes généraux* des contusions : syndrome méningo-cortical (agitation, délire, obnubilation, hyperthermie, Kernig, etc.) ou par un *état comateux* plus ou moins prolongé.

b) Les *contusions du* LOBE PARIÉTAL sont celles qui s'annoncent, le plus fréquemment, par des *symptômes localisateurs.*

Ceux-ci consistent essentiellement en des *troubles moteurs* ou *sensitifs*, de diverses natures (paralysies, contractures, convulsions), et en *aphasies.*

Tandis que, pour les autres lobes du cerveau (lobe frontal, lobe occipital, par exemple) les *symptômes généraux* des contusions (syndrome cortico-méningé ou coma) constituent à peu près toute la symptomatologie, dans les contusions du *lobe pariétal*, ceux-ci sont au second plan, et les *symptômes localisateurs* plus nettement expressifs, apparaissent clairement et guident le chirurgien. Même dans le coma, les *troubles moteurs* se découvrent assez aisément, si on prend la peine de les rechercher méthodiquement. Nous avons cité de nombreux exemples de cette symptomatologie spéciale.

Nous laisserons de côté ici, les *épanchements extra-dure-mériens*, bien qu'ils soient le résultat d'un choc cranien ; car, il ne s'agit, en fait, que d'un décollement de la dure-mère,

(1) Chateau. *Soc. Anatomo-Clinique de Lille*, 1908, p. 151.

avec lésion et hémorragie de la méningée ou de ses branches : ils s'accompagnent rarement d'une *contusion cérébrale ;* et ils offrent une symptomatologie spéciale, qui sera étudiée avec les *compressions cérébrales.*

Il en est de même des *épanchements arachnoïdiens,* qui ont aussi des *caractères particuliers,* qui les rattachent aux *compressions.* Notons cependant que, quand ils ne sont pas le résultat d'une déchirure ou boutonnière de la dure-mère qui laisse passer le sang sous-osseux dans la cavité séreuse, ils proviennent d'une déchirure de la dure-mère, et plus souvent encore, d'une *contusion* avec dilacération des méninges et de la *substance cérébrale.* D'ailleurs, dans un certain nombre d'observations on voit, après l'ouverture du crâne et de la dure-mère, s'écouler du sang mélangé à des débris de matière cérébrale, preuve d'une lésion nerveuse concomitante.

Nous nous contenterons de rappeler quelques exemples *typiques* des symptômes des contusions pariéto-temporales ; et, nous diviserons les faits en deux catégories : *cas opérés ; cas non-opérés,* ordinairement mortels.

Les cas *opérés* pour *contusion pariétale* méningo-corticale ou cortico-médullaire avec *hémiplégie* ou *monoplégie* ne sont pas très nombreux ; bien plus souvent on est intervenu pour des *épanchements intra-arachnoïdiens* (avec hémiplégie complète ou incomplète, et aphasie).

Le cas de Rendu et Routier est un bel exemple d'*hémiplégie* par *contusion méningo-corticale.*

Au moment de la chute, le blessé ne perdit pas connaissance, put se relever ; mais, aussitôt, on remarqua que son *côté droit* était devenu tout à fait *impotent.* Le lendemain, on constata, qu'il existait *une paralysie absolument flasque* des membres droits avec *hémianesthésie.* Petite plaie superficielle du côté de la tempe droite, c'est-à-dire du côté de l'hémiplégie, il s'agissait donc d'un *contre-coup.* Le traumatisme, ayant été presqu'insignifiant, on crut d'abord à une hémiplégie hystérique : mais, survinrent des convulsions Jacksonniennes dans les membres paralysés, Routier intervint le 16ᵉ jour, à *gauche ;* et la dure-mère incisée, constata que les circonvolutions étaient violacées et réduites à l'état de bouillie sanguinolente, et qu'il y avait un *foyer de contusion* du volume d'une grosse noix (1).

Dans le fait d'Ardoin, l'*hémiplégie* fut précédée, pendant quelques jours, de crises Jacksonniennes ; elle était absolument *flasque.* On

(1) Rendu. *Soc. de Méd. des Hôp.,* 1895, p. 481, et Routier, *Soc. de Chir.,* 1895, p. 547.

découvrit, par la trépanation, sur les circonvolutions Rolandiques, un petit *foyer de contusion* et de ramollissement d'un centimètre carré environ. Guérison lente et progressive de l'hémisphère et des crises (1).

Il est intéressant de faire remarquer, que dans les deux faits précédents, il s'agit de *contusions lucides;* mais il n'en est pas toujours ainsi.

Brousse. — Chez un individu tombé de cheval, qui, le lendemain, présenta des *crises convulsives* dans tout le côté gauche et une *hémiplégie complète de ce côté,* fit une trépanation à droite, au niveau des centres moteurs, et ne trouva rien : la dure-mère incisée, du liquide absolument limpide jaillit sans pression. Le blessé succomba trois jours après. On trouva, à l'autopsie, un peu de suffusion sanguine et un piqueté hémorrhagique dans l'écorce de F^a, à sa partie supérieure ; et, de plus, une érosion superficielle de 2×1 cm. existait au niveau du *lobule para-central.* La pie-mère, en ce point, était déchirée, et la matière cérébrale ramollie et broyée (2).

Batut réussit à guérir par les ponctions lombaires répétées, une *monoplégie* du bras chez un douanier, tombé de sa charrette, qui avait eu une violente commotion, avec épistaxis et otorrhagie. On ne peut, dans ce cas, affirmer la contusion, qu'en se basant sur l'existence d'une monoplégie, et sur la nature sanguinolente du liquide céphalo-rachidien, retiré par la ponction (3).

Nous intervînmes, le 8e jour, chez un cocher, tombé de sa voiture, qui, après une violente commotion, présenta de la *paralysie des membres droits* et des *crises convulsives dans la face, à droite.* Nous enlevâmes un caillot arachnoïdien de 3 à 4 mm. d'épaisseur ; mais, celui-ci était en corrélation avec un *foyer de contusion* du volume d'une grosse noix : la substance cérébrale était réduite en une bouillie informe, occupant le lobe temporo-sphénoïdal ; c'est ce que montra l'autopsie (4).

Ces *hémorragies intra-arachnoïdiennes, provenant de foyers de contusion,* ne sont pas rares.

C'est sans doute à un cas de ce genre qu'eut affaire Weiss, qui intervint au 15e jour, pour une *hémiplégie* par *contre-coup,* survenue

(1) Ardoin. *Soc. de Chir.,* 1904, p. 431.
(2) Brousse. *Soc. de Méd. Milit. fr.,* 1910, p. 546.
(3) Batut. *Soc. de Méd. Milit. fr.,* 1910, p. 558.
(4) Delépine. *Soc. Anatomo-Clinique de Lille,* 1903, p. 397.

après un coup de manche de fouet. Une large brèche faite sur la
région rolandique du côté opposé à la blessure (il n'y avait aucune
fracture) laissa échapper une grande quantité de caillots noirâtres.
Guérison rapide (1).

Martin. — Chez un cavalier tombé de sa monture, intervint au
12° jour, pour une *hémiplégie*, qui, pendant plusieurs jours auparavant,
avait été précédée de crises Jacksonniennes du même côté, s'étendant
progressivement à la face et aux membres. Il trouva des caillots en
lame d'un centimètre d'épaisseur à la surface des circonvolutions
rolandiques ; mais, l'épanchement était prononcé surtout au niveau
de la corne sphénoïdale : les vaisseaux de la pie-mère sous-jacente
présentaient une teinte opaline, lactescente. Guérison (2).

R. Payne. — Chez un marin, frappé violemment sur la voûte du
crâne, par la chute d'une vergue, et qui était dans le coma, intervint
immédiatement, à cause d'une *paralysie de la face, de la moitié droite
de la langue et des membres,* du même côté. On ne trouva rien sur la
zone motrice ; mais, en soulevant le lobe temporo-sphénoïdal,
on constata une fracture du rocher, et on eut à extraire du sang noir
avec des caillots *et des débris de matière cérébrale.* Drainage. Guérison
complète, sauf pour la face (3).

Comme exemples de cas d'opérations pour *contusions
cérébrales,* suivies d'*aphasie motrice,* nous rappellerons les
suivants.

Chaput et Legendre. — Un homme de 18 ans, reçoit un coup sur
la région temporo-pariétale gauche, au niveau de laquelle il porte une
plaie contuse. Le lendemain, parésie des membres droits et *aphasie
complète.* Au moment de l'intervention, qui a lieu le 3° jour, on
constate une fracture du temporal avec enfoncement : *de la matière
cérébrale sort par la brèche osseuse.* Ablation osseuse de la grandeur
d'une pièce de 5 francs. La dure-mère étant ouverte, *on enlève doucement avec la curette une certaine quantité de matière cérébrale* et des
caillots. Guérison (4).

G. Chevallier. — Un charretier fait une chute, du haut de son
siège ; demi-coma. Le lendemain : *aphasie motrice,* très nette, sans

(1) Weiss. *Rev. Méd. de l'Est,* 1897.
(2) Martin. *In th.* Chaillous, Toulouse, 1910, obs. X.
(3) R. Payne. *Loc. cit.*
(4) Chaput et Legendre. *Soc. de Méd. des Hôp.,* 1910, p. 861.

paralysie. Au 5e jour, la céphalée se prolongeant avec un peu d'agitation, Morestin fait une trépanation à droite, dans la région de F3 (Le blessé était gaucher). Dès que la dure-mère est ouverte, il s'écoule du liquide céphalo-rachidien sanglant, comparable à celui qui avait été obtenu, trois jours auparavant, par la ponction lombaire. Pas de fracture. Les troubles du langage s'améliorent rapidement. Guérison (1).

A côté de ces *cas opérés,* il en est beaucoup d'autres où la *contusion pariétale,* directe ou indirecte, s'est accompagnée d'*aphasie* ou de *troubles moteurs,* pour lesquels on n'est pas intervenu.

A propos de l'*aphasie,* rappelons le fait de Berger et Klumpke, où le blessé atteint de plusieurs fractures de l'étage moyen droit, présenta de l'*aphasie motrice,* causée par un *foyer de contusion,* bien limité, par *contre-coup,* occupant le *lobe inférieur pariétal gauche,* et ayant le volume d'une noix (2).

Ange Duval. — Chute dans la rue ; fracture de l'étage postérieur. Coma pendant 24 heures. Le lendemain, *la parole est complètement abolie.* Plus tard, un peu de contracture du membre supérieur droit ; mort le 11e jour. *Foyer de contusion* de 6 × 4 cm. occupant F3 et les parties voisines de F2 et Fa, rempli de bouillie cérébrale, mélangée de sang (3).

G. Allen rapporte un cas intéressant d'*aphasie traumatique* par *contusion cérébrale.*

Un enfant de 8 ans tombe d'un arbre élevé sur le côté droit de la tête et perd connaissance. Il reste dans cet état 3 jours. Cependant, on pouvait le tirer de cette somnolence, pour lui faire prendre des remèdes et l'alimenter. De même, parfois, il répondait directement aux questions qu'on lui posait, en élevant la voix. D'abord, il fut inquiet, s'agita continuellement, et délira même, par instants. Pupilles contractées et paresseuses. Jamais de respiration stertoreuse. Dix-huit heures après, le malade parait posséder la faculté d'articuler les mots, ainsi qu'on put s'en rendre compte, soit pendant le délire, soit à tout autre moment. Mais, ensuite, il sembla *totalement aphasique;* et, même après le retour complet de la connaissance, il resta dans cet

(1) G. Chevallier. *De l'aphasie traumatique. Th.* Paris, 1910, obs. I.
(2) Berger et Klumpke. *Rev. de Chir.,* 1887, p. 85.
(3) Ange Duval. *In Th.* Chevallier, p. 37.

état. Si on lui posait directement une question, il remuait la tête, mais ne parlait pas. La langue et les lèvres jouissaient de tous leurs mouvements. Avec cette *aphasie* coexistait une *légère hémiplégie droite*. Il avait quelques contusions de la tête, l'une portant sur l'occipital gauche, et une autre, plus étendue, sur la région temporo-pariétale droite. L'*aphasie* persista 4 jours, et disparut graduellement. Le malade commença par des réponses simples, et enrichissait peu à peu son vocabulaire. Il n'avait aucun souvenir de l'accident. L'hémiplégie disparut aussi graduellement, avec l'aphasie.

Pendant un mois, et, comme dernier symptôme, il fut fort émotionnable, criait et pleurait sans motifs, à la moindre excitation (1).

L'auteur pense qu'il s'agit d'une *contusion cérébrale* intéressant F³, et son voisinage.

Egalement, nous avons eu l'occasion de relater un bon nombre de *contusions pariétales*, avec *monoplégies, hémiplégies*, etc., qui n'ont pas été l'objet d'une intervention, la plupart ayant été suivies de mort, à la suite d'une *fracture de la base* concomitante.

Il s'agit dans la plupart de ces cas de *contusions comateuses*.

Faits de Mossé : hémiplégie ; de Verstraete : hémiplégie ; de Chateau : contracture des 4 membres, *contusion frontale* par *contre-coup*, avec épanchement recouvrant les régions motrices ; de Lelandais : hémiplégie droite ; de Moutard-Martin : enfoncement pariétal, plaie et conservation de l'intelligence. *Hémiplégie droite*, sans contracture. Mort le 4ᵉ jour d'encéphalite. *Contusion destructive* de la partie supérieure de Fᵃ Pᵃ, et du lobule para-central (2) ; de Cazenave : chute sur l'*occiput* et fracture. Coma avec agitation ; dans les derniers temps, *hémiplégie droite*. Mort après 33 heures. *Contusion par contre-coup* dans la région rolandique ; la partie antérieure du lobe sphénoïdal est réduite en bouillie (3) ; de Verstraete : H... 52 ans, tombé dans les escaliers ; coma, stertor, immobilité. Dans la soirée du 1ᵉʳ jour, *paralysie des membres gauches*. Mort après 48 heures. *Contusion étendue du lobe temporo-pariétal droit ;* toute la surface de l'hémisphère, surtout la région du pli-courbe, est recouverte d'une couche de sang coagulé, peu épaisse, la substance cérébrale correspondante est ramollie, mais indemne (4) ; de P. Thiéry : *contusion bi-polaire* :

(1) G. Allen. *New-York Méd. Times*, Janvier 1882, et *Arch. de Neurol.*, 1882, II, p. 376.
(2) Moutard-Martin. *Soc. Anat.*, 1876, p. 706.
(3) Cazenave. *Soc. Anat.*, 1876, p. 706.
(4) Verstraete. *Soc. Anatomo-Clinique de Lille*, 1901, p. 279.

femme renversée par une voiture sur le bord d'un trottoir. Plaie pariétale droite ; contusion et bosse sanguine gauche. Coma, stertor. *Monoplégie du membre supérieur gauche.* Double trépanation. Mort le 6ᵉ jour. Fracture de la fosse moyenne gauche. *Contusion du lobe temporo-sphénoïdal droit* et épanchement (1).

Nous avons cité, d'autre part, les faits de Bloch et Bielschowsky, et de Grillot, qui à la suite de *chocs occipitaux* et de *contusions par contre-coup* du lobe *temporo-sphénoïdal* observèrent de la *surdité verbale.*

Dans le cas de Bloch et Bielchowsky, *la 1ʳᵉ temporale* était transformée en une masse molle, noire, homogène, du volume d'une cerise. Le foyer s'enfonçait profondément dans la substance blanche sous T². Le malade, un cocher, était tombé de son siège, sur le pavé de la rue, et sur le côté gauche du crâne. Il eut des symptômes de fracture de la base (otorrhagie, etc.) ; mais sa connaissance fut d'abord entière. Le 4ᵉ jour, il mourut d'attaques convulsives. A l'autopsie, outre le foyer de contusion précité, double fracture mastoïdienne.

Le fait suivant de *Patoir* nous paraît être un cas intéressant d'*aphasie sensorielle* avec logorrhée, jargonophasie, paraphasie, surdité et cécité verbales, par *contusion de la région temporale.*

Patoir. — H... 36 ans, fait une chute de 9 mètres du haut d'un échafaudage ; le coup a porté sur le côté gauche du crâne, au-dessus et un peu en arrière de l'oreille. Aucune plaie ; aucun écoulement. Le blessé, relevé sans connaissance, est porté à l'hôpital, où il reste dans le coma, pendant 11 jours, avec perte de connaissance absolue ; *hémiplégie à droite.* Application de glace sur le crâne. Peu à peu, il sort du coma, mais reste dans l'hébétude. Puis la connaissance revient ; il reconnait ses parents : mais il ne prononce aucune parole articulée. Au bout d'un mois, le côté droit a repris son fonctionnement normal, et la parole commence à revenir. Mais, il ne parle que par monosyllabes : *oui, non, coco.* Il reste incohérent, manifeste pourtant son désir de s'en aller. Il quitte l'hôpital au bout de 6 semaines.

Chez lui, on s'aperçoit que son langage est bizarre, incohérent, son caractère est changé ; il est devenu triste, irascible, prompt à s'emporter et à menacer. Il a quelques idées de grandeur et une haute opinion de son savoir faire. Après un certain temps, comme

(1) P. Thiéry. *Soc. Anat.*

il fait peu de progrès, et qu'on croit ses facultés dérangées, il est interné et mis en observation.

Le Dr Patoir constate alors *que son langage est incohérent, incompréhensible* ; mais aucun de ses actes n'indique une perturbation intellectuelle profonde : les troubles du langage dominent de beaucoup les troubles de la mentalité.

On constate une altération profonde de la parole spontanée ; le malade présente de la *logorrhée*, de la *paraphasie*, de la *jargonophasie* ; son discours est à la fois abondant et pauvre, incompréhensible. La fatigue augmente les troubles du langage ; il a alors de la paraphasie, et c'est à peine si l'on peut saisir quelques mots exacts. Il a également de la *surdité verbale* incomplète mais marquée, et de la *cécité verbale* presqu'absolue. L'*agraphie* porte sur l'écriture spontanée et sous dictée. Il est, en somme, tout à fait dans l'impossibilité de transmettre sa pensée et de comprendre celle des autres.

On peut donc conclure, qu'il y a chez ce malade, *une lésion profonde de la zone de Wernicke*, puisque 6 mois après le traumatisme, l'*aphasie persiste*, un peu améliorée peut-être, mais sensiblement la même que deux mois après l'accident (1).

Il semble évident que chez ce blessé, il y eut *une contusion profonde du lobe temporal* avec hématome méningé ; le sang s'étant résorbé, l'hémiplégie disparut un mois après le trauma. Comme il n'existe pas d'hémianopsie, on peut admettre que la lésion épargna les radiations optiques de Gratulet sous-jacentes.

Dans nombre de cas, pourtant, les *contusions* de la région *pariéto-temporale* sont restées *silencieuses*, soit en raison de leur siège, soit parce que le coma n'avait pu permettre un examen clinique suffisant. (Faits de Braquehaye, etc.).

Enfin, dans l'observation de Delbet, ci-après, bien qu'il s'agisse de *contusions pariéto-sphénoïdales*, le blessé ne présenta d'autres symptômes que les *symptômes généraux des contusions* (syndrome méningo-cortical).

P. Delbet. — H... 26 ans, tombé de 8 mètres ; otorrhagie droite, perte de connaissance. Le lendemain : « le blessé ne présentait pas de signes de contusion au foyer ; il était *dans un état d'agitation permanente*, tantôt s'asseyant, tantôt se tournant de côté et d'autre ; les membres se fléchissaient et s'étendaient alternativement par saccades; les mouvements s'exécutaient d'une manière presqu'incessante ».

(1) Patoir. *Echo Méd. du Nord*, 21 Janvier 1906.

Trépanation à droite. Ablation d'un fragment enfoncé. Rien au-dessous. Mort le 4ᵉ jour, dans le coma.

Autopsie. Cerveau absolument sain, au point frappé ; lésion de *contusion au 3ᵉ degré*, du côté opposé, à cheval sur la partie moyenne de la scissure de Sylvius gauche, dans l'étendue d'une pièce de 5 frs. Fracture de l'étage moyen, à droite (1).

c) La symptomatologie de la *contusion du lobe occipital et du cervelet* est assez pauvre en documents. Nous n'avons guère que ceux fournis par les esquilles pénétrantes avec *plaie encéphalique* et quelques *contusions* proprement dites.

Nous avons insisté, cependant, sur les *commotions légères, graves,* ou *mortelles,* qui suivent les chocs craniens *sur l'occiput* ; elles sont assez fréquentes, et importantes. Dans les *formes graves,* elles revêtent assez souvent les allures de l'agitation avec syndrome méningé.

Il a été aussi question des *épanchements sus-dure-mériens occipitaux,* qui, le plus souvent, donnent lieu à un état demi-comateux avec un peu d'agitation (faits de Bousquet, de Naz et Jaboulay), et des *épanchements intra-arachnoïdiens,* qui produisent aussi de l'agitation, du délire, s'ils sont directs (cas de R. Picqué, épanchement du liquide céphalo-rachidien *sanglant*), ou de l'*aphasie* et de l'*hémiplégie,* s'ils sont obliques, et répondent aux régions rolandiques (faits de Lombardi, Tuffier, Montenovisi).

Il faut faire une classe à part des épanchements diffus, par *blessure du sinus latéral.*

Pour la symptomatologie des *plaies contuses encéphaliques* de la région *occipitale,* nous avons eu à signaler :

Les faits de Josse (perforation de l'occiput par un bec de bidon, et esquille à l'emporte-pièce dans la substance cérébrale) ; de de La Personne et Grand (cas d'hémianopsie horizontale) ; de Bousquet (aphasie transitoire et affaiblissement de la vue) ; de Mattoli (surdité verbale, paraphasie, hallucinations visuelles et cécité psychique par lésion du cunœus) ; et de Lor (scotome visuel, par résection d'une petite hernie traumatique du lobe occipital).

Les *foyers de contusion,* proprement dits (sans plaie cranienne pénétrante), tantôt n'ont donné lieu qu'à *des symptômes généraux de contusion* (agitation et syndrome méningé), comme dans le fait de Couteaud (foyer de contusion

(1) P. Delbet. *Soc. Anat.,* 1899, p. 720.

sous-cortical du lobe occipital); parfois, ils ont déterminé
des *troubles visuels*, que nous avons signalés à propos des
traumatismes de la *voûte*, dans la *région occipitale : cécités
psychique ou corticale; hémianopsies; scotomes; hallucinations visuelles*, etc. Enfin, parfois encore, elles ont produit des
cécités verbales ou même des *aphasies sensorielles*. Il faut
y ajouter, dans certains cas, des *troubles cérébelleux*.

Nous rappellerons, comme exemples, les faits :

de Masnata : chute en arrière avec perte de connaissance ; bosse
sanguine occipitale ; paralysie bi-latérale du frontal ; immobilité des
globes oculaires ; agitation ; contractures cloniques des membres
droits ; rigidité de la nuque, etc. On intervint par la craniotomie, et
la dure-mère incisée donna issue à une masse pultacée noirâtre. Dans
la suite, on observa des troubles de l'équilibre par déficit moteur à
gauche, de l'incertitude et de la lenteur dans la coordination des
mouvements, une démarche ébrieuse, etc.

de Dimitry W. Michailowsky : *cécité* presque complète.

de Parrozzanï et de Martin du Pan : *hémianopsies*.

de Browining : cas complexe d'*aphasie* et d'*hémiplégie droite tardives*,
sans doute par *contre-coup* à la suite d'une chute sur l'occipital,
avec fracture de cet os.

Les *contusions occipitales* avec *troubles cérébelleux (contusions du cervelet)* nous ont fourni un certain nombre de faits
documentaires intéressants.

Déjà nous avons insisté sur la *commotion cérébelleuse*
proprement dite et rapporté les faits démonstratifs de *Cestan*
(de Montpellier), et de *Campos Hugueny*, où les troubles
cérébelleux furent *transitoires*.

Dans l'observation de *Vandenbossche* et *Ferron*, il s'agit
d'une fracture étoilée occipitale, qui entraîna des *symptômes
cérébelleux* (nystagmus horizontal, vertiges, vomissements).
Ceux-ci disparurent par l'ablation des fragments.

Le fait de *Masnata* que nous venons de citer, mentionne
l'apparition après l'intervention de véritables *troubles cérébelleux*, tels que : incertitude et lenteur dans la coordination
des mouvements, démarche ébrieuse, etc.

Jianu (Bucarest), quelques mois après un traumatisme
cranien, signale les phénomènes suivants, qui peuvent être
attribués à une *contusion cérébelleuse :* dans la région

occipitale, douleurs continues, irradiées à la nuque ; vertiges accusés pendant la marche et la station verticale ; adiodococinésie ; équilibre de la marche compromis (zigzag sur le tracé) ; le malade titube, avec tendance à tomber à droite ; mouvements de recul et de propulsion ; réflexes rotuliens disparus ; tachycardie et tremblement involontaire des mains, etc.

Le cas de Ramoni (Rome) est relatif à une *plaie des lobes cérébelleux* par des ciseaux pointus. On nota, avant l'opération. : un état d'agitation extrême, la marche en zigzag, des mouvements continus ; puis, des vertiges, des oscillations, une tendance à tomber en arrière ; des mouvements convulsifs des membres et de la face, de la raideur de la nuque, avec tendance à l'opisthotonos. Mort par blessure du sinus, qui fut en vain tamponné. A l'*autopsie* : plaie oblique du cervelet allant du lobe gauche, à travers le vermis, jusqu'au lobe droit.

Il faut enfin rapprocher des troubles, qui succèdent aux *contusions cérébelleuses*, les cas de *kystes cérébelleux traumatiques*, tels ceux de Ch. A. Ballance, Lambotte (par contrecoup), Oppenheim et Borchardt, dont nous avons eu l'occasion de parler, et qui s'accompagnent de *troubles cérébelleux manifestes*.

Ajoutons aux précédents, les deux cas suivants, particulièrement intéressants.

R. Cassirer et V. Schmieden (Berlin). — H... 23 ans. Choc violent sur la tête ; perte de connaissance et épistaxis. A dater de ce moment, il souffre de douleurs de tête, et, au bout d'un an environ, présente des troubles sérieux : lassitudes, vomissements après les repas, vertiges, somnolence, raideur du cou, affaiblissement de la vue ; marche progressive et sans fièvre, parfois ralentissement du pouls. Douleurs nocturnes, qui réveillent le malade.

A son entrée : vertiges, quand on veut l'asseoir ; tachycardie ; rougeur du visage ; nausées. Pupilles dilatées, mais réagissant à la lumière et à la convergence. Parésie de l'abduction ; nystagmus. Des deux côtés : *stase papillaire*. En outre, hypotonie des deux membres supérieurs, sans paralysie. Les troubles de la station et de la marche sont très caractéristiques ; le sujet ne peut se tenir debout sans soutien, et ne peut faire plus de deux pas. Asynergie cérébelleuse de Babinsky manifeste, surtout impossibilité d'associer les mouvements du tronc et des membres inférieurs. La *parésie du regard* à gauche, et une *paralysie faciale* du même côté, font localiser le kyste traumatique, *dans le lobe gauche du cervelet.* On pense, en effet, à un kyste, en raison de la rapidité d'évolution des symptômes graves.

Intervention. Lambeau ostéo-plastique. La dure-mère montre, des deux côtés, une tension anormale. Ponction du lobe droit du cervelet, négative. A *gauche,* la ponction donne lieu à l'afflux d'*un liquide séreux, abondant, et sous forte pression.* Le long du trocart à ponction, on ouvre le *kyste, logé en plein hémisphère gauche :* il a le volume d'un œuf de poule, et contient un liquide séreux avec coagula. Le kyste est enlevé avec une partie des tissus environnants, pour faire l'examen histologique ; la substance du cervelet est saine. C'est un *kyste séreux simple,* sans néoplasme. Drainage maintenu pendant 5 jours.

A partir du 5ᵉ jour, tous les accidents s'amendent progressivement, et moins d'un mois après le malade peut se tenir debout et marcher. Huit mois après, l'état est excellent. Guérison vérifiée, 15 mois, après l'opération. L'examen histologique a montré, qu'il s'agissait bien d'un kyste à paroi mince, formée de tissu conjonctif en voie de transformation muqueuse, avec peu de noyaux, et peu de vaisseux (1).

Von Eiselberg et Franck-Hochwart (Vienne) ont aussi opéré d'un *kyste traumatique du cervelet* une femme de 45 ans, qui était tombée, quatre ans auparavant, dans son escalier.

L'affection débuta deux ans après la chute, par des céphalées, des vertiges, de l'incertitude de la marche. Au moment de l'opération, la marche était devenue impossible. Il y avait des crises de paresthésie, dans les membres supérieurs avec perte de connaissance, secousses cloniques de la face et des membres ; lenteur de la parole ; troubles passagers de la vision ; difficulté de la déglutition. Pupilles dilatées, paresseuses. Stase papillaire bi-latérale. Réflexes cornéens totalement abolis à droite ; légère parésie du facial inférieur droit. Marche impossible, même avec un appui, et très *ataxique.* La ponction lombaire révéla une légère hypertension du liquide céphalo-rachidien.

Opération en deux temps : 1ᵉʳ temps, lambeau ostéo-cutané ; 2ᵉ temps, 6 jours après, incision de la tuméfaction tendue *à droite; hernie du cervelet* et résection de la partie herniée, grosse comme le pouce. Incision de la dure-mère sur le lobe *gauche;* adhérence de la dure-mère à la pie-mère. Ponction exploratrice, qui ramène 25 cc d'un liquide jaune, alcalin, contenant quelques hématies et quelques lymphocytes. On ne trouve pas de grande cavité. Pas de drainage.

(1) Cassirer et V. Schmieden. *Munch. Méd. Wochens,* Novembre 1910, et *Journ. de Chir.,* 1911, I, p. 49.

Suites opératoires satisfaisantes. Au bout de 15 jours, la malade peut faire quelques pas, si elle est soutenue. Peu à peu, les symptômes rétrocèdent. Deux ans après l'intervention, persistent de l'incertitude de la marche, de la faiblesse de la vue, et une parole difficile et monotone. Mais, elle peut marcher, lire, écrire, pendant des heures ; l'abolition du réflexe cornéen droit persite (1).

d) Les symptômes *des contusions par contre-coup* ne diffèrent pas essentiellement des symptômes des *contusions directes,* qu'il s'agisse de contre-coup avec *épanchements arachnoïdiens* ou avec *lésions destructives.* Il en est de même dans les *contusions bi-polaires,* que les deux lésions situées aux extrémités de l'axe de percussion soient le résultat d'un double choc cranien, ou de l'action de deux forces opposées (écrasement entre une roue de voiture et un mur ou sous un corps pesant ; heurt de corps contondants en deux endroits différents).

Tel le blessé de Letulle, qui du haut d'un étage, tombe d'abord sur un toit, qui produit un enfoncement pariétal, puis une seconde fois tombe sur le sol, en un point opposé du crâne, où il survient une fracture de la fosse moyenne.

Tel le cas de la blessée de P. Thiéry qui est renversée par une voiture sur le bord d'un trottoir ; à droite, il y a une plaie pariétale ; à gauche, existe une bosse sanguine et une fracture de la fosse moyenne.

Il y a souvent dans ces cas, une *double contusion,* celle du point de frappe et celle de l'extrémité opposée de l'axe de percussion. Dans ces conditions, il y aura, parfois, des *symptômes localisateurs,* des *deux côtés du corps,* selon les lobes cérébraux intéressés, et leur physiologie fonctionnelle (cas de Lannelongue et Mauclaire).

Deux remarques importantes cependant sont à faire :

1° Dans les *chocs obliques,* frontaux ou occipitaux, le *contre-coup* peut siéger dans les *lobes temporo-pariétaux,* comme nous en avons relaté des exemples (cas de Lancial, de Le Fort, de Batut, de Grillot, de Tuffier, etc.).

Lancial. — Choc frontal ; hémorrhagie arachnoïdienne au niveau des lobes pariétaux. *Hémiplégie.*

(1) Von Eiselberg et Hochwart. *Mitheil. A. der Grenzegebiet d. Med. u. Chir.,* 1912, p. 311, et *Journ. de Chir.,* 1912, 1, p. 408.

Le Fort. — Otorrhagie croisée ; lésions étendues sur les lobes pariéto-sphénoïdaux avec fracture de l'étage antérieur, propagée à l'étage moyen.

Batut. — Choc frontal. *Monoplégie brachiale.*

Grillot. — Choc à la nuque et fracture occipitale, *surdité verbale,* par contusion du lobe temporo-sphénoïdal (1).

Tuffier. — Chute sur la région occipitale ; *aphasie motrice complète ;* large trépanation de la région temporo-pariétale gauche ; ablation de caillots arachnoïdiens. Guérison (2).

2° Parfois, il n'y a *aucune lésion cérébrale* au *point de frappe,* tandis qu'on trouve une forte contusion au côté opposé. Exemples :

Rendu et Routier. — Chute sur la tempe *droite ;* plaie superficielle ; *hémiplégie droite ;* par la trépanation, Routier tombe sur *un foyer de contusion* du lobe pariétal *gauche* (3).

Dans les *chocs occipitaux* même avec fracture de la fosse postérieure, il arrive que seule existe la *contusion frontale par contre-coup.*

Dans le cas publié par Chateau, notre interne, nous intervînmes sur la région occipitale, où existait une plaie : or, de ce côté, les lobes occipitaux étaient absolument sains, tandis que les deux lobes frontaux présentaient *des foyers de destruction,* qui avaient rempli de sang la cavité arachnoïdienne, à sa partie antérieure, jusqu'à recouvrir la région rolandique : ce qui avait donné lieu *à une contracture des quatre membres* (4).

Lorsque la *contusion par contre-coup* porte sur des *régions silencieuses* ou *latentes* (lobes frontaux, lobes occipitaux) toute la symptomatologie se réduit aux *symptômes généraux de la contusion* (forme du syndrome méningé avec agitation, ou forme comateuse).

(1) Grillot. *Soc. Anat.,* 1899, p. 758.
(2) Tuffier. *Soc. de Chir.,* 1901, p. 1.134.
(3) Routier et Rendu. *Soc. Méd. des Hôp.,* 1895, p. 431, et *Soc. de Chir.,* 1895, p. 548.
(4) Chateau. *Soc. Anatomo-Clinique de Lille,* 1908, p. 151.

Il faut en tenir compte : et, si on hésite entre des symptômes de coup ou de contre-coup, on pourra avoir recours, avons-nous déjà dit, à un coup de fraise explorateur, avec petite incision de la dure-mère, qui fixera sur le siège réel de la lésion.

Dans la région *pariéto-temporale*, il arrive que le *coup* et le *contre-coup*, aient des *manifestations concomitantes* ou *successives*. Il en fut ainsi dans le cas de Lannelongue et Mauclaire, où il s'agit de contusions bi-polaires.

Lannelongue et Mauclaire. — Enfant de 8 ans, tombé dans une cage d'escalier. Aussitôt, perte de connaissance ; mais, ni épistaxis, ni otorrhagie.

A *droite*, près de la bosse pariétale, ecchymose et épanchement, visibles sur le crâne rasé. Coma.

Côté gauche : le 1er jour, *contracture du membre supérieur et parésie de l'inférieur.*

Côté droit : paralysie du facial inférieur ; parésie et anesthésie légère du membre supérieur ; contracture et hyperesthésie de l'inférieur.

Coma de plus en plus profond. Hyperthermie : 41°.

Mort 36 heures après l'accident.

Autopsie. Fracture spiroïde, partant de la bosse pariétale *droite*, contournant le front, pour finir dans la région temporale *gauche*.

Sur l'*hémisphère droit* : foyers de contusions superficielles occupant les circonvolutions frontales plus F^a et P^1, qui expliquent les troubles parétiques et la contracture des membres gauches.

Sur l'*hémisphère gauche* : *foyer de contusion* de la largeur d'une pièce de 5 francs, sur la partie postérieure de F^2 et F^3, de forme conique, à base superficielle, et pénétrant de 1 cent. 1/2 dans la substance cérébrale. Il explique la *paralysie faciale, et celle du membre supérieur, à droite*, ainsi que la *contracture du membre inférieur du même côté.*

Vers la base du cerveau, nombreux foyers de contusion et de suffusion sanguine, au niveau des *lacs sous-arachnoïdiens.* Les circonvolutions de la base présentent un piqueté hémorrhagique des plus nets. Rien dans les ventricules, ni le cervelet (1).

(1) Lannelongue et Mauclaire. *Soc. Anat.,* 1892, p. 185.

IV.

Symptômes des contusions intra-cérébrales.

La *symptomatologie* des *contusions intra-cérébrales* revêt
deux formes cliniques :

1° Dans l'une, les accidents sont *primitifs* ;

2° Dans l'autre, ils apparaissent, *après un certain temps,*
et avec une certaine brusquerie et gravité, qui leur a valu le
nom d'*apoplexie tardive.*

Nous avons, à propos de l'anatomie pathologique de la
commotion cérébrale, longuement étudié la pathogénie de ces
deux ordres de *lésions,* qui ont une parenté si évidente :

1° Les *hématomes intra-cérébraux primitifs* ;

2° Les *apoplexies tardives.*

a) Les *hématomes intra-cérébraux primitifs* se caractérisent par l'apparition, *aussitôt après le choc cranien,* d'une
hémiplégie avec ou sans *aphasie,* un état *comateux* ou
sub-comateux et des phénomènes d'*hypertension cérébrale.*

Le blessé de de Mollière avait reçu un coup de canne plombée sur
la partie moyenne de la suture fronto-pariétale ; il était devenu
aussitôt *hémiplégique* et *aphasique.* On constata à l'autopsie un foyer
rempli de caillots du volume d'un œuf de poule, en plein centre ovale,
et communiquant avec le ventricule latéral.

La malade de Jeannel fit une chute dans les escaliers ; elle était
inerte et sub-comateuse à son arrivée à l'hôpital ; et elle présentait
une *hémiplégie droite incomplète,* et une *parésie du facial inférieur.*
Le pouls était à peu près normal, la respiration régulière et calme.
Aucune hémorrhagie par les cavités naturelles. Une ponction lombaire
recueillit du liquide céphalo-rachidien fortement teinté de sang.
Convulsions cloniques de la face, de l'avant-bras, et du bras, du côté
de l'hémiplégie. Par la craniectomie, on trouve à un centimètre
au-dessous du cortex, dans la région fronto-pariétale, un foyer de
contusion du volume d'un œuf de poule, d'où sortent des caillots, et une
bouillie cérébrale sanglante. La malade guérit de son opération, mais
resta hémiplégique avec contracture, et parlait avec difficulté.
Quelques jours après l'opération, on avait reconnu qu'elle était
aphasique (1).

(1) Jeannel. *In th.* Massip. *Des hémorragies intra-cérébrales d'origine traumatique,* Toulouse, 1909, p. 48.

Le blessé de Cushing, après une chute de bicyclette, était dans un état sub-comateux, quand on le releva. Le lendemain : stupeur profonde ; *hémiplégie flaccide complète* du côté droit du corps. Respiration présentant du stertor ou du ronflement, alternant avec une respiration régulière. Pouls irrégulier à 50, à tension élevée. Déviation des yeux vers la droite avec nystagmus. Pupilles contracturées, mais répondant à la lumière. Réflexes superficiels abolis, du côté paralysé. La pression artérielle s'élève au-dessus de 300 mm. hg. Il y a donc *une forte hypertension intra-cranienne*.

Intervention. On taille un large lambeau ostéo-cutané ; les circonvolutions sont aplaties. A travers la circonvolution Rolandique postérieure, on enfonce la sonde jusqu'à 4 centimètres de profondeur ; et il s'écoule, en élargissant l'ouverture, deux cuillers à thé de sang décoloré, demi-fluide, et des caillots. Aussitôt après l'évacuation, chute considérable de la pression sanguine. Après une amélioration, le blessé, à cause d'une imprudence dans le pansement, succombe le 2ᵉ jour, dans le coma.

Heusner. — Jeune fille de 15 ans, ayant fait une chute dans un escalier. Après un court évanouissement, violentes douleurs dans toute la tête. Zone douloureuse, à la partie antérieure de l'os pariétal, à 7 cm., au-dessus du conduit auditif. *Parésie et diminution de la sensibilité du bras gauche ; légère parésie faciale.* Elle entre à l'hôpital 14 jours après l'accident. Trépanation dans la région douloureuse : os intact. Dure-mère tendue, proéminente. Elle fut incisée, et le cerveau se présenta avec une surface rougeâtre, et semblable à une ampoule fortement tendue. Avec une lancette, on fit une section profonde de 2 cm., dans la circonvolution centrale antérieure. Il s'écoula quelques grammes d'un liquide rouge noirâtre, et la tension de la substance cérébrale se relâcha. Guérison complète. Toutefois, la parésie faciale ne disparut que lentement (1).

Dans le fait plus récent de Lindstoin, un homme fait une chute de 40 pieds, et heurte son occiput contre une pierre. Huit heures après l'accident, douleurs occipitales ; *aphasie très légère et paralysie faciale droite.* On croit à une lésion de l'artère méningée gauche ; et, on trépane. Une ponction avec une aiguille enfoncée d'un centimètre dans le cerveau, donne passage à un jet de sang. On incise ; et, on retire d'une cavité *intra-cérébrale* deux cuillers à thé de sang noir. Guérison (2).

(1) Heusner. *In th.* Massip, Toulouse, 1909, p. 71.
(2) Lindstoin. *In Journ. de Chir.*, 1910, 1, p. 150.

Les *hémorragies primitives intra-cérébrales* peuvent aussi avoir pour siège la *région des noyaux cérébraux* ou plutôt la *capsule interne*, comme dans les trois faits déjà cités de Kocher. Il y a alors de grandes analogies avec les *hémorragies cérébrales communes :* et de fait, dans les deux cas, il y a rupture des artères *lenticulo-striées* ou *lenticulo-optiques*.

Dans le premier cas de Kocher, un homme âgé de 23 ans, reçoit un coup sur le pariétal gauche. Chute et perte de connaissance. Après le réveil, *aphasie, paralysie du bras droit*, puis *de tout le côté droit*. Enfoncement esquilleux du pariétal gauche. On enlève les esquilles. Mort, 5 jours après, sans convulsions. A l'*autopsie*, on trouva du côté gauche, en avant du thalamus, *dans la couronne rayonnante* et la *capsule interne motrice*, une cavité du volume d'une pomme remplie de sang coagulé.

Dans le 2ᵉ cas de Kocher, un homme fait une chute sur la route. Aussitôt on remarque, qu'il est *paralysé du côté gauche ; paralysie flasque*. Il meurt le 4ᵉ jour, avec une température élevée. Le coup semble avoir été porté sur la tempe et le bord orbitaire gauche, ecchymosés. Fracture de la voûte orbitaire, sous la tête du *noyau caudé* DROIT d'aspect gris rouge-sombre et à partie déchiré, on voit *une cavité contenant du sang rouge, coagulé, récent*, s'étendant jusqu'au niveau de la couche optique.

Troisième fait de Kocher. — Un homme de 66 ans est projeté contre le bord d'une table, qu'il heurte du côté gauche de la tête. Perte de connaissance. *Hémiplégie des extrémités et de la face, à droite*. Coma. Mort le 3ᵉ jour. A l'autopsie : aucune fracture. Le ventricule latéral *gauche* est rempli de sang liquide et sa corne antérieure présente un orifice d'un centimètre, qui communique avec une *grande cavité sanguine, occupant la capsule interne et s'étendant en arrière jusqu'au thalamus, qui lui aussi présente une déchirure ventriculaire* (1).

On peut penser à *une altération vasculaire préalable*, chez les deux derniers blessés, qui étaient âgés : mais le premier n'avait que 23 ans. Les *artères lenticulo-striées* sont susceptibles de se déchirer, *sous l'influence d'un coup*, comme les *artères médullaires longues* des hémisphères : et, dans les deux cas, il y a formation d'un *hématome intra-cérébral*.

(1) Kocher. *Gehirnerschütterung*, Wien, 1901, p. 313, obs. 5, 6 et 8.

Dans le cas publié récemment par Baylac il y eut une *hémiplégie* avec association d'une *hémianesthésie*, de la contracture, qui augmentait à l'occasion des mouvements volontaires. L'individu ayant subi un choc cranien léger, on crut à une *hémiplégie hystérique*. Mais quatre ans plus tard, le sujet, étant guéri de son hémiplégie, mourut, âgé alors de 34 ans. On trouva *un foyer dans la capsule interne,* suite sans doute d'une hémorragie par *lésion de l'artère lenticulo-striée* (1).

b) Il existe une *seconde catégorie d'hématomes intra-cérébraux,* qui ne se révèlent que par les manifestations d'une *apoplexie tardive.*

Il en fut ainsi dans le cas de Michel, déjà signalé.

Un patron d'usine fut heurté au front, par une barre de fer de deux mètres de longueur, qu'un ouvrier portait sur l'épaule. *Il ne perdit pas connaissance,* mais fit des reproches à l'ouvrier pour son inadvertance et continua ses occupations. Pendant 3 jours, il resta chez lui, souffrant de maux de tête ; puis, le 4e jour, il retourna à l'usine ; mais là, à nouveau, il fut pris de céphalée violente et de vertiges. Il mourut dans la nuit. A l'autopsie : aucune fracture, mais *vaste foyer du volume d'un œuf d'oie, dans le lobe occipital droit, ouvert dans le ventricule latéral.* Large déchirure de 4 cm., sur le lobe occipital gauche. Les ventricules sont pleins de sang coagulé ; la cloison inter-ventriculaire est arrachée dans toute sa longueur, et dans le canal de l'épendyme il y a des épanchements disséminés de la grosseur d'une lentille (2).

O'Bruns, cité par *Thoniot,* rapporte le fait suivant :

Un ouvrier, âgé de 41 ans, pendant son travail, est frappé à la tête par une machine. *Il ne perd pas connaissance* et continue à travailler ; mais, pendant les quatre jours suivants, il se plaint de douleurs de tête. Le 4e jour, subitement, après un violent éternûment, il vomit, perd connaissance, et meurt le jour même. On trouva, à l'*autopsie,* une *destruction du corps strié et d'une partie de la couche optique par une hémorragie, ayant fait irruption dans le ventricule droit.* Au milieu du foyer hémorragique, on voit une artériole élargie en fuseau, avec une petite déchirure sur la paroi (rupture anévrysmale) (1).

Ce fait confirme le mécanisme de ces hémorragies *secondaires,* tel que nous l'avons indiqué à propos de la commotion cérébrale.

(1) Baylac. *Arch. Méd. de Toulouse,* 1910, p. 563.
(2) Michel. *In th.* Massip, Toulouse, 1909, p. 58, obs. V.

Vibert. — Un homme de 35 ans reçoit un coup de pied de cheval, sur le côté droit du front. Pas de fracture du crâne. Plaie de 4 à 5 cm., au niveau de l'arcade sourcilière droite. *Pas de perte de connaissance. Après s'être fait panser, il rentre seul à son domicile.* Repos 3 jours. Puis, reprise du travail pendant 8 jours, son état alors s'aggrave graduellement, et il présente les *symptômes d'une hémorragie cérébrale* avec *hémiplégie* et *aphasie.* A l'autopsie : foyer hémorragique du volume d'une mandarine, dans le lobe occipito-temporal (1).

Miller (Cambridge), a relaté l'histoire d'une fillette de 12 ans, qui reçut sur la région pariétale gauche, un coup donné avec une pierre qu'une de ses camarades tenait dans la main : elle fut un peu éblouie, mais rentra chez elle.

Les jours suivants : douleurs de tête ; puis, paralysie de la IIIe et IVe paires.

Vers la 6e semaine, elle entre à l'hôpital.

Après quelques jours de présence, un matin, en allant à la garde-robe, elle poussa un cri et tomba dans le coma. Mort.

A l'*autopsie,* en ouvrant la dure-mère, on donna issue à une grande quantité de caillots noirs. A la face inférieure du lobe temporo-sphénoïdal droit, on trouva une cavité irrégulière de $22 \times 3 \times 9$ mm. remplie de caillots, et à côté un caillot ancien englobait les nerfs de la IIIe et de la IVe paires.

Nous avons ailleurs mentionné les faits anciens de J. L. Petit et de Velpeau, où l'on vit se développer des *foyers centraux, intra-cérébraux,* trois mois après la chute d'une botte de foin sur la tête, et 50 jours après la chute d'un cierge pascal.

En somme, le caractère clinique principal de ces APOPLEXIES TARDIVES INTRA-CÉRÉBRALES est de se manifester *quelques jours,* ou même *plusieurs semaines,* après un traumatisme crânien, qui a paru de *peu d'importance,* et ne *s'est pas même accompagné de perte de connaissance.* Le *corps contondant* est ordinairement de petit volume, et comme nous l'avons indiqué, à propos du mécanisme de la *commotion,* ne détermine guère qu'une *commotion* PULPAIRE, *intra-cérébrale.*

(1) Vibert. *In th.* Massip, Toulouse, 1909, p. 72. Obs. XI.

V.

Symptômes des contusions ventriculaires.

La physionomie clinique de ces CONTUSIONS se présente sous un double aspect, comme celle des *contusions intra-cérébrales ;* tantôt, les accidents observés sont *primitifs,* tantôt, ils apparaissent sous forme d'*apoplexie tardive.*

a) Le foyer de contusion occupe les *ventricules cérébraux* ou le *ventricule bulbaire* (IVᵉ ventricule).

L'*hémorragie dans les ventricules latéraux* s'annonce parfois par de la *contracture* et *de la raideur tétanique des quatre membres,* de l'opisthotonos, de la rigidité de la nuque, et des convulsions ; mais, il n'en est pas toujours ainsi.

Dans le cas d'Israel, le blessé tombé de voiture sur le côté droit, présentait, deux heures après l'accident *une paralysie du côté gauche* et la mort s'en suivit le lendemain. A l'*autopsie,* on ne trouva *aucune fracture ;* mais, dans le ventricule droit, on constata l'existence d'un coagulum plus gros que le poing d'un homme, et correspondant à deux cuillerées de sang liquide, avec rupture de la substance cérébrale ; épanchement coagulé, dans les IIIᵉ et IVᵉ ventricules. Rien dans le ventricule latéral gauche (1).

Dans le fait suivant, nous trouvons manifestement des *contractures* symptomatiques de l'*épanchement ventriculaire.*

Borléc. — Ouvrier maçon, 28 ans, tombé d'un 1ᵉʳ étage sur la partie postérieure de la tête. Quelques instants après la chute, il est sans connaissance, les pupilles resserrées, les yeux ouverts, la respiration et la circulation un peu accélérées. Il y avait de la *contracture du bras gauche,* et le malade gémissait continuellement. A la région occipitale, infiltration sanguine et deux petites plaies contuses, superficielles. Sinapismes. Saignée.

Le blessé, qui se remuait dans son lit, en poussant des cris inarticulés, devint plus calme, après la saignée. Miction involontaire.

Le lendemain matin, même état ; coma. *Contracture étendue au bras droit et aux masséters.* Cependant la déglutition continue à se faire. *Les muscles abdominaux contracturés,* étaient appuyés contre la colonne lombaire, au point que la cavité abdominale semblait vide. Le thorax

(1) Israel. *In th.* Lambert, Paris, 1906, p. 49, obs. V.

était à peu près immobile, et la respiration, diaphragmatique. Nouvelle saignée. Eau laxative; évacuations nombreuses. Le soir, pouls plus petit. Mort après 24 heures.

Autopsie : 1º Aucune lésion osseuse ;

2º Épanchement sanguin diffus extra dure-mérien, au niveau des fosses occipitales ;

3º A la partie postérieure des lobes cérébraux, pie-mère injectée ; elle est le siège d'un épanchement sanguin diffus ; au-dessous la substance nerveuse est ramollie et infiltrée de sang ;

4º Lobe moyen du cervelet réduit en bouillie, le reste hyperhémié;

5º Le *ventricule latéral gauche contenait un petit caillot de sang* (1).

Il n'est pas rare, du reste, dans les traumatismes craniens, de rencontrer du sang liquide ou un coagulum, dans une des cornes ventriculaires.

Mais, il existe aussi des *contusions des parois ventriculaires, sans épanchement*.

Josse. — Chez un cavalier arabe, qui fit panache avec son cheval, galopant à toute allure, constata une perte complète de la connaissance, avec respiration stertoreuse, déviation conjugée de la tête et des yeux vers la gauche, immobilité complète du même côté du. corps, sans contractures ; des mouvements épileptoïdes des membres supérieur et inférieur du côté droit ; mydriase du côté gauche, myosis du côté droit ; pas de traces extérieures de lésion cranienne. Il crut à une hémorragie de la méningée moyenne, et fit une trépanation à gauche, sans rien trouver. Le blessé mourut 13 heures après l'accident.

A l'*autopsie* : aucune fracture. « La masse cérébrale était intacte, sauf en un point ; *une petite quantité de matière cérébrale, un centimètre cube environ, correspondant à la partie moyenne du plancher du ventricule droit, à l'entrée des pédoncules dans les noyaux gris centraux, était réduite en bouillie* » (2).

L'auteur admet que la lésion s'était produite par l'écrasement de la zone attrite sur la paroi postérieure de la selle turcique.

Chez un homme tombé au fond de la cale d'un navire, et qui mourut quelques jours après dans le coma, sans autres phénomènes, Princeteau, outre une disjonction de la partie postérieure de la suture sagittale, se continuant avec une fracture occipitale de la base, et en

(1) Borlée. *Acad. de Méd. de Belgique*, t. VIII, Nº 5.
(2) Josse. *Soc. de Méd. Milit. fr.*, 1918, p. 551.

outre encore de contusions superficielles de la pointe des deux lobes occipitaux, constata que : « *le ventricule latéral droit, dans toute sa corne occipitale, était converti en une véritable bouillie, au milieu de laquelle on voyait un caillot sanguin, formé d'une bouillie noirâtre, du volume d'une grosse noisette* » (1).

A ces contusions des ventricules latéraux, peuvent se rattacher *les déchirures* et *contusions du corps calleux*, qui donnent lieu à des paralysies, contractures, ou convulsions des membres des deux côtés du corps, et à divers troubles intellectuels, visuels, ou cérébelleux, dont nous parlerons ailleurs.

Nous avons rapporté deux cas de ces lésions, empruntés à Kocher.

Dans le cas de Vasco Forli, le patient eut des *symptômes démentiels*, qui survinrent aussitôt, et il succomba, après un mois, à des complications intestinales. Il était tombé de 20 mètres de haut sur un tas de foin. A *l'autopsie*, on trouva : *un petit ramollissement hémorragique circonscrit du corps calleux* (2).

Les *accidents primitifs* des contusions du *IVe ventricule*, pour peu qu'elles aient de l'importance, consistent ordinairement en une contracture avec des convulsions tétaniques des quatre membres, coma profond, respiration stertoreuse, irrégulière, pouls filiforme, etc., phénomènes graves, rapidement suivis de mort.

Nous avons, à propos de la *commotion bulbaire*, relaté les faits intéressants de Letousey, Weisset, J. Duplay, Brouardel, (signalés dans notre thèse de 1878, sur les traumatismes cérébraux), et ceux plus récents de E. Vincent, de Barette, etc.

Dans les cas de Barette, il n'y avait aucune fracture. L'un des blessés survécut 36 heures à l'accident, demeura dans le coma et mourut avec des symptômes bulbaires (entre autres abaissement, puis élévation de la température jusqu'à 41°).

L'autre malade, une jeune femme de 25 ans, projetée contre un arbre mourut en une heure, dans la résolution, avec un pouls filiforme et une respiration stertoreuse.

Chez ces deux blessés aucune autre lésion que des *contusions bulbaires*.

(1) Princeteau. *In th.* Braquehaye, Paris, 1895, p. 73, obs. VII.
(2) V. Forli. *L'Encéphale*, 1908, 1, p. 69.

Le blessé de E. Vincent fut trouvé mort au poste de police dans la nuit, qui suivit l'accident. Il avait été pris pour un homme ivre. Il présentait, à l'autopsie : des fractures, des hémorragies pie-mériennes, des apoplexies capillaires dans les noyaux, du sang dans les ventricules, une dilatation de l'aqueduc de Sylvius, et une petite déchirure du plancher du IVᵉ ventricule, avec caillot.

Dans ce même chapitre de la commotion bulbaire, nous avons aussi parlé des *petites contusions nucléaires* du plancher bulbaire, ayant déterminé *des troubles de la motricité oculaire*, des *troubles veso-moteurs, respiratoires et cardiaques* (tachycardie et bradhycardie), et parfois du *diabète*, et de la *poliurie insipide*.

b) Les *contusions* VENTRICULAIRES, qui se manifestent par des symptômes d'*apoplexie tardive*, ne sont pas moins intéressantes que les précédentes ; elles ont une terminaison rapide, souvent fatale, et imprévue.

A ces *apoplexies tardives ventriculaires* appartiennent les cas de Bollinger, que nous avons déjà cités.

Rappelons sommairement les faits suivants :

R. Kobs. — F... 35 ans. Elle reçoit *des coups de poing* sur la tête de la part de son mari. Après ce mauvais traitement, elle se rend à son travail, et se porte bien pendant 11 jours ; puis, elle fut trouvée morte.

Le *ventricule droit était rempli par un caillot de sang solide, de la grosseur d'un œuf de poule* (seule lésion).

Un architecte, s'étant accroupi dans une soupente, en se relevant, se frappa la tête contre une poutre. Il ne perdit pas connaissance, mais éprouva de la difficulté à continuer son travail. Il put retourner à l'auberge et reprendre sa route. Mais, bientôt, il tomba inanimé, atteint d'une hémiplégie gauche. Il mourut 5 jours après.

L'*autopsie* montra : un *épanchement considérable de sang caillé dans le ventricule latéral droit, avec destruction très étendue de la substance nerveuse*. Athérome des artères de la basse.

Bollinger. — Une femme de 39 ans, maîtresse de piano, tomba sur la racine du nez, sur un trottoir. Elle ne perdit pas connaissance, au moment de la chute. Elle garda le lit, pendant une semaine. Mais, le 12ᵉ jour, forte attaque d'apoplexie et morte en deux heures A l'*autopsie* : *aqueduc de Sylvius élargi, et dans le IVᵉ ventricule, caillot de la grosseur d'une noix*.

Bollinger. — H... 26 ans, frappé d'un coup de couteau à la tête
par un assassin. Plaie de 3 cm., à laquelle, il ne fait pas grande
attention; après quelques jours, il reprend ses occupations. Le 22e jour,
il mourut, après être tombé dans le coma et avoir présenté successivement : une hémiplégie gauche ; et deux jours après, une hémiplégie
droite; cyanose ; Cheyne-Stokes, etc. On trouva un épanchement
sus-dure-mérien de 18 mm. d'épaisseur produit par la pointe du couteau,
et *un gros caillot remplissant le IVe ventricule.*

Bollinger. — Un enfant de 7 ans, tombe d'une échelle, sur le côté
droit de la tête, mais ne perd pas connaissance. Le 3e jour, il retourne
à l'école. Puis, il devient inquiet, malade; hémiplégie droite; troubles
de la déglatition ; aphasie. Il meurt 52 jours après la chute. A
l'*autopsie*, outre une pneumonie lobulaire des deux lobes inférieurs,
on constate : « *un ramollissement de la moitié gauche du plancher du
IVe ventricule, et de la moitié gauche du Pont, avec petits épanchements
sanguins dans les parties environnantes* (1).

Il s'agit, en somme, dans tous ces cas, d'*apoplexies tardives
ventriculaires*, ou d'hémorragies en deux temps, comme nous
l'avons indiqué. Au moment de l'accident, il se fait une
rupture incomplète d'un petit vaisseau épendymaire ou
choroïdien, et autour, se forme un petit foyer de ramollissement. Après un temps variable, *il y a rupture à nouveau du
petit vaisseau*, dont les parois ne se sont pas cicatrisées, et
inondation ventriculaire, déterminant l'*attaque d'apoplexie
finale*. Dans l'intervalle des deux phases, on note assez
souvent dans les observations : des céphalées, des malaises,
surtout à l'occasion de la reprise de l'*activité cérébrale*.

(1) Bollinger. Voy. *les thèses* de Massip, Toulouse, 1909, et Lambert,
Paris, 1906.

VI.

Symptômes des contusions ponto-bulbo-médullaires.

Ces *contusions* consistent essentiellement en de *petits foyers hémorragiques* avec destruction de la substance nerveuse, qui occupent le parenchyme du Pont, du bulbe ou de la moelle épinière, principalement dans sa section cervicale.

Nous avions établi leur existence à la suite des chocs crâniens expérimentaux, dès 1878.

Puisque leur apparition est le résultat d'une violence instantanée, et de la force hydrodynamique intérieure, qui pénétrant jusque dans leurs gaines, rompt les vaisseaux interstitiels, il était indispensable d'en parler à propos de l'anatomie pathologique, et du mécanisme physiologique de la *commotion cérébrale*.

Lorsque les *phénomènes commotionnels primitifs* se sont éteints, ils restent sous la forme de *dilacérations* et de *contusions hémorragiques*, dont nous nous proposons simplement ici, de synthétiser la *symptomatologie*.

Déjà, en effet, nous avons insisté sur la symptomatologie de ces lésions à propos de la *commotion bulbaire*.

Il existe dans la région *bulbo-protubérantielle* deux ordres de *manifestations*, comme pour les autres parties de l'encéphale (ventricules, parties centrales, ou méninges) :

1° Les unes *immédiates*, succédant aussitôt au traumatisme crânien ;

2° Les autres *tardives*, c'est-à-dire n'apparaissant que plusieurs jours ou plusieurs semaines après le choc (apoplexies protubérantielles tardives).

a) Comme exemple de ces dernières *(apoplexies protubérantielles tardives)*, nous avons cité l'exemple caractéristique de *Souques*.

Une femme de 45 ans, ayant reçu des coups de bâton de son mari, sur la tête, présenta, *15 jours après*, une *hémiplégie organique*, apparue *sans perte de connaissance*. A sa mort, arrivée 9 mois après, on trouva, comme unique lésion, *un petit foyer hémorragique* inclus *dans la moitié droite de la protubérance* et détruisant la voie pyramidale.

b) Les *manifestations primitives* des *lésions bulbo-protubérantielles* apparaissent, tantôt *après une commotion* violente, qui s'est accompagnée d'une perte de connaissance et d'un coma plus ou moins prolongé, et lorsque ces phénomènes commotionnels sont en partie dissipés ; tantôt, *sans commotion et sans perte ds connaissance.*

a) Les troubles observés consistent en des *hémiplégies alternes simples,* si les lésions occupent les parties supérieures des pédoncules et de la protubérance, avant la décussation du faisceau géniculé (hémiplégies simulant une hémiplégie vulgaire, mais sans *ictus).*

Si les lésions sont situées plus bas, on observera les *syndromes* dits de *Millard-Gubler* (paralysie de la face d'un côté, et des membres de l'autre) ; — de *Foville* (face et oculo-moteur externe (VI⁰ paire) paralysies d'un côté, et les membres de l'autre) ; — de *Weber* (paralysie de l'oculo-moteur commun (III⁰ paire) d'un côté, les membres de l'autre) ; — enfin de Benedikt (hémi-tremblement croisé remplaçant l'hémiplégie du syndrome de Weber). Dans ce dernier cas, la lésion occupe les *régions supérieures* ou *pieds des pédoncules.*

Les *hémianesthésies alternes,* simples ou associées aux *hémiplégies alternes,* s'observeront quand les parties profondes ou de la *calotte protubérantielle* seront altérées : c'est-à-dire, quand les *faisceaux sensitifs de Reil* seront atteints. Parfois, il y aura *hémianesthésie alterne portant sur le seul nerf trijumeau* (V⁰ paire).

Dans certains cas même, on pourra observer, par lésion de la protubérance, une *dissociation syringomyélique de la sensibilité.*

Enfin, les symptômes seront plus complexes encore, s'il se produit des *hémorragies multiples,* comme dans le fait déjà cité de *Cyrolusa,* où l'on constata : une *paralysie du nerf facial gauche,* d'origine centrale, avec une *hypoesthésie de la moitié gauche du corps,* et une *anesthésie gustative de la moitié droite de la langue* d'origine protubérantielle.

Pour les foyers hémorragiques ou les contusions, qui siégeraient très haut, dans la calotte, au *voisinage de la couche optique,* il y aurait possibilité d'observer le *syndrome thalamique de Déjerine* ou le *syndrome pur de la calotte* (Long et Roussy).

Si les *tubercules quadrijumeaux* sont intéressés, on aura : des *paralysies des muscles oculaires dans les mouvements associés, bilatéraux, du regard,* et des *troubles de l'audition et de la vision.* (Syndromes des tubercules quadrijumeaux).

Nous avons encore mentionné un cas traumatique de *syndrome labyrinthique de Bonnier*, par altération du noyau de Deiters (cas de P. Lejonne et Max Egger).

c) Les lésions *pédiculo-ponto-bulbaires* ne succèdent pas uniquement à des traumatismes violents, mais sont consécutives à des accidents parfois *légers*.

Nous avons relaté le cas curieux de F. Rose et F. Lemaitre, où à la suite d'un *simple coup de canif* dans l'oreille, on vit survenir, dans les jours qui suivirent, de *la paralysie faciale*, de *l'hémiplégie palato-laryngienne*, de *l'hypoesthésie gauche du larynx et du pharynx*, de *l'hémiagnosie*, de la *diminution des réflexes olécraniens*, troubles qui ne pouvaient s'expliquer que par des *altérations bulbo-protubérantielles*, et qui durèrent plusieurs mois : les auteurs les attribuèrent à *une rupture vasculaire* par *hypertension émotive*, tandis que nous pensons qu'il peut s'agir d'une lésion assez analogue à celle que déterminent, sur le bulbe, certaines expériences de *martellement*. (Koch et Filehue, Poli).

De même, F. Lévy a relaté récemment, à la Société de Neurologie, le cas d'un homme, qui, ayant reçu un platras sur le côté gauche de la tête, présenta des altérations *dans le domaine des III°, IV°, X° et XI° paires*, en même temps qu'une *hémiasynergie du bras droit*, de l'*adiadococinésie*, des *troubles de la marche*, du *nystagmus*, de la *dysarthrie laryngée*, des *troubles de la sensibilité*, de l'*exagération des réflexes d'un côté* et de la *trépidation spinale*, troubles que pourrait seul expliquer *un syndrome protubérantiel et cérébelleux*.

Enfin, F. Lévi et Malloizel, en 1903, ont aussi rapporté à la même Société, un réel exemple d'*hémorragie protubérantielle*, survenue chez un individu, tombé d'une voiture et de plusieurs mètres de haut. Il eut d'abord une *commotion* avec perte de connaissance, pendant 4 jours, une incontinence des matières et des urines, et une paralysie des quatre membres, qui dura huit jours, et alla ensuite, en s'atténuant. Cinq semaines plus tard, en raison de la faiblesse des quatre membres, d'une hémianesthésie sensorielle dissociée, de l'exagération des réflexes, du tremblement épileptoïde, du signe de Babinsky, troubles qui indiquaient une participation du *faisceau pyramidal;* d'autre part, en raison d'une *surdité croisée*, de *troubles cérébelleux* principalement dans la marche (élargissement de la base de sustentation, raideur spasmodique du membre inférieur gauche), on fut conduit à admettre une *hémorragie de la protubérance, intéressant le faisceau pyramidal,* le *nerf acoustique,* le *noyau de Deiters,* la *voie sensitive* et la *bandelette longitudinale postérieure.*

Enfin, il existe aussi des *hémorragies protubérantielles tardives* TRAUMATIQUES, ainsi que le montre l'observation de Souques, puisque la femme qui avait reçu des coups de bâton sur la tête, ne présenta *qu'après 15 jours* (et sans *ictus*) une *hémiplégie.* Elle succomba, avons-nous dit, au bout de 9 mois, et l'on put vérifier le *siège protubérantiel du foyer,* qui était d'ailleurs l'unique lésion.

d) Il existe, encore des traumatismes plus graves, où les lésions *ponto-bulbo-médullaires ont été constatées à l'autopsie,* les sujets ayant succombé rapidement, avec ou sans lésions cérébrales concomitantes.

Nous avons à rappeler, à ce point de vue, les cas ci-dessous :

Béchard. — Après un coup de poing au-dessus de l'œil, le blessé tomba dans le coma avec stertor, et présenta une *hémiplégie droite,* très nette. Il succomba le 12⁰ jour avec des phénomènes fébriles, et l'on trouva *dans la moitié gauche de la protubérance,* un abcès entouré d'une zone ecchymotique, avec du liquide séro-hématique dans les ventricules.

Batut. — Hussard ayant fait une chute de cheval, dans le coma, chez lequel on observa tantôt des contractures, tantôt des paralysies des membres supérieurs et inférieurs *des deux côtés.* Les ponctions lombaires ramenèrent un liquide hématique. Il y eut de l'agitation, du délire. Mort, le 4⁰ jour. On trouva, *entre les deux pédoncules, une hémorragie avec caillot du volume d'une noisette,* et un piqueté hémorragique dans les noyaux gris centraux et les ventricules.

Michel a rapporté à la Société de Médecine de Nancy, l'histoire d'un malade, qui, à la suite d'un choc latéral du crâne, eut *une hémiplégie du côté opposé* : il y avait *un foyer hémorragique dans la protubérance,* intéressant les faisceaux descendants.

Tous ces faits établissent les *retentissements lointains,* que peuvent avoir les chocs craniens, ainsi que nous l'avions montré dans notre travail de 1878 sur *les traumatismes cérébraux.*

e) Ajoutons à cela, *les lésions des diverses paires nerveuses bulbaires,* par hémorragies ou déchirures péri-bulbaires, dont nous avons étudié les principaux symptômes, soit à propos des *fractures de la base du crâne*, soit à propos de la *commotion bulbaire*.

f) La *moelle épinière*, elle-même, peut être gravement atteinte, dans les *chocs craniens*, comme le prouvent certaines *quadriplégies* avec ou sans contractures, l'abolition des réflexes et des fonctions sphinctériennes.

Nous avons signalé également certains cas d'*hématomyélie traumatique*, dont les lésions ont été déterminées par un coup sur la tête. C'est encore un fait que nos recherches expérimentales avaient manifestement établi.

Du reste, les *lésions médullaires*, grosses ou petites, et même microscopiques, occupant plus spécialement la *substance grise centrale*, sous forme d'*apoplexies capillaires*, de *piqueté sanguin*, de *petits foyers minuscules*, *disséminés*, nous expliquent certaines manifestations tardives (tertiaires) des lésions traumatiques par chocs craniens.

Telles sont certaines *poliomyélites*, *scléroses en plaques*, *scléroses latérales amyotrophiques*, *ataxies*, *syringomyélies* et *ataxies-abasies*, sur le mécanisme et les symptômes desquelles, nous nous sommes suffisamment étendu.

VII.

Symptômes des contusions diffuses.

Nous désignons sous le nom de *contusions diffuses* des cas, où le choc cranien semble avoir dispersé ses effets, dans *les différentes parties* des *hémisphères cérébraux*, du *mésocéphale* et même dans tout le *myélencéphale*, sous forme de *petites lésions disséminées :* petites ecchymoses superficielles de la pie-mère, à la surface des différents lobes ; foyers d'*hémorragies capillaires,* dans la substance grise et la substance blanche des hémisphères, dans les noyaux gris centraux, à la surface ou dans le parenchyme de la protubérance, du bulbe, de l'écorce cérébelleuse ; et, parfois, à la surface des ventricules, petites fentes denticulées, ou déchirures exsangues ou hémorragiques, petites constellations d'apoplexies capillaires, etc.

Ce sont ces lésions, qui ont été particulièrement bien décrites par V. Höller et dont nous avons cité de remarquables exemples. En général, il n'y a pas de grosses lésions, de gros foyers distincts de contusions, et partant, *point de symptômes localisateurs.*

Dans quelques cas, ces petites lésions, disséminées dans toutes les parties de l'encéphale sont si nombreuses qu'elles ont entraîné une mort rapide.

Elles sont d'ailleurs symptomatiques d'une *dépression cranienne* et d'une *expression cérébrale étendues,* ayant provoqué de tous côtés, des *éclosions d'apoplexies capillaires,* ainsi que nous l'avons déja indiqué.

Dans d'autres circonstances, les blessés meurent seulement après 6, 12, 24 ou 36 heures, ayant présenté divers symptômes (coma, convulsions, contractures) et *comme il n'existe aucune fracture* on qualifie le cas « de *commotion mortelle* ». Alors, on ne trouve guère d'autres lésions que de *petites ecchymoses multiples dans la pie-mère,* et parfois, *un épanchement liquide dans les fosses cérébrales, des hémorragies, des sillons et des lacs.*

Certains de ces blessés, pourtant, échappent aux accidents primitifs ; mais, ils tombent ultérieurement dans un état de déchéance intellectuelle et de ramollissement progressifs, qui constituent une variété non rare de *paralysie générale traumatique*. Les petites lésions primitives ont été remplacées par de la méningo-encéphalite diffuse, et par de petits foyers de sclérose et de ramollissement, presque microscopiques, dispersés dans tous les sens.

Les caractères de *dissémination extrême* des lésions, et la coexistence de *manifestations diffuses symptomatiques,* nous ont parfois conduit à caractériser l'état anatomique de l'encéphale de ces blessés, sous le nom de *cerveau commotionné*. L'expression de *contusion diffuse* convient également.

Nous reproduisons ici, à titre d'exemple, deux observations, l'une relative à *un cas rapidement mortel;* l'autre où il s'agit d'une *déchéance cérébrale progresive.*

Batut. — Un cavalier du 9ᵉ hussard est projeté violemment à terre par sa monture : coma immédiat, résolution absolue, insensibilité pupillaire, stertor profond. Absence de signe de Kernig ; ni otorrhagie, ni épistaxis. Il n'y a ni plaie, ni enfoncement cranien apparent. La température s'élève ; le malade ne sort pas de sa stupeur durant trois jours ; et, il meurt dans le coma.

A l'*autopsie,* nous trouvons en arrière du lambda, un enfoncement du vertex, sans fissure, une vaste infiltration des muscles de la nuque, et de la région avoisinant le pressoir d'Hérophile ; une congestion hémorragique des veines du diploë, visibles sur la surface de section, dans toute la zone avoisinant la protubérance occipitale externe. Du *côté cérébral,* il existe : « *un piqueté hémorragique des noyaux gris centraux, des lobes frontaux, du cervelet,* visible sur des coupes pratiquées à divers niveaux. Enfin, sous le plancher du IVᵉ ventricule, fendu verticalement et étalé, entre les deux pédoncules cérobraux, existe un caillot de sang du volume d'une grosse noisette, fibrineux, qui nous parait avoir comprimé les noyaux bulbaires et provoqué tous les troubles observés (stertor, dyspnée, incontinence des urines et des matières, hyperthermie, anesthésies diverses). Le bulbe n'est d'ailleurs pas déchiré, et l'épendyme parait intact, ainsi que l'aqueduc de Sylvius et le IVᵉ ventricule, libre de tout exsudat sanguin. Il en est de même des ventricules latéraux. Le squelette cranien ne présente aucune trace de fissure de la base ou des côtés, il est indemne, et le malade est mort *du contre-coup bulbaire,* avec rupture probable d'un vaisseau de l'intérieur du bulbe ou des parois de l'épendyme » (1).

Le fait suivant est tout à fait caractéristique de ce que nous avons appelé « *le cerveau commotionné* », et cela, à la fois, au point de vue anatomique et clinique.

(1) Batut. *Soc. de Méd. Milit. fr.,* 1910, p. 556, obs. VI.

Couteaud. — Il y a une quinzaine d'années, en faisant une promenade à cheval le général X, est projeté violemment contre un arbre et désarçonné. On le transporte sans connaissance à l'hôpital de la Marine. On constate une bosse sanguine à la région pariétale gauche, une pâleur excessive, des arrêts momentanés de la respiration, de la lenteur du pouls, des vomissements. Puis, on note une sorte de déviation conjuguée de la tête et des yeux, vers la droite, mais sans persistance, et avec alternance de côté. Pupilles contractées, même à la lumière. Le blessé « fume la pipe ». On note encore les phénomènes suivants : stertor, hémiparésie droite, contracture des membres supérieurs avec prédominance à droite ; trépidations passagères. Pas d'écoulement sanguin par le nez, les oreilles, ou la bouche. Température autour de 37°. Pas de miction spontanée.

Le blessé refuse de boire quoi que ce soit, pendant les deux premiers jours.

Bientôt au stertor, succède la somnolence ; mais, son attention se fixe dès la fin du second jour. Aphasie complète ; cependant au 3ᵉ jour, il parvient à dire « *oui* » ; puis, peu à peu, il associe ses mots, et son langage cesse d'être monosyllabique. Toutefois, ce n'est qu'à partir du 6ᵉ jour, qu'il peut articuler quelques courtes phrases, en bredouillant. A ce moment, seulement, il reconnaît sa femme, et lui fait un petit signe d'amitié.

La contracture du bras cesse vers le 3ᵉ jour ; puis, peu à peu, l'hémiparésie disparaît. Cependant, au 6ᵉ jour encore, quand on lui tend la main, le blessé présente la gauche ; il se sert très imparfaitement de la droite.

Le 7ᵉ jour, constatation intéressante ; ecchymose sous-conjonctivale gauche ; en arrière de l'oreille gauche, la peau est jaune et ardoisée.

9ᵉ jour. L'intelligence ne fait pas de progrès, quoique les yeux se ferment bien, et que la figure exprime qu'il reconnaît les personnes. Il incline la tête, pour répondre affirmativement, quoiqu'il puisse dire facilement « *oui* ». De même, quoiqu'étant parvenu à uriner spontanément, il urine dans son lit, et ne va à la selle que par lavements. Somnolence, et céphalalgie, par moments.

11ᵉ jour. La température est de 37° ; mais ordinairement elle est normale. Le traitement a consisté en des sangsues posées aux mastoïdes et renouvelées toutes les deux heures, au début ; lavements purgatifs.

Le 13ᵉ jour, le blessé se lève. Il quitte l'hôpital 21 jours après l'accident. Son intelligence a fait quelques gains, mais présente de très grandes lacunes. Marche facile ; appétit ; sommeil ; constipation. Il estropie tous les mots.

Revu le 30° jour. La dysarthrie et l'hétérophémie persistent, quoique moins prononcées ; associations verbales toujours pénibles. Excitation génitale, dont les manifestations surprennent beaucoup sa femme. Disparition de la mémoire des faits antérieurs de 20 jours à sa chute, et même de certains faits remontant à 3 ou 4 mois. Accès de colère, par moments.

Un an après, le général était dans le même état de déchéance intellectuelle. Je le revis encore 4 ans plus tard, très engraissé et vivant de la vie végétative.

Il est mort 5 ans environ après sa chute (1).

Ce fait nous a paru un exemple très net de *contusion diffuse :* cette aphasie, qui persiste après la chute, ces troubles des mouvements qui ne cèdent que lentement, cette persistance de l'obnubilation intellectuelle, cette dysarthrie, *sont bien en rapport avec de petites lésions multiples,* autant qu'on en peut juger ; et plus tard, les atermoiements dans la convalescence, cette demi-obnubilation, cette impuissance intellectuelle, ce balbutiement dans la parole, cette amnésie prolongée et cette tendance vers la vie végétative et le gâtisme, avec déchéance intellectuelle progressive, sont des troubles en rapport avec les états pathologiques qui caractérisent « le cerveau commotionné ».

Le fait suivant du même chirurgien est d'un genre tout à fait comparable.

Couteaud. — Dans un déménagement, une dame de 45 ans, violemment heurtée à la tête par un meuble, tomba sans connaissance, présentant tous les signes d'une forte commotion cérébrale, sans fracture manifeste. Le médecin, qui lui donna les premiers soins, usa de moyens purement médicaux. La guérison apparente eut lieu en une vingtaine de jours, avec conservation de tous les mouvements et intégrité de tous les organes. Depuis ce temps, l'intelligence qui était vive a subi une éclipse sérieuse ; et les sentiments intellectuels et affectifs ont été sensiblement altérés. Pendant six mois environ on a cru qu'elle resterait idiote. Puis, son état s'est amélioré ; mais, il reste stationnaire depuis 10 ans. Elle a perdu le souvenir des faits immédiatement antérieurs à l'accident ; mais, ses souvenirs de jeunesse sont restés vivaces. Elle peut suivre un petit raisonnement, et ne déraisonne que sur certains sujets. Elle a perdu tout sentiment de coquetterie et néglige fort sa toilette et les soins de propreté.

(1) Couteaud. *Soc. de Méd. Milit. fr.,* 1911, p. 175, obs. 1.

Elle s'occupe de menus travaux de ménage, mais a besoin d'être surveillée. Elle aurait une tendance à boire plus que de raison, si son entourage n'y mettait obstacle. Bref, c'est *une déchéance intellectuelle irrémédiable,* survenue chez une femme que je connaissais dans sa jeunesse en pleine possession de son esprit, et sans aucun antécédent, psychopatique personnel et héréditaire (1)

On a rangé un certain nombre de ces cas, dans ce qu'on a appelé la *névrose traumatique grave.* C'est une erreur ; il s'agit ici d'un réel état pathologique avec lésions organiques évidentes.

(1) Couteaud. *Soc. de Méd. Milit. fr.*, 1911, p. 176, obs. II.

CHAPITRE V

DIAGNOSTIC DE LA CONTUSION CÉRÉBRALE

Diagnostic avec les autres grands syndromes :

1° *Diagnostic avec la commotion.* Opinion de J. L. Petit, Dupuytren, Sanson, etc. Dans la contusion cérébrale, les troubles cérébro-bulbaires de la commotion sont parfois absents : Ainsi, dans certaines plaies contuses cranio-encéphaliques, dans certains hématomes centraux, et dans le groupe des contusions lucides. Mais, souvent, il y a mélange des troubles de la commotion et de la contusion, au moins dans les premiers temps après le choc cranien : cependant l'apparition du *syndrome cortico-méningé*, et certains *phénomènes localisateurs*, même dans la période comateuse, peuvent faire soupçonner un foyer de contusion, surtout si ces troubles persistent après la période commotionnelle. En résumé, la *contusion* se distingue de la *commotion* : 1° par ses symptômes généraux propres ; 2° par ses symptômes localisateurs. Diagnostic particulier : *a*) des contusions à syndrome cortico-méningé ; importance de l'agitation, du délire, des contractures, du Kernig, de l'hyperthermie précoce, etc. — *b*) des contusions cérébrales et des commotions congestives. — Analogies et différences avec certaines hémorragies cérébro-méningées traumatiques ou spontanées. Importance de la ponction lombaire à ce point de vue. — *c*) Diagnostic des contusions comateuses avec la commotion ; coma dans les deux cas, mais souvent symptômes localisateurs concomitants dans la contusion. — *d*) Dans les *contusions lucides*, les symptômes localisateurs assurent d'emblée le diagnostic. — *e*) Contusions avec crises convulsives primaires, avec ou sans commotion.

2° *Diagnostic de la contusion et de la compression cérébrales.* — Diagnostic des *esquilles pénétrantes de la table interne* où existent des phénomènes du syndrome cortico-méningé ; des *compressions osseuses*, où les troubles généraux d'hypertension et les troubles paralytiques sont plus immédiats et plus accusés, et croissants ; progressifs, s'il y a hémorragie sous-osseuse ; diagnostic avec les compressions par épanchements sanguins, où ordinairement les symptômes de compression sont précédés d'un intervalle lucide ou progressif, ce qui n'existe pas dans les contusions simples. Cependant, ces épanchements peuvent avoir leur source dans un foyer de contusion. Contusions et pachy-méningites hémorragiques. Importance de la ponction lombaire, qui permet de juger de l'hypertension dans le cas de compression, et des autres phénomènes généraux des compressions (torpeur, dilatation pupillaire, lenteur du pouls, de la respiration, etc.).

3° *Intoxication hématique et contusion cérébrale.* — Il y a des symptômes généraux communs, de l'hyperthermie, du Kernig ; mais, les ponctions lombaires éclairent le diagnostic par leurs effets, bien que les contusions cérébrales puissent être la source de l'hémorragie ; les troubles localisés révèlent le foyer de la contusion.

4° *Contusion cérébrale et méningite traumatique.* — Il y a, dans les deux cas, des manifestations du syndrome méningé ; la centrifugation et l'examen microscopique du liquide rachidien, révèlent l'existence d'éléments microbiens ; streptocoques, pneumocoques, maningocoques, etc. Importance du diagnostic précoce. Exemples cliniques.

5° *Diagnostic du siège des contusions cérébrales.* — Pour le diagnostic des contusions des *lobes frontaux*, tenir compte de la prolongation des symptômes généraux des contusions (syndrome cortico-méningé), après la période commotionnelle, et quelquefois des troubles moteurs surajoutés par propagation des lésions à la région motrice voisine. Les contusions *pariétales* s'annoncent assez communément par des troubles sensitivo-moteurs localisés. Dans le *lobe occipital* et le *cervelet,* les contusions donnent lieu à leurs symptômes généraux, et parfois à des troubles visuels ou cérébelleux, que nous avons signalés. Les contusions par *contre-coup* sont directes ou obliques ; parfois, il s'agit de contusions BI-POLAIRES : nous avons indiqué les moyens de dépister les contusions indirectes en tenant compte de leur production à l'extrémité de l'axe de percussion, et aux symptômes homo-latéraux, qui se produisent selon les régions : c'est surtout au point du contre-coup que doit avoir lieu l'intervention.

6° *Valeur diagnostique de la ponction dans les contusions cérébrales.* — Parfois celle-ci démontre, quand elle contient du sang, l'existence d'une contusion, malgré l'absence complète de tout symptôme de fracture cranienne. Exemples démonstratifs. Dans les *contusions centrales* cependant, la coloration du liquide peut demeurer négative. Dans les fractures de la base, si le sang s'échappe abondamment au dehors par la fissure osseuse et les voies naturelles, la ponction peut encore ne donner qu'un résultat incertain.

La CONTUSION CÉRÉBRALE doit être distinguée des *autres syndromes* des traumatismes cérébraux, en particulier de la *commotion* et de la *compression.*

Nous parlerons ensuite de ses relations avec l'*intoxication hématique* et la *méningite ;* du *diagnostic du siège des contusions cérébrales,* et des indications que peut fournir la *ponction lombaire.*

1° *Diagnostic avec la* COMMOTION CÉRÉBRALE.

J. L. Petit disait : que les phénomènes de la *commotion* vont *décroissant,* tandis que ceux de la *compression* vont *croissant.*

La *contusion,* d'après Dupuytren, ne se manifesterait qu'au 3e jour, par des troubles caractéristiques.

Ces éminents cliniciens, qui, les premiers, signalèrent l'existence de ces trois grands syndromes, commirent quelques inexactitudes dans leur conception des phénomènes des traumatismes cérébraux.

Il est des *commotions,* où les symptômes primitifs ne diminuent pas, mais vont en s'accusant. Ce sont précisément celles qui sont accompagnées de *contusions,* celles-ci étant en quelque sorte des *épiphénomènes,* qui les aggravent et les modifient ; et leur existence est fréquente.

D'autre part, les troubles de la *compression* sont parfois sujets à des phases d'arrêt et de croissance variées en raison d'une certaine *accommodation,* parfois possible.

La *commotion* étant le résultat d'une violence instantanée, avec le développement de *forces intérieures,* dans la cavité cranienne (force hydro-dynamique principalement), qui affectent plus ou moins, *dans sa totalité,* le myélencéphale, il en résulte des *troubles généraux plus ou moins étendus,* qui altèrent le fonctionnement des centres nerveux dans leur ensemble. Aussi, voit-on apparaître des *troubles cérébraux* (tels que la perte de connaissance, de la sensibilité, du mouvement, de la parole) et, en même temps, des *troubles bulbo-médullaires,* qui affectent la respiration, le cœur et la circulation, les centres vaso-moteurs et thermiques, et élèvent la pression artérielle.

Au contraire, la production d'une *contusion cérébrale* ou *bulbo-médullaire,* ne nécessite pas toujours, l'apparition de ces phénomènes généraux cérébro-bulbo-médullaires ; et, nous avons signalé des cas fréquents de *contusion cérébrale, sans troubles cérébraux ou bulbaires généralisés sans perte de connaissance.*

Telles sont certaines *plaies contuses encéphaliques* avec fractures esquilleuses (1) et certains *hématomes centraux,* qui sont le résultat soit de la *commotion pulpaire,* soit d'un *reflux de liquide céphalo-rachidien restreint.* Ces lésions (hématomes centraux), succèdent ordinairement à des chocs craniens par corps contondants de petit volume : la voûte cranienne ne subit alors qu'une dépression limitée, qui n'affecte qu'une faible étendue de l'encéphale, et seulement dans une direction déterminée.

Ces effets circonscrits nous expliquent pourquoi les anciens, en particulier Sanson, admettaient *dans la contusion,* l'absence de la *respiration stertoreuse,* le bulbe étant moins gravement affecté.

Il existe, en un mot, ainsi que nous l'avons indiqué à propos de la symptomatologie, des *contusions cérébrales lucides.*

Reconnaissons, cependant, que telle n'est pas la règle ordinaire, et que, le plus souvent, les troubles de la *commotion* et de la *contusion* demeurent intimement associés, au moins, pour un temps.

Dans les premiers instants du choc cranien, l'*attrition,* la *dilacération des centres nerveux,* est effectuée : ce que démontrent bien les *ponctions lombaires sanglantes,* surtout quand elles sont immédiates ou faites peu après l'accident.

(1) Dans les fractures esquilleuses de la voûte, la force vulnérante se trouve décomposée, atténuée par la résistance des matériaux qui sont le siège de la brisure, d'où le *peu de retentissement sur les centres nerveux.*

Quand il y a mélange des phénomènes de la *commotion* et de la *contusion,* on peut cependant, dans quelques cas, distinguer ces derniers : soit parce qu'au milieu de l'*état comateux* surgissent des signes du *syndrome cortico-méningé* des contusions (agitation, délire, etc.), soit parce que s'ajoutent des *symptômes localisateurs,* tels que paralysies, contractures ou convulsions localisées, Jacksonniennes, ou parfois encore des troubles des *centres du langage* ou des *centres sensoriels.*

Ces mêmes *symptômes de la contusion* apparaissent d'une manière beaucoup plus distincte, lorsque la période commotionnelle s'est éteinte.

Dès que la connaissance revient au blessé, le chirurgien est plus à même, d'ailleurs, d'explorer les fonctions sensorielles, les troubles du mouvement et de la sensibilité, qui sont susceptibles alors de fournir un si précieux appoint, dans le *diagnostic de la contusion* et de *son siège* (1).

D'autre part, dans les *commotions très graves,* celles qu'on a appelées *foudroyantes* ou *mortelles,* les *contusions étendues* ou *multiples,* les épanchements sanguins abondants, dont elles sont souvent la source, et parfois des déchirures étendues des lobes et du cervelet, soit directes, soit à distance, jouent un rôle capital dans la terminaison funeste et rapide.

En somme :

La *contusion cérébrale* se distinguera de la *commotion cérébrale :* 1° par ses *symptômes généraux propres ;* 2° par ses *symptômes localisateurs,* ces derniers étant plus particulièrement caractéristiques, lorsqu'ils existent.

(1) Borléc, dans une communication, déjà ancienne, à l'Académie de Belgique (T. VIII, N° 5, 1880), a exposé avec sagacité, quelques-uns des caractères différentiels de la *contusion cérébrale* et de la *commotion.*

« La *contusion* est caractérisée par des *symptômes d'excitation,* tels qu'une agitation continuelle, des mouvements désordonnés, de la contracture, des mouvements spasmodiques, du délire, une respiration plaintive, suspirieuse, le resserrement des pupilles, accélération du pouls, etc...

» Dans la *commotion,* les troubles fonctionnels révèlent une perturbation profonde du cerveau, une véritable *hyposthénie,* une *anémie* du cerveau, la suspension de l'innervation, perte de l'intelligence, pâleur de la face, résolution des membres, anesthésie générale, suspension des fonctions des organes des sens, lenteur de la respiration et de la circulation.

» Si, à ces phénomènes de la commotion, s'ajoutent d'autres symptômes, tels que contractures, mouvements spasmodiques, agitation, etc..., il y a alors *de plus,* un certain degré de *contusion,* que ces phénomènes se soient montrés en même temps ou plus tard, lorsque la commotion n'existe plus... ». C'est là une amplification de la symptomatologie de Sanson. — Il faut, selon nous, pour une différenciation plus exacte, séparer nettement les *phénomènes cérébro-bulbaires de la commotion* de la simple *irritation méningo-corticale* de la *contusion* proprement dite. De plus ces phénomènes *localisés* sont le propre de la *contusion.*

Ceci nous conduit à comparer plus spécialement *avec les phénomènes commotionnels*, les *différentes formes cliniques de la contusion*, telles que nous les avons décrites : *contusion avec agitation et syndrome méningé, contusion comateuse, contusion lucide, contusion convulsive.*

a) Les *contusions à syndrome méningé* se distinguent par la persistance et la localisation de la céphalée, parfois si tenace et si intense, en cas de foyer de contusion, par l'agitation, le délire, l'obnubilation intellectuelle ou la confusion mentale, par l'amnésie, troubles *plus durables* et *plus accentués* que dans la commotion, par la présence précoce du signe de Kernig, la raideur de la nuque, les contractures et les convulsions primitives ; parfois, par l'exaltation des réflexes, l'hyperesthésie cutanée, les contractures pupillaires, et enfin par l'*hyperthermie*, dont la précocité et la courbe évolutive, rapidement ascensionnelle, sont souvent caractéristiques. L'apparition de *troubles localisateurs*, et surtout le *liquide sanglant de la ponction lombaire*, confirment le diagnostic.

Il est pourtant une variété de commotion, avec laquelle le diagnostic est particulièrement ardu : c'est la *commotion congestive*. L'agitation, le délire, et les signes du syndrome méningé, y sont particulièrement intenses et rapides.

Dans la *contusion*, l'apparition de ces troubles est plus lente, n'est pas immédiate, et est ordinairement retardée jusqu'au 2ᵉ ou 3ᵉ jour.

Dans la *commotion congestive* les contusions souvent sont violentes, répétées, et créent rapidement *l'état de mal épileptique*, qui termine la scène, dans les cas graves, avec *congestion encéphalique généralisée* (faits de Hutchinson, Legrain, Duret-Delépine, J. Boyer et Lépine, Hocher, Herpin, Vandremer, etc.).

Assez souvent, l'extrême rapidité de l'évolution, l'intensité des convulsions et le délire, l'anamnèse (alcoolisme, albuminurie, et intoxications viscérales), ainsi que le résultat de la ponction lombaire, souvent exsangue, permettront le diagnostic de commotion congestive. Les calmants sont parfois sans aucun effet.

Citons à titre d'exemple de ces commotions congestives le cas de Lapasset.

Lapasset. — Un soldat entre à l'hôpital de Médéa, à la suite d'une rixe, où, étant ivre, il a été frappé à la tête, à coups de soulier.

Le blessé présente un cas d'agitation extrême, avec obnubilation intellectuelle, qui ne permet pas d'obtenir de lui, de réponse intelligible. Il porte, au niveau du pariétal gauche, une plaie contuse superficielle du cuir chevelu, avec une forte bosse sanguine sous-jacente.

L'agitation du blessé est telle, qu'on est obligé de placer deux infirmiers de planton auprès de lui et même de lui appliquer la camisole de force, à cause du délire furieux, qui s'est emparé de lui. Une potion de chloral de 3 grammes qu'il a absorbée, n'a produit aucun effet.

Le lendemain matin, l'*agitation convulsive* persiste toujours. Il existe un myosis accentué. Le blessé a uriné sous lui. La température n'a pas été prise ; et le pouls ne peut être compté. Les membres du côté droit, semblent légèrement parésiés. La bosse sanguine de la région pariétale gauche, douloureuse à la pression, parait indiquer un enfoncement de la paroi cranienne.

Une intervention est décidée. Le cuir chevelu est incisé le long de la ligne Rolandique, sur toute l'étendue de la bosse sanguine. Le crâne dénudé ne présente aucune trace de fracture, ni de fissure. Cette opération simple semble avoir rendu le blessé plus calme, peut-être par suite de la perte de sang. La plaie est donc refermée. Mais l'agitation et le délire reparaissent dans la journée ; et, il meurt, le lendemain matin à 7 heures, après une série de crises convulsives subintrantes.

L'*autopsie* ne révéla aucune fracture du crâne ; ni hémorragie, ni attrition cérébrale, mais seulement une *congestion veineuse intense des méninges avec œdème léger de la pie-mère et augmentation manifeste du liquide céphalo-rachidien.* Il n'existe d'ailleurs aucune autre lésion organique, notamment du côté des reins.

Le diagnostic porté fut : « Congestion d'origine alcoolique » ; mais, nous avons conservé l'impression, qu'une intervention chirurgicale plus complète eut sauvé notre malade (1).

Il nous faut dire encore un mot du diagnostic des *contusions à syndrome méningé* (agitation, délire, contractures, etc.) d'avec *certaines hémorragies cérébro-méningées traumatiques,* analogues aux *hémorragies cérébro-méningées spontanées,* décrites par A. Chauffard et G. Froin, Macaigne, Ch. Achard. et L. Ramond, et qui simulent, à s'y méprendre, *une méningite cérébro-spinale* (1).

(1) Lapasset. *Soc. de Méd. Milit. fr.,* 1910, p. 530.

(1) Chauffard et Froin. *Soc. des Hôp.,* Octobre 1903. — Macaigne. *La Médecine Moderne,* 1902, p. 195. — Ch. Achard et L. Ramond. *Rev. Neurol.,* 1904, p. 1.140. — Dans le cas de ces derniers auteurs, il s'agissait d'un *foyer intra-cérébral* de la partie antérieure du lobe frontal, ayant produit une inondation arachnoïdienne.

Dans les deux cas, on observe : de la roideur de la nuque, le signe de Kernig, l'attitude en chien de fusil, les vomissements, et parfois une température fébrile, dépassant 39°. La ponction lombaire révéla l'existence d'un liquide ambré ou sanguinolent, et la présence de leucocytes, accompagnés parfois de nombreux leucocytes.

Dans les cas médicaux, la présence de *méningocoques* ou de *divers agents microbiens* (pneumocoques, staphylocoques, streptocoques, bacille tuberculeux) *fixera sur l'existence de la méningite.*

Dans *les cas traumatiques*, le *liquide sanguinolent* de la ponction lombaire, et l'*existence d'un choc antérieur* (malgré les symptômes méningés), précisera le diagnostic. Il s'agit, dans la plupart de ces faits, d'un *foyer de contusion intra-cérébral*, avec épanchement méningé périphérique, en d'autres termes, d'une *hémorragie cérébro-méningée traumatique.*

b) Les *contusions* COMATEUSES ne diffèrent guère de la *commotion grave* avec coma, que par *la prolongation* des phénomènes commotionnels et par les *symptômes localisateurs*, lorsqu'ils existent.

Il y a souvent hyperthermie, hypertension, et la ponction lombaire ramène un liquide sanguinolent, dans la plupart des cas.

Nous avons cité les succès de R. Picqué, R. L. Payne, Batut, Vincent, Martin, qui intervinrent, *malgré le coma*, avec ou sans symptômes localisateurs.

Les *contusions comateuses* sont souvent l'apanage des fractures de la base du crâne, où elles se présentent sous formes de *plaques de contusions méningo-corticales* ou de *foyers destructifs cortico-médullaires ;* et, dans bien des cas, les symptômes de localisation font défaut.

Quelquefois, elles s'accompagnent d'*épanchements arach-noïdiens*, qui s'annoncent par des *manifestations progressives*, avec ou sans intervalle lucide.

Enfin, les *commotions*, dites *mortelles* ou *foudroyantes*, avec fracture de la base, accompagnées d'un coma profond et de troubles bulbaires accentués, trouvent leur explication dans des *contusions* et *déchirures profondes* des lobes cérébraux ou cérébelleux, ou encore dans des *épanchements abondants* méconnus, quand ce ne sont pas des *lésions bulbaires*, qui interviennent.

c) Les *contusions lucides* se distinguent aisément, parce que les phénomènes commotionnels n'existent pas, ou sont légers et transitoires.

Les *symptômes localisateurs*, ordinairement assoient d'emblée le diagnostic.

La distinction avec une *compression localisée* est le seul point à éclaircir.

d) Les *contusions avec crises convulsives primaires* existent avec ou sans commotion. Si les *convulsions* sont localisées ou Jacksonniennes, elles rendent le diagnostic facile.

Quand elles sont généralisées et subintrantes, la terminaison est ordinairement rapide et fatale.

Dans le cas suivant, on ne constata que *quelques contusions superficielles* et *légères,* et cependant, le blessé eut des *crises convulsives intenses,* auxquelles il succomba, bien que nous fussions intervenu d'une manière hâtive et précoce.

J. Leplat. — Enfant de 15 ans, tombé d'une hauteur de 12 mètres, est amené à l'hôpital, *dans le coma,* avec une plaie du crâne et une fracture de cuisse. La perte de connaissance est absolue.

Au moment, où on le transporte sur le lit d'opération, l'enfant est pris d'une crise convulsive : tête tournée à droite ; yeux convulsés et tournés à droite ; les pupilles sont dilatées des deux côtés ; on ne ramène la tête à gauche, qu'avec difficulté. En même temps, le membre supérieur gauche s'agite et décrit des mouvements désordonnés dans l'espace, surtout l'avant-bras et la main ; quelquefois, les secousses s'étendent légèrement au côté droit ; le membre inférieur gauche est tétanisé, rigide. La respiration pendant ce temps devient extrêmement rapide (40 à la minute), et stertoreuse. Le pouls est à 148, les crises convulsives durent environ une minute, et se répètent toutes les 4 ou 5 minutes. Petite plaie du cuir chevelu, et épanchement fronto-pariétal droit.

On émet l'hypothèse d'un épanchement ventriculaire, et on décide l'intervention. Craniectomie au ciseau. La dure-mère incisée, le cerveau bombe et fait hernie par l'ouverture. Aucun épanchement. Pensant qu'un épanchement ventriculaire peut être la cause de l'ampliation cérébrale, on fait 2 ou 3 ponctions, dans la direction du ventricule, sans rien obtenir. Restait l'hypothèse d'un épanchement avec fracture de la base, contre lequel on ne pouvait rien. Drainage et suture. Le *coma* persiste, et le blessé meurt vers minuit.

A l'*autopsie,* les seules lésions constatées furent : 1° un petit caillot de 1 mm. d'épaisseur, recouvrant le tiers supérieur de la fosse moyenne ; 2° Sur la convexité des hémisphères, près de la scissure médiane, des deux côtés, *petites ecchymoses superficielles* de la grandeur d'une pièce de 2 francs ;

3⁰ Rien sur les coupes, ni dans les ventricules. Pas de piqueté hémorragique. Aucune fracture (1).

2⁰ *Diagnostic avec la* COMPRESSION CÉRÉBRALE.

La COMPRESSION CÉRÉBRALE, par l'*hypertension intra-cranienne*, dont elle est l'origine, assez fréquemment agit sur tout le myélencéphale, et détermine des *phénomènes généraux* (cérébro-bulbo-médullaires), très comparables à ceux de la COMMOTION : souvent, ils sont *persistants* ou *progressivement croissants*.

Cependant, dans un grand nombre de cas, les *symptômes localisateurs* ne font pas défaut.

Nous reviendrons sur le diagnostic avec la *commotion*, dans le chapitre consacré à la COMPRESSION CÉRÉBRALE, étudiée comme *syndrome* des traumatismes cérébraux.

En ce qui concerne le diagnostic avec la CONTUSION CÉRÉBRALE, nous devons surtout examiner, les *effets des compressions osseuses* et ceux des *épanchements sanguins inter-méningés*, susceptibles de déterminer des *phénomènes localisateurs*, analogues à ceux qu'on rencontre dans les contusions.

Lorsqu'il s'agit de fractures comminutives *avec esquilles pénétrantes* ou d'esquilles de la *table interne*, la céphalée localisée intense et les convulsions Jacksonniennes sont fréquentes ; quelquefois, il s'agit de contractures, de paralysies localisées, d'aphasies.

Nous avons pris soin d'esquisser la physionomie symptoma-tique de ces esquilles pénétrantes, selon les diverses régions du crâne auxquelles elles correspondent.

Dans les cas où il y a *plaie contuse encéphalique*, avec attrition et parfois issue de la substance nerveuse, les caractères de la plaie extérieure (écoulement de liquide céphalo-rachidien, de matière cérébrale, battements), ou, au besoin, l'incision exploratrice suffisent à instruire le chirurgien.

Les *compressions osseuses* par *enfoncement* ou *embarrure* se rapprochent beaucoup, au point de vue des *symptômes*

____

(1) J. Leplat. *Soc. Anatomo-Clinique de Lille*, 1896, p. 137.

localisateurs, de ceux de la *contusion :* parce que les troubles paralytiques ou convulsifs sont ordinairement *immédiats.*

Mais, dans les compressions, les *phénomènes généraux d'hypertension* sont souvent plus accusés que ceux de la *contusion simple* et vont *croissant* au moins pendant un certain temps. L'*examen* ou l'*incision exploratrice* peuvent d'ailleurs renseigner l'explorateur.

Dans quelques cas, sous le fragment déprimé, *se fait un épanchement sanguin,* dont les manifestations symptomatiques, si le déplacement osseux n'a pas été prononcé d'emblée, sont *progressives* ou *précédées d'un intervalle lucide.* Nous reviendrons sur ce point à propos du diagnoctic des compressions.

Les *compressions par épanchements sanguins* se distinguent ordinairement de la contusion en ce que les phénomènes localisateurs sont précédés d'un *intervalle lucide :* mais, parfois, celui-ci est très court, ou se produit pendant la période comateuse, ou reste ignoré du chirurgien. C'est à la recherche des *phénomènes d'hypertension,* qu'il faut alors avoir recours, pour établir le diagnostic ; nous avons insisté sur l'importance de la mensuration de l'*hypertension artérielle,* selon le procédé de Cushing, pour asseoir le diagnostic et apprécier la gravité du cas, ainsi que l'urgence et la nécessité de l'intervention.

Les *épanchements intra-arachnoïdiens,* en particulier, présentent souvent des *symptômes localisateurs obscurs,* peu accusés, lentement *progressifs* ou même *tardifs* (apoplexie méningée tardive).

On sait, d'autre part, que leur *source* est souvent dans *un foyer de contusion,* plus ou moins important.

Le fait suivant, que nous avons observé, est plus particulièrement instructif, à cet égard.

Delépine. — H... 29 ans. Cocher, tombé du siège de sa voiture.

Coma absolu ; respiration stertoreuse ; pouls lent ; abolition des réflexes tendineux et cutanés.

Plaie contuse de quelques centimètres sur le cuir chevelu de la région pariéto-occipitale droite. Pas de signes de fracture du crâne.

Le lendemain, même état comateux ; mais, un peu moins profond. *Membres droits parésiés.*

Le 3e jour : T. 39°2. P. 68. Crises d'épilepsie Jacksonniennes, *dans la face à droite.*

Les 4e, 5e et 6e jours, quelques crises dans la face. *Bras et jambe du côté droit, toujours inertes.*

Le 7e jour : T. 39° 6. P. 172, *crises très nombreuses dans la face, à droite,* au moins une trentaine.

Le 8e jour, intervention *à gauche.* Craniectomie. On enlève dans l'arachnoïde, un caillot de 3 à 4 mm. d'épaisseur, recouvrant toute la zone rolandique, et se prolongeant vers l'étage moyen.

Le blessé succombe dans l'après-midi.

A l'*autopsie. Aucune fracture.* En dehors des traces de l'épanchement arachnoïdien, enlevé par l'opération, la seule lésion traumatique de l'encéphale est *un foyer de contusion,* où la substance cérébrale est réduite en bouillie informe. Rien sur les coupes. Aucune infection purulente ; simplement, lésions de méningo-encéphalite congestive et diffuse (1).

Le foyer de contusion avait été la source de l'épanchement arachnoïdien enlevé à l'opération. Il est probable que notre intervention avait été trop tardive.

Le diagnostic de la *contusion cérébrale* avec une variété non rare d'épanchements méningés, la *pachyméningite hémorragique spontanée, alcoolique* principalement, est, dans nombre de cas, d'une assez grande difficulté. En clinique, on constate assez souvent, dans ces cas, des *symptômes de compression,* et, comme assez fréquemment, a existé une chute insignifiante, on croit à un épanchement traumatique ; et par suite, s'il y a des symptômes localisateurs, et des phénomènes de compression peu accusés, on peut également penser à *un foyer de contusion.*

Toutefois, dans ce dernier cas, les phénomènes de compression vraie font défaut, à moins qu'il n'y ait, en même temps, épanchement sanguin.

Dans quelques cas, l'anamnèse pourra fournir quelques indications, si l'individu est buveur, et si la chute a été insignifiante.

Dans ces circonstances, la *ponction lombaire ne fournira pas toujours de renseignements précis.* Le liquide retiré pourra *être absolument clair* et sans hypertension manifeste (2), comme le prouvent les faits de Joltrain, de Roussy, déjà cités, et le suivant du professeur H. Desplats.

(1) Delépine. *Soc. Anatomo-Clinique de Lille,* 1903, p. 397.

(2) Cette absence de sang et d'hématies dans le liquide des ponctions, tient sans aucun doute à l'enkystement du foyer sanguin, par la fausse membrure organisée.

H. Desplats. — H... 30 ans, peintre, étant en état d'ivresse, est tombé dans la rue ; et, on l'a conduit au poste. Le lendemain, son frère constata qu'il avait l'oreille gauche noire, comme s'il avait fait une chute de ce côté. Ce n'est que 10 jours après cet incident, qu'il vient à l'hôpital, se plaignant de malaises, de coliques ; deux cachets d'antipyrine ne le soulagent pas.

Le lendemain, sa face est grippée et exprime la souffrance ; l'œil gauche est demi-clos, et on remarque une dilatation de la pupille de ce côté : la vue est brouillée ; pas de fièvre, mais le pouls est très ralenti. Pas de Kernig. On soupçonne une méningite, et on pratique une ponction lombaire, *qui donne 20 cc de liquide très clair*, qui s'écoule goutte à goutte, mais assez vite.

Le lendemain, inconscience complète, face colorée ; respiration bruyante ; pouls 52. Quelques vomissements. Peau sudorale, visage rouge. Le soir 39° ; pouls 52. Réflexes exagérés, signe de Babinsky ; pas de Kernig. Pupilles égales et dilatées ; réflexe cornéen très diminuée. Mort le 5° jour, après l'entrée.

A l'*autopsie*, on trouve du côté gauche, dans l'arachnoïde, un *vaste lac sanguin* occupant toute la surface de l'hémisphère. « D'une coloration gelée de groseille foncée, le sang formait des caillots très fragiles, faciles à détacher, à la surface des circonvolutions, *mais adhérents à la face interne de la dure-mère* ».

Le Dr Augier, professeur d'anatomie pathologique, constata à la surface interne de la dure-mère *une pachyméningite*, remontant à plusieurs mois, où il trouva des vaisseaux organisés très nombreux et d'autres plus jeunes (1).

Ainsi, dans ce cas, ni symptômes de compression nets, ni troubles localisateurs. La ponction lombaire elle-même demeure négative.

Dans les circonstances où on soupçonnera des lésions de ce genre, il faudra tenir compte des moindres symptômes de compression : somnolence, torpeur, dilatation pupillaire, lenteur du pouls et de la respiration, parfois stertoreuse. On sait que, dans les *pachyméningites internes* l'intervention a donné assez souvent des résultats satisfaisants (faits de Michaud, Ramsay, Kohl déjà mentionnés et de Pierre. Th. de Lyon 1899-1900). Nous reviendrons sur le diagnostic à propos des COMPRESSIONS.

(1) H. Desplats. *Soc. des Sc. Méd. de Lille*, 1905, p. 447.

3° INTOXICATION HÉMATIQUE et CONTUSION CÉRÉBRALE.

Nous avons déjà eu, plusieurs fois, l'occasion d'insister sur les effets *méningés* et *cérébraux* de l'*intoxication hématique*, dans les *contusions* et *déchirures* de la masse encéphalique, bien mis en lumière par les résultats des *ponctions lombaires*.

Elle donne lieu, en partie, aux *mêmes symptômes généraux* que ceux de la contusion, symptômes généraux, dont elle est d'ailleurs l'origine, ainsi que nous l'avons indiqué, à propos de la *pathogénie de la contusion*.

L'état sub-comateux avec agitation, le délire, l'hyperthermie et certains signes du *syndrome méningé*, tels que le Kernig, la contracture de la nuque s'observent très souvent, quand les ponctions lombaires sont *très sanguinolentes,* et diminuent par les *évacuations répétées*.

L'observation de *Lehaussois* montre le Kernig et la température élevée persistant 10 jours, et ne cédant qu'après la 4° ponction lombaire, qui ramena un liquide clair.

Celle de *Batut* n'est pas moins convaincante, puisqu'il y avait, en même temps, une *monoplégie du bras* indiquant une *contusion manifeste*. Ce n'est qu'au 15° jour, après la 5° ponction, qui ramena un liquide clair, que les accidents cérébraux commencèrent à céder et que le blessé sortit de son apathie.

Enfin les courbes de *Muret,* sont absolument démonstratives : dans un cas, la température, qui était de 40° au second jour, descendit progressivement sous l'influence des ponctions lombaires (8 ponctions, en 8 jours). Il est vrai qu'existait, en même temps, une fracture para-médiane.

Dans les *fractures de la base,* tantôt le sang provenant de la rupture osseuse s'écoule au dehors par les voies naturelles (épistaxis, otorrhagie) et dans ce cas, le liquide retiré par la ponction lombaire devient rapidement *clair.*

Dans d'autres circonstances, si la dure-mère est déchirée, il peut se répandre, en partie, *dans l'arachnoïde :* c'est là une exception.

Bien plus souvent, ce sont de nombreuses et graves *contusions,* qui se rencontrent dans les *fractures de la base,* et qui sont l'origine du liquide séro-sanguinolent ou sanguin, des ponctions lombaires, surtout lorsque le feuillet viscéral de la séreuse est rompu : d'où parfois de l'agitation, du délire ou un coma profond et *souvent de l'hyperthermie même avant l'éclosion de la méningite*, dès le soir du premier jour ou le lendemain.

Nous nous sommes d'ailleurs expliqué sur la valeur diagnostique des ponctions lombaires dans les fractures du crâne.

Si la corrélation entre l'*intoxication hématique* et la contusion cérébrale est si grande, si l'une prête sa symptomatologie à l'autre, nous en avons fourni l'explication d'après les études de Froin et Muret.

Après un choc cranien, une contusion cérébrale, le sang épanché tend à être résorbé, et l'on voit les *gaines lymphatiques des vaisseaux pie-mériens* et *intra-cérébraux gorgés de globules du sang ;* mais, en même temps, il y a hypersécrétion de liquide céphalo-rachidien, et dissolution des globules (globulolyse et hémoglobinolyse de Froin). Or, la substance provenant de l'hémoglobinolyse *intoxique les centres nerveux*, et provoque une réelle *réaction méningée congestive*, comme le prouve parfois le coagulum fibrineux obtenu dans le liquide retiré par la ponction, et en même temps l'agitation, le délire, le Kernig, etc.

On peut donc conclure que la *contusion cérébrale* est facteur de l'*intoxication hématique* des centres nerveux, et que, dans la plupart des cas, le diagnostic de l'un entraîne le diagnostic de l'autre.

Nous reviendrons sur les points du chapitre de l'*intoxication hématique* envisagée comme *syndrome*.

4º CONTUSION CÉRÉBRALE ET MÉNINGITE TRAUMATIQUE.

La *contusion cérébrale*, en raison de l'intoxication hématique qui l'accompagne, simule *parfois* la *méningite traumatique* en raison du *syndrome méningé*, qu'elle développe ; et cela, aussi bien dans sa forme avec agitation et délire, que dans sa forme comateuse, la méningite elle-même passant souvent par ces deux phases successives.

On conçoit dès lors l'erreur de Dupuytren, confondant les premières manifestations de la contusion, avec celles de la méningite et les plaçant au 5º jour, alors que l'inflammation septique a eu tout le temps nécessaire à sa production.

On ne peut se guider pour établir le diagnostic, ni sur les troubles fonctionnels, ni sur l'élévation de température, qui existent dans les deux cas ; seule, la *ponction lombaire* peut offrir les éléments d'une différenciation, ayant quelque précision : on constatera alors dans le liquide céphalo-rachidien, extrait par la ponction, la polynucléose, la lymphocytose, et surtout la présence des *éléments microbiens :* streptocoques, pneumocoques, méningocoques, etc.

Le fait suivant, que nous avons observé, met en un relief saisissant la valeur de *ce procédé de diagnostic*, puisqu'il fut reconnu, *avant l'intervention*, que les *accidents méningés observés* étaient *sous l'influence d'*une *infection :* tout autre moyen d'information faisait défaut.

Poiteau. — F... 19 ans, tombée d'un 2º étage sur l'occiput, *il y a deux jours.*

Elle entre le 3º jour à l'hôpital, plongée dans un coma profond, qui dure depuis l'accident. Aucun signe de fracture ; pas d'otorrhagie, ni d'épistaxis. Pupilles contractées : aucun trouble de la motilité ou de la sensibilité. Sphincters relâchés. Plaie en V à la région postérieure du crâne. T. 37º8. P. 106. Par la *ponction lombaire*, on obtient un liquide légèrement rosé, qui s'écoule avec rapidité, témoignant de la tension exagérée qu'il subit. Centrifugé, il donne un dépôt rouge, assez volumineux, qui étalé sur lamelles et coloré au bleu de Unna, présente des globules rouges en grande nombre, *beaucoup de polynucléaires,* quelques mononucléaires et lymphocytes, et, réparties dans tout le champ microscopique, *de multiples chaînettes de streptocoques.*

Le lendemain, la température est à 39º 8 ; le pouls bat régulièrement à 96.

Le professur Duret intervient sur la région occipitale, au niveau de la plaie. On constate une fissure de l'étage postérieur. Brèche osseuse de 4 × 4 cm. ; on ne trouve que de la vascularisation de la pie-mère et du cortex ; drains dans les espaces arachnoïdiens, sous les lobes occipitaux et cérébelleux.

Amélioration pendant 5 jours. La malade répond aux questions, s'alimente elle-même. Mais, la température s'élève de nouveau, deux jours après ; et, la malade succombe dans le coma et le stertor.

Autopsie. Trait de fracture aboutissant au trou occipital. *Contre-coup frontal,* caractérisé par des caillots cruoriques abondants extra-dure-mériens et intra-arachnoïdiens ; sous le caillot, un peu de ramollissement des lobes frontaux, vascularisation intense de tout le cortex (1).

(1) Poiteau. *Soc. Anatomo-Clinique de Lille.* 1907, p. 196.

Les deux beaux cas de succès, par intervention, de Poirier et Mignon, communiqués à la Société de Chirurgie en 1901 et 1904, montrent nettement les relations étroites de la *contusion cérébrale* et de la *méningite*.

Le blessé de Poirier, après sa chute, qui avait été suivie de perte de connaissance et d'épistaxis, reprend son travail au 4° jour : mais, il revient avec de l'agitation, du délire et de l'élévation de température (39° 8). Il fut opéré au 6e jour. Or, l'incision de la dure-mère donna issue à une notable quantité de liquide rougeâtre, légèrement poisseux, « analogue à du cassis ». Guérison. C'était donc bien une *contusion*, et non encore une vraie méningite.

Le blessé de Mignon, qui avait eu la tête prise entre les deux battants d'une porte de fer, à son entrée à l'hôpital, présentait une légère excitation et du subdélire, sans aucune autre manifestation : épistaxis. *Les deux jours suivants, il est couché en chien de fusil et il présente le signe de Kernig ;* mais, le 4e jour, il souffre atrocement de la tête, pousse des cris hydrencéphaliques, est dans une agitation continuelle, a des photophobies et T. 38°. Par la trépanation bi-temporale, on donne issue à un écoulement séro-sanguinolent en jet. Guérison.

Ces deux blessés avaient évidemment une fracture de l'étage antérieur ; mais, on voit comment se combinent et s'enchaînent étroitement les *symptômes de la contusion* (démontrée par l'écoulement de liquide céphalo-rachidien sanguinolent, au moment de l'incision de la dure-mère) et ceux de la *méningite*, commençante. La ponction lombaire avec examen bactériologique eut pu fixer le diagnostic ; mais l'intervention précoce des deux opérateurs, a heureusement enrayé la méningite à son début (1).

Le fait suivant de Barette montre comment un *foyer de contusion cérébrale* peut aisément devenir *un nid de culture microbienne,* même en l'absence de fracture, *à la suite d'une simple plaie du cuir chevelu.*

Barette. — H... 70 ans. Il est frappé à l'angle externe du sourcil gauche, par un battant de porte cochère, et reste 10 minutes sans connaissance. Il revient ensuite à lui, et il continue son travail. Le

(1) Poirier. *Soc. de Chir.*, 1901, p. 17. — Mignon. *Soc. de Chir.*, 1904, p. 116.

lendemain, il travaille toute la journée : le soir, céphalalgie, un peu de fièvre.

Les deux jours suivants : fièvre, inappétence ; pas de troubles nerveux.

Le 4e et le 5e jour, les mouvements deviennent difficiles dans tout le côté droit du corps ; il ne peut porter un verre à sa bouche, avec la main droite.

Le 6e jour, il devient *aphasique* et tombe dans un état de marasme et d'apathie. Il entre à l'hôpital, l'après-midi. On constate : une respiration fréquente, un pouls petit, irrégulier ; agitation violente de tous les membres, sans contracture, ni paralysie localisée ; incontinence des urines, pupilles très dilatées.

Mort 7 jours après l'accident initial.

A l'*autopsie* : Plaie recouverte de croûtes, à la queue du sourcil *gauche*. Aucune trace de fracture, ni à la table externe, ni à la table interne. Nappe purulente à la face inférieure des deux lobes frontaux. *Foyer de contusion du lobe frontal gauche, de la grandeur d'une pièce de 5 francs intéressant F^1 F^2 et la partie antérieure de F^3*. Le foyer de contusion a une épaisseur de 2 cm ; *il est constitué par du pus et de la substance cérébrale ramollie* (1).

L'intérêt de cette observation est la production de la méningo-encéphalite suppurée, sans aucune communication *du foyer traumatique* avec l'air extérieur, puisqu'il n'y avait pas de fracture.

Dans le cas recueilli par nos internes Fiévez et Fourdinier, le blessé était agité, délirant, semblable à un alcoolique, incontinent, et portait une plaie de 4 cm., à la région temporale. C'était tout ce qu'on savait de lui.

Il fait une *fugue* hors de l'hôpital, et le lendemain, la police le ramène dans un service de médecine. Là, en le voyant agité, délirant, avec de la fièvre, et un Kernig très net, on porte le diagnostic de méningite, d'autant plus qu'il avait une vieille otite suppurée. Mais, par deux ponctions lombaires, on ramène un sang noir, granuleux.

Dès lors, le diagnostic est fixé : il s'agit bien d'un traumatisme cérébral ; mais, quel est son siège ?

L'existence du Babinsky à gauche, seul symptôme de localisation constaté, nous conduit à intervenir à droite. Ablation d'un épanchement sanguin intra-arachnoïdien, de 3 cuillerées à soupe. Le blessé succombe.

(1) Barette. *Congr. de Chir.*, 1903, p. 196, obs. IX.

A l'*autopsie*, fracture transversale de la base ; s'étendant aux deux étages moyens. Le maximum des lésions cérébrales consiste *en un gros foyer de contusion* de la partie moyenne du lobe temporo-sphénoïdal, *par contre-coup*. La substance cérébrale, en ce point, est infiltrée de sang et forme une sorte de masse sanguinolente (1).

C'est là un fait qui démontre péremptoirement l'importance de la *ponction lombaire* pour le *diagnostic* de la *méningite* et de la *contusion cérébrale*.

Dans le fait suivant de Lombard, c'est encore *grâce aux résultats de la ponction lombaire*, que l'on put *éclairer le diagnostic* et *entreprendre une opération hâtive, qui sauva le blessé*.

P. Lombard (Alger). — Un petit garçon de 9 ans, pris par une courroie de transmission, fut violemment projeté contre un mur.

On le releva inanimé avec des plaies superficielles de la face, un hématome de la paupière supérieure gauche, et une fracture de cuisse, du même côté. Aucune plaie du cuir chevelu ; aucune trace d'enfoncement. Dans les heures qui suivirent, ni épistaxis, ni otorrhagie. Mais, au coma du premier moment succéda dans la nuit, *un état d'agitation extrême*. Le lendemain et le surlendemain, cette agitation ne cessa pas et la température, normale jusque-là, s'éleva brusquement à 38° 9. *La ponction lombaire donna issue à un liquide trouble, en hypertension, contenant des cocci*. Puis survint de la raideur de la nuque ; on constata le signe de Babinsky. Bref, *plus de doute sur l'existence d'une méningite commençante*.

Trépanation le 4° jour, dans la région sus-auriculaire gauche, entre les deux branches de la méningée. La dure-mère incisée, laisse écouler une notable quantité de *liquide trouble*. Deux drains, en canon de fusil, furent placés dans l'espace sous-arachnoïdien, et fixés à la peau, par un crin de Florence.

Deux jours après, l'enfant avait repris connaissance ; la température était tombée, et la nuque redevenue souple. Guérison en 6 semaines (2).

5° DIAGNOSTIC DU SIÈGE DES CONTUSIONS CÉRÉBRALES.

Les *contusions directes* sont en rapport avec le point de frappe, et, comme nous l'avons indiqué, ont des *manifestations en rapport avec le lobe cérébral atteint*.

(1) Fiévez et Fourdinier. *Soc. Anatomo-Clinique de Lille*, 1910, p. 149.
(2) P. Lombard. *La Province Médicale*, 1911, p. 65.

Dans les *contusions* des *lobes* FRONTAUX, qui font partie d'une région latente, on tiendra compte surtout des *symptômes généraux* des *contusions :* syndrome méningé et agitation, et dans quelques cas, coma ou mieux somnolence ou sub-coma persistants alors que déjà, en raison du degré de violence du choc, les *phénomènes commotionnels* devraient avoir disparu. Si le résultat de la ponction lombaire est positif, on devra se considérer comme déjà à peu près fixé.

Il n'est pas douteux, pour nous, que dans les *contusions des lobes frontaux,* la torpeur, le délire, l'obnubilation intellectuelle, l'amnésie, la confusion mentale, et parfois la céphalalgie, sont plus accusés et plus tenaces, ordinairement, que dans les *contusions des autres lobes,* qui cependant peuvent aussi avoir un retentissement frontal, dans certains cas. Ajoutons encore, que, parfois, on a observé des *troubles moteurs,* tels que paralysies ou contractures des mouvements du tronc, de la tête et du cou, ou déviations conjuguées de la tête et des yeux.

Il y a d'autre part, et non rarement, des *troubles moteurs surajoutés,* parce que la *contusion frontale,* est associée à un *épanchement sous-osseux* (signes de compression, torpeur, hypertension artérielle), ou à *un épanchement arachnoïdien,* qui a atteint la *région motrice :* on pourra observer, dans ce dernier cas, des *aphasies motrices,* si l'épanchement est à gauche, une *paralysie ou une contracture brachio-faciale,* et quelquefois des *convulsions* dans la *face* et le *membre supérieur :* car, le sang tend à s'accumuler plutôt dans les parties déclives de la région motrice, où se trouvent les centres de la parole articulée, de la face, et du bras.

Nous ne reviendrons pas sur les symptômes caractéristiques des *contusions du* LOBE PARIÉTO-TEMPORAL, que nous avons suffisamment fait connaître : troubles sensitivo-moteurs, hémiplégies, monoplégies, contractures ou convulsions, aphasies motrices ou sensorielles.

Quant aux *foyers de contusion du* LOBE OCCIPITAL, nous avons signalé que parfois, ils ne donnent lieu qu'à des *symptômes généraux* (de contusion) et, dans un certain nombre de cas, à des *troubles visuels* (cécités, hémianopsies, scotomes, hallucinations visuelles, aphasie optique ou sensorielle) ou à des *troubles cérébelleux,* par voisinage.

Les symptômes des *contusions* par .CONTRE-COUP nous ont suffisamment occupé, pour que nous n'y revenions pas.

Rappelons seulement :

1° Qu'il y a lieu de tenir compte des *contre-coups obliques ;*

2° Que si, dans un certain nombre de cas, les lésions sont *bi-polaires,* et peuvent donner lieu à des symptômes des deux côtés du corps, ou, à la fois, à des symptômes d'origine frontale et occipito-cérébelleuse, il est pourtant nombre de faits où il n'y a aucune lésion directe, le *foyer du contre-coup engendrant seul les symptômes observés.*

On fera bien, dans les cas difficiles, de se guider d'abord, *pour le choix du lieu de l'intervention,* sur les *symptômes de localisation,* quelles que soient les apparences, ainsi que le prouve le fait suivant de Demons, communiqué au Congrès de chirurgie en 1885.

Demons. — H... chute au fond d'un puits, phénomènes cérébraux immédiats assez graves. Pendant plus d'un mois, il garde une paralysie incomplète *du membre supérieur gauche* et *du membre inférieur droit.* Puis, il guérit, ne conservant qu'*une légère parésie du membre inférieur droit,* et, à gauche, une diminution notable de l'ouïe, une perte du sens tactile de la main. *Deux ans plus tard,* survinrent brusquement des accès d'*épilepsie partielle,* et peu après, une *hémiplégie* GAUCHE.

Sur *le côté droit* de la tête, ni dépression, ni saillie, ni cicatrice, ni douleur. Mais par contre, on voyait sur le *côté gauche* en arrière de la bosse pariétale, une dépression à bords lisses et indolores de la grandeur d'une pièce de 5 francs.

Se guidant uniquement sur *la doctrine des localisations,* Demons fit *une trépanation à droite,* au niveau de la partie moyenne du sillon de Rolando. Il trouva exactement en ce point ; *une fracture linéaire* de 3 centimètres, puis, *un foyer de méningo-encéphalite.* Il enleva les parties altérées, comprenant les méninges et l'écorce. Un mois plus tard, la cicatrisation était complète et le malade *guéri de sa paralysie gauche.* Plus de crises épileptiques (1).

Les *contusions intra-cérébrales,* avec hématome en foyer important, s'accompagnent ordinairement de *troubles de compression* et d'*hypertension,* assez souvent d'*hémiplégie* et d'*aphasie* avec torpeur, état sub-comateux ou comateux. Souvent, il n'y a pas eu de perte de connaissance au moment du choc.

Enfin, dans un bon nombre de cas, il s'est agi d'*apoplexies tardives.*

(1) Demons. *Congr. de Chir.,* 1885, p. 308.

Les *contusions* INTRA-VENTRICULAIRES sont *primitives* ou *tardives*. Dans le premier cas, on observe des contractures, de l'opisthotonos, des convulsions, et des symptômes bulbaires graves, souvent mortels. Dans le second, il survient une *apoplexie tardive,* qui n'a souvent été précédée, après l'accident, que de céphalée, de malaise, et dont la terminaison est souvent brusque et fatale.

Les *contusions* PONTO-BULBO-MÉDULLAIRES, s'accusent par une *hémiplégie* ou une *hémianesthésie* tantôt simple, tantôt présentant une de ces variétés d'*hémiplégies alternes,* qui sont désignées sous les noms de syndrome de Weber, de Benedikt, de Gubler, de Millard, de Froville, etc. Alors *elle n'eut pas été précédée d'ictus vrai et de perte de connaissance.*

Dans quelques cas, elles ont revêtu la forme d'*apoplexies tardives,* comme nous l'avons indiqué.

Les *contusions bulbaires,* proprement dites, si *elles sont étendues,* sont immédiatement mortelles ou à peu près. (Voy. les cas de notre thèse 1878, les faits de Vincent, Barette, etc.).

Si elles sont très limitées, elles déterminent des *paralysies nucléaires,* sur lesquelles nous avons suffisamment insisté.

Les *contusions médullaires* apparaissent principalement après des chutes sur la tête, qui ont en même temps produit une inclinaison forcée de la tête, une élongation ou une fracture cervicale ; elles consistent en *quadriplégies,* souvent avec abolition et perturbation des *réflexes.*

6° VALEUR DIAGNOSTIQUE DE LA PONCTION LOMBAIRE, DANS LES CONTUSIONS CÉRÉBRALES.

Elle est de première importance si le liquide est *sanglant.* Il indique alors une déchirure vasculaire, et partant une *contusion,* plus ou moins grave.

Plus sa coloration est foncée, plus il semble que la lésion, qui l'a produit, est accusée.

Nous avons, à propos du diagnostic de la *commotion cérébrale,* mentionné certains faits très instructifs de Rochard, Tuffier, Poirier de Clisson, où le diagnostic de *contusion cérébrale* s'est imposé, en *l'absence de tout signe de fracture,* parce que la ponction lombaire fut *sanglante.*

Dans le cas de Rochard, un employé de chemin de fer, reçoit une portière de wagon sur la tête, et perd connaissance, pendant 3 heures.

Aucun signe de fracture. Le lendemain, ponction lombaire qui donne un liquide coloré par le sang. Encore deux ponctions les jours suivants. Il sort guéri le 6ᵉ jour.

Un blessé de Tuffier fait une chute de 2 mètres 50, du haut d'un échafaudage. Perte de connaissance, coma. Plaie de l'oreille et de la région temporale gauche. Aucun signe de fracture du crâne. Par la *ponction lombaire,* liquide sous forte pression et franchement *sanguinolent.* Guérison rapide.

Le blessé de Poirier de Clisson est tombé du haut d'une échelle. Coma. Aucun signe de fracture. Le lendemain, agitation, face congestionnée, respiration rapide. On est obligé de lui mettre la camisole. T. 38° et 38°5. *Ponction lombaire ;* on retire 15 cc de *liquide sanglant.* Le 4ᵉ jour, ponction rosée. Dès lors, amélioration ; il répond aux questions. Convalescence rapide et guérison.

Il faut admettre dans ces cas, une *déchirure méningée* et une *contusion cérébrale.*

Muret, dans sa thèse (1909) admet *qu'en cas de ponction lombaire positive,* on peut diagnostiquer une *contusion cérébrale :* lorsque les signes de fracture font défaut (ecchymoses, hémorragies à l'extérieur, paralysie périphérique), que le *sang* dans le liquide de la ponction est peu abondant, et que, quelques jours après le traumatisme, les phénomènes nerveux centraux ayant disparu, on voit évoluer et continuer d'évoluer une *paralysie localisée* (1).

Il faut ajouter, selon nous, lorsque n'existent pas, d'autre part, des *symptômes de compression,* qui puissent expliquer la paralysie localisée.

Dans les *contusions frontales* ou *occipitales,* directes ou par contre-coup, où n'existent guère de *symptômes localisateurs, si d'autre part les symptômes généraux des contusions sont présents,* on conçoit toute la valeur confirmative de la *ponction lombaire sanglante :* elle est un sérieux appoint pour le diagnostic.

Nous avons indiqué, cependant, que dans les ecchymoses et épanchements pie-mériens, lorsque le feuillet viscéral de l'arachnoïde n'est pas rompu, souvent le liquide, retiré par la ponction n'est pas coloré, ou ne le devient qu'après 2 ou 3 jours ; d'où la nécessité de renouveler les ponctions.

(1) Muret. *Th.* Paris, 1909, p. 13.

Les épanchements extra-duraux ne donnent pas lieu à un liquide coloré : cependant il peut survenir un peu de xanthochromie après un certain temps (cas de Raymond).

Nous n'avons pas de documents précis en ce qui concerne les résultats de la ponction lombaire dans les cas d'*épanchements intra-cérébraux :* mais, il semble que, si ceux-ci n'ont pas effleuré la surface ou la paroi ventriculaire, la coloration du liquide peut rester *négative,* ou elle est peu intense.

Il en est tout autrement dans les *contusions ventriculaires,* le liquide céphalo-rachidien étant aussitôt rougi par le sang.

Nous avons, à propos de la *commotion cérébrale,* insisté sur ce point, que le résultat *positif* de la ponction lombaire (liquide plus ou moins sanglant), ne permet d'affirmer une fracture du crâne, qu'autant qu'existent d'autres signes précis de fracture de la base (épistaxis, otorrhagie, ecchymoses, paralysies des paires nerveuses, etc.).

Il faut, en effet, que la fracture de la voûte ou de la base ait déchiré la dure-mère, pour que le sang, qui vient de la fissure osseuse, pénètre dans la cavité séreuse ; et cela n'existe pas toujours. Il est nécessaire, d'autre part, qu'il y ait un écart suffisant des bords de la fracture.

Enfin, dans les fractures de la base, le sang peut s'échapper au dehors par les cavités naturelles (épistaxis, otorrhagies, vomissements de sang), et la ponction lombaire, en l'absence de contusion ou de déchirure encéphalique, reste négative ou ne fournit qu'un liquide à peine teinté.

En l'absence de tout signe précis de fracture de la voûte ou de la base, *si la ponction lombaire est sanglante,* on sera porté à conclure en faveur de l'existence d'une *contusion* ou *déchirure cérébrale.*

Il est des cas, cependant, où on peut hésiter entre une *fracture* ou une *contusion.* Certaines fractures de l'*étage postérieur* sont sans épistaxis ou otorrhagie.

Il en est de même, pour les *fractures de l'étage antérieur,* qui n'intéressent ni la lame criblée, ni les sinus, et *pour celles de l'étage moyen,* qui sont *antérieures* et passent en avant du rocher.

Dans ces conditions, on ne pourra savoir si le sang provient de la *fracture* ou d'une *contusion cérébrale.*

Parfois, les *ecchymoses tardives* révèlent la fracture ; d'autre part, les *symptômes généraux* (syndrome méningé ou coma), ou les *symptômes localisateurs* pourront parler en faveur de la *contusion cérébrale,* soit isolée, soit accompagnée de fracture.

Les *ponctions lombaires sanglantes,* en un mot, ne sont jamais qu'un signe de présomption des fractures — et, selon nous, dans la plupart des cas, elles ont leur source, dans une *hémorragie du névraxe,* c'est-à-dire, dans une *contusion cérébrale.*

Nous avons vu, tout à l'heure, à propos du fait publié par nos internes Fiévez et Fourdinier, qu'une ponction lombaire ayant ramené du sang noirâtre, grumeleux, à deux reprises différentes, on pensa, dans ce cas de diagnostic épineux, qu'il s'agissait d'une *contusion cérébrale* avec épanchement, alors que les symptômes observés étaient assez nettement ceux d'une *méningite :* cela décida positivement de l'intervention.

D'autre part, dans le cas si intéressant de Poiteau, notre interne également, l'examen du liquide, recueilli par la ponction, ayant révélé de la *polynucléose* et *la présence de streptocoques en chaînettes,* nous fumes renseigné d'une façon précise sur l'existence d'une *infection méningée* avant que l'intervention eut lieu.

Tous ces faits, et d'autres encore, montrent toute l'*utilité des ponctions lombaires,* pour le diagnostic, des *contusions cérébrales* et *de leurs complications.*

CHAPITRE VI.

PRONOSTIC DES CONTUSIONS CÉRÉBRALES.

Le pronostic des *plaies contuses encéphaliques,* si la désinfection est pratiquée, est plus favorable que celui des *contusions fermées,* en général. Le pronostic des *contusions légères* et de certains *petits traumatismes du crâne,* peut être sérieux, à cause des *séquelles.* Pour les *contusions fortes,* étendues, dans les fractures de la base du crâne surtout, il est souvent sombre : cependant des interventions récentes, suivies de succès, montrent combien il peut être amélioré. Pronostic des *contusions intra-cérébrales, ventriculaires, ponto-bulbaires,* etc., des *contusions diffuses.* Pronostic des contusions cérébrales relativement aux *accidents secondaires* et *tertiaires,* dont elles sont souvent l'origine : abcès cérébraux, infection méningée, abcès tardifs. Comme accidents tertiaires, on peut observer, en particulier dans la région motrice : des *atrophies musculaires,* des *contractures secondaires,* des *épilepsies,* des *kystes* ou *cavités cérébrales,* allant parfois jusqu'à créer une véritable *porencéphalie.* Variétés de la porencéphalie traumatique. Pathogénie des kystes cérébraux et cérébelleux traumatiques. Néoplasmes cérébraux d'origine traumatique.

a) De nos jours, le pronostic des *plaies contuses cranio-encéphaliques,* malgré le fracas esquilleux, la dilacération des méninges et du cerveau, la déperdition du liquide céphalo-rachidien, et de la matière cérébrale, est souvent moins grave que celui des *contusions fermées,* si les soins antiseptiques sont suffisants.

Dans ces conditions, l'ouverture large de la cavité cranienne favorise l'écoulement des liquides infectés, des débris de substance nerveuse sphacélés, des caillots, du sang. L'hyper-sécrétion du liquide céphalo-rachidien entraîne, en quelque sorte, les produits septiques, au dehors.

Au contraire, si la cavité cranienne reste fermée, le foyer de contusion, le sang, les débris sphacélés, les liquides forment un excellent milieu de culture pour les agents microbiens, *en espace clos.*

Le cas de Barette, que nous avons cité, où, *après une plaie superficielle, sans lésion osseuse,* un *foyer de contusion du lobe frontal sous-jacent* devint en quelques jours, le siège d'une *encéphalo-méningite purulente,* bien qu'il n'y eût *aucune communication avec l'extérieur,* permet de comprendre la gravité *des foyers de contusion cérébrale fermés,* dans certains cas.

Nous avons eu d'autre part, l'occasion de mentionner les

heureux résultats, dans des fractures esquilleuses étendues, même avec déperdition abondante de substance cérébrale, obtenus par nous dans plusieurs cas graves de ce genre, par Seydel, D. Mollière, Pervès, Bousquet, Berthonnier, Duret, Weiss, etc.

b) Le pronostic des *contusions légères,* quoiqu'en général *favorable* au point de vue des *accidents primitifs,* demande des réserves très grandes, en ce qui concerne les *phénomènes tardifs.*

Souvent, les petits épanchements interméningés, les légères ecchymoses pie-mériennes, et les attritions corticales superficielles sont la cause de plaques de pachyméningites, d'adhérences des membranes à l'os, de symphyses entre les méninges et le cortex, lésions qui sont l'origine des *crises convulsives tardives* et même d'*épilepsies essentielles,* d'autant plus difficilement curables, qu'on intervient tardivement ou que le sujet est prédisposé.

Ajoutons que les *contusions méningées* sont parfois l'origine de *kystes séreux extra-dure-mériens* ou *intra-arachnoïdiens* (arachnitis séreuse enkystée), qui, ultérieurement, entraînent des troubles de compression.

Nous avons eu aussi l'occasion de parler des *petits traumatismes du crâne,* qui peuvent avoir des *effets graves et prolongés.*

Tels, dans le cas de cet enfant, cité par Imbert et Dugas, qui à la suite d'un simple coup de règle sur le synciput, devint épileptique et presqu'idiot.

De même, un homme, après avoir reçu un coup de pied de cheval, put reprendre son travail au bout de quelques jours de repos ; mais, après trois mois, il présenta de l'excitation cérébrale, des troubles de la vue, des vertiges, et bientôt il tomba dans l'aliénation mentale.

Un autre blessé, tombé de tramway, eut simplement une perte de connaissance de 10 minutes ; puis, il présenta ultérieurement des douleurs, des insomnies, de la fièvre, et il resta six mois sans travailler : enfin, il eut de l'excitation, des idées délirantes et on fut obligé de le faire interner.

Ce sont là des cas, qu'on a parfois rangés, à tort, parmi *les névroses traumatiques graves.*

c) Le pronostic des *contusions fortes,* avec *foyer de destruction encéphalique* plus ou moins profond, est souvent confondu avec celui des *fractures de la base du crâne;* car, c'est plus particulièrent, dans ces circonstances, qu'on les rencontre.

De fait, si l'on parcourt les *Bulletins de la Société anatomique de Paris,* ce sont presqu'exclusivement des *cas mortels* de *contusion profonde avec fracture de la base,* qu'on y rencontre.

A propos de la *commotion cérébrale* dite *foudroyante* ou *mortelle,* nous avons signalé les cas de destructions étendues des lobes cérébraux, de contusions multiples, à la suite de coups ou contre-coups, de déchirures de la dure-mère, de plaies vasculaires, et d'épanchements sanguins abondants, dans lesquels, la mort est survenue en 6, 12, 24 ou 36 heures, du fait même des lésions cérébrales, sans qu'aucune complication infectieuse ait eu le temps de se produire.

Il faut cependant reconnaître, qu'aujourd'hui, par le fait d'une thérapeutique mieux comprise, et d'une intervention plus précoce, plus hâtive sinon systématique, on a, dans de nombreux cas de *contusions cérébrales* assez prononcées, obtenu des résultats singulièrement encourageants.

Sans parler des cas, où existaient des symptômes de *fractures de la base* et en même temps *quelques signes de contusion limitée,* et qui guérirent par la *ponction lombaire* (faits de G. Marchant, Rochard, Jacob, Batut (monoplégie brachiale), Muret, Lehaussois, etc.), il est un bon nombre de fractures de la base (étage antérieur, moyen, ou postérieur), où on avait constaté des *signes objectifs ou fonctionnels* de contusion *cérébrale,* et dans lesquels *la trépanation eut un plein succès.*

Il nous suffira de rappeler les 13 cas de succès sur 15 observations, obtenus par Cushing, les 7 cas de Vincent (2 dans la Revue de Chirurgie (1909 p. 253) et 5 à la Société de Chirurgie (11 juin 1912); les 3 faits de Martin (Th. Chaillons, Toulouse 1910), et les observations de Lenormant, Vennin, Potel, Cavaillon, Leriche, etc.

Plus convaincants encore sont les faits, où le chirurgien, par la craniectomie, a pu constater *de visu,* la *présence de foyers de contusion:* à la *région frontale,* faits de Poirier et Mignon dans lesquels l'issue du liquide sirupeux et sanglant, au moment de la trépanation, permet d'admettre une *contusion;* à la *région pariéto-temporale,* les faits de Rendu et Routier, de Chaput et Legendre, de Tuffier, de Morestin et Chevallier, qui observèrent et détergèrent des *foyers d'attrition cérébrale,* formés d'une bouillie sanglante et ayant déterminé de *l'hémiplégie* ou de *l'aphasie;* les cas de Ardoin, de R. L. Payne (fracture du rocher, constatée *de visu;* en soulevant le lobe temporal, issue de fragments de matière cérébrale dilacérée); à la *région occipitale,* faits de Darde, Couteaud, Mattoli, Masnata, dans lesquels des *foyers de contusions* furent évacués avec succès.

d) Dans les *contusions intra-cérébrales,* quoique l'issue ait été généralement *fatale,* surtout s'il s'est agi d'une *forme tardive* (apoplexie tardive), nous avons cependant à mentionner *quelques interventions heureuses, où l'on évacue le foyer, par trépanation.* Cas de Heusner, Jeannel, Lindstoln.

e) Les *contusions intra-ventriculaires,* primitives ou tardives, ont toujours eu, dans les cas observés jusqu'à présent une terminaison funeste et parfois foudroyante si le foyer occupait le IVe ventricule, à moins qu'il ne s'agisse d'un très petit foyer, ayant donné lieu uniquement à une paralysie nucléaire, ce qui est l'exception très grande.

f) Les *contusions ponto-bulbo médullaires,* ont entraîné des *troubles paralytiques* de diverse nature ; mais, avec le temps, ceux-ci ont paru s'atténuer, et aboutir à une guérison plus ou moins complète, dans un certain nombre de cas: faits de F. Rose et F. Lemaitre, F. Lévy, de Lévi et Malloizel, etc.

Dans d'autres circonstances, ils ont été *mortels* (faits de Béchard, Michel), sans doute à cause de la violence de la commotion ou d'autres lésions concomitantes.

La malade de *Souques,* après avoir présenté une *hémiplégie tardive* (15 jours après un coup de bâton sur la tête) succomba 9 mois plus tard.

g) Les *contusions diffuses* sont d'un pronostic très défavorable ; et même, lorsque les blessés échappent aux premiers effets du choc, les *manifestations tardives* sont particulièrement graves, et souvent aboutissent à la *déchéance cérébrale,* si fréquente, et parfois à la *démence.*

Nous avons cité l'exemple du blessé de Couteaud, si caractéristique à cet égard. Le blessé, étant à cheval, avait été projeté contre un arbre : après s'être rétabli lentement et péniblement d'une commotion très grave, il succomba 5 ans après, dans le marasme.

Il en fut de même, chez une femme observée également par ce chirurgien ; après un heurt de la tête, elle eut une commotion grave, à la suite de laquelle elle présenta une déchéance intellectuelle irrémédiable.

Il faut rapprocher des contusions diffuses, au point de vue du pronostic, certaines *contusions à foyers multiples, bi-polaires,* ou par *contre-coup.* Il arrive, surtout dans ce dernier cas, qu'*un des foyers* reste d'abord *silencieux;* puis, ultérieurement est cependant la cause de la mort du blessé.

Il en fut ainsi dans un autre cas de Couteaud, mentionné plus haut : ce chirurgien évacua un *foyer de contusion du lobe occipital,* chez un blessé tombé d'un tramway en marche, sur l'occiput. Celui-ci guérit d'une façon parfaite en apparence ; mais, *trois ans après,* il présenta des troubles de la parole et de la marche, un affaiblissement marqué de l'intelligence, et il succomba *dans le gâtisme.* On constata l'existence, dans le lobe orbitaire, d'*un ancien foyer de contusion par contre-coup,* du volume d'un œuf de pigeon ; le tissu cérébral, dans le voisinage, était en voie de désintégration et présentait des lésions de *porencéphalie* et de méningo-encéphalite chronique.

h) Nous ne donnerions qu'une idée incomplète du pronostic des *contusions cérébrales,* si nous ne faisions mention ici, de la fréquence relative des *accidents secondaires* et *tertiaires,* dont elles sont, assez fréquemment, l'origine.

Parmi les *accidents secondaires,* nous mentionnerons simplement ici, les *abcès cérébraux,* survenant même sans solution de continuité osseuse. Il est utile d'en donner des exemples.

Gangitano. — Chez un homme de 20 ans, ayant reçu un coup à la *région occipitale gauche,* et présentant au 9º jour, de *l'aphasie,* une paralysie des deux membres inférieurs, des troubles intellectuels, un myosis, une respiration stertoreuse, un pouls à 56, et une température basse de 37º 5, trépana sur la bosse occipitale. La dure-mère incisée, il s'écoula environ 120 cent. cubes de pus, couleur café au lait. Guérison après une rechute.

Raffa. — Un homme avait reçu un coup de pied de mule, dans la région pariétale gauche, et présentait une paralysie et anesthésie de tout le côté droit. Ces symptômes disparaissent ; puis, ils reparaissent au bout de 15 mois. On intervint ; adhérences entre l'os et la dure-mère ; ponction du cortex, sans résultat. Mort au bout de 6 jours. A l'*autopsie* : abcès de l'hémisphère cérébral gauche.

Durante. — F... 7 ans. Chute de 3 mètres. Plaie avec fracture de la région pariétale droite. Commotion passagère. Guérison de la plaie. Un mois plus tard, raideur du bras et de la jambe gauches. Petite fistule cranienne, d'où coule un liquide séro-sanguin, à la partie antérieure de la cicatrice. Résection cranienne, le cerveau fait hernie et est sans battements; *on l'incise et il sort environ 200 grammes de pus.* La contracture cède en partie : mais il survient des symptômes de méningite. Mort au 35ᵉ jour. A *l'autopsie,* on constate un orifice à la partie postérieure du lobe pariétal, aboutissant à une énorme cavité, qui occupe la presque totalité du *lobe temporo-sphénoïdal* droit. *Deuxième abcès* au tiers inférieur de Fᵃ, indépendant. *Troisième abcès* dans le lobe gauche du cervelet. L'abcès sphénoïdal est ouvert dans les ventricules.

Tassi. — H... 9 ans. Plaie contuse de la région pariétale gauche, qui suppure. Au bout de 20 jours, délire, convulsions, hémiparésie droite. T. 40°. Intervention : *vaste abcès occupant la partie inférieure et externe du lobe frontal gauche,* et la portion voisine des circonvolutions Rolandiques. Mort au 3ᵉ jour (1).

Hirtz et G. Delamaire. — H... 45 ans, a fait deux chutes antérieures, à 6 mois de distance. Quelques jours après la seconde : céphalées, embarras de la parole, hémiparésie, réflexes exagérés, kernig. Mort rapide. A *l'autopsie* : abcès sous T¹ T², sous P¹ et sous l'origine des circonvolutions occipitales. Le pus contenait quelques cocci et de fins batonnets. *Il n'y avait aucune solution de continuité osseuse ou périostique* (2).

Damaschino. — Cocher, 40 ans. Il est tombé de son siège, *il y a deux mois.* Il fut amené à l'hôpital dans le coma, à cette époque, et il aurait présenté des signes d'une fracture du rocher. Mais, il sortit de l'hôpital, après 3 semaines, se croyant guéri. A son retour à l'hôpital deux mois plus tard, il présentait une *hémiplégie droite* et une paralysie faciale survenue en quelques jours. Il mourut au bout de 8 à 10 jours. A *l'autopsie* : adhérence de la dure-mère à la corne sphénoïdale gauche, qui est remplie *par un abcès du volume d'une orange.* On ne trouva pas de fracture du rocher, mais une ostéïte rarifiante de cet os (3).

(1) Gangitano, Raffa, Durante, Tassi. Voy. Chipault, III, p. 78 à 81, obs. III, X, XI, XII.
(2) Hirtz et Delamaire. *Soc. Méd. des Hôp.,* Mai 1902, p. 473, et *Rev. Neurol.,* 1903, p. 306.
(3) Damaschino. *In* Martial. *De l'hémiplégie traumatique. Iconogr. Salpêtrière,* 1900, p. 391, obs. XIV.

Couteaud. — H... 30 ans, frappé violemment dans une rixe. Plaie occipitale, sans fracture apparente. Commotion profonde. Le 4ᵉ jour, paralysie complète du côté gauche du corps, et à droite des muscles extenseurs du bras. Incision du cortex, sans résultat. Mort deux jours après. A l'*autopsie*, on trouva sous le point incisé une cavité contenant 100 grammes de liquide (1).

Taylor. — H... 26 ans. Coup de brique, au-dessus de l'œil droit. Pas de perte de connaissance. Plaie, qui guérit après pansement. *Un mois après*, inflammation de la plaie ; ablation d'esquilles et de débris de briques. En même temps : céphalée, constipation, vomissements, intelligence paresseuse ; troubles de la vue ; raideur de la nuque et du dos ; parésie faciale gauche ; incontinence, Intervention. Un peu de pus à la surface de la dure-mère. Le lobe frontal apparait dur, sans pulsations. Ponction avec une grosse aiguille ; *on retire deux onces de pus*. Drainage. Amélioration pendant quelques semaines, puis mort par suite d'un second abcès (2).

Blanc y Fortacin. — Enfant de 9 mois qui tombe des bras de sa mère dans un escalier. Fissure osseuse du pariétal, longeant la scissure sagittale. Au 8ᵉ jour, fièvre et dyspnée ; broncho-pneumonie au 10ᵉ jour ; paralysie motrice croisée. Craniectomie. Dure-mère adhérente à l'os. *A peine est-elle incisée, qu'il jaillit un flot de liquide trouble.* D'autre part, dans le liquide d'une ponction lombaire : polynucléaires et pneunococques. D'après l'auteur, il s'agit d'un céphal-hydrocèle, infecté par le pneunocoque (3).

Leonte et Bardesco. — H... 45 ans. Coup de fourche. Perte de connaissance pendant 4 heures. Au réveil, difficulté du langage articulé, et paralysie du bras droit, qui guérit en cinq semaines. Trois semaines après l'accident : *aura oculaire* (lueurs dans l'œil droit) ; engourdissement du bras ; tremblements fibrillaires dans le membre, et perte de connaissance de 2 à 3 minutes. Accès répétés à une ou plusieurs semaines d'intervalle. Traitement médical.

Après 16 mois, il entre à l'hôpital. Embarras de la parole, lorsqu'il se hâte. Parésie faciale droite, et parésie du bras droit. Sur le pariétal gauche, à cheval sur la ligne Rolandique, à deux doigts de la ligne sagittale, enfoncement de 5 × 3 cm. Trépanation : ablation d'un quadrilatère, comprenant la dépression. Dure-mère adhérente épaissie,

(1) Couteaud. *Soc. de Méd. Milit. fr..* 1911, p. 179, obs. IV.
(2) F. L. Taylor. *New-York Méd. Journ.*, 1908, p. 89, et *Journ. de Chir.*, 1908, p. 356.
(3) Fortacin. *Soc. de Chir. Espagnole* et *Journ. de Chir.*, 1911, 1, p. 885.

et très vasculaire, déprimée. Ablation d'un petit caillot sanguin extra dure-mérien, de vieille date. Sur la portion enlevée (8 cm. de diamètre), on voit un enfoncement angulaire assez net. La dure-mère n'est pas ouverte.

Mais les convulsions reparaissent ; hémiplégie faciale plus prononcée ; convulsions dans les membres droits.

Pensant que la première opération a été insuffisante, deuxième intervention, 30 jours après la première. « On trouve, au-dessous des méninges, *un foyer hémorragique* de la grosseur d'une noisette *formé de caillots sanguins d'ancienne date*, qui semble occuper le milieu de F*ᵃ*. Après quelques manifestations d'*encéphalite* localisée, le blessé guérit. Un peu de parésie de la main ; mouvements de préhension difficiles. Au bout de 6 mois, on a pu le revoir, il n'a plus eu d'accès (1).

Barette. — H.... 66 ans. Frappé au niveau de l'angle externe du sourcil gauche par un battant de porte cochère, se relève, et continue son travail. Le lendemain, il travaille toute la journée ; le soir, céphalalgie, un peu de fièvre, inappétence. Le 5ᵉ jour, mouvements difficiles dans le côté droit du corps ; il ne peut porter un verre à sa bouche avec la main droite. Le 6ᵉ jour, il devient *aphasique,* et tombe dans un état de marasme et d'aphasie. Agitation violente de tous les membres, sans contracture. Pupilles très dilatées. Mort 7 jours, après l'accident initial.

Autopsie. Plaie recouverte de croûte à la queue du sourcil gauche. *Aucune fracture.* Nappe purulente à la face inférieure des deux lobes frontaux. *Foyer de contusion du lobe frontal gauche,* de la grandeur d'une pièce de 5 francs, intéressant F¹, F² et la partie antérieure de F³. Ce foyer de contusion a une épaisseur de 2 cm. et est constitué par du pus et de la substance cérébrale ramollie. Il y a donc eu méningoencéphalite suppurée, sans *communication du foyer de contusion avec l'extérieur* (2).

Dans le cas suivant de *Lombard,* il est permis, vu le coma avec agitation violente, de supposer, à l'origine, une *contusion cérébrale.* Il n'y eut d'ailleurs, *aucun signe* de *fracture du crâne.* L'infection fut très insidieuse ; et cependant, la guérison fut obtenue par l'intervention rapide.

P. Lombard (Alger). — Enfant de 9 ans, projeté contre un mur, par une courroie de transmission. Plaie superficielle de la face ; hématome de la paupière supérieure, et fracture de cuisse. Cuir chevelu

(1) Léonte et Bardesco. *Rev. de Chir.,* 1891, p. 829, obs. V.
(2) Barette. *Congr. de Chir.,* 1903, p. 196, obs. IX.

intact. Dans les heures qui suivent, ni épistaxis, ni otorrhagie. Coma.
Puis, dans la nuit, agitation extrême, qui se poursuit le lendemain,
et le surlendemain. Alors, la température s'élève brusquement à 38° 9.
La ponction lombaire donne issue à un *liquide trouble, en hypertension*,
contenant des cocci. Puis survient de la raideur de la nuque, le signe
de Babinsky. Bref, on constate l'existence d'une méningite commençante.

Trépanation sus-auriculaire gauche. La dure-mère incisée laisse
s'écouler une notable quantité de *liquide trouble*. Deux drains sont
placés dans l'espace sous arachnoïdien.

Deux jours après, l'enfant avait repris connaissance ; température
abaissée, nuque souple. En 6 semaines, guérison complète (1).

Le fait suivant est un exemple intéressant d'abcès tardif,
après *contusion cérébrale* et *fracture du crâne*.

Lombard (Stuttgart). — H... 22 ans, renversé par une automobile.
Signes de fracture du crâne : état comateux, otorrhagie, épistaxis.
P. 65. T. 38°. Eechymose conjonctivale et palpébrale ; et de plus,
plaie du cuir chevelu, qui fut assez rapidement guérie. Le 27e jour,
il se leva et le 30e jour, il rentra chez lui n'ayant ni céphalée,
ni vertiges. Fond de l'œil normal.

Onze jours après son retour chez lui (7 semaines après l'accident),
il présenta des signes de *méningite aiguë*, et il succomba en trois jours.

A l'*autopsie* : Fracture du *frontal* avec ouverture du *sinus frontal* et
fracture du rocher. *Dans le lobe frontal droit, on trouva un abcès
encéphalique*. Des traînées de lepto-méningite recouvraient les
hémisphères (2).

C'est évidemment par le *sinus frontal* que s'est faite
l'*infection*. Ce qui est remarquable, c'est sa *lenteur* (plus de
50 jours après le traumatisme). Il est probable que le lobe
frontal contenait un *foyer de contusion*, qui fut l'origine de
l'abcès.

Les divers faits, que nous venons de citer, suffisent à établir
la fréquence relative des *abcès cérébraux*, à la suite des
contusions encéphaliques, même sans qu'il y ait aucune
solution de continuité à l'os et à la peau. C'était là un élément
du pronostic secondaire, important à établir.

(1) Lombard. *Province Médicale*, 1911, p. 65, et *Journ. de Chir.*, 1911,
I, p. 385.
(2) Lombard. *Beitr, Klin. Chir.*, 1910, p. 618, et *Journ. de Chir.*, 1910,
II, p. 267.

Il en est de même des autres lésions secondaires ou tertiaires et des troubles concomitants. A la suite des *contusions cérébrales destructives* de la *région motrice*, on observe plus particulièrement, des *atrophies musculaires*, et des *contractures secondaires,* et très souvent des *épilepsies,* surtout s'il y a enfoncement, par fracas esquilleux, comme dans le cas de Leonte et Bardesco, que nous venons de citer, et dans le suivant :

De Pastrowitch et G. Modena. — H... Blessure au front à l'âge de 11 ans. Premier accès d'épilepsie à 15 ans. Mort en état de mal à 25 ans. L'étude anatomique démontra un *épaississement considérable des méninges et une sclérose névroptique complète, au point du lobe frontal droit correspondant à l'ancien traumatisme.* Ni dans la région Rolandique, ni ailleurs il n'y avait trace de processus inflammatoire chronique ; un peu partout existaient pourtant de légères altérations cellulaires, constatables par la méthode de Nissl. En raison de ces lésions cellulaires diffuses et de la lésion locale du *lobe frontal,* l'épilepsie s'explique, selon les auteurs, par la *perte du pouvoir d'inhibition* des centres nerveux, sur les causes convulsivantes (ivresse auto-intoxication). Il y avait de plus chez ce sujet, un alcoolisme du père, et une hérédité psychologique de la mère (1).

Nous devons également mentionner la transformation des foyers de contusion en *kystes cérébraux,* allant parfois jusqu'à créer une véritable *porencéphalie.*

A notre avis, il y a lieu d'établir une distinction entre les *vastes cavités porencéphaliques* d'origine *infantile* et les *kystes cérébraux traumatiques* proprement dits.

1° Les premiers, bien décrits par Landouzy et Labbé (2), ont leur origine dans un traumatisme survenu *chez des enfants de 0 à 2 ans,* à une époque où le crâne et le cerveau sont en voie de développement intense (traumatismes intra-utérins, action des forceps, rétrécissements du bassin, accouchements laborieux), ou, après des chutes, dans les premières années de l'existence. Alors, l'architecture cranienne et cérébrale sont profondément modifiées par les *cavités porencéphaliques* qui parfois occupent *tout un lobe*

____

(1) De Pastrowitch et G. Modena. *Rev. di Freniatria,* 1900, p. 733, et *Rev. Neurol.,* 1901, p. 513.

(2) Landouzy et Labbé. *Les Porencéphalies-traumatiques. Presse Méd.* 19 Août 1899.

dans un hémisphère et atteignent le volume d'un œuf de poule ou plus.

Sous la pression du liquide qu'elles contiennent, elles s'ouvrent en bas, dans la cavité ventriculaire ; et, en haut, elles repoussent et atrophient l'écorce cérébrale, qui vient adhérer aux bords de l'orifice osseux : les sutures sont écartées ou les os perforés, dans certains cas ; et elles viennent parfois, former à l'intérieur, sous le cuir chevelu aminci et distendu, *une hydro-encéphalocèle*.

Lorsqu'elles restent contenues à l'intérieur du crâne, elles donnent lieu à des *hémiplégies avec contractures, rétraction et atrophie des membres, attaques épileptiformes*, qui conduisent le chirurgien à les opérer dans l'enfance, l'adolescence ou même l'âge adulte : alors, il trouve le *cerveau plus ou moins atrophié dans l'hémisphère* du côté correspondant.

Landouzy et Labbé. — *Porencéphalie traumatique, chez une jeune fille de 20 ans.*

A l'âge de 18 mois, la malade était tombée sur la tête ; et, il en était résulté une fracture du crâne, suivie d'une réparation incomplète. La substance cérébrale avait été remplacée par une *cavité infundibuliforme*, en communication *avec le ventricule latéral*. La déformation cérébrale était restée latente, jusqu'à l'âge de 16 ans. A cet âge, se produisirent des *attaques épileptiformes* et une *hémiplégie droite* avec *aphasie*. Ces symptômes s'amendèrent ; mais, reparurent 4 ans après, et entraînèrent alors, la mort de la malade.

Bousquet est intervenu, après 2 mois, chez un enfant de 3 ans 1/2, ayant reçu une brique sur la tête, et qui présentait une *paralysie du membre inférieur gauche*, et *une paralysie avec contracture du membre supérieur du même côté*.

Il y avait sur la région pariétale droite, une *cicatrice soulevée en forme de tumeur* du volume du poing, qui ne se laissait pas réduire et était animée de battements : c'était une *hernie cérébrale*.

L'incision montra qu'il existait une fracture esquilleuse, et que trois esquilles du volume d'une pièce de 2 francs, étaient enfermées dans la substance cérébrale. Sur la *hernie cérébrale*, existait un trou, par où sortait du liquide, *trou qui conduisait dans le ventricule latéral*.

Il y eut, après l'intervention, un écoulement continu de liquide céphalo-rachidien. Le petit opéré succomba au 9e jour (1).

(1) Bousquet. *Soc. de Chir.*, 1894, p. 224.

On peut se demander, si dans ce cas, au moment du choc, il y a pas eu *rupture de la paroi ventriculaire*, par suite de l'*expression cérébrale*.

Postempski (Rome). — H... 16 ans, à l'âge de 3 mois, à la suite d'une chute, fracture avec enfoncement de la région pariétale *droite*. Au bout d'un mois, troubles de la motilité à *gauche* et convulsions : ces dernières cessèrent rapidement. Au moment de l'examen *atrophie du membre inférieur gauche*, avec *parésie du facial*. Depuis 4 mois, à 5 ou 6 reprises, crises Bravais-Jacksonniennes. Lambeau ostéoplastique sous l'os, on trouve une *vaste cavité porencéphalique* de $12 \times 7\,^1/_2$ cm. Guérison temporaire de l'épilepsie. Aucune modification de la parésie (1).

A. Josias et Ch. Roux. — Petite fille de 5 ans, présentant une *tumeur molle, dépressible, peu saillante, animée de battements*, située sur le pariétal gauche, loin de la ligne médiane, en un point où l'on ne rencontre jamais de méningocèle congénitale. Cette tumeur est cependant remplie de liquide céphalo-rachidien, qui s'est frayé un passage, par une *large perte de substance de l'os pariétal. Hémiplégie droite, avec contracture*.

A l'âge de 6 semaines, l'enfant avait fait une chute sur la tête, à l'endroit où est apparue plus tard la perte de substance (2).

Dans les cas de ce genre, il y a fracture du crâne, avec déchirure de la dure-mère ; l'accroissement du cerveau écarte les deux bords de la fracture, dont la résorption augmente la perte de substance. Par la déchirure de la dure-mère, s'échappe le liquide céphalo-rachidien, qui est retenu par les téguments sains du crâne, et forme ainsi une *pseudo-méningocèle traumatique*.

Le Professeur Smirnoff de St-Pétersbourg a étudié *expérimentalement* le *mécanisme de la pseudo-méningocèle traumatique* (3).

Isnardi. — Un jeune garçon d'un an, à la suite d'une chute, fut pris de graves phénomènes cérébraux, de fièvre, en même temps qu'apparaissait sur le crâce une tumeur plus grosse qu'un œuf de poule, fluctuante, réductible.

(1) Postempski. Chipault, III, p. 150, obs. X.
(2) A. Josias et Roux. *Rev. de Méd.* 1897, p. 235, et *Rev. Neurol.*, 1897, p. 504.
(3) Smirnoff. Voy. *Journ. de Chir.*, 1912, I, p. 640.

A l'*autopsie*, on trouva sur le pariétal droit une lacune de 7 × 6 cm., au niveau de laquelle le cerveau était privé de ses membranes, et sillonné de brides fibreuses. Un trou faisait communiquer la surface du cerveau avec le ventricule latéral droit, très dilaté (1).

La chute avait produit une fracture du crâne, avec *dilacération des méninges* et *contusion cérébrale*. Plus tard, s'était établie la communication, avec le ventricule latéral, d'où formation de *céphal-hydrocèle*. L'énorme brèche osseuse trouvée à l'autopsie était due à l'élargissement normal de la boîte cranienne qui avait écarté les bords de la fissure.

2° Les KYSTES TRAUMATIQUES CÉRÉBRAUX sont la suite d'un traumatisme, chez l'ADULTE, et consistent en des *cavités intra-cérébrales*, uniques ou parfois multiples, dont le volume est moindre que celui des cavités *porencéphaliques* de l'ENFANCE.

Le plus souvent, le *kyste* est caché dans le cerveau, et ne traduit sa présence par aucune modification extérieure. Il peut échapper au chirurgien, *si une ponction n'est pas faite*.

Assez souvent cependant, les méninges qui recouvrent la tumeur, n'ont pas leur aspect normal. La *pie-mère* est infiltrée, d'aspect œdémateux ou gélatineux. La *substance nerveuse* a changé de consistance, tantôt sclérosée, tantôt ramollie ; sa coloration s'est modifiée. Le *cortex* apparaît blanchâtre, ou légèrement coloré par l'*hématine*, résidu d'une ancienne hémorragie. (Paoli).

D'après Ziegler, au niveau du *foyer de contusion*, la substance cérébrale se désagrège, se dissout peu à peu, de même que le coagulum sanguin ; et, il y a résorption, par les vaisseaux sanguins et lymphatiques. Parfois, la substance nerveuse voisine s'hypertrophie, comble la cavité, et une *cicatrice cérébrale* est formée.

Mais, dans d'autres cas, la substance nerveuse, autour du foyer, se rétracte : la cavité formée se remplit de liquide. Il en résulte un véritable *kyste*. Le liquide contenu est trouble, de coloration variable, mélangé de granulations graisseuses et d'éléments en voie de dissociation : en quelques mois, il peut devenir clair (2).

Parfois, le tissu nerveux voisin se sclérose un peu, et forme une poche, ou une coque à la cavité : mais, dans d'autres cas,

---

(1) Isnardi. *Acad. Méd. Torino*, 1894, et *Rev. Neurol.*, 1895, p. 207.
(2) Ziegler. *Anat. path.* (Trad. fr. du Prof. Augier, p. 219).

les parois continuent de se désagréger lentement, et la cavité augmente, peu à peu, d'étendue.

F. Gutschy. — H... 56 ans, tombé d'une grande hauteur, *trois ans auparavant*. Au moment de l'accident : perte de connaissance, pendant 6 heures ; puis, aphasie d'une demi-heure. Ensuite, vertiges, vomissements, céphalée ; difficulté de la parole ; soif et poliurie. Symptôme de Romberg. Progressivement, parésie du côté droit, puis, du côté gauche, si bien que finalement les 4 membres sont plus ou moins paralysés. Intelligence nette avec des intermittences de démence délirante. A l'*autopsie* : dans le lobe occipital droit, *hématome résorbé* avec une *cavité porencéphalique* du volume d'une noix, athérome avancé, expliquant les paralysies (1).

Giordano. — H... 23 ans. Un an après un traumatisme de la région frontale, sans accidents nerveux, il fut opéré de hernie. Mais, *après 20 jours*, il eut du délire, des impulsions violentes et de l'hébétude. Craniectomie au niveau de la cicatrice. Le cerveau, sans battements, est incisé et l'on arrive sur une poche à parois lisses, contenant un liquide séreux, limpide. Il s'agissait d'une *porencéphalie* par ramollissement traumatique. Guérison.

Lampiasi. — H... 25 ans. A 2 ans, chute sur la région occipitale. *Convulsions* tous les 15 à 20 jours jusqu'à l'âge de 7 ans. A 12 ans, elles reviennent, à intervalle de 20 à 30 jours, pour ne plus disparaître ; elles commençaient *à droite*. *Hémiplégie droite* avec *atrophie*. Douleur permanente à la région .pariétale gauche, rendue plus vive par la percussion. Trépanation. Os épais ; on déchire des adhérences *méningo-corticales* et l'on trouve, *dans la substance cérébrale, une cavité de 2 cm. de diamètre, contenant un liquide trouble*. Guérison.

Casselli (Gênes). — F... 19 ans. A 9 ans, dans une chute, grave contusion de l'occipital. A sa suite, diminution de la force musculaire à gauche ; fréquents accès de contractions clonico-toniques dans la jambe gauche. Depuis 4 ans, ils reviennent quotidiennement en s'étendant au bras. Trépanation. L'os est adhérent à la dure-mère par de nombreuses brides. La dure-mère est incisée, et, *sous l'arachnoïde*, on trouve une petite collection de liquide séro-fibrineux. Amélioration (2)

(1) Il existe aussi des *kystes cérébraux* d'origine purement *méningitique*, non traumatiques. Hartmann a énucléé de l'hémisphère droit, d'un jeune homme de 19 ans, un *kyste du volume d'une pomme d'api*, qui remontait à une *méningite de l'enfance* (*Soc. de Chir.*, Octobre 1912).

(2) F. Gutschy. Chipault. II, p. 531. — Giordano. Chipault, III, p. 189, obs. VI. — Lampiasi. Chipault. III, p. 151, obs. XVI. — Casselli. Chipault, III, p. 159, obs. XLVII.

Gobiet. — Plaie du pariétal avec compression et dilacération de la substance cérébrale. Après nettoyage, la guérison survint en 8 semaines. Mais, deux mois plus tard, apparurent de la céphalée, des vertiges, des convulsions cloniques de la main et du pied. A l'intervention, on reconnut la présence d'un *kyste,* qui fut extirpé (1).

Massini et G. Alberten. — Chez un homme de 54 ans, qui, à l'âge de 19 ans, avait subi un traumatisme cranien grave, et qui depuis ce temps était *épileptique,* trouvèrent à l'*autopsie,* outre une large perte de substance du frontal, *le lobe frontal* comme évidé, et la cavité ainsi formée communiquait avec le ventricule latéral (2).

Von Haberer. — Enfant de 11 ans. Chute, *il y a 4 ans* d'une hauteur de 15 mètres. Parésie gauche ; convulsions faciales. Le caractère se modifie, et les facultés intellectuelles baissent. Depuis un an, fortes céphalées et crises convulsives. Bras et membre inférieur gauche, un peu atrophiés.

Intervention. Grand lambeau cutané ; au niveau de la cicatrice, perte de substance osseuse ; là, la dure-mère fait corps avec la cicatrice. En réséquant l'os en arrière, on voit une zone fluctuante, qu'on ponctionne ; il s'écoule *un liquide clair.* On incise la poche et on la réséque. Sous cette poche, il en existe une autre plus petite, dans la partie la plus reculée de laquelle, on aperçoit *le plexus choroïde* : on est donc *dans le ventricule latéral droit.* Suites opératoires pénibles. Cependant, quatre mois après, il n'existait plus ni douleurs de tête, ni crises spasmodiques. Intellectuellement, l'enfant est normal. On avait fait, sous la dure-mère, *une autoplastie* avec un lambeau important de l'aponévrose de *fascia lata* (3).

Poussep. — H... 19 ans. Enfoncement du crâne, suivi d'*aphasie* et d'*hémiplégie droite.* Les mouvements reparaissent à la fin de la première semaine, et il recommence à marcher vers le 20ᵉ jour. L'aphasie persiste ; il ne peut ni lire, ni écrire. Il ne dit que « no », est incapable de répéter.

Après ablation de la zone enfoncée, et brèche de 10 cm. de diamètre, on constate que la dure-mère présente des dépôts fibrineux ; et, en l'incisant on tombe sur un *kyste de forme ovale* (de 2 cm.), rempli de liquide séreux. La matière cérébrale est comprimée, usée en ce point, et adhérente aux enveloppes. Guérison (4).

(1) Gobiet. *Wiener Klin. Wochens,* 1908, Nᵒ 4, et *Arch. de Chir.,* 1909, p. 784.
(2) Massini et Alberten. *Anal. in Rev. Neurol.,* 1909, II, p. 1374.
(3) Von Haberer. *Arch. f. Klin. Chir.,* Août 1912, p. 517, et *Journ. de Chir.,* 1912, II, p. 721.
(4) Poussep. *Journ. de Chir.,* 1910, II, p. 678.

Tous ces faits que nous venons de citer, montrent combien sont variés de forme et d'aspect les *différents kystes intra-encéphaliques*, qui succèdent aux *contusions cérébrales,* suites des traumatismes cranio-encéphaliques.

Dans une autre catégorie de faits les *kystes cérébraux* se forment autour d'une *esquille osseuse,* déprimée, et enfoncée dans le cerveau.

Durante opéra deux fois, à 8 ans de distance, un homme de 29 ans, qui avait reçu un *coup de scie* sur la tête. Un an après l'accident, il présentait des *accès convulsifs,* pour lesquels on intervint. On trouva la dure-mère soudée à l'os, perforée, adhérente en un point, *où le cortex présentait une cavité pleine de liquide sanguinolent,* où baignait une esquille de la table interne, encore attenante au crâne. Sept ans plus tard, les accès étant revenus, deuxième opération. On trouve l'ancienne cavité très réduite ; mais, en l'explorant avec le doigt, l'opérateur sent tout-à-coup celui-ci s'enfoncer vers la base, et aboutir à un fragment osseux, qui est extrait : ainsi fut ouverte une *seconde cavité kystique,* pleine de liquide séro-sanguin, et profonde de 5 centimètres (1).

J. T. Eskridge et Mac Naught opérèrent un homme de 35 ans, qui, à l'âge de 9 ans, avait reçu un coup de pied de cheval à la région sus-orbitaire gauche, et une quantité assez considérable de matière cérébrale était sortie par la plaie. Depuis ce temps : intelligence obtuse, mémoire diminuée, crises convulsives, hébétude. On trouva une fracture triangulaire, et la base du fragment avait pénétré profondément dans le tissu cérébral. L'ablation du fragment mit à nu un *kyste volumineux* (de 2 pouces $^1/_2$ sur 1 pouce $^1/_2$), occupant le *lobe frontal.* Le contenu de ce kyste était un liquide aqueux de coloration jaune paille ; ses parois étaient résistantes et de nature fibreuse. Guérison. Sept mois après, on constata la disparition des céphalalgies, l'amélioration de la mémoire et de l'attention ; mais les crises reparaissent, lorsqu'il fait des excès alcooliques (2).

Les *kystes cérébelleux* et *para-cérébelleux,* qu'ils succèdent à un *épanchement inter-méningé* ou à une *contusion du cervelet,* sont parmi les plus fréquents.

Nous avons déjà relaté les cas intéressants de Ch. A. Ballande, de Lambotte, où il s'agissait de *kystes à contenu hématique,*

(1) Durante. Chipault, III, p. 162, obs. LX.

(2) Eskridge et Naught. *New-York Méd. Journ.,* Juin 1895, et *Arch. de Neurol.,* 1896, 1, p. 69.

et dans lesquels l'intervention a été heureuse, ainsi que les faits de Borchardt et Oppenheim, où il s'agit de *kystes séreux para-cérébelleux*, opérés avec succès.

Cassirer et Schmieden (de Berlin). — Chez une femme de 25 ans, qui avait reçu un choc violent sur la tête, et qui présenta dès lors des troubles sérieux (lassitude extrême, vomissements, vertiges, somnolence, raideur du cou, céphalées intenses, puis nystagmus, stase papillaire double, troubles de la station et de la marche, asynergie cérébelleuse manifeste etc.), firent une opération ostéoplastique dans la région occipitale. La dure-mère, mise à nu, montra des deux côtés une tension anormale. Par la ponction du lobe cérébelleux gauche, afflux séreux. A l'aide d'un instrument mousse, conduit le long du trocart, on ouvre *un kyste du volume d'un œuf de poule*, contenant un liquide séreux avec *coagula* ; puis, on enlève le kyste avec une partie des tissus environnants. Drainage, pendant 5 jours. Cicatrisation en un mois. Cinq mois après l'opération, l'état est excellent : plus de stase papillaire ; les mouvements ont repris leur force ; la station et la marche sont normales. Guérison, vérifiée 15 mois après l'opération (1).

Il s'agissait donc, dans ce cas, d'un *kyste séreux traumatique*, INTRA-CÉRÉBELLEUX.

Nous croyons utile, en raison de l'importance des traumatismes cranio-cérébraux et du pronostic des *contusions encéphaliques* de mentionner encore les deux faits suivants.

Dans le premier, il s'agit d'un *kyste séreux* traumatique de 25 cc, en plein lobe cérébelleux, chez une femme de 25 ans, qui avait fait une chute dans un escalier *4 ans auparavant.*

Dans le second c'est un jeune garçon de 14 ans, qui à l'âge de 4 ans, avait reçu un coup de pied de cheval. Il fut opéré pour un *kyste para-cérébelleux*, communiquant avec le ventricule (sorte de méningocèle traumatique).

Von Eiselberg et Von Frankl-Hochwart (Vienne). — F... 45 ans, *tombée 4 ans auparavant*, dans son escalier. Début de la maladie, il y a deux ans, par des vertiges ; bientôt, crises de céphalée, avec irradiation à la nuque, et marche incertaine. Puis, les troubles s'aggravent ; la marche devient impossible ; secousses cloniques dans la face et les membres, lenteur de la parole ; stase papillaire bi-latérale. Nystagmus. Parésie du facial inférieur droit ; marche très ataxique.

(1) P. Cassirer et V. Schmieden. *Munch. Méd. Wochens*, Novembre 1910, et *Journ. de Chir.*, 1911, I, p. 49.

Sensibilité normale. Ponction lombaire, légère hypertension du liquide céphalo-rachidien.

On fait le diagnostic de tumeur de l'étage postérieur du crâne.

Opération, en deux temps. Dans un premier temps, résection de l'écaille occipitale ; on s'arrête à la dure-mère, qui parait très tendue. Dans le second, 6 jours plus tard, incision de la dure-mère, sur le lobe droit ; puis, sur le lobe gauche ; hernie cérébelleuse. La pie-mère et la dure-mère sont adhérentes. Une ponction exploratrice ramène 25 cc³ d'un liquide jaune, alcalin, contenant quelques hématies et lymphocytes.

Suites excellentes. Au bout de 15 jours, l'état subjectif est très bon. Deux ans après l'opération, la malade n'a plus qu'un peu d'incertitude dans la marche, de la faiblesse de la vue, et une parole difficile et monotone. Elle peut marcher, pendant des heures, lire et écrire toute la journée. Les vertiges, les vomissements, et la céphalée ont complètement disparu. Aucun trouble de la motilité ou de la sensibilité, dans les membres (1).

Haynes (New-York). — Jeune garçon de 14 ans. A l'âge de 4 ans, il a reçu un coup *sur la région occipitale*. Strabisme ; bégaiement ; quelques maux de têtes.

Dix ans plus tard, il tombe d'un véhicule en marche, sur la tête. Plaie longitudinale du cuir chevelu, dans la région pariéto-occipitale, à gauche de la ligne médiane. Suture.

Deux jours après ce traumatisme, douleurs dans la région frontale ; et le lendemain, les signes de compression se précisent. P. 54. Du côté de la petite plaie, rien d'anormal. Mais, dans la région correspondant à l'ancien traumatisme, c'est-à-dire en un point symétrique à droite, le cuir chevelu, œdémateux, est soulevé par un hématome, et cette saillie est pulsatile ; au centre de la zone ainsi soulevée, on perçoit une rondelle osseuse mobile.

Sans pouvoir expliquer comment le traumatisme récent a pu déterminer, ces lésions, on intervient.

Incision de l'hématome. Il s'échappe un jet de liquide clair, qui jaillit en saccades synchrones aux pulsations : il s'en échappe environ 200 grammes. Après un second débridement horizontal, on fait sauter la rondelle osseuse, et on peut alors examiner la *poche endo-cranienne*. C'est un *véritable kyste* à parois blanchâtres, de forme pyramidal. Il s'étend très profondément. La sonde qui l'explore, n'est arrêtée qu'au delà de 10 centimètres. La rondelle osseuse, qui en formait

_____

(1) V. Eiselberg et V. Frankl-Hochwart. *Mittheil. aus. grenzgebiet der Med. u. Chir.*, 1912, p. 312, et *Journ. de Chir.*, 1912, I, p. 408.

le couvercle, ne présente plus trace de la dure-mère ; et l'os usé, taillé en biseau, est très aminci. Haynes estime que le *plancher* de cette *excavation kystique* est formé *par la tente du cervelet*, que le *plafond* n'est autre que le lobe occipital soulevé et déformé ; la faux du cerveau a été déviée et forme une des parois latérales.

Suites opératoires assez troubles. Cependant, l'enfant guérit ; et maintenant il est revenu à sa condition normale, ne gardant qu'une légère dépression, au niveau de la perte de substance osseuse (1).

Il est un dernier point susceptible d'assombrir le pronostic des *contusions cérébrales*, au moins à *titre exceptionnel :* c'est le rôle pathogénique qu'elles semblent jouer dans l'apparition des *néoplasmes cérébraux.*

D'après nos recherches, il semble évident, que nombre de *néoplasmes cérébraux* se sont manifestés à la suite d'un traumatisme cranio-cérébral, en particulier des *gliomes* et des *glio-sarcomes.* Déjà nous avions indiqué, dans notre Traité des tumeurs cérébrales en 1905, que le traumatisme est un *facteur pathogénique important* de ces productions morbides.

L. Tixier accorde surtout de l'importance aux néoplasmes développés au voisinage du lieu du traumatisme (fracture esquilleuse, reliquat cicatriciel). Il cite le cas de H. Benett. Un homme, après un coup violent sur le côté droit de la tête, eut une perte de connaissance de quelques instants. Un peu plus tard, il présentait tous les symptômes *d'une tumeur de la zone rolandique.* On trouva, en effet, sur P[a], un *gliome*, qui fut enlevé à la curette.

Raymond observa aussi un cas du même genre (2).

L. Babonneix a montré que les gliomes cérébraux peuvent, dans certaines conditions, succéder à un traumatisme cranio-cérébral (3).

Volland, à la suite d'un traumatisme cranien, ayant

---

(1) Haynes. *Annals of Surgery.* Février 1911, et *Journ. de Chir.*, 1911, I, p. 519. — S. Auerbach et E. Grossmann (Francfort-sur-le-Mein), ont opéré avec succès, un jeune homme, de 2 kystes cérébelleux, survenus à 6 ans de distance, occupant successivement l'un et l'autre lobe du cervelet, mais leur origine ne paraît pas traumatique. (*Journ. de Chir.*, 1912, II, p. 723).

(2) L. Tixier. *Les traumatismes anciens du crâne. Rev. de Chir.*, 1910, II, p. 721.

(3) L. Babonneix. *Gliomes et traumatismes cérébraux.* (*Gaz. des Hôp.*, 5 Septembre 1911).

intéressé F³, et la moitié de Fᵃ, et ayant produit des *troubles aphasiques* et *anasthésiques*, avec astéréognosie de la *main droite*, a constaté que la lésion avait été le point de départ d'une *gliose* irrégulière de toute l'écorce, s'étendant même sur les régions symétriques du côté opposé (1).

Les traumatismes cranio-encéphaliques favoriseraient également l'éclosion de la *méningite tuberculeuse*. Heidenström d'Upsal rapporte 5 cas de *méningite tuberculeuse*, précédés 5 à 6 semaines auparavant d'un *trauma capitis* (2).

(1) Volland. *Arch. f. Psych.*, 1908, et *Rev. Neurol.*, 1909, 1, p. 131.
(2) Heidenström. *In Rev. Neurol.*, 1911, 1, p. 94.

CHÁPITRE VII.

TRAITEMENT DES CONTUSIONS CÉRÉBRALES.

En dehors du traitement médical et expectatif, deux méthodes de traitement :
la *rachicentèse* ou la *trépano-craniotomie*.

I. — *Rachicentèse*. — Nous avons montré son rôle important au point de vue du
diagnostic ; mais, quels services thérapeutiques peut-elle rendre ? son utilité
contre les céphalées, le coma, l'hypertension intra-cranienne, l'intoxication
hématique, dans les contusions ; elle peut affaiblir l'action des agents microbiens,
s'ils ont pénétré. L'action décompressive de la ponction lombaire agit contre
l'hypertension et l'hypersécrétion, souvent si défavorables, dans les cas de
contusion cérébrale ; et, si on la répète suffisamment, on peut faire disparaître
les troubles généraux des contusions, et ainsi, nombre de fois, on a amené la
guérison (faits de Lostalot, etc.). S'il y a intoxication hématique, par les
ponctions lombaires, sont soustraites les toxines, résultat de l'hémoglobinolyse.
On a même des cas caractéristiques, où les ponctions ont agi sur les phénomènes
localisés des contusions, et contribué à la disparition des paralysies, aphasies, et
prévenu les séquelles.

II. — *Esquillectomie et trépano-craniotomie :*

A. — *Contusions ouvertes* (plaies contuses *cranio-encéphaliques*). — Avantages de
l'esquillectomie contre les épanchements sanguins sous-osseux, ou arachnoïdiens,
pie-mériens. L'extrême fréquence des lésions sous-osseuses, même dans les
simples fissures, justifie son emploi, d'autant qu'elle permet une exploration
directe. Dans les larges plaies contuses cranio-encéphaliques, elle permet de
déterger la plaie, prévient l'infection, livre une issue favorable à toutes les
rétentions sous-osseuses. La casuistique montre que même dans les cas graves
et étendus avec abondante issue de matière cérébrale, *l'intervention immédiate*
apporte sûrement et constamment le succès. Technique de l'esquillectomie dans
les fractures comminutives de la voûte cranienne : quelques remarquables cas
de succès.

B. — *Contusions fermées*. — Dans ce genre de traumas, souvent l'hésitation des
chirurgiens est grande. *a) Contusions cérébrales avec fractures linéaires ou fissures de
la voûte, ou même sans lésion osseuse, avec intégrité des téguments.* Assez souvent,
aux troubles généraux des contusions, s'ajoutent des phénomènes de compression,
qui commandent l'action ou y invitent. Il peut coexister des esquilles de la table
interne, dont nous avons essayé d'éclairer la symptomatologie clinique, et qu'il
est nécessaire d'extraire. Exemples. La constatation d'un enfoncement cranien
ou l'apparition de symptômes localisateurs conduisent également le chirurgien à
l'emploi justifié de la craniotomie ; aussi, *même dans les traumatismes fermés,*
plus fréquemment aujourd'hui, on intervient de propos délibéré, et cela d'une
façon précoce. Dans les contusions fermées, l'opération-type est la trépano-
craniotomie ostéoplastique à lambeau : procédés divers par les trous de fraise et
la scie de Gigli, ou à l'aide de l'appareil de Martel. Exemples cliniques heureux.
Intervention, lorsqu'il s'agit de contusions par contre-coup.

C. — *Contusions cérébrales dans les fractures de la base. Indications opératoires et
thérapeutiques.* — Il y a quelques années, les chirurgiens intervenaient pour ces
fractures, uniquement dans un but préventif et décompressif ou contre l'infection
et l'hypertension (Poirier, Mignon, Cushing, Vincent) : mais certains faits

montrent qu'il faut tenir grand compte aussi des troubles localisateurs, qui peuvent indiquer un *foyer de contusion* et en préciser le siège (R. Payne, Duret, etc.). Dans les fractures de la base sans phénomènes localisateurs, on se guidera, pour le lieu de l'intervention et le mode opératoire, sur les indications que nous avons formulées à propos de la commotion (fractures des étages antérieur, moyen, postérieur). D'une manière générale, dans le choix du lieu et du mode d'application de la craniotomie, on tiendra compte de la plaie au point de percussion, du siège de la fracture basale, de l'existence possible d'un contre-coup, des symptômes généraux de contusion, et *surtout*, des symptômes de localisation, lorsqu'ils existent. Parfois, utilité des ponctions lombaires d'attente. Indications fournies par les différentes variétés anatomo-cliniques de contusions cérébrales (Contusions avec syndrome méningé. Contusions lucides, contusions avec troubles convulsifs, et contusions avec hématome intra-cérébral).

Nous ne parlerons plus ici du traitement purement *médical* et expectatif (glace sur la tête, sangsues aux mastoïdes, révulsifs, purgatifs, repos et isolement, etc.); il en a été suffisamment question à propos de la *commotion cérébrale*.

Il existe deux méthodes de *traitement chirurgical* des *contusions encéphaliques :*

1° La *rachicentèse ;*

2° L'*esquillectomie* ou la *trépano-craniotomie.*

1. — RACHICENTÈSE.

Nous avons suffisamment insisté sur la *valeur diagnostique* importante de la PONCTION LOMBAIRE dans les *commotions* et *contusions cérébrales.*

Nous avons montré comment, lorsqu'elle est *positive,* c'est-à-dire *sanglante,* elle peut servir à reconnaître une *fracture* ou une *contusion,* et souvent la coexistence des deux lésions pathologiques, et nous avons dit combien elle est précieuse, indispensable, pour distinguer les débuts d'une *méningite,* d'une *contusion* avec agitation, délire et *syndrome méningé,* ou même s'il s'agit d'une *forme comateuse.*

La question, qui maintenant se pose, est de savoir, quels services thérapeutiques, peut rendre la *rachicentèse,* dans le traitement des *contusions cérébrales ?*

Il n'est pas douteux que les *ponctions lombaires* ne soient susceptibles de lutter avantageusement contre certains phénomènes et certains troubles des *contusions cérébrales* tels que l'*intoxication hématique,* la *céphalée,* l'*hypertension cérébrale,* l'*agitation* et le *délire,* et même, l'état *sub-comateux.*

Nous avons établi par des exemples précis, les bons effets des *ponctions lombaires* sur les *céphalées* par traumatismes craniens, à propos des commotions légères et fortes.

La façon heureuse et efficace, dont elles atténuent, et, dans certains cas, *font cesser les états comateux* ou *sub-comateux*, a aussi été démontrée, par les observations très caractéristiques de *Jacob, Batut, Rochard, Darde*. Dans le fait de *Batut*, par exemple, un *coma presque complet* avait duré 10 jours, et ce n'est guère qu'*après la 5e ponction lombaire*, qu'on en vint à bout.

Dans notre chapitre du *Traitement de la commotion cérébrale*, nous avons insisté sur les trois effets principaux de la *ponction lombaire :* 1° elle abaisse la *tension intra-cranienne ;* 2° elle diminue l'*intoxication hématique ;* 3° elle affaiblit l'action des *agents microbiens*.

L'*hypertension intra-cranienne* se trouve démontrée par l'écoulement du liquide céphalo-rachidien en jet, en *gouttes rapides*, au moment de la ponction. Elle se reproduit ensuite ; mais, en répétant les ponctions, on constate qu'elle diminue progressivement.

La *ponction lombaire* exerce donc une *action décompressive*, toujours très utile, et parfois efficace et définitive. Or, la *contusion cérébrale*, par l'action irritative qu'elle exerce sur les centres nerveux, détermine de l'*hypersécrétion* du liquide céphalo-rachidien, et, en même temps, de l'*hypertension :* une *ponction lombaire*, dans ces circonstances, aura un effet favorable.

Dans un cas de J. Oppel, un jeune homme de 19 ans, qui avait fait une chute d'un wagon en marche, la tête ayant porté sur le marche pied, demeura ensuite dans un *coma complet*, avec épistaxis, et otorrhagie gauche. On lui enleva une grande esquille d'une fracture pariétale, et on débrida, au ciseau, une fissure osseuse ; dure-mère intacte. Le 4e jour après l'opération, il présenta des *signes de compression cérébrale croissants*, allant jusqu'à la respiration de Cheyne-Stokes. Une *ponction lombaire* amena aussitôt *une rapide amélioration* de la respiration et de tous les symptômes. Il guérit parfaitement.

L'observation suivante de de Lostalot, que nous résumons, montre comment les phénomènes d'*hypertension intracranienne* vont *décroissant*, sous l'influence des *ponctions lombaires*. La *compression cérébrale*, chez le blessé, s'accusa par de la céphalée, de la lenteur persistante du pouls, une somnolence tenace, l'œdème, jusqu'à ce que 9 ponctions lombaires, faites en 9 jours, eussent amené la disparition progressive des troubles observés, et la guérison complète.

De Lostalot. — H... 29 ans, projeté à terre, par une violente tempête, le dos tourné vers le sol. Il se relève, peut rentrer chez lui ; mais, il a une syncope de cinq minutes au pied de son lit.

Vomissements, violentes douleurs de tête, dans la région occipito-temporale gauche, gonflement à peu près au niveau de la scissure perpendiculaire externe. Il répond à peine aux questions. Ni ecchymoses, ni écoulements de sang, parésie de la paupière supérieure, et inégalité pupillaire, à gauche. P. 50. R. 10. T. 35° 6. Ponction lombaire : 10 cc de liquide céphalo-rachidien franchement sanguinolent.

Le 2ᵉ jour : profonde *somnolence ;* pupille gauche plus *dilatée,* et ptosis de la paupière. L'examen du fond de l'œil montre *un œdème intense de la papille,* 2ᵉ ponction lombaire : 8 cc de liquide sanglant. P. 50. R. 12. T. 36° 2. Glace sur la tête.

Le 3ᵉ jour. La céphalée est revenue ; prostration profonde. P. 52. R. 13. T. 36° 6, 3ᵉ ponction : 10 cc de liquide simplement rosé. Même état de la pupille et de la paupière. Quinze minutes après la ponction, le blessé répond plus nettement aux questions, quoique péniblement. Mouvements des globes oculaires, impossibles de droite à gauche.

4ᵉ jour. P. 50. R. 12. T. 36° 6, 4ᵉ ponction : liquide rosé. Pas de modification dans le ptosis, ni la réaction pupillaire. *L'examen du fond de l'œil dénote une diminution de l'œdème.* Un peu de divagation. Il a pris 2 litres de lait.

5ᵉ jour. Liquide rosé par la ponction, mais seulement à la fin. *Somnolence moins intense.* Céphalée intermittente. P. 56. R. 12. Pupilles moins dilatées et réagissant un peu à la lumière ; ptosis complet. *Le malade, en soulevant la paupière, distingue nettement les objets.*

6ᵉ jour. On fait une 6ᵉ ponction, 10 cc de liquide à peine rosé : diminution des douleurs de tête ; la pupille réagit mieux. P. 60. R. 12. T. 36°8. Le malade est moins prostré et divague encore.

7ᵉ jour. Par la ponction, 10 cc de *liquide clair,* normal. Douleurs très intermittentes ; la pupille réagit mieux encore ; *le blessé répond plus vivement aux questions,* mais d'une façon incohérente. P. 60. R. 12. T. 36° 8.

8ᵉ jour. 8ᵉ ponction : liquide clair. Même état que la veille.

9ᵉ jour. Par la ponction (la 9ᵉ) 8 cc de *liquide clair.* Le malade n'a plus de céphalée, depuis la veille. La pupille gauche plus dilatée que la droite, réagit de mieux en mieux. *La somnolence a disparu ;* divagations par intervalles ; il répond aux questions, après quelques secondes. Il n'a pas la mémoire de l'accident et des premiers jours. P. 68. R. 12.

Il n'est plus fait de ponction.

Les jours suivants, *les phénomènes de compression cérébrale vont progressivement en s'atténuant.*

Il sort guéri, le 20ᵉ jour, ne conservant qu'un léger degré de ptosis et d'inégalité pupillaire (1).

Nous n'avons pas eu de peine à établir l'action favorable des *ponctions lombaires,* contre l'*intoxication hématique* des chocs craniens, à l'aide des excellentes observations de la thèse de Muret (2).

Comme nous l'avons indiqué, les ponctions lombaires *répétées* soustrayent les *toxines,* résultat de l'hémoglobinolyse (Froin), qui se produit dans le liquide céphalo-rachidien, *toxines,* qui, dissoutes dans le liquide, pénètrent par absorption, dans les vaisseaux des centres nerveux, qu'elles *intoxiquent,* en même temps qu'elles déterminent une *irritation méningée,* démontrée par la polynucléose et la lymphocytose, constatées au microscope, dans le liquide des ponctions.

D'autre part, à propos de la *contusion cérébrale,* nous avons indiqué que l'agitation, le délire, le méningisme, l'hyperthermie, et parfois le coma, étaient en partie le résultat de l'épanchement sanguin, plus ou moins abondant, *qui provient des foyers de contusion,* et de l'absorption des produits de sa décomposition (hémoglobinolyse), des détritus organiques, et aussi, de l'*irritation méningo-encéphalique* concomitante.

On conçoit donc, que la soustraction par les ponctions d'une certaine quantité du liquide céphalo-rachidien, ainsi altéré, *améliore l'état des centres nerveux,* et ait un effet favorable sur l'évolution symptomatique (faits de Jacob, Batut, Rochard, Tuffier, Lop).

Il est des cas assez nombreux, pourtant, où l'effet des ponctions lombaires se montre insuffisant, ainsi que nous avons pris soin de l'établir (faits de Darde, Tuffier, Delbet). Il s'agit souvent alors d'enfoncements, d'hématomes, ou de foyers de contusion trop accentués.

Il faut encore se demander, si la *rachicentèse* est susceptible d'exercer quelque action sur les *symptômes localisés,* c'est-à-dire sur le *foyer de contusion,* lui-même ?

Nous croyons qu'une *amélioration* et même une *guérison,*

____

(1) De Lostelot. *In th.* Muret, Paris, 1909, p. 75, obs. 9.

(2) Muret. *L'épanchement de sang, dans les fractures de la base du crâne. Th.* Paris, 1909.

a pu s'observer, dans quelques cas particuliers, comme celui de Batut, où, à partir du 8° jour et de la 4° ponction, on vit une *monoplégie brachiale* s'améliorer lentement, et disparaître en 30 jours : l'électrisation contribua, de son côté, au retour des mouvements dans le membre paralysé.

De toutes ces considérations, on peut conclure que la RACHICENTÈSE est susceptible de donner un résultat satisfai ant, dans les *contusions légères* surtout ; mais, dans les *contusions fortes* elle est toujours *un moyen adjuvant fort utile,* pour combattre le méningisme, l'hyperthermie, l'intoxication hématique ; et parfois elle est très avantageuse, comme *moyen d'expectation* ou pour *préparer une intervention opératoire.* Il en est ainsi, en particulier, si l'état grave du sujet demande de différer d'un jour ou deux l'opération.

Il convient encore de remarquer, que, même dans les *commotions* ou *contusions légères,* la *ponction lombaire* est moins apte à prévenir l'apparition des *sequelles,* non rares, dans ces circonstances.

Nous avons cité comparativement les deux observations de Cushing, relatives à deux jeunes gens, qui avaient fait une chute de bicyclette, dans des conditions et avec des symptômes assez comparables. L'un, ayant un enfoncement osseux, fut opéré par l'*esquillectomie* et guérit rapidement. Le second, qui ne subit que des *ponctions lombaires,* resta assez longtemps dans un état de stupeur, avec céphalées intenses, pression sanguine élevée, pouls ralenti, etc.

II. — ESQUILLECTOMIE ET TRÉPANO-CRANIOTOMIE.

Les indications de ces deux interventions sanglantes se présentent dans des circonstances différentes, qu'il importe de préciser :

1° Tantôt, il s'agit de *contusions ouvertes,* c'est-à-dire de *plaies contuses cranio-encéphaliques ;*

2° Tantôt, on est en présence de *contusions fermées,* c'est-à-dire sans communication avec l'air extérieur.

Nous rattachons cependant à ces dernières, les *contusions des fractures de la base du crâne,* bien que, dans ce cas, le *foyer traumatique* s'ouvre ordinairement dans les cavités naturelles aériennes, et cela, pour les raisons suivantes : comme les *contusions fermées,* elles s'accompagnent plus ou moins de *phénomènes d'hypertension intra-cranienne ;* les foyers et destructions encéphaliques présentent, dans les deux cas, de nombreuses analogies.

A. — Contusions ouvertes *(plaies contuses cranio-encéphaliques)*.

Nous désignons, avons-nous déjà dit, sous le nom de
PLAIES CONTUSES CRANIO-ENCÉPHALIQUES OU ENCÉPHALIQUES,
les déchirures, dilacérations, destructions plus ou moins
profondes de la surface de l'encéphale et de ses membranes,
avec solution de continuité des os et des téguments.

Autrement, les plaies encéphaliques peuvent être accompagnées de *fissures, fentes, perforation,* ou de *fractures
esquilleuses* du crâne.

Nous avons, à propos des *traumatismes de la voûte,* insisté
pour chaque région du crâne, sur la cœxistence, dans les
fissures, d'épanchements sanguins, sous-osseux, ou *intra-
arachnoïdiens* et de *contusions superficielles* du cortex,
parfois avec *esquilles de la table interne.*

A la *région frontale,* ces *fissures,* en outre, intéressent
facilement les parois des *sinus aériens* et sont fréquemment
suivies de *suppurations,* d'*abcès,* ou de *méningites infectieuses.*

A la *région pariétale,* nous avons étudié les fissures *longues,
courtes, horizontales, verticales, spiroïdes.* Là encore, il en
est sous lesquelles on rencontre des *épanchements* très étendus
extra-duraux ou *intra-arachnoïdiens* (cas de Cestan, Baudet,
Perrin), souvent d'une grande gravité, parfois avec blessure
des *veines diploïques* ou des *sinus veineux* encéphaliques.

Dans le cas de *Guilbaut* (de Nantes) où on est intervenu, il
y avait un épanchement *séro-sanguin* intra-arachnoïdien,
où se voyaient des débris de substance cérébrale, et il y avait
une *perte de substance du cortex, à ce niveau;* de même dans
les cas de Darde, de Cayla.

Au *synciput,* les *épanchements* et les *esquilles de la table
interne* sont fréquents dans les *fissures,* ainsi que les *épanchements,* et *blessures du sinus longitudinal.*

A la *région temporale,* les *fissures* sont profondément
situées sous le *muscle temporal;* il y a fréquence des
épanchements sanguins étendus, en raison de la présence des
vaisseaux méningés et *sylviens,* et souvent *contusions du
cortex* (voy. les cas de R. Picqué), de Bousquet (hématome
pulsatile); les *esquilles pénétrantes* ne sont pas rares.

A la *région occipitale :* fissures avec *hématomes sus-dure-
mérien,* parfois *esquilles internes,* ou *enfoncement d'un des
bords de la fissure* et *foyer de contusion cérébrale* cortico-
médullaire (cas de Darde, etc.).

L'*extrême fréquence* de ces diverses *lésions sous-osseuses,* et des *infections* qui peuvent suivre, justifie absolument l'opinion d'un bon nombre de chirurgiens contemporains : que dans les *fissures exposées* des parois craniennes, il faut débrider largement la fissure osseuse, pour la désinfection.

Il est facile, si l'on ne veut pas se servir du ciseau et du maillet, d'appliquer un *trou de fraise,* sur la partie moyenne du trajet de la fissure et ensuite, à l'aide de la *pince gouge,* de réséquer de chaque côté des bords de la fissure, les bords de la paroi cranienne, dans l'étendue d'un centimètre ou plus ; on évacuera les hématomes sous-jacents ; et, si la dure-mère ne bat pas, présente une teinte bleuâtre, ou anormale, on l'incisera, afin d'évacuer les liquides intra-arachnoïdiens, les débris de matière cérébrale (comme dans le cas de Guilbaut, Darde, etc.), et d'extraire les esquilles de la table interne, pénétrantes ou non, S'il y a doute, une *incision exploratrice* de la dure-mère, de quelques millimètres, est indiquée. Enfin, en cas de plaie du cuir chevelu, étroite ou anfractueuse, on le débridera autant qu'il est nécessaire, et on réséquera les bords contus et infectés de toute solution de continuité. Se contenter de désinfecter à la teinture d'iode, une fissure de la paroi cranienne, est souvent insuffisant et illusoire : souvent les agents d'infection ont pénétré les aréoles osseuses des bords de la fissure.

Le même traitement convient aux *fentes craniennes,* produites par des *instruments tranchants* (coups de sabre, d'épée, de couteau, de poignard, de bêche, de hache, de scie, etc.). Nous avons signalé, dans les diverses lésions, la fréquence très grande, la présence presque constante d'*esquilles de la table interne pénétrantes,* avec déchirures de la dure-mère, dilacérations ou sections plus ou moins profondes du *cortex* et de la *substance blanche* sous-jacente.

Les *interventions immédiates,* dans ces diverses circonstances, ont été couronnées de succès. Au contraire, les *interventions pour infections secondaires* ont eu de moins heureux résultats, qu'il s'agisse d'*abcès* ou de *méningites.*

Les *perforations du crâne* par *instruments piquants* (coups de fourchette, de fourche, de ciseaux, de baïonnette, de stylet, de pioche, etc.) ont des effets analogues aux précédents, esquilles de la table interne, chassées profondément dans le cerveau, hématomes extra ou intra-cérébraux, etc. Le traitement doit être semblable : c'est l'intervention immédiate qui convient, que ces perforations soient pénétrantes ou non.

Nous avons étudié les *plaies contuses méningo-encéphaliques,* dans les *fractures esquilleuses* du crâne, d'abord en ce qui concerne leur mode de production et leur mécanisme ; puis, nous avons exposé leur *casuistique,* si intéressante et si variée, à propos de *chaque région du crâne* (frontales, pariétales, syncipitales, temporales, occipitales).

Dans ce chapitre même, nous avons fait connaître synthétiquement les diverses lésions des *plaies contuses encéphaliques,* et *leurs trois degrés,* selon la profondeur et l'étendue de la destruction méningo-cérébrale ; puis, nous avons décrit leur *symptomatologie,* selon que tels ou tels des lobes cérébraux avaient été vulnérés.

Dans les traumatismes, en apparence si graves, du crâne et de l'encéphale, le chirurgien est guidé dans les indications à suivre, par les phénomènes extérieurs de la plaie : issue de liquide céphalo-rachidien ou du sang, animés de battements, issue de matière cérébrale, etc.

L'existence de *troubles fonctionnels* n'a qu'une importance relative. Il faut, ainsi que le remarque Lejars, ne pas attendre la constatation des phénomènes en foyer, ou des symptômes localisateurs, pour agir. Tous les chirurgiens sont d'accord pour admettre l'opération *immédiate et systématique,* dans les *plaies contuses ouvertes cranio-encéphaliques.*

Si la plaie est étroite, on la débridera largement, sans hésitation, afin de vérifier *l'état des lieux,* c'est-à-dire l'existence des esquilles, leurs embarrures, leurs enfoncements ; et souvent, sous les lambeaux, on trouvera la démonstration, soit dans les liquides, les battements, ou la présence des débris cérébraux, que *le traumatisme est pénétrant.*

C'est plutôt à une *esquillectomie,* qu'à une véritable *trépanocraniotomie,* qu'on aura recours.

La plaie cutanée, largement ouverte, sera soigneusement désinfectée, jusque dans ses recoins et recessus les plus éloignés, détergée du sang et des débris de corps étrangers ; les filaments et fragments membraneux du péricrane, susceptibles de se sphacéler, seront réséqués avec les ciseaux ; et les bords dilacérés des lambeaux cutanés, souvent infectés, seront abrasés.

Alors, on procédera à l'ablation méthodique des *esquilles osseuses,* déprimées ou enclavées, les dégageant prudemment au ciseau ou à l'aide d'un trou de fraise, fait au voisinage, de manière à pouvoir les mobiliser et les soulever, si elles sont embarrées. On évacuera soigneusement les *épanchements sanguins sous-osseux ;* et, on vérifiera l'état de la *dure-mère,* qui, dans les cas supposés, sera plus ou moins déchirée, on abrasera aux ciseaux ses effilochures déjà infectées. On n'hésitera pas à l'ouvrir dans une étendue suffi-ante, s'il y a le moindre doute, la plus petite plaie, afin d'examiner avec soin l'état des méninges molles, et la surface du cortex. S'il existe un *épanchement arachnoïdien,* il sera évacué et détergé.

Comment se comporter alors en présence du *foyer de contusion cérébrale,* qu'il soit simplement méningo-cortical, ou cortico-médullaire avec destruction cavitaire de la substance cérébrale ?

Il n'est pas douteux qu'il faille en faire la toilette avec soin ; d'abord en extraire les débris osseux ou les corps étrangers, enlever les *esquilles pénétrantes.* Celles-ci sont parfois multiples ; et, quelques-unes ont pu disparaître entièrement dans la substance cérébrale, comme dans le cas déjà cité de Durante : il faut les rechercher *par un toucher délicat avec le doigt,* et les extraire. De même, doucement, avec la curette, on enlèvera les caillots, les débris sphacélés et séparés de la matière cérébrale. Dans certains cas, où cette substance est très ramollie, on se trouvera bien d'un frottis léger avec une compresse de gaze fine aseptique, pour déterger complètement. Parfois, comme dans le cas d'André (de Péronne), de Peyrot, on pourra voir sortir de la profondeur un caillot intracérébral, qui sera évacué complètement : car on sait, quel excellent milieu de culture pour les microbes forme le sang épanché.

Pour terminer, on procédera, comme dans les opérations péritonéales, à une *toilette* soigneusement attentive de toute la région traumatisée. On se servira, pour cela, de petits tampons de ouate, ou de gaze, imbibés dans un liquide antiseptique et doucement exprimés. On nettoiera, avec précaution, non seulement le foyer cérébral, mais la cavité arachnoïdienne, dans le voisinage. On donnera une attention particulière, à ce point de vue, à la partie sous-jacente aux bords de la brèche osseuse. Dans un cas, relaté par Loewy à la Société anatomique, il se fit une infection secondaire, qui fut accusée surtout, sous les rebords de la plaie osseuse, où l'on trouva, à l'autopsie, une couronne de petits abcès. De même, sur les bords, les cellules spongieuses ouvertes du diploé seront désinfectées à l'iode.

Nous sommes peu partisan de la *reposition*, après désinfection, des esquilles détachées, ainsi que la pratiquent
certains chirurgiens, surtout à l'étranger : le cerveau, avons-
nous dit, ne se trouve pas bien de cette marquetterie osseuse ;
et souvent, il se produit sous les *autoplasties* ou *hétéroplasties*,
des sécrétions post-opératoires, qui ont occasionné des
accidents de compression ou des infections. On a été obligé
de rouvrir précipitamment la plaie, et d'enlever les fragments
osseux ou les plaques interposées : parfois même, on a perdu
les blessés qui, sans cet incident, auraient guéri.

Cependant, les esquilles ou fragments osseux, encore
attenants au péri-crâne ou à la dure-mère, pourront être
soulevés, remis en place, et conservés, si, d'autre part, on
trouve la brèche suffisante.

La suture des lambeaux du cuir chevelu, sera faite, à points
distants, par dessus une lanière de gaz iodoformée ou
stérilisée, mollement compressive, appliquée à la surface de la
plaie cérébrale, et dont une des extrémités, fera issue à
l'extérieur. Un ou deux drains, souples, mis aux parties
déclives sous les lambeaux cutanés, ou introduits par une
boutonnière, à travers leurs bases, nous semblent indispen-
sables, pendant les premiers jours, afin de donner une issue
facile aux sécrétions, toute rétention des liquides, dans les
plaies cérébrales, étant souvent fatale.

Certains faits heureux, où le succès semblait inattendu,
montrent toute la valeur de ces *esquillectomies immédiates,
primitives*.

Duret. — 3 cas de fracas de la région fronto-pariétale. Dans l'un,
ablation de 11 esquilles, dont l'une provenant de la voûte orbitaire,
était enfoncée en entier dans le lobe frontal, en partie détruit ; issue
de 3 cuillerées à café de matière cérébrale.

Pervès : corne frontale réduite en bouillie et issue de matière
cérébrale.

De Mollière. — Fracas frontal ; issue de matière cérébrale, dont le
volume est évalué à celui d'un œuf de poule.

Losado. — Issue de 82 grammes de matière cérébrale.

Seydel. — Fracas pariétal, issue de deux cuillerées à bouche de
bouillie cérébrale.

Berthommier (de Moulins). — Fracas fronto-pariétal ; destruction de presque tout le lobe frontal ; cerveau mis à nu, sur la largeur de la paume de la main ; guérison, sans symptômes de déficit.

Duprez. — Enfoncement frontal et issue d'une cuillerée à café de matière cérébrale.

André (de Péronne). — Contusion et esquilles pénétrantes du lobe temporal ; évacuation d'un hématome intra-cérébral (coup de fourche pénétrant).

Bousquet. — Vaste enfoncement occipital, avec large destruction du lobe occipital, et issue de substance cérébrale (chute d'un bloc de pierre tombé de 15 m. de hauteur).

Mattoli (Pérouse). — Énorme perte de substance nerveuse ; destruction de deux circonvolutions occipitales, du cunœus et des lobules fusiforme et lingual, avec surdité verbale, hallucinations visuelles, surdité psychique, etc. Guérison.

B. — Contusions fermées.

Les hésitations et les difficultés du chirurgien sont beaucoup plus grandes, quand il s'agit de *contusions fermées ;* parce qu'il n'a plus pour le guider et l'encourager à l'intervention, les manifestations *extérieures.* Seuls les *troubles fonctionnels* sont susceptibles de le renseigner.

D'ailleurs, les conditions physiques, dans lesquelles se présentent les contusions fermées sont variables.

Tantôt, il y a *ecchymose* ou *bosse sanguine* du cuir chevelu avec *fissure* ou *fracture esquilleuse* (déprimée ou non) de la voûte cranienne, ou simplement *esquille de la table interne* (sans plaie).

Tantôt l'*intégrité des os* est complète.

Tantôt enfin, la *contusion cérébrale* est associée à une *fracture de la base.*

a) *Des contusions cérébrales avec fracture de la voûte et intégrité des téguments.*

Dans ces conditions, assez fréquemment à cause des épanchements de sang, et de la dépression des fragments, aux phénomènes de *contusion*, s'ajoutent souvent des troubles de *compression.*

16

Cette association est plus rare, lorsqu'il y a *intégrité des os :* nous avons vu, cependant, qu'on peut, dans ces circonstances, observer des *ruptures de la méningée* et *des épanchements,* même à la suite des chocs légers (coups de canne, de bâton, de pierre, etc.).

Quoiqu'il en soit, dans ces deux cas, c'est en s'appuyant sur les *troubles généraux,* sur les *symptômes localisateurs* des CONTUSIONS, que le chirurgien sera incité à intervenir. Tantôt ceux-ci seront constatés, dès la période commotionnelle, tantôt après : s'il s'ajoute des *symptômes de compression,* ce sera un motif, en plus, d'opérer.

Les *esquilles de la table interne* sans plaie et sans enfoncement, pourront se révéler par leurs symptômes propres, dont la cause d'ailleurs est dans une attrition de la substance nerveuse, pour peu qu'elles soient ou *saillantes,* ou *pénétrantes.*

Nous avons indiqué leurs *principaux symptômes,* lorsqu'elles ne sont pas *silencieuses :* 1° *accidents convulsifs primitifs* (spasmes, contractures, attaques épileptiformes, quelquefois hyperesthésies, anesthésies, troubles sensoriels) ;

2° Quelquefois : *accidents parétiques* ou *paralytiques primitifs ;*

3° *Accidents secondaires d'infection* (méningite, abcès) ;

4° *Convulsions tardives, épilepsies.*

Quoiqu'il en soit, dans tous ces cas, si les symptômes (généraux ou localisés) *sont assez précis,* on aura quelque raison d'intervenir ; et, on pourra opérer avantageusement en suivant les indications fournies.

C'est ainsi qu'agit Masnata dans un cas, où un *hématome occipital* masquait la lésion cranienne : il fendit l'hématome et trouva un *enfoncement osseux ;* et sous ce dernier, un *foyer de contusion occipital,* représenté par une *masse pultacée,* qu'il enleva. Quand les phénomènes de commotion eurent cessé, il était survenu de l'agitation, une immobilité complète des globes oculaires, une contracture des membres droits, de la rigidité des muscles de la nuque, de la somnolence, de l'élévation de température etc...

Aussitôt après l'opération, la plupart de ces phénomènes cessèrent.

De même agit, R. Picqué, chez un soldat tombé dans un monte-charge, qui était en état de *somnolence accentuée,* avec *agitation, mots coprolaliques,* et bien qu'il n'y eût ni troubles moteurs, ni troubles sensitifs, la ponction lombaire, ayant d'autre part extrait un liquide sanglant, il fit une *incision exploratrice*, au niveau d'une légère éraflure occipitale ; il trouva une *fissure occipitale*, et fit sur celle-ci un *trou de fraise*, qu'il agrandit ; au-dessous de l'os, un hématome fut enlevé. La dure-mère était tendue et sans battements, il l'incisa ; aussitôt, *il sortit de l'arachnoïde 20 30 cc de liquide céphalo-rachidien en tension et très sanglant.* Guérison rapide.

Darde. — Chez un officier, tombé de son cheval, et sans connaissance, constata une *bosse sanguine*, un peu en arrière de la mastoïde droite : plusieurs ponctions lombaires ramenèrent un liquide très sanglant ; malgré cela, l'agitation persista ; il y eut une parésie de la face, de l'embarras de la parole. Alors, le chirurgien fit une incision au niveau de la bosse sanguine, trouva une fissure sur l'os, et un hématome au-dessous, qu'il évacua. Guérison.

Chaput et Legendre. — Chez un jeune homme, qui, à la suite d'un coup, présentait une bosse sanguine temporale, avec une toute petite plaie, de la dimension d'un pois *intervinrent*, le blessé ayant présenté, le lendemain de l'accident de l'*aphasie* et de la *parésie* à droite. Ils trouvèrent une fracture esquilleuse, à travers laquelle sortait de la matière cérébrale ; et, les fragments osseux enlevés, on constata *une forte contusion, avec destruction du cortex sous-jacent.*

Les cas sont nombreux maintenant, où, en l'absence de toute plaie importante, de tout signe apparent de fracture ou d'enfoncement, mais en présence, soit simplement de *symptômes généraux,* soit de *symptômes localisateurs,* on est intervenu de *propos délibéré ;* et très souvent, on est tombé sur des lésions osseuses et méningo-cérébrales, qui justifiaient pleinement l'opération : presque toujours, le résultat fut heureux.

C'est à juste titre, que les *interventions primitives* sont de plus en plus nombreuses.

Dans les *cas douteux,* l'*incision* ou même la *trépanation exploratrice* sont fréquemment employées, non sans de sérieux avantages. Nous avons cité, pour les diverses régions du crâne, de nombreux exemples de ces *opérations précoces et préventives.*

L. Picqué. — Chez un vieillard de 70 ans, projeté à terre par un bicycliste, et qui n'eut pas de perte de connaissance, mais qui présenta une simple ecchymose temporale et devint subitement *aphasique,* fit une *incision exploratrice*, découvrit une *fissure horizontale*, trépana au-dessous de la fissure, il rencontra un *hématome de moyen volume*, qu'il enleva. Guérison rapide *du blessé* et de son *aphasie*.

Il semble résulter de l'analyse des faits les plus récents, que même *en l'absence de plaie du cuir chevelu* et de *signes d'enfoncement* ou de *fracture, l'intervention primitive et précoce* est suffisamment justifiée, dès qu'il existe des *symptômes généraux* de contusion *persistants*, ou des *symptômes localisés*, surtout si la *ponction lombaire* est *positive*.

Dans les cas douteux, *l'incision* et *la trépanation exploratrices*, méthodiquement et aseptiquement faites, peuvent souvent être utilisées *avantageusement*.

b) *Contusions avec intégrité des os et des téguments* (sans fracture).

Le *point de frappe* ne laisse aucun *stigmate*, qui puisse diriger le chirurgien, lorsqu'il y a *contusion cérébrale*, les os et les téguments restant absolument intacts. Parfois cependant, lorsqu'on aura rasé le crâne, une ecchymose, une légère érafflure, d'abord invisibles pourront apparaître : on en tiendra compte.

Pour apprécier alors, les lésions produites à l'intérieur de la coupole cranienne, on se guidera sur les *symptômes généraux* et sur les *symptômes localisateurs* déjà exposés par nous, des *contusions cérébrales*.

1° Si les premiers existent *seuls*, comme dans certaines contusions *frontales, occipitales, sphénoïdales*, assez fréquentes, ils ne pourront conduire, à supposer qu'ils soient prononcés et accompagnés *d'hypertension*, qu'à une *trépanation décompresive*, souvent fort utile.

Celle-ci, pourtant, ne permettra le traitement direct des *épanchements* et du *foyer de contusion*, que dans les cas, où d'autre part, on aura pu préciser leur siège exact.

Auparavant, ou si on hésite à trépaner, on aura pu recourir à la *rachicentèse*. Si celle-ci est *sanglante*, cette constatation sera en faveur d'un *foyer de contusion :* parfois même les ponctions lombaires répétées, auront suffi à produire une *décompression efficace*.

2° Dans les cas où les *symptômes localisateurs* (paralysies ou contractures localisées, convulsions Jacksonniennes, aphasies, anesthésies ou paresthésies localisées, ou troubles sensoriels), seront suffisamment *précis*, on préférera la *trépano-craniotomie*, en se guidant d'ailleurs *sur les symptômes de localisation*, pour le choix du *côté* et du *lieu* de l'opération.

Il y aura lieu de tenir compte, tout particulièrement, dans ces circonstances, de l'existence possible d'un *foyer de contre-coup* ou même de *foyers multiples*. Nous rappelons que, dans les contre-coups, les manifestations ont lieu *du côté du choc cranien;* elles sont *homolatérales.*

L'opération type ou *de choix*, dans les *contusions fermées*, sera la *trépano-craniotomie ostéoplastique à lambeau*, par le procédé des trous de fraise et de la scie de Gigli ou par l'appareil Alexandre de Martel.

Nous rappellerons, à titre d'exemples d'interventions, pour *contusions cérébrales, sans plaie extérieure et sans fracture* les faits suivants, déjà mentionnés à propos de la symptomatologie :

Ardoin : *hémiplégie*, contusion du volume d'une amande sur la circonvolution Rolandique postérieure. Trépano-craniotomie. Guérison.

G. Chevallier et Morestin : *aphasie motrice ;* on trouve dans l'arachnoïde un épanchement séro-sanguinolent. Guérison.

Chaput et Legendre : coup sur la région temporale ; plaie superficielle de la grandeur d'un pois; *aphasie motrice* et *parésie droite.* Par l'intervention, on constate une fracture esquilleuse, à travers laquelle sortait de la matière cérébrale ; *forte contusion avec destruction du cortex sous-jacent.* Guérison.

Brousse : un cavalier est projeté de sa monture ; petite plaie de 3 cm. n'intéressant que le derme. *Crises convulsives Jacksonniennes et hémiplégie.* Par la trépanation, on ne trouve rien ; mais, le blessé meurt d'emphysème et d'hémothorax, par fractures multiples des côtes. On trouve, *à l'autopsie*, de la *suffusion sanguine* et du *piqueté hémorrhagique* sur F^a, en même temps, qu'une *contusion érosive du lobule para-central.*

Martin : cavalier tombé de sa monture. On croit d'abord à une fracture du rocher, à cause d'une otorrhagie, qui s'arrête bientôt. On intervient cependant au 12e jour, à cause d'une *hémiplégie* et de crises Jacksonniennes répétées. Aucune fracture, dans le champ opératoire. On enleva un *caillot en lame d'un centimètre d'épaisseur, à la surface des circonvolutions Rolandiques.* Guérison.

Duret et Delépine : cocher tombé de sa voiture ; *hémiplégie et crises convulsives* à droite. Par la craniotomie on tombe sur un *épanchement arachnoïdien avec contusion du lobe temporo-sphénoïdal.* Aucune fracture.

Il faut noter encore que les *contusions directes sans fracture,* peuvent cependant être *mortelles* comme dans le cas de Legrain, où la malade, qui avait fait une chute de sa hauteur sur le parquet, mourut d'attaques épileptiques subintrantes. On trouva une déchirure du lobe droit du cervelet, très profonde, et deux contusions frontales, par contre-coup. Aucune fracture.

Assez souvent c'est pour des *contusions par contre-coup,* qu'on est intervenu ; et, il n'y avait fracture, ni du côté frappé, ni de l'autre.

Rendu et Routier. — Hémiplégie du côté traumatisé (homolatérale). Foyer de contusion profond du volume d'une noix, dans la région motrice du côté opposé au choc. Guérison.

Weiss. — Hémiplégie à la suite d'un coup de manche de fouet ; elle correspond au côté frappé. *Aucune fracture.* Epanchement intra-arachnoïdien et caillots noirâtres, intra-arachnoïdien, du côté opposé *au choc.* Guérison.

Tuffier. — *Aphasie motrice* par *choc occipital.* Craniectomie dans la région temporo-pariétale ; épanchement arachnoïdien au niveau de la région Rolandique. Guérison.

Dans l'observation de Berger et Klumpke : *aphasie motrice ;* contusion par contre-coup *dans le lobule pariétal inférieur, du côté opposé au choc cranien.*

Grillot. — Cas de *surdité verbale* par contusion assez profonde de T¹ et T² : le choc avait porté sur la *région occipitale.*

Ces deux derniers blessés ne furent pas opérés: c'est à l'autopsie qu'on constata les lésions.

c) *Contusions cérébrales, dans les fractures de la base. Indications opératoires et thérapeutiques.*

Ces contusions se distinguent, parfois *dès la période commotionnelle,* par les *symptômes généraux* ou par les *symptômes localisateurs,* propres aux contusions.

Nous rappelons ces symptômes :

1° *Symptômes généraux :* agitation, délire et syndrome méningé ; dans d'autres cas, assez nombreux, état sub-comateux persistant ;

2° *Symptômes localisateurs :* monoplégies, hémiplégies, aphasies, convulsions localisées.

Parfois il s'agira de symptômes engendrés par des *contusions de contre-coup.*

Cependant, *dans les fractures de la base,* la plupart des chirurgiens ne sont intervenus que dans un but *préventif* ou *décompressif,* et cela, souvent d'une manière *systématique :* ils se proposaient de remédier aux accidents qu'ils supposaient être le résultat de la *commotion* ou de la *lésion osseuse,* c'est-à-dire, le plus souvent dus à l'*hypertension,* ou encore de *prévenir l'infection.* (Poirier, Cushing, E. Vincent).

a) Il importerait cependant de *tenir compte davantage* des manifestations localisées ou diffuses, propres aux *foyers de contusion,* si fréquents dans les fractures de la base.

Le cas récent de *R. Payne* est un remarquable exemple des bons résultats que peut donner *une complète interprétation des symptômes.*

Ce chirurgien, ainsi que nous l'avons déjà mentionné, intervint chez un marin, qui avait été violemment frappé sur la voûte du crâne (chute d'une vergue de navire), et qui était dans le coma, à cause d'*une paralysie de la face, de la moitié droite de la langue et des membres du même côté.* Il ne trouva aucune lésion apparente sur la zone motrice ; mais, en soulevant le *lobe temporo-sphénoïdal,* il constata une fracture du rocher ; et il put extraire du sang noir avec des caillots, et *des débris de matière cérébrale.*

Il est probable que, dans le cas de R. Payne, l'épanchement de sang, provenant de la contusion sphénoïdale, et les sécrétions concomitantes, avaient comprimé la *région motrice.*

Nous sommes nous-même, intervenu, à plusieurs reprises, pendant la période *comateuse,* dans des *fractures de la base,* en nous guidant sur *des symptômes localisateurs.* (Voyez les observations de nos internes, *Verstraete* (hémiplégie) ; *Chateau* (contracture des 4 membres) ; *Lelandais* (hémiplégie) ; mais, les résultats, ont été moins favorables, l'état général étant fort grave, ou l'intervention trop retardée.

Dans les *contusions cérébrales* avec *fracture de la base,
dès qu'existent des symptômes de localisation, il faut intervenir,* si l'état général du blessé le permet. Pour le choix du
côté et du lieu de l'intervention, *on se guidera d'abord sur
les phénomènes de localisation,* même s'il s'agit d'un contre-
coup.

Toutefois, dans ce dernier cas, une seconde ouverture
pourra être ajoutée à la première, du côté de la fracture, si on
la juge utile, au point de vue du drainage et de l'hypertension.

b) Lorsqu'il s'agit de *symptômes diffus* de contusion
cérébrale, sans troubles localisateurs, on se guidera pour le
lieu de l'intervention et le mode opératoire, sur les indications
que nous avons exposées *à propos des commotions avec
fractures de la base.*

Nous les résumons ainsi :

1º Dans les *fractures de l'étage antérieur,* la trépano-
craniotomie, pourra être faite au *niveau de la glabelle*
(c'est-à-dire, en rapport avec les *fissures ethmoïdales,* au
contact desquelles le drain pourra être apposé), ou *au-dessus
de l'arcade sourcilière,* s'il s'agit d'une *fracture orbito-
cranienne.*

Dans les cas, *où la fracture frontale s'est propagée à la
fosse moyenne* et a pu provoquer, de ce côté, un épanchement
séreux ou sanguin, une *seconde ouverture,* avec drainage,
sera faite avec avantage, *dans la fosse moyenne,* à sa partie
mince et déclive, au-dessus de l'arcade zygomatique.

S'il existe une plaie ou des symptômes de contre-coup, il en
sera tenu compte, et parfois on sera induit à faire une
contre-ouverture ou un *trou de fraise,* avec drainage, à la
région occipitale.

2º Les *fractures de l'étage moyen,* demandent une *trépanation temporale,* ou *bi-temporale,* à la Poirier-Cushing, pour
peu que les symptômes s'accusent ou même dans un but
préventif.

3º Enfin, les *fractures de l'étage postérieur* indiquent une
trépanation avec drainage, à la Vincent, au niveau de la
fissure osseuse, et à la partie la plus déclive possible.

Là encore, on devra tenir compte de la possibilité d'un
contre-coup frontal, surtout si existent des troubles généraux
de commotion ou de contusion persistants, qui ne trouvent
pas leur explication dans les lésions rencontrées derrière

l'occiput. Alors une *contre-ouverture*, c'est-à-dire, au moins un *trou de fraise avec drainage*, devra être fait *à la région frontale*.

Si le *contre-coup* du choc occipital, a déterminé des symptômes de localisation dépendant des lésions de la *région motrice* (hémiplégie, aphasie, comme dans les cas de Tuffier, de Grillot, etc,) *c'est à la craniotomie à lambeau ostéoplastique*, dans la région *temporo-pariétale*, qui s'imposera tout d'abord.

<h3 align="center">Conclusions.</h3>

D'une manière *générale*, dans le choix du *lieu* et du *mode d'application* de la *craniotomie*, il faut tenir compte à la fois :

1° *De la lésion des parties molles au point de vue de percussion*, lorsqu'elle peut être constatée ;

2° Du *siège* de la *fracture basale* et de sa *propagation possible aux étages voisins* ;

3° De l'*existence possible d'un contre-coup* ;

4° Des *symptômes généraux de contusion* et des symptômes *d'hypertension intra-cranienne* ;

5° Avant tout, *se guider sur les symptômes de* LOCALISATION, lorsqu'ils existent ;

6° *Dans les cas particulièrement graves*, on devra atténuer la violence des accidents primitifs, par une ou plusieurs *ponctions lombaires*, et *relever les forces du blessé* par des injections d'éther, d'huile camphrée, de caféïne, de sérum salé, par la *protoclyse*, etc..., avant d'entreprendre la trépano-craniotomie, aussitôt que possible, l'intervention devant avoir lieu 2, 4, 6, 12, 24 ou 48 heures après.

Comme nous l'avons dit, à propos de la *commotion cérébrale*, nous sommes à la fois, *interventionniste* et *indicationniste*, mais non *systématique*.

<h3 align="center">C. — Des indications fournies
PAR LES DIFFÉRENTES VARIÉTÉS ANATOMO-CLINIQUES
DE CONTUSIONS CÉRÉBRALES.</h3>

Les CONTUSIONS CÉRÉBRALES avec *agitation, délire* (syndrome méningé) ou *sub-coma* ne contre-indiquent pas l'intervention, à moins que la faiblesse du blessé ne soit trop grande. Dans ce dernier cas on prendra seulement le temps de relever ses forces, avant d'agir.

Dans les *contusions* LUCIDES, les symptômes *localisateurs* guideront facilement le chirurgien.

Les *contusions avec troubles convulsifs* sont susceptibles d'une intervention appropriée, si les caractères des mouvements cloniques ou toniques sont *Jacksonniens,* et par conséquent, *localisateurs.*

Les attaques d'*épilepsie généralisée,* sont parfois d'un pronostic grave, surtout si elles se répètent et deviennent sub-intrantes. On se hâtera de faire, aussi simplement que possible, une *trépanation décompressive,* précédée d'une ou plusieurs *ponctions lombaires,* si on la juge à propos.

On devra toujours tenir un grand compte des phénomènes d'*hypertension intra-cranienne.* On recherchera, à l'aide du Pachon, l'état de *la tension artérielle,* qui fournira, à ce point de vue des renseignements utiles et précis.

Les *contusions avec hématome intra-cérébral* demandent la trépano-craniotomie en temps opportun.

Elles ont à leur actif *quelques guérisons* obtenues par cette opération : Borsuk, Heusner, Couteaud, Jeannel et Lindstoln, évacuèrent avec succès des foyers intra-cérébraux, situés *de un à trois centimètres sous le cortex :* ils contenaient du sang liquide, sirupeux, noirâtre, des caillots, de la matière cérébrale en bouillie, formant des foyers dont la capacité fut évaluée à celle d'une cuiller à café, à thé, à soupe ou même occupaient une cavité du volume d'un œuf de poule (Jeannel). Des hémiplégies, des aphasies primitives, avec état *sub-comateux* et *hypertension* avaient révélé leur existence. De Mollière, Tzebicki, Cushing, dans des circonstances semblables, avaient eu des résultats moins heureux.

Dans ces cas, lorsque le *lambeau ostéo-plastique de la trépano-craniotomie* est renversé, et la dure-mère incisée, on constate ordinairement que la partie découverte du cerveau *ne bat pas,* est *décolorée, pâle, distendue, rénitente.* Parfois, elle offre un *réseau vasculaire,* une *turgescence veineuse* particulière : on fera une ponction exploratrice sur la partie saillante ; celle-ci, alors, donnera issue à du sang noirâtre ou séreux qui révèle le foyer.

Le chirurgien se guidant sur la canule, fera une incision de deux centimètres au plus, en un endroit *avasculaire,* et évacuera doucement le foyer, avec le doigt ou une curette mousse. Ensuite, il fera la toilette de la cavité du foyer avec de petits tampons de gaze stérilisée montés sur des pinces à forci-pressure. Puis, il introduira une lanière de gaze mollement tassée et un petit drain, dans la cavité. La présence de la gaze et du drain préviennent les *hypersécrétions* trop abondantes ou les *hémorragies* post-opératoires, qui remplissent la cavité, amènent bientôt le *retour des phénomènes de compression;* et plusieurs fois, on a perdu des blessés, par suite de ce retour secondaire des accidents primitifs. (Voy. le cas de Cushing).

Les *hématomes de la capsule interne* pourront être évacués, en suivant la technique de Chipault, c'est-à-dire en pénétrant *dans le rectangle de la projection de la capsule interne et des noyaux de la convexité cérébrale.*

Ce rectangle est limité par deux lignes verticales et deux lignes horizontales. Les *lignes verticales* passent : l'*antérieure*, à un centimètre en avant du pied de F^2 et F^3 ; la *postérieure*, en arrière de la pointe de P^2. Les *lignes horizontales* passent, la *supérieure*, au-dessous de P^1 ; et l'*inférieure*, au niveau du cap de F^3. Les dimensions en *quadrilatère* sont de 5×3 cm., chez l'adulte. Le bistouri devra pénétrer, pour atteindre la *partie antérieure de la capsule*, soit à travers les pieds de F^2 ou de F^3 ou la partie voisine de F^a ; et, pour pénétrer dans la *partie postérieure de la capsule*, il devra passer à travers T^1, un peu plus en arrière. Dans tous les cas on dirigera son bistouri dans l'axe du conduit auditif opposé.; il pénétrera de 5 à 6 centimètres (1).

A côté des *contusions intra-cérébrales à foyer hémorragique primitif*, il en est d'autres où l'épanchement sanguin se fait *tardivement*, après plusieurs jours ou plusieurs semaines, donnant lieu à une *apoplexie tardive* (faits de Michel, O. Bruns, Vibert, Kocher, etc,).

Tantôt le foyer de ces hémorragies tardives est en plein *centre ovale;* tantôt, il occupe la *capsule interne* et le *voisinage des noyaux.*

Dans la plupart des cas observés, les *accidents d'apoplexie* ont été si graves, si rapides, qu'ils ont emporté le blessé, avant qu'on ait pu intervenir. D'ailleurs, rarement, un diagnostic précis a été fait; on a constaté l'*hémiplégie*, sans reconnaître qu'elle était due à un foyer central, ces faits étant encore peu connus des cliniciens.

Une intervention, avec quelques chances de succès, ne semble pourtant pas impossible, dans les *apoplexies tardives;*

(1) Chipault et Demoulin. *Chirurgie de la capsule interne in Rev. Neurol.,* 1895, p. 162.

puisque on a réussi à évacuer heureusement des *foyers d'hémorragie commune,* c'est-à-dire de *cause interne* (1).

Les *contusions* INTRA-VENTRICULAIRES n'ont été jusqu'à présent, à notre connaissance, l'objet d'aucune intervention réglée, sauf en ce qui concerne la *ponction lombaire* et la *trépanation décompressive.*

A propos du *traitement de la commotion cérébrale,* nous avons indiqué que les *épanchements intra-ventriculaires,* seraient, en certains cas, accessibles, et pourraient être évacués, soit par la *ponction du corps calleux de Bramann,* soit par une ouverture *ventriculaire,* selon le procédé de Chipault et Poirier. Le *lavage de ces cavités,* pourrait aussi être fait, dans certains cas, ainsi que l'ont conseillé Keen et Kocher (2).

Nous rappelons, qu'il existe deux sortes d'*hémorragies intra-ventriculaires,* les unes *primitives,* les autres *tardives* (apoplexies tardives) (3).

Ajoutons pour terminer le chapitre du *Traitement des coutusions cérébrales,* que les CONTUSIONS PONTO-BULBO-MÉDULLAIRES, ne comportent guère que l'*expectative,* à moins que certains phénomènes d'*hypertension intra-crânienne,* ne sollicitent la *rachicentèse* ou la *trépanation décompressive.*

---

(1) Voy. F. Lhermitte. *Le Traitement chirurgical de l'hémorragie cérébrale* (*Semaine Méd.,* 17 Mars 1909) — et H. Isaléces. *Traitement opératoire de l'Apoplexie* (*Deutsh. Méd. Wochens,* Mai 1911).

(2) Keen, au Congrès de Berlin (1890), préconisa l'incision, dans les traumatismes cérébraux avec hémorragie ventriculaire. La simple évacuation ne suffirait pas ; il faut y joindre le *drainage,* qui seul assure contre les hypertensions ou compressions secondaires ; il pourra être de courte durée.

(3) Nous avons rapporté plus haut un cas où *Von Haberer* intervint avec succès, chez un enfant de 11 ans, pour une *dilatation kystique* du *ventricule latéral* du cerveau, résultant d'une chute, faite à l'âge de 4 ans. Il ferma le ventricule ouvert à l'aide d'un lambeau d'aponévrose. I y avait eu, dans le fait, ouverture primitive ou secondaire, d'un *foyer de contusions* dans le *ventricule latéral,* ou peut-être *déchirure primitive* de celui-ci.

TROISIÈME SYNDROME

LA COMPRESSION CÉRÉBRALE

CHAPITRE I.

CONSIDÉRATIONS HISTORIQUES. DIVISION.

J.-L. Petit, et les assoupissements après intervalle lucide. — La compression admise alors par tous et l'abus de la trépanation ; protestations de G. Desault, Gamo, Malgaigne. Dans les auteurs du siècle dernier, pas de description à part de la compression ; on ne s'occupe que des épanchements intra-craniens. Vers 1860-69, Fanno, S. Dupley, commencent à consacrer un chapitre spécial à la compression, et sont suivis par la plupart des auteurs ; mais leurs descriptions sont bien incomplètes. Recherches expérimentales de ces dernières années (Voy. ci-après Chap. II).

Il est classique, d'attribuer à J. L. Petit, les premières notions sur la COMPRESSION CÉRÉBRALE, et la mention de quelques-uns de ses caractères distinctifs, d'avec la COMMOTION.

De fait, l'éminent chirurgien du XVIIe siècle, à propos des indications du trépan, expose : que les *assoupissements immédiats,* après les coups sur le crâne, sont le fait de la COMMOTION ; et que, les *assoupissements, qui surviennent quelque temps après le retour de la connaissance,* ou quand celle-ci n'a pas été oblitérée, démontrent l'existence d'un ÉPANCHEMENT SANGUIN et nécessitent l'intervention.

Il cite cet exemple typique. Deux hommes sont blessés au crâne, dans une explosion de mine ; l'un tombe dans l'*assoupissement* et y demeure cinq jours, à la suite desquels il se rétablit. L'autre, qui avait subi, comme le précédent, un choc avec plaie au coronal est d'abord sans connaissance ; puis il revient à lui. Mais, *quatre heures après,* il tombe dans un *assoupissement,* d'où on ne peut le sortir par aucun moyen ; *on le trépane le 5ᵉ jour, et on lui tire beaucoup de sang épanché ;* il guérit.

« Si un blessé, dit J. L. Petit, donne sur le champ, les marques d'un jugement sain, s'il fait le récit de la manière dont il a reçu le coup, et que, après cela, le jour ou le lendemain, il tombe dans l'assoupissement, on doit conclure qu'il n'y a pas eu de *commotion,* ou du moins qu'elle a été légère, et regarder l'assoupissement, comme l'effet de l'*épanchement,* qui ne peut se produire que consécutivement, c'est-à-dire, après s'être formé lui-même ; et, comme l'*épanchement* peut être plus ou moins prompt, plus ou moins abondant, de même l'*assoupissement* se déclare plus ou moins promptement et deviendra plus ou moins grave » (1).

N'est-ce pas, par là, indiquer, d'une manière précise, l'existence de l'*intervalle lucide,* du *temps libre* des auteurs anglo-américains ou allemands, deux siècles avant eux ?

Les chirurgiens, *dans les périodes qui suivirent,* admirent l'existence de *phénomènes de* COMPRESSION, trop souvent peut-être, dans un grand nombre de traumatismes cérébraux ; ils firent, à cause de ce diagnostic, de *fréquentes trépanations,* souvent peu heureuses, en raison de leur ignorance des méthodes modernes de l'antisepsie et de l'asepsie.

De là, les protestations ultérieures, parfois véhémentes, de Desault, Gama, et Malgaigne contre *l'abus du trépan,* et, par une sorte de choc en retour, l'abandon presque complet de celui-ci, au début du siècle dernier.

Dans les ouvrages des pathologistes de cette dernière époque, on ne trouve guère de description spéciale de la COMPRESSION CÉRÉBRALE. Il n'y existe qu'une étude des *épanchements intra-crâniens.* Il en est ainsi, en particulier, pour les auteurs du *Compendium de chirurgie.*

Il faut arriver jusqu'à *Fano* (1861) et *S. Duplay* (1869), pour trouver un chapitre distinct sur la *compression cérébrale.* Là, on rencontre seulement quelques considérations sur la nature et le siège des corps comprimants, et une description plus ou moins exacte des *symptômes généraux de la compression,* en clinique : coma, stertor, dilatation et immobilité des pupilles, insensibilité plus ou moins profonde, lenteur de la respiration et du pouls ; et comme symptôme local, parfois l'*hémiplégie* plus ou moins complète, du côté opposé à la lésion.

(1) J.-L. Petit. *OEuvres.* Ed. 1837, p. 352.

Fano indique quelques caractères différentiels, assez réels, entre la COMMOTION et la COMPRESSION. La première n'est, selon lui, qu'une *compression instantanée* de tout l'encéphale ; ses effets sont prompts et portent sur toute l'économie ; parce que, l'innervation est généralement suspendue ; ils sont violents au début, et vont ensuite, en s'éteignant.

La *compression* s'établit pas degrés, et n'agissant pas sur tout l'encéphale, ses effets n'apparaissent que quelque temps après l'accident, et vont en augmentant (1).

Bauchet, dans sa thèse d'agrégation de 1860, n'envisage guère la *compression* qu'au point de vue des épanchements sanguins, et en donne les mêmes *signes généraux* que ses prédécesseurs (2). Il mentionne les expériences de *Malgaigne,* qui niait presque l'existence de la compression et combattait l'abus que, selon lui, on faisait du trépan. On l'injectait de grandes quantités d'eau à la surface de l'encéphale, sans amener de phénomènes de compression durable. Dans ces expériences, il oubliait de tenir compte des phénomènes d'absorption, pourtant si rapides.

C'est seulement, à partir de nos *recherches expérimentales* sur les *traumatismes cérébraux,* en particulier sur le *mécanisme des* COMPRESSIONS (1878) (3) et de la démonstration expérimentale et clinique de la doctrine des *localisations cérébrales,* qu'on trouve dans une leçon clinique du professeur S. Duplay, une description des symptômes *généraux* et *locaux* de la compression cérébrale d'après nos études (1883) (4).

Les Traités de pathologie externe de S. Duplay et Reclus, de Le Dentu et Delbet (article d'Auvray) en ont reproduit et amplifié les données principales.

D'autre part, les *compressions par épanchements sanguins* ont été l'objet d'intéressantes études de S. Duplay, G. Marchant, Duret, etc., et, dans ces dernières années des auteurs anglo-américains et allemands, ainsi que nous le verrons plus loin.

La COMPRESSION CÉRÉBRALE comporte l'existence de deux facteurs, ordinairement associés :

1° L'un *physique :* la RESTRICTION DE L'ESPACE INTRA-CRANIEN

(1) Fano. *In Traité de Pathologie externe de Vidal (de Cassis),* T. II, p. 590, Paris, 1861.

(2) Bauchet. *Des lésions traumatiques de l'Encéphale. Th.* agr., Paris, 1860, p. 124.

(3) Duret. *Traumatismes cérébraux,* Paris, 1878, Chap. II, p. 158.

(4) S. Duplay. *Leçons sur les traumatismes cérébraux,* recueillies par Poirier, Paris, 1883.

(enfoncements osseux, corps étrangers, épanchements sanguins ou séreux, tumeurs, etc.) ;

2° L'autre *physiologique :* l'HYPERTENSION INTRA-CRANIENNE, presque constamment accompagnée au dehors, ainsi que nous l'avons vu à propos de la *commotion,* d'une HYPERTENSION ARTÉRIELLE.

La *commotion cérébrale* se caractérise aussi en partie, par de l'*hypertension intra-cranienne* sous l'influence de *forces, vives intérieures* (hydro-dynamiques spécialement) développées par le choc et la dépression cranienne: mais *cette hypertension* est à peu près *instantanée,* peu durable, et ordinairement tend *à décroître* plus ou moins vite.

L'*hypertension intra-cranienne* de la COMPRESSION, tantôt succède immédiatement au choc et à la commotion, dont elle prolonge les effets ; tantôt elle apparait alors que les phéno-mènes de la commotion *ont cessé*, après *un intervalle libre ou lucide ;* elle persiste un temps plus ou moins long, et *parfois ses effets vont* CROISSANT.

La CONTUSION CÉRÉBRALE, assez fréquemment produite par un choc, qui détermine, en même temps, de la *commotion,* mais *pas toujours,* se manifeste surtout par des *lésions destructives* et des *symptômes localisateurs,* et par des *symptômes généraux,* dont l'origine est principalement dans l'*intoxication hématique,* ainsi que nous l'avons exposé.

Dans un grand nombre de *traumatismes cranio-cérébraux,* la *commotion,* la *contusion* et la *compression* s'associent ou se succèdent dans les effets produits sur les masses encépha-liques.

Ceci nous explique les parentés, ou les analogies des symptômes observés ; mais il y a aussi des différences de combinaisons ou de degrés, qui nous ont permis l'établisse-ment et la distinction, *en clinique,* de ces *trois grands* SYNDROMES des traumatismes cérébraux.

Dans ces divers cas, le *groupement ou la succession* des *symptômes nerveux sont différents.*

La COMPRESSION est le troisième des grands SYNDROMES des *traumatismes cranio-cérébraux.*

Nous étudierons successivement :

1° Sa *physiologie expérimentale* et sa *pathogénie ;*

2° Ses *symptômes* GÉNÉRAUX ;

3° Les *symptômes des* COMPRESSIONS OSSEUSES, et les COMPRESSIONS OBSTÉTRICALES ;

4° Les *symptômes des* COMPRESSIONS *par* ÉPANCHEMENTS SANGUINS et les APOPLEXIES TARDIVES ;

5° Le *diagnostic des* COMPRESSIONS ;

6° Leur PRONOSTIC ;

7° Leur TRAITEMENT.

La *symptomatologie* et le *traitement* des COMPRESSIONS ont réalisé des *précisions,* et notablement *progressé,* dans ces dernières années.

CHAPITRE II.

PHYSIOLOGIE EXPÉRIMENTALE
ET PATHOGÉNIE
DES COMPRESSIONS CÉRÉBRALES.

I. — *Période ancienne.* — Premières conceptions et expériences de Haller, Beer, Boerhave, Astley-Cooper, Malgaigne, Flourens, Pawes (1868). Les deux seuls *physiologistes, qui firent des recherches assez suivies furent Leyden et Pagenstecher;* le premier fit des injections albumineuses dans le crâne et en étudia les effets physiologiques sur la respiration et le pouls ; Pagenstecher employa les injections de cire solidifiable.

II. — *Nos recherches de 1878.* — En ce qui concerne la *compression cérébrale,* leurs principaux résultats furent les suivants : *a*) En raison de la restriction d'espace à l'intérieur du crâne, gêne de la circulation cérébrale (il coule moins de sang veineux par le bout périphérique de la jugulaire du cheval) ; élévation de la tension artérielle (par excitation du centre vaso-moteur) ; à un moment, arrêt de la circulation encéphalique (anémie des centres nerveux) et mort, quand la pression intra-cranienne dépasse la tension artérielle. — *b*) Rapports du degré de la pression intra-cranienne avec le développement des troubles cérébraux et bulbaires observés : expériences variées chez les chiens, à l'aide d'injections de liquides inabsorbables dans la dure-mère ou dans la cavité arachnoïdienne. — *c*) De la diminution de capacité du crâne nécessaire pour déterminer l'apparition des troubles cérébro-bulbaires. Recherches de Pagenstecher par les injections épi-durales de cire solidifiable, et de Duret sur les effets des injections intra-arachnoïdiennes, un peu différents. Diminution de capacité du crâne chez l'homme dans les compressions ; quantité de sang épanché entre la dure-mère et les os, dans la cavité arachnoïdienne. — *d*) Description sommaire des troubles *cérébraux* et des troubles *bulbaires,* que nous avons observés dans les compressions expérimentales chez les animaux. Effets sur le pouls, la respiration, la température centrale, la tension artérielle, etc... Recherches sur différents modes de compression expérimentale : compressions extemporanées, compressions par des corps solides, compressions ventriculaires ; compressions *localisées* sur différentes régions de l'encéphale. Action des corps comprimants sur les nerfs de la dure-mère. Résumé des troubles observés dans les diverses compressions expérimentales ; les *phases* ou *degrés* de la compression ; les troubles locaux.

III. — *Théories de V. Bergmann et recherches de Cramer (1880).* — Les premières théories de Bergmann, s'appuyant sur les recherches de divers expérimentateurs, Leyden, Duret, Pagenstecher, Schreiben et Naunyn, Mosso, et autres, il admit l'existence de l'excès de tension du liquide céphalo-rachidien ; et, d'autre part, considérant l'équation théorique de Geigel et la loi de Poiseulle, il conclut que dans la compression cérébrale, il existait *un mélange d'hyperhémie et d'anémie* (dysdtamorrhysis) ; de là résultaient les symptômes cérébraux observés ; le ralentissement du pouls serait dû à l'excitation du nerf vague. Quelques années plus tard, il admet plus simplement que les troubles observés sont le résultat de la compression des capillaires et de l'*anémie cérébrale,* produite par l'action du liquide cérébro-spinal. — Objections opposées à cette théorie ; il prend soin de les réfuter. D'après Cramer, son élève, la *stase veineuse* se produit la première et entraîne la stase dans les capillaires. Le pouls veineux cérébral est le résultat de la compression des sinus par la dilatation des artères de la base, à *chaque systole cardiaque*. La résorption rapide du liquide céphalo-rachidien n'est pas telle qu'elle ne puisse exercer une action compressive dans certaines conditions ; la résorption du liquide céphalo-rachidien par les capillaires et les veines est remarquablement entravée dans les compressions : ce qui explique qu'il puisse déterminer des troubles. D'après une autre objection : la présence du liquide céphalo-rachidien à l'intérieur du crâne, ne serait pas indispensable pour obtenir des effets de compression (Schnitgler et Reiner, Deucher, laissent au préalable s'écouler le liquide au dehors) ; on peut, en effet, obtenir encore des phénomènes de compression, mais il faut une pression plus forte et plus vaste, de manière à ce que la masse nerveuse elle-même se trouve *anémiée*. En résumé, les expériences de V. Bergmann sont une excellente confirmation du résultat de nos recherches antérieures sur le rôle du liquide céphalo-rachidien, dans la pathogénie des compressions : il répartit et transmet les pressions, et détermine divers degrés d'anémie cérébrale.

IV. — *Recherches de F. Franck (1877).* — Effets d'une compression de la surface du cerveau, par une ampoule élastique gonflée d'air, sur le cœur et la respiration : troubles d'origine irritative et troubles d'anémie cérébrale.

V. — *Recherches de Naunyn et Schreiber, Falkenhein, Schlulten, etc. (1881-1887).* — Compressions par des injections liquides dans le cul-de-sac lombaire. Effets comparables aux nôtres sur le cœur et la respiration : ils signalent les *vagues de pression*. Schulten étudie principalement les effets de la compression cérébrale sur la circulation oculaire, sur la papille optique (1884) et certains troubles des compressions localisées.

VI. — *Recherches d'Adamkiewicz (1883-1897).* — Adversaire de V. Bergmann, il a fait surtout des expériences de compressions localisées, à l'aide de tiges de laminaire introduites sous le crâne. Les troubles dits de compression seraient pour lui (comme pour Malgaigne), des phénomènes d'irritation mécanique, d'excitation des éléments nerveux : le tissu encéphalique serait *compressible*, et il y aurait *tassement des éléments nerveux* et *expression des sucs tissulaires et du sang* ; il méconnaît les troubles cérébro-bulbaires des compressions ; cela tient au procédé qu'il a employé. — Roncoli et autres ont étudié (1898) les modifications histologiques survenant dans les éléments nerveux comprimés par une méthode analogue à celle d'Adamkiewicz ; nous aurons à en parler ultérieurement.

VII. — *Recherches d'Albert et Schnitzler* (de Vienne) *(1889-1894).* — Ils sont partisans de la stase veineuse et de l'hyperhémie dans la compression cérébrale, et c'est à l'excitation produite par l'acide carbonique du sang veineux, qu'ils attribuent la plupart des phénomènes observés.

VIII. — *Expériences de P. Giégler et Frank (1896).* — Compressions à l'aide d'une ampoule de caoutchouc : ils montrent que les sinus veineux seraient en partie compressibles, au moins dans certains de leurs segments : de là, la production d'une stase veineuse rétrograde ; ils sont, eux aussi, partisans du rôle important de la stase veineuse et de l'hyperhémie dans la production des symptômes de compression. Étude du pouls veineux et des pulsations cérébrales, dans les compressions.

IX. — *Recherches de V. Horsley et Spencer (1892).* — Compression avec un sac rempli de mercure progressivement : ils en étudient les effets graduellement croissants sur le cœur, la tension artérielle, la respiration. Effets de la section des nerfs vagues, de la respiration artificielle. Les compressions localisées ont des effets généraux cérébro-bulbaires, comme les injections liquides. Expériences de compression directe sur le plancher du IV° ventricule.

X. — *Recherches de Van Stokum (1893).* — Il admet l'existence d'un centre vaso-moteur cortico-cérébral, dont l'irritation dans les compressions est la cause de tous les phénomènes bulbaires. Une objection expérimentale de Druif.

XI. — *Recherches de Léonard Hill (1896)*. — Études nombreuses et très variées du physiologiste anglais. Il analyse les effets des compressions cérébrales par trois méthodes expérimentales : 1° *par les injections salines intra-cérébrales*, avec inscriptions graphiques simultanées de la pression artérielle générale, de la respiration, de la pression du liquide céphalo-rachidien, et de la pression veineuse intra-cranienne. Il constate, comme Leyden et nous, des effets généraux cérébro-bulbaires, et cela d'une manière très précise à cause de ses multiples graphiques. Dans les compressions localisées il faut tenir compte des *chambres cérébrales* divisant en partie l'espace cranien. Dans certaines conditions, bloquage de l'isthme de l'encéphale. 2° *Compressions expérimentales par des épanchements de sang*, déterminés en mettant en communication l'une des carotides avec la cavité arachnoïdienne, afin d'y produire un épanchement sanguin comparable aux épanchements inter-méningés traumatiques : alors, rémission fort lente des symptômes de compression; et elle varie selon la chambre cranienne. 3° *Méthodes des compressions locales produites par une ampoule élastique introduite dans la cavité cranienne*. — Les effets varient suivant le siège dans les diverses chambres craniennes et selon le degré de compression : c'est dans la chambre cérébelleuse qu'on obtient le plus rapidement les symptômes graves, et une faible distension suffit à amener la mort. 4° *Stases vasculaires et œdèmes collatéraux dans les compressions* (localisées).

XII. — *Recherches de Cushing (1901)*. — 1° Examen direct, par la *fenêtre cranienne*, des modifications vasculaires dans les compressions. Les divers degrés et phases de l'anémie cérébrale. 2° Étude des *courbes de la pression artérielle* dans les compressions cérébrales graduées : apparition des vagues Traube-Hering ; dissociation du fonctionnement des différents centres bulbaires (respiration cardiaque et vaso-moteur), leur résistance variable ; respiration de Cheyne-Stokes ; le centre vaso-moteur est l'*ultimum moriens*, et à cause de cela on peut quelquefois rappeler à la vie, par la respiration artificielle, alors même que les mouvements respiratoires et cardiaques ont cessé.

XIII. — *Recherches expérimentales de Kocher - Maasland - Solh'koff (1901)*. — Compressions par des charges diverses exercées à la surface du cerveau, à l'aide de poids ; on recueille en même temps, les courbes graphiques du pouls, de la respiration et de la tension artérielle. Effets des compressions répétées ; épuisement de l'animal. Effets des compressions légères, fortes, très fortes, sur la respiration, la circulation, et la pression sanguine. On constate que le centre respiratoire est le plus excitable et le plus rapidement influencé ; le centre cardio-inhibiteur vient ensuite, mais ne se paralyse que par une anémie persistante ; le centre vaso-moteur est le plus résistant. Théorie de Kocher sur le mécanisme de la compression cérébrale ; son schéma physique. Critique de ses recherches expérimentales. Les *quatre stades* de la compression : 1° *Stade de compensation ou de compression latente* (simple, reflux veineux et céphalo-rachidien, qui livre de la place). — 2° *Stade de la compression initiale* (il y a alors un mélange d'hyperhémie, de stase veineuse et d'anémie, un dysdiamorrhysis). Il est ordinairement de courte durée, sauf dans les compressions lentes. — 3° *Stade de la compression cérébrale manifeste* (ou de l'*anémie cérébrale pure et simple*). Il existe un adiamorrhysis, plus ou moins prononcé, intermittent, apparition des vagues Traube-Hering, résultats de la lutte de la pression sanguine contre la pression cérébrale. — 4° *Haut stade de la compression manifeste* : l'anémie cérébrale est absolue et les capillaires cérébraux tout à fait vides de sang ; les centres bulbaires s'épuisent, c'est à dire que la respiration est devenue superficielle et rare, le pouls petit et rapide, et la pression artérielle baisse progressivement jusqu'à la mort.

XIV. — *Expériences de Zéri (1903)*. — Compression d'une colonne d'eau salée pénétrant par une canule pariétale, modification de la pression intra-cranienne enregistrée par une seconde canule vertébrale. L'auteur admet l'anémie du tissu cérébral comprimé ; mais les troubles de la respiration et de la circulation sont des phénomènes bulbaires : ce qu'il démontre en comprimant le bulbe par un ballon mince gonflé d'eau.

Conclusions générales. — Nos recherches de 1878. Additions et modifications des expérimentateurs depuis 1878. — *En résumé :* les travaux des physiologistes confirment nos études, mais y apportent d'utiles précisions et quelques compléments techniques : l'expression, la déformation et parfois les déplacements des masses encéphaliques (faits que nous avons déjà signalés avec Pagenstecher) ; étude plus précise de la déséquilibration des centres bulbaires, et des réactions des centres vaso-moteurs sous forme de vagues Traube-Hering ; différents stades de la compression expérimentale de Kocher, comparables d'ailleurs aux différentes phases ou degrés, que nous avons établis, etc.

La mise au point du *mécanisme physiologique* de la COMPRESSION CÉRÉBRALE offre, à l'heure présente, un intérêt particulier. Car, si d'une part, nos conceptions et nos démonstrations *expérimentales* de 1878, sur les effets des *excès de pression* à la surface du cerveau ; si le rôle du *liquide céphalo-rachidien* et de son *hypertension ;* si nos déductions sur les effets produits sur la *circulation artérielle* et *veineuse intra-craniennes* (anémie des centres nerveux, expulsion du sang veineux), et sur la circulation artérielle générale ont été introduits en Allemagne par certains auteurs, où, comme le remarquait von Stokum, en 1893, elles sont connues sous leur nom (à notre détriment); si les résultats des *ponctions lombaires* à l'époque contemporaine ont montré le bien-fondé de l'*hypertension du liquide céphalo-rachidien ;* d'autre part, des contradicteurs se sont élevés, tels Adamkiewicz, pour attribuer la plupart des phénomènes observés à l'expression du *liquide tissulaire* et au *tassement des éléments nerveux.* Dauchez aurait observé des phénomènes comparables à ceux décrits par nous, après évacuation préalable du liquide céphalo-rachidien.

Enfin, certains expérimentateurs ont apporté des *données nouvelles* importantes, telles celles de L. Hill sur le déplacement et la compression *variable* des différentes parties des *hémisphères*, du *mésocéphale*, et du *cervelet*, dans les *diverses chambres* craniennes ; telles encore, celles de Kramer, Ziegler, Schulten (sur certaines particularités de la circulation veineuse intra-cérébrale), de W. Spencer et de V. Horsley, de Cushing (sur certaines modifications de la pression sanguine, de la circulation et de la respiration), de Polis (sur la déséquilibration des *centres bulbaires*), et enfin de Kocher (sur l'hydrodynamique de la circulation cérébrale, dans les compressions, etc.).

D'ailleurs, nous avons déjà fait allusion, à un certain nombre de ces *recherches expérimentales*, à propos du *rôle compensateur et régulateur du liquide cérébro-spinal* ou à propos *du mécanisme physiologique de la commotion*.

Il n'est plus accepté, aujourd'hui, de *rejeter l'existence de la compression cérébrale*, et de dire qu'il s'agit de phénomènes d'*irritation* et d'*encéphalite*, comme au temps de Gama, de Malgaigne, lorsque ces auteurs voulaient combattre les *abus du trépan*.

On admet, plus généralement, que l'*hypertension intra-cranienne*, joue un rôle capital, dans beaucoup d'affections du *myélencéphale*, ainsi que l'ont montré les ponctions lombaires.

Nous allons maintenant procéder méthodiquement à l'exposé des *théories* et *recherches expérimentales*, sur la *physiologie* et la *pathogénie* de la COMPRESSION CÉRÉBRALE.

I. — PÉRIODE ANCIENNE.

Galien, puis *Haller* ont signalé la gravité de la *compression cérébrale*. Chez les animaux, ce dernier, en particulier, observa de la *torpeur* et du *stertor*.

Rus injecta du sang dans le crâne d'un chien et constata des phénomènes de compression.

Haller, dans des expériences nombreuses constata que, par la compression du cerveau, les chiens éprouvaient de la douleur ; et, si la compression était plus forte, ils tombaient endormis et ronflaient.

Boerhave rapporte l'histoire d'un mendiant, à Paris, qui, ayant une *perte de substance* au crâne, laissait, pour quelques pièces de monnaie, *comprimer son cerveau;* il percevait subitement des milliers d'étincelles, perdait la vue, et tombait dans un profond sommeil, qui survenait avec tous les symptômes d'une légère apoplexie ; si on éloignait la main, tous ces troubles disparaissaient comme ils étaient venus (1).

Astley Cooper, par le doigt introduit par un trou de trépan, chez un malade, constatait : à une faible pression, de la douleur, de l'agitation ; et, à une pression plus forte, un état comateux avec ralentissement du pouls.

(1) Boerhave. *Institutes*, 1742, II, p. 307.

Magendie signale :

« Que, si on presse sur le sac d'un *spinabifida*, tandis que la main est appliquée sur la fontanelle supérieure, on sent le cerveau s'épandre à mesure que le sac se vide. A une pression plus grande, les fonctions du système nerveux sont troublées ; l'enfant tombe dans le sommeil, puis dans le coma, et présente bientôt tous les symptômes, qu'on observe chez les animaux, quand la quantité du liquide céphalo-rachidien est artificiellement accrue » (1).

Serrus, introduisant par un orifice au crâne un bistouri, piquait le *sinus longitudinal*, de manière à laisser couler le sang dans la cavité arachnoïdienne, voulant ainsi étudier l'attaque apoplectique et la compression ; les résultats furent défectueux.

Flourens, sur de jeunes pigeons, sans ouvrir le crâne, piquait avec une aiguille, un *sinus veineux* ou une *artériole*. Il observait, au moment de l'hémorragie, la perte de la connaissance, des troubles dans les mouvements, des convulsions. Il pouvait obtenir les mêmes symptômes, en comprimant entre les doigts, le crâne encore mou de jeunes animaux (2).

Malgaigne, pour étudier les phénomènes de la compression, injectait de l'eau dans le crâne des chiens. Il remarqua qu'il pouvait introduire une assez grande quantité de liquide, avant qu'ils succombent ; et de ce fait, il concluait que, chez l'homme, la compression n'était pas dangereuse en elle-même, et que les troubles graves observés chez lui, dépendaient uniquement de l'*encéphalite*.

En 1868, *Panas*, rechercha quelle quantité de liquide, il fallait introduire dans le crâne d'un chien, pour produire des phénomènes de compression ; il injectait de l'huile, liquide peu absorbable. Il lui suffisait de l'injection de 5 gr. d'huile entre le crâne et la dure-mère, pour déterminer chez un chien, une *torpeur profonde*, qui dura 24 heures, après lesquelles il succomba. Un autre animal mourut en quelques heures après l'introduction de 34 gr. de sang entre l'os et la dure-mère. Ce chirurgien remarqua également, que les accidents de compression sont *plus hâtifs* et *plus graves*,

(1) Magendie. *Recherches physiol. et clin. sur le liquide céphalo-rachidien*, Paris, 1842.

(2) Flourens. *Recherches expérimentales sur les fonctions du système nerveux*, Paris, 1842.

lorsque l'injection a lieu *entre l'os et la dure-mère*, que quand on la fait dans la *cavité arachnoïdienne*.

C'est là, selon nous, une remarque parfaitement exacte, en rapport avec les observations cliniques et nos recherches (1).

Dalton, par l'introduction du doigt, à travers un orifice du crâne, a obtenu, chez les animaux, *une anesthésie complète*. C'était là un effet de la compression des régions postérieures de l'expansion pédonculaire (2).

En réalité, les deux seuls physiologistes, qui, avant nous, firent quelques recherches un peu suivies, furent *Leyden* et *Pagenstecher*.

Leyden, en 1866, fit des injections albumineuses dans le crâne, entre la dure-mère et les os, sous une pression de 180 à 900 mm Hg. Il constata d'abord une augmentation des oscillations cérébrales, s'éleva jusqu'à 30 mm Hg. Les animaux étaient narcotisés par la morphine.

Sous une faible pression (à 50 mm Hg), il observa : de la douleur, des gémissements, de l'agitation, qu'il attribua au décollement de la dure-mère.

Une injection à la pression de 100 à 200 mm Hg produisait, à mesure qu'elle s'élevait, les symptômes suivants, et dans cet ordre : cris, convulsions, respiration irrégulière, coma ; puis, de lents et forts battements de cœur, et la dilatation des pupilles avec nystagmus, troubles suivis bientôt d'une accélération du cœur, et de la cessation de la respiration.

Du côté du *pouls* : augmentation de la fréquence à 50 mm Hg ; celle-ci continua de s'accroître jusqu'à 150 mm Hg ; puis le pouls devint irrégulier, à 250 mm Hg, accélération subite, et parfois la mort.

Leyden a montré aussi le rôle important du *vague* dans le ralentissement du pouls ; en effet, celui-ci disparaît, dès qu'on a pratiqué la section de ce nerf.

Les forts battements du cerveau, observés dans la compression, sont déterminés par le ralentissement des battements du cœur ; mais, les oscillations de la pression cérébrale, qui, au moment de la compression s'élèvent parfois jusqu'à 20 mm Hg., descendent à 4 mm Hg, *après la section des vagues*.

La *respiration*, au moment des douleurs, est précipitée, irrégulière. Dans le coma, elle est profonde et ralentie. Elle devient tout-à-fait

(1) Panas. *Bull. de la Soc. de Chir.*, 1868, p. 92.
(2) Dalton. *New-York Méd. Journ.*, 1876.

irrégulière à une forte pression, en même temps qu'apparaissent de profondes respirations passagères.

Le *cœur* bat deux minutes encore, après l'arrêt de la respiration Son arrêt, dit Leyden, n'est pas le résultat de la compression cérébrale, mais de la syncope causée par le manque d'oxygène, à cause de la suspension de la respiration.

C'est là une erreur d'interprétation, selon les physiologistes contemporains, qui admettent, que, dans ces circonstances, l'arrêt du cœur est, au moins en grande partie, le résultat des *troubles bulbaires* (1).

Pagenstecher, en 1871, a fait, dans le crâne des chiens, des injections de cire solidifiable, et s'est occupé de rechercher la quantité dont il fallait diminuer la capacité du crâne, *pour obtenir des phénomènes de compression.*

Pourtant, il ne fit pas d'injections dans la cavité arachnoïdienne, mais seulement entre le crâne et la dure-mère. D'autre part, il n'étudia pas les effets de la compression sur la *circulation intra-cranienne ;* il ne rechercha pas, s'il s'écoulait autant de sang par les jugulaires, pendant qu'elle s'exerçait. Enfin, il s'en tint à l'étude du *pouls,* mais il n'étudia pas à l'hémodynamomètre les *modifications de la tension artérielle,* comme nous le fîmes peu après.

En 1877, F. Franck, montra par d'intéressantes expériences physiologiques, sur lesquelles nous reviendrons, que *l'augmentation de la pression intra-cranienne* produit le *ralentissement des battements du cœur,* résultat obtenu aussi par l'augmentation de la pression intra-cardiaque (2).

II. — NOS RECHERCHES DE 1878.

Dans nos expériences de 1878, nous nous sommes occupé d'abord de la COMMOTION, avant d'étudier le mécanisme de la COMPRESSION. Nous avons évité ainsi la déduction facile des troubles, de l'une, de la connaissance des troubles de l'autre. Nous n'avons pas, comme le firent plus tard, plusieurs auteurs allemands, caractérisé la COMMOTION en disant qu'elle est une COMPRESSION AIGUË.

Nous avons vu, en effet, dans cet ouvrage, que la COMMOTION

(1) Leyden. *Beiträge und Untersuchungen zur Physiol. und Pathol. des Gehirns,* Wirchow's Archiv., 1866, Bob. 37, s. 520.

(2) F. Franck. *Trav. du Lab. de Marey,* 1877, p. 273-292.

est le résultat de l'action de FORCES VIVES développées instantanément par le choc, à l'intérieur du crâne, en particulier, de *l'action* HYDRODYNAMIQUE.

Il y a entre la commotion et la compression une différence analogue à celle qui existe, entre la détonation *d'une arme à feu* et le mouvement *d'un piston* à l'intérieur de son corps de pompe.

Dans la COMPRESSION, les *forces vives intérieures* sont mises en jeu lentement, *progressivement*, et le plus souvent, le développement des manifestations extérieures, est en quelque sorte, cynématographique.

a) En 1878, après quelques considérations sur la *pression normale à l'intérieur du crâne*, selon les données de Leyden et sur ses corrélations avec la tension intra-oculaire selon Hippel et Grusshagen, nous avons examiné le mécanisme des *effets généraux des pressions*, exercées à la surface de l'encéphale, d'abord par des liquides absorbables et non absorbables (gélatine, huile, eau, etc.), liquides qui permettent d'exercer une compression sur de larges surfaces.

Il est évident que, dans ces conditions, le *liquide céphalo-rachidien* se déplace facilement et entre en tension ; et, ayant mis en jeu l'élasticité des tissus et des ligaments vertébraux, il exerce son action *sur les sinus* et *les veines,* et en dernier lieu, sur les artères cérébrales, la masse nerveuse elle-même, étant pour ainsi dire, incompressible.

Le sang des *veines* est d'abord expulsé ; puis, l'action du corps comprimant a pour effet de diminuer le passage dans la masse encéphalique, du sang veineux, provenant des capillaires, et du système artériel. Nous avons pu nous rendre compte de ce fait, en examinant, chez un cheval, qui subissait une *compression* à la surface de l'encéphale (injection de cire), la *quantité de sang*, qui s'écoulait par les veines jugulaires : elle était, en effet, *très amoindrie.*

Dans ces circonstances, la *tension du sang veineux* au cou, baisse considérablement, ainsi que nous l'avons vérifié à l'aide d'un hémodynamomètre placé dans le bout périphérique de la *veine jugulaire :* avant la compression elle s'élevait à 13 — 16 centimètres ; après l'injection, elle baissa considéra--blement et descendit à 4 centimètres. Cette faible tension ultime, représentait l'écoulement *du sang veineux provenant de la face* (1).

____

(1) Duret. *Traumatismes cérébraux,* 1878, p. 65.

Dans les *compressions cérébrales*, il pénètre donc moins de sang dans le cerveau, puisqu'il en revient moins. Nous verrons, cependant, que l'effet des compressions épi-cérébrales, est *d'élever la tension artérielle générale*, c'est-à-dire dans le bout central de la carotide, où elle était prise dans nos expériences,

Ce fait est la conséquence de l'excitation du *centre vaso-moteur bulbaire*, par la compression.

Comme Leyden, nous avons constaté que la mort survenait lorsque la *pression intra-cranienne s'élevait au-dessus de la tension artérielle*, c'est-à-dire atteignait 18 à 20 cm. Hg.

D'autre part, la diminution considérable du sang veineux provenant de l'encéphale, pendant la compression, nous prouve que malgré l'élévation considérable de la tension artérielle générale, *il se produit une anémie des centres nerveux*.

Nous montrions, dans nos recherches, l'analogie, la presque similitude de nos résultats avec ceux de l'*anémie cérébrale* produite dans les expériences de Conty, par l'injection de grains de poudre de lycopode, oblitérant les artères cérébrales : une élévation brusque de la *tension artérielle générale*, un ralentissement accusé du pouls, avec excès d'amplitude des oscillations de la colonne mercurielle; enfin troubles généraux cérébro-bulbo-médullaires, tout à fait comparables dans les deux cas (1).

Dans les expériences de Conty existe une seconde période, dans laquelle la tension artérielle baisse rapidement et le pouls devient très rapide. Ce sont des effets que nous observions aussi, dans nos expériences, lorsque l'*hypertension intra-cranienne* se rapprochait de la *tension artérielle*.

Dans des recherches postérieures aux précédentes, L. Hill a étudié avec soin les effets de l'*anémie cérébrale*, obtenue par la ligature des 4 artères principales de l'encéphale (les 2 carotides et les 2 vertébrales) : les troubles nerveux et les troubles généraux sont tout à fait comparables dans les deux cas (2).

Nous reviendrons plus tard sur ce point.

(1) Duret. *Traumatismes cérébraux*, Paris, 1878, p. 67 et 163.

(2) L. Hill. *The Physiology and Pathology of the cerebral circulation*, London, 1896, p. 117.

Cybulski, injectant une solution saline dans le crâne a trouvé que les symptômes bien connus de la *compression cérébrale* se produisaient quand le cours du sang commençait à s'arrêter dans la carotide, c'est-à-dire, quand la pression intra-cranienne atteignait celle de la carotide (1).

b) **Dans une autre série d'expériences, nous avons étudié, plus en détail, les effets de ces excès de pression exercés à la surface de l'encéphale, et les *rapports du degré de la pression intra-cranienne avec le développement des troubles cérébro-bulbaires*.**

Chez un chien, dont l'intérieur du crâne était en communication avec une colonne de liquide gélatineux, pénétrant dans la cavité arachnoïdienne, et *dont la tension était progressivement croissante,* nous avons observé :

1° à 18 cm. de pression, un pouls à 80, une respiration à 14 ; 2° à 20 cm., P. 86. R. 16. Tension artérielle 12, 3 cm Hg ; 3° à 25 cm. de pression, P. 84. R. 20. Tension artérielle 11, 15 cm. Hg ; 4° Pression à 27 cm. Hg. P. 40. R. 0. Tension artérielle 21 cm. Hg.

On voit que dès que la *pression intra-cranienne* dépasse notablement la *tension artérielle,* les phénomènes *bulbaires* graves (du côté du pouls et de la respiration) apparaissent tout d'un coup, pour ainsi dire. Après 2 ou 3 minutes, le pouls devient incalculable, la respiration reste suspendue, et quand la pression est à 3 cm. la mort survient, la tension artérielle étant à ce moment à 25 cm. Hg.

C'est vers 20 à 23 cm. Hg de pression intra-cranienne, que les symptômes graves apparaissent. Mais, bien auparavant, des troubles importants sont observés :

1° A 10 cm. Hg de pression intra-cranienne ; légère tendance de l'animal à s'endormir, fatigue musculaire, troubles de la respiration. R. 60. P. 100 ;

2° Pression intra-cranienne à 15 cm. Hg : l'animal incline la tête et s'endort ; sopor sans bruit, sommeil silencieux ;

3° Pendant que la pression intra-cranienne s'élève de 15 à 25 cm Hg : coma profond, respiration entrecoupée, hoquet du diaphragme ; battements du cœur petits, incomplets ; enfin, arrêt de la respiration. Pendant ce temps, la *sensibilité* s'est graduellement éteinte.

____

(1) Cybulski. *Centralbl. f. Physiol.,* Leipsig. — id. Wien, 1890, p. 834. — Cybulski, constatait ces faits à l'aide d'un instrument de son invention : le *photohématocomètre.*

Nous avons aussi recherché les effets de la compression exercée par une colonne d'eau *à pression graduellement croissante.*

Chez un chien, par l'injection de 60 à 70 gr. d'eau, entre la dure-mère et l'os, nous avons obtenu la mort en 9 minutes, avec raideur tétanique progressive, respiration peu à peu stertoreuse et ralentie, pouls d'abord ralenti, puis devenu incalculable.

A l'autopsie : dure-mère décollée, mais intacte ; entre elle et l'os, hématome par lésion d'une petite branche de la méningée ; aqueduc de Sylvius élargi ; mais, aucune lésion, aucun pointillé dans les centres nerveux.

Nous faisons observer à propos de ce cas, que c'est surtout, *au moment de la décompression,* lorsque celle-ci est *brusque,* que s'observent les *hémorragies capillaires.* Mais, chez notre animal, au moment de la mort, la pression *persistait* et elle atteignait 23 cm. Hg.

Du *côté cérébral,* les phénomènes avaient été *progressifs,* comme dans le cas précédent : sommeil silencieux, puis coma, respiration ralentie progressivement, puis entrecoupée, stertoreuse ; insensibilité générale progressive, ainsi que la diminution des réflexes et de la sensibilité cornéenne.

Dans une autre expérience, nous avons fait l'injection de 60 gr. *d'huile* dans la cavité arachnoïdienne.

Quand la pression intra-cranienne atteignit 25 cm. Hg. on vit survenir de la somnolence, du coma, de la résolution musculaire, une lenteur excessive du pouls et de la respiration, de la dilatation des pupilles, de la saillie des globes oculaires ; une émission involontaire des urines et la mort.

Nous avons fait, chez cet animal, plusieurs *décompressions brusques.* Aussi à l'autopsie, nous trouvâmes : des sillons sanglants, à la convexité des hémisphères ; de nombreux petits foyers sur le plancher du IV⁰ ventricule ; sur les sections transversales, le *bulbe rachidien* apparaissait criblé de petits points hémorragiques.

La cavité arachnoïdienne a des facultés d'absorption, très grandes.

Dans un cas, où une colonne d'eau à 15 cm Hg., avait été mise en communication *avec la cavité arachnoïdienne,* il fut absorbé en 20 minutes 585 grammes d'eau (un demi-litre), soit 38 grammes par minute. Cependant l'animal revint à lui, et mourut 24 heures après.

Il est à remarquer que, dans ce cas, les phénomènes de choc, au moment de la mise en communication, furent presque nuls, en tout cas bien moins intensifs que dans les compressions *extra-dure-mériennes*. C'est là un fait, qui concorde avec ce qu'on observe en clinique humaine, *dans les hémorragies arachnoïdiennes*, qui surviennent insidieusement sans ictus.

A l'autopsie de cet animal nous trouvâmes une dilatation de l'aqueduc de Sylvius, un piqueté hémorragique à l'angle supérieur du IVe ventricule, au siège des noyaux oculo-moteurs communs (d'où la persistance du nystagmus), et au niveau du V de substance grise de l'angle inférieur (d'où les troubles accentués de la respiration). Enfin, il existait un *caillot péri-bulbaire* dû à la rupture d'une artériole de l'orifice de Magendie.

Le résultat le plus général de cette série d'expériences fut que les troubles produits *par une pression graduellement croissante*, à la surface des hémisphères, *augmentent d'intensité à mesure que cette pression s'élève*.

Ils consistent d'abord, dans la somnolence et une légère dépression des facultés cérébrales, dans de l'engourdissement et de la fatigue musculaire, dans la lenteur de la transmission des impressions sensibles, *lorsque la pression est encore basse*, c'est-à-dire de 8 à 15 cm. Hg.

Sous une pression de 20 à 23 cm. Hg, les troubles sont beaucoup plus graves, et consistent dans le coma et la perte du fonctionnement cérébral.

Si la *pression intra-cranienne surpasse la tension artérielle*, la mort survient en quelques minutes : ce fait arrive quand la *pression cérébrale* atteint de 20 à 25 cm. Hg. La *tension artérielle* augmente ainsi pendant un certain temps, à mesure que la pression épi-cérébrale s'élève, puis, elle baisse rapidement.

c) Nous nous sommes proposé dans une autre catégorie d'expériences de résoudre ce problème: de combien faut-il *diminuer la capacité du crâne*, chez l'animal, et comparativement chez l'homme, *pour voir survenir les phénomènes cérébro-bulbaires de la* COMPRESSION ?

La solution est importante, en clinique : car, c'est à des dépressions du crâne par enfoncement ou à des épanchements sanguins inter-méningés, que nous avons affaire le plus

souvent, dans les traumatismes cranio-cérébraux. Il s'agit
d'apprécier dans quelle mesure, dans quelles conditions, ces
diverses lésions peuvent déterminer des phénomènes généraux
de *compression*, ou si l'origine des troubles observés est sous
la dépendance d'une autre influence pathologique. D'autre
part, *si la compression est réellement en cause*, il y a intérêt,
au point de vue thérapeutique, à faire, souvent d'urgence,
une *trépanation décompressive*.

Pour arriver à un résultat suffisamment précis, il faut injecter,
à l'intérieur du crâne (avec une grande douceur, pour éviter
les phénomènes de commotion), une certaine quantité de cire
solidifiable ; et alors observer les troubles, qui surviennent.

Pagenstecher a fait uniquement des injections entre la
dure-mère et les os. Nous les avons répétées avec des résultats
comparables à ceux de l'expérimentateur allemand.

Dans un cas de Pagenstecher, pour un caillot de cire de **7** cc,
injecté entre la dure-mère et l'os, l'animal succomba dans un *profond
coma*, en 3 heures. La proportion du volume de la cire relative à celle
de la cavité du crâne, était de 0,086.

Dans un autre cas, où le volume du caillot de cire était seulement
de 4-6 cc, et la porportion 0.077, l'animal succomba le 5ᵉ jour, après
être tombé dans *état soporeux* avec *affaiblissement musculaire*,
engourdissement de la sensibilité et *dépression de plus en plus accusée
des facultés*.

Phénomènes bulbaires : le pouls, après chute à 60, s'élève progressivement et atteint 235 le 4ᵉ jour ; la respiration descend au-dessous
de 10, et ensuite remonte à 35 à la fin du 1ᵉʳ jour ; elle descend,
les jours suivants, au-dessous de 10. La température, de près
de 40°, après l'injection, baisse progressivement jusqu'à 35°, au
moment de la mort.

Si le volume de la cire est encore moins considérable, par exemple
de 2,8 cc à 3 cc, les manifestations consistent uniquement, *en un
peu de somnolence*, et de *dépression de l'intelligence*, ainsi que dans *une
faiblesse musculaire générale*. La proportion est alors de 0,46 à 0,49.
L'animal resta un certain temps apathique, et finit par se rétablir
complètement.

Chez un chien, qui était plongé dans un profond coma, à la
suite d'une injection de cire, Pagenstecher fit une trépanation,
et enleva entièrement la cire, qui comprimait l'hémisphère,

les accidents cessèrent ; mais l'animal mourut ensuite d'*encéphalite*.

Nous avons fait également des injections de cire *intra-arachnoïdiennes* (ce qui avait été négligé par Pagenstecher). Cette recherche est importante ; car beaucoup des hémorragies traumatiques, chez l'homme, *se font dans la cavité arach-noïdienne* (1).

Pour une injection de cire de 10 cc, *dans la cavité arachnoïdienne,* chez une petite chienne, l'animal ne présenta d'abord aucun signe de paralysie. On n'observa que des plaintes, des gémissements, un peu d'engourdissement de la sensibilité. Le 2ᵉ jour, l'animal tomba dans le coma et mourut dans la nuit. Il existait déjà un état gangreneux de l'hémisphère, à cause de l'arrêt vasculaire. La proportion était de 0,072.

Dans un second cas, le volume de la cire était moindre 5 cc. Il y eut d'abord un certain rétablissement ; puis, l'animal devint légèrement somnolent, affaibli, mais sans aucune paralysie du mouvement, ni trouble de la sensibilité. Le lendemain : somnolence, et un peu plus d'engourdissement de la sensibilité ; ses idées cérébrales semblaient s'élaborer très lentement. Si on le forçait à se lever et à marcher, il s'arrêtait devant un arbre, un pilier, et il ne cherchait pas à éviter les obstacles comme le ferait un chien, en bonne santé. L'animal restait volontiers couché ; et, il fallait l'exciter un certain temps, avant qu'il se décidât à se lever. Après avoir marché quelque temps, il semblait que son intelligence fût devenue plus vive, et il répondait aux caresses. Mort le lendemain.

L'état présenté par cet animal était très comparable à l'obnubilation intellectuelle progressive, que présentent en certains cas, les blessés atteints d'*une hémorragie arach-noïdienne,* qui se produit progressivement ou tardivement. Dans cette expérience, la cire s'était répandue à la surface de l'hémisphère, sous forme d'une lamelle de 2 à 4 mm. d'épaisseur. Le volume proportionnel à la capacité cranienne était de 0,08 centièmes.

Pourquoi faut-il injecter une plus grande quantité de cire *dans la cavité arachnoïdienne,* qu'*entre la dure-mère et les os* (jusqu'à 8, 10 et 12 cc³), si l'on veut obtenir des effets rapides de *compression,* alors que, sous les os, 4 à 6 cc suffisent pour déterminer des *troubles cérébro-bulbaires* accentués ?

(1) Duret. *Traumatismes cérébraux,* 1878, p. 185 à 190.

Dans les injections *extra-dure-mériennes*, la cire ne s'étale pas à la surface des circonvolutions; emprisonnée par la dure-mère, elle forme *bloc*, une *sorte de tumeur* très comprimante. Après une injection d'à peu près un centimètre d'épaisseur, on voit l'hémisphère cérébral très affaissé, la cavité ventriculaire est effacée; et le *bulbe aplati sur la gouttière basilaire;* l'artère basilaire et ses branches sont elles-mêmes très comprimées. Dans ces conditions, il n'est point surprenant d'observer des troubles *cérébro-bulbo-médullaires*.

De fait, chez l'homme, les épanchements extra-dure-mériens, pour peu qu'ils soient abondants, engendrent très rapidement le coma, le stertor, le ralentissement du pouls, des paralysies, et parfois une mort assez prompte : nous rapporterons de ce dernier fait, des exemples instructifs

Pourquoi, dans les injections *arachnoïdiennes,* les animaux, qui n'ont présenté d'abord aucun phénomène immédiat, tombent-ils, après quelque temps (le 1er ou le 2e jour dans quelques cas), dans le sopor et le coma, et meurent-ils au 3e ou 4e jour ?

Ces accidents, relativement tardifs, sont causés par les *troubles vasculaires* consécutifs : la circulation de l'hémisphère se trouve gênée; la congestion s'étend et souvent cause *une élévation de température.* Celle-ci, au contraire, s'abaisse dans les cas de compression simple, lorsque le caillot siège entre la dure-mère et les os.

Plus souvent encore, cette action compressive détermine un œdème des hémisphères, du bulbe, et enfin des foyers d'encéphalite.

La pathologie humaine nous fournit des faits tout à fait comparables.

D'après Pagenstecher, si on établit une comparaison entre l'homme et le chien, en tenant compte de la différence de capacité des crânes, on est conduit à admettre que, dans les *compressions extra-dure-mériennes,* une diminution de capacité de 58 à 60 cc en moyenne, *chez l'homme,* suffit à déterminer de la somnolence, une forte dépression de l'activité psychique, de la faiblesse musculaire générale.

L'état soporeux, la résolution musculaire arrivent avec une diminution de capacité de 67 à 72 cc.

Enfin de 100 à 120 cc de restriction d'espace, on observerait très rapidement le coma et la mort. Cela correspondrait assez bien à 3 ou 4 cuillerées à soupe de sang coagulé.

Nous croyons qu'avec des quantités beaucoup moindres de

sang épanché, on observe, en clinique, des troubles très accusés, surtout s'il s'agit d'épanchements *extra-duraux*. Nous verrons même des cas, où pour une ou deux cuillerées à café de sang, il existe des signes de compression, soit locaux, soit généraux, qui, en raison de la gêne de la circulation et de la congestion, sont *croissants*.

En appliquant la même méthode comparative à des *épanchements arachnoïdiens*, nous arriverons aux résultats suivants :

1° Un épanchement de 120 à 130 gr. de sang pourrait occuper la *cavité arachnoïdienne*, sans produire d'abord de *phénomènes de compression*. Le fait est exact dans quelques cas, mais *pour un temps*. En général, une ou deux cuillerées à soupe de sang, *dans l'arachnoïde*, suffisent à produire des accidents lents et progressifs, qui d'ailleurs ont de l'importance et ne doivent pas être négligés ;

2° Les épanchements de 240 à 250 gr., suffisent à produire le coma et la mort en quelques heures.

Dans un fait de von Bruns, la mort se produisit en 6 jours, chez un homme, qui n'avait que 75 cc de sang épanché dans la cavité arachnoïdienne.

Dans un autre cas de Panas, on vit la mort survenir dans le coma après 12 heures, avec un pouls petit à 48, chez un homme, qui avait 140 gr. de sang entre la dure-mère et l'os (1).

Ces *données expérimentales*, tout approximatives qu'elles soient, et applicables seulement dans les premiers jours, nous aideront, cependant, à comprendre la symptomatologie et l'évolution clinique des épanchements sanguins inter-méningés (2).

---

(1) Panas. *Bull. Soc. de Chir.*, 1869, p. 90.

(2) Nous aurons l'occasion de citer de nombreux cas, dont nous devons en mentionner ici quelques-uns.

Duvrieux. Chez un blessé, mort dans le coma, la nuit de son arrivée, on trouva 80 gr. de caillots, *entre la dure-mère et l'os ;* il y avait, en même temps, une fracture du rocher.

Dubujadoux. Epanchement *extra-dure-mérien sans fracture :* coma, hémi-plégie. Extraction par l'opération, 83 gr. de caillots extra-duraux. Guérison.

Hesseler. Epanchement extra-dural, *sans fracture*, à marche progressive : aphasie, paralysie de la face et du bras. Ablation de 180 gr. de caillots. Guérison.

Boinet : Malade dans l'état comateux, avec hémiplégie gauche : on trépane, mais on n'enlève pas le caillot. Hémiplégie. Mort. A l'autopsie, le caillot pesait 75 gr.

d) De nos recherches expérimentales sur les *phénomènes de* COMPRESSION, produits par l'injection intra-cranienne de

Raymond et Mouchotte. Le blessé est tombé dans un escalier de pierre, il est dans le coma et la résolution, avec respiration stertoreuse, irrégulière. On juge l'état trop grave, pour intervenir. Il meurt 16 heures après l'accident. A l'autopsie, fracture de la partie antérieure de l'étage moyen, et déchirure de la méningée. *Entre la dure-mère et l'os,* énorme caillot sanguin, de 10 × 12 cm., occupant toute la zone décollable. Il avait 7 cm. d'épaisseur.

On voit par ces divers faits que de 80 à 100 gr. les épanchements extra-dure-mériens, déterminent des accidents graves ; et, dans un cas, avec 75 gr. seulement, l'épanchement fut mortel. D'un autre côté, dans le fait de Hasseler, la vie fut possible, pendant plusieurs jours, avec un épanchement de 180 gr. : mais, il avait été *progressif.*

2° *Epanchements intra-arachnoïdiens.* A volume égal, les *épanchements intra-arachnoïdiens,* sont loin, en général, d'avoir une gravité *aussi immédiate,* que les épanchements *sus-dure-mériens.*

Duret. Nous avons, en 1890, enlevé un caillot arachnoïdien d'environ 160 à 180 gr., *qui avait mis une dizaine de jours* avant de donner naissance à des troubles aphasiques et parétiques. (*Congr. de Chir.* 1890).

Vandremer. C'est également au 8° jour, qu'éclatèrent les attaques d'épilepsie, qui emportèrent le blessé, en quelques heures. Il y avait une fracture de l'étage moyen et un vaste épanchement *arachnoïdien.* (*Soc. Anat.* 1872, p. 705).

Valat. Fracture para-médiane. Vaste caillot *arachnoïdien* ; mais, en même temps, foyer de contusion de F3. La mort survient en 12 heures.

Il est évident que dans ce cas, la gravité provient, en partie, des foyers de contusion et de fracture. *(Soc. Anat.,* 1888, p. 139).

Benoit. Fracture de l'étage antérieur et rupture de la méningée ; épanchement arachnoïdien. *Ce n'est qu'au bout de 8 jours,* que la malade tomba définitivement dans la stupeur et le coma ; elle mourut le 13° jour. (*Soc. Anat.,* 1878, p. 139).

Luys et Léo. Fracture para-médiane et fracture parallèle du rocher. Contusion frontale. Vaste épanchement *arachnoïdien,* surtout frontal. Mort le 4° jour. (*Soc. Anat.,* 1900, p. 78).

Cestan. Le malade présentait du coma, et les symptômes d'une apopléxie, ou d'une hémorragie intra-ventriculaire. Il mourut le 4° jour. On trouva une fracture longitudinale de la voûte ; avec un énorme épanchement *arachnoïdien,* couvrant les deux hémisphères. (*Soc. Anat.,* 1896, p. 385).

Baudet. Le blessé avait une fracture transversale de la voûte, s'étendant des deux côtés, qui nécessita une *double intervention,* à intervalle de plusieurs semaines. On enleva, chaque fois des caillots arachnoïdiens abondants. La première intervention n'eut lieu qu'au 10° jour, le blessé n'ayant présenté qu'à cette date, des symptômes d'hémiparésie du côté opposé et du gâtisme. La seconde intervention eut lieu 13 jours après la première. Ce fut seulement à cette date qu'apparut le second groupe de symtômes décisifs. (*Soc. de Chir.,* 1910, p. 1310).

Oppenheim et Lenormant. Le blessé entra à l'hôpital, seulement 3 jours après l'accident, avec des symptômes d'agitation et demi-coma. Température élevée à 40°. On crut d'abord à une infection méningée, puis à un abcès. Intervinrent des attaques épileptiques. On intervint le 4° jour. Ablation d'un vaste épanchement *arachnoïdien.* Mort le 6° jour. (*Soc. Anat.*).

On sait, d'autre part, que les épanchements, en particulier les épanchements arachnoïdiens, sont souvent précédés d'un *intervalle lucide,* durant plusieurs jours.

liquides inabsorbables, ou des compressions par des caillots de cire, nous avons tiré les *conclusions générales* suivantes :

TROUBLES CÉRÉBRAUX.

On peut observer trois degrés dans leurs manifestations.

1° A un *premier degré*, pour des compressions relativement légères, il existe un peu de dépression de l'activité intellectuelle, de la faiblesse générale, de l'épuisement musculaire, une diminution de l'aptitude à la perception des phénomènes sensoriels et sensitifs.

2° *Au second degré :* somnolence, état soporeux, résolution musculaire, sensibilité obtuse.

3° *Au troisième degré :* coma, c'est-à-dire disparition complète du fonctionnement des hémisphères (intellect, actes volontaires, sensibilité).

Ces troubles correspondent aux *états cliniques* suivants : 1° obnubilation intellectuelle, et confusion mentale ; 2° somnolence, ou état demi-comateux ; 3° coma.

Nous verrons que ces trois degrés sont en corrélation, avec les *trois stades de la compression*, indiqués par Kocher, plus tard, d'après ses expériences physiologiques : 1° *stade de la compression commençante ;* 2° *stade de la compression manifeste ;* 3° *haut stade de la compression* ou *stade de paralysie.*

Nos déductions s'appliquent directement à la clinique humaine : celles de Kocher sont plutôt expérimentales, mais utiles à connaître.

TROUBLES BULBAIRES.

En clinique humaine, comme des considérations et observations ultérieures nous le démontreront, les *troubles cérébraux* et les *troubles bulbaires* ne marchent pas toujours *pari passu :* car, il y a des inégalités dans la transmission de pression, dues à la présence des cloisons fibreuses intra-craniennes (faux de la dure-mère, tente du cervelet, isthme de Pacchioni, trou occipital), et à l'étroitesse de certaines chambres craniennes, ainsi qu'à la disparition de leurs communications ou à la déformation des hémisphères (recherches de L. Hill).

En 1878, nous appellions l'attention sur la disparition de la sensibilité commune et réflexe, en allant de la périphérie au centre, à mesure que s'élève la pression, et sur l'excellence de la mensuration de la sensibilité par l'attachement de la cornée. Les troubles sensitifs de la face dépendent, en effet, de *l'état bulbaire,* le nerf trijumeau ayant son origine dans la moelle allongée.

Les troubles du *pouls,* de la *respiration* et de la *température,* nous occuperont plus spécialement.

A. — POULS.

Nous montrâmes que, si l'on *supprime les phénomènes réflexes du choc,* le POULS n'est réellement affecté, que lorsque le *degré de la pression intra-cranienne* se rapproche du degré de la *tension artérielle.*

Dans une injection de gélatine, dont la pression allait *croissante,* on vit, dès que la *pression épi-cérébrale* atteignit 25 cm Hg et eut dépassé la *pression artérielle* montée à 22 cm hg., le *pouls* descendit jusqu'à 10 pulsations par minute ; puis, à un moment, il devint tout d'un coup, petit, précipité, incalculable ; et, la mort s'en suivit.

Ces états du pouls correspondent à ce que plus tard, Cushing et Kocher appelleront le *pouls d'excitation vague* (lorsqu'il était ralenti), puis le pouls de *paralysie vague* (lorsqu'il devenait précipité).

Dans d'autres expériences, à la suite d'un rétrécissement de la cavité cranienne par une injection de cire, le tracé à l'hémodynamomètre pris dans le bout central de la carotide, nous fit voir, que, dans la première minute, le pouls était tombé à 20 pulsations ; c'était un effet du choc ; puis, il oscilla définitivement entre 40 et 50 pulsations.

Une seconde injection de cire, qui diminua beaucoup plus encore la cavité du crâne, éleva considérablement la tension artérielle, et le pouls devint incalculable; alors *la tension artérielle descendit rapidement,* et ce fut la mort (1).

Ces expériences, et d'autres encore, nous conduisirent aux conclusions suivantes :

1° Le BULBE est affecté lorsque le degré de pression devient voisin de la *tension artérielle.* (Dans la *commotion,* il s'agit de

(1) Durct. *Traumatismes cérébraux,* 1878, p. 206, Pl. V, VI, VII.

la répercussion d'un choc sur le bulbe, et les troubles du pouls sont immédiats) ;

2° Plus la pression s'élève, plus le *pouls* se ralentit ;

3° Deux phases existent dans l'état du pouls (dans les compressions) : *une phase de lenteur progressive*, et *une phase d'accélération terminale*. Cette dernière survient, lorsque la pression extérieure a dépassé la tension artérielle ; le pouls devient alors petit, incalculable.

B. — RESPIRATION.

Nos tracés montrent que les modifications respiratoires sont analogues à celles du pouls : à la phase de lenteur du pouls, correspond celle de la *lenteur de la respiration*, qui augmente à mesure que la pression s'élève. (voy. exp. XXVI p. 168, et exp. XL, p. 206).

Mais, dans la période terminale, lorsque la pression a atteint son maximum et dépassé notablement la tension artérielle, tandis que le pouls devient petit et accéléré, la *respiration* continue de descendre jusqu'à 0.

Nous signalions aussi, en 1878, l'existence d'un *type respiratoire particulier*, qui apparaît, lorsque la pression extérieure s'approche de la tension artérielle, mais n'oblitère pas complètement les artères cérébro-bulbaires : la respiration est très lente (5 ou 6 mouvements respiratoires par minute), mais elle est entrecoupée de mouvements inspiratoires profonds, dans lesquels la tension artérielle, subit de petites oscillations très rapides (Grupetti), à chaque inspiration. Nous ajoutions que ce type respiratoire est un signe très précis de *gêne de la circulation bulbaire*.

Plus loin, nous verrons que ces phénomènes sont décrits par les expérimentateurs modernes, sous les noms de *vagues Traube-Hering*, et de *respiration de Cheyne-Stokes*. Ce sont des effets de l'excitation du *centre vaso-moteur bulbaire* par l'anémie, suite de la compression.

C. — TEMPÉRATURE.

Nous avons constaté et signalé, dans nos expériences de compression, un *abaissement constant et progressif de la température*. Plus la pression s'élève, plus la température baisse : elle a pu descendre jusqu'à 32° et même 28°, au moment de la mort. Si le degré de pression ou de diminution de la capacité du crâne n'est pas suffisant pour arrêter complètement, en quelques heures, la circulation bulbaire, la température, après s'être abaissée régulièrement, pendant 4, 6 ou même 24 heures, se relève, en raison de la congestion et de la méningo-encéphalite.

En résumé, les *phénomènes bulbaires* de la COMPRESSION sont de même nature que ceux de la COMMOTION : mais, leur évolution, au lieu d'être instantanée, est *progressive*, quelquefois après un arrêt ou suspension au moment du choc : c'est l'*intervalle lucide* ou *libre*, dont nous parlerons prochainement.

D. — Nous nous sommes aussi livré, en 1878, à des recherches sur les *différentes formes de compression*, afin de nous rapprocher, autant que possible, des *formes cliniques*, si multiples et si variées, chez l'homme.

1° C'est ainsi que nous avons exercé des compressions extemporanées sur les diverses parties du cerveau, *le crâne étant ouvert*. Les manifestations, dans ces circonstances, sont, en général, plus tardives, moins généralisées, que lorsque le crâne est *fermé*. Ceci nous explique la bénignité relative des troubles de *commotion* et de *compression*, dans les fractures ouvertes, esquilleuses, avec large plaie cranio-cérébrale, dont nous avons cité de nombreux et remarquables exemples, avec guérison, à propos de la commotion.

Notons encore, que sur la partie *antérieure* des hémisphères, une compression *légère* accélère considérablement les mouvements respiratoires, et modifie peu le pouls et le rythme des contractions cardiaques. Si, au même endroit, la compression est *forte*, il y a *ralentissement* ou *arrêt* de la respiration ; le pouls également devient plus lent.

Dans le premier cas, il y a reflux du sang, par les communicantes antérieures vers les centres respiratoires du bulbe, d'où l'excitation de la respiration. Dans le second, la compression est assez forte, pour anémier le cerveau et le bulbe. Ces compressions étaient exercées, à l'aide de tampons d'ouate, appliqués directement.

Ces faits nous permettent de comprendre, en partie, les particularités cliniques des compressions osseuses et des épanchements, intéressant *les lobes frontaux*, où, en général, les troubles généraux sont moins intenses, que sur les parties du cerveau voisines du bulbe.

Les compressions *postérieures*, extemporanées, disions-nous, déterminent des phénomènes bulbaires plus *rapides*, à cause de l'aplatissement direct du bulbe sur la gouttière basilaire. (Cette donnée sera reprise par L. Hill, à propos de la compression dans les diverses *chambres cérébrales)*: ce fait explique la gravité de certains enfoncements et épanchements occipitaux.

Nous avons insisté, à propos de ces expériences, sur la compression de la substance nerveuse elle-même et sur les déformations cérébrales et bulbaires; Adamkiewicz, après nous, a étudié d'une façon un peu spéciale, les *compressions* ou mieux *expressions* des masses encéphaliques.

2° Nous nous sommes occupé encore des effets des *pressions intra-ventriculaires* (p. 211), afin de mieux expliquer les troubles observés chez l'homme, dans les *épanchements intra-ventriculaires*.

Chez un chien vigoureux, nous avons mis les *cavités ventriculaires*, en communication avec une colonne d'eau de 15 à 18 cm Hg, pendant 10 minutes (il y eut 120 grammes d'eau absorbée). Il survint des phénomènes de choc très prolongés, comme dans une véritable commotion, un tétanisme presque continuel et très violent, des convulsions oculaires, de la contracture des pupilles et des *troubles bulbaires intensifs*.

Dans un autre cas, après une injection intra-ventriculaire de cire, (9 grammes pénétrèrent dans le ventricule latéral et le IV° ventricule); la tension artérielle, en quelques instants, s'éleva jusqu'à 30 cm Hg.

La caractéristique des pressions intra-ventriculaires, c'est la prédominance des *phénomènes bulbaires* (tétanisme ; modifications profondes du pouls, de la respiration et de la température). C'est ce qui les distingue des pressions sur les hémisphères, où les *phénomènes cérébraux* proprement dits, sont les plus accusés.

Les lésions *intra-ventriculaires* sont d'ailleurs tout à fait comparables à celles qui s'observent dans certaines commotions graves, mortelles, par choc cranien : hémorragies capillaires des noyaux centraux, inter-ventriculaires, de l'aqueduc de Sylvius, du plancher du IV° ventricule, péri-bulbaires, autour du trou de Magendie. Elles sont évidemment produites par une distension et une décompression successives, comme dans certaines commotions.

Les symptômes des compressions intra-ventriculaires *expérimentales*, concordent assez bien, avec ceux qu'on observe, en clinique, dans les *épanchements intra-ventriculaires*, ainsi que nous le verrons plus loin.

3° Un autre chapitre de notre thèse de 1878, est consacré à l'étude des manifestations cérébro-bulbaires, dans les *enfoncements osseux* et aux effets des *épanchements sanguins* dans la cavité du crâne, chez l'animal ; épanchements entre la dure-mère et l'os, dans la cavité arachnoïdienne, sous la pie-mère ; hémorragies intra-ventriculaires ; hémorragies centrales.

Dans des expériences antérieures, sur les fonctions des hémisphères cérébraux, nous avions eu l'occasion de produire en expérimentant, ces diverses variétés d'épanchements sanguins. Nous reviendrons sur ces points, à propos de l'étude clinique des épanchements sanguins.

Signalons seulement ce fait, que déjà nous précisions ainsi les caractères des hémorragies *intra-arachnoïdiennes* chez les animaux : « Le plus souvent, les *hémorragies intra-arach-noïdiennes* occupent la convexité des hémisphères, agissant par pression directe sur les parties qu'elles recouvrent, et anémiant surtout l'écorce grise des hémisphères, dans une plus ou moins grande étendue. Elles produisent surtout des phénomènes *purement cérébraux* (engourdissement intellectuel, somnolence, sopor, coma, fatigue musculaire, impuissance et résolution des membres, selon le degré de pression locale (p. 240-243). A propos de la symptomatologie des *épanchements arachnoïdiens*, chez l'homme, surtout s'il s'agit d'épanchements progressifs ou retardés (apoplexies tardives inter-méningées) on verra que la concordance entre les constatations expérimentales et les faits cliniques, est assez complète.

4° Nous avons cherché également les *effets localisateurs* des compressions exercées sur les différentes parties des hémisphères, chez les chiens. A cette époque, la doctrine des localisations était encore à ses débuts et discutée (1878).

Nous avons exercé des compressions à l'aide de plaques de liège, et observé selon les régions des *monoplégies*, des *hémiplégies*, etc. (p. 249).

Par ce moyen, nous avons aussi déterminé des *troubles cérébro-bulbaires*, prononcés, comme cela se rencontre dans certaines catégories d'enfoncements osseux, chez l'homme ; les plaques de liège devraient être assez épaisses pour obtenir cet effet.

5° Enfin, par des expériences nombreuses et variées, nous avons étudié en détail, les effets des compressions et irritations des *nerfs sensibles de la dure-mère*.

Nous avons montré que des *troubles moteurs réflexes* assez étendus (des contractures surtout) pouvaient s'observer *du côté de la lésion,* c'est-à-dire qu'ils étaient *homolatéraux.* La clinique, comme nous le verrons, renferme des cas de ce genre, où des troubles homolatéraux se présentent, *sans qu'on puisse les attribuer à un contre-coup.*

L'action des *irritations de la dure-mère,* sur le pouls, la respiration, le cœur, les pupilles, les centres vaso-moteurs, ont été l'objet d'études spéciales.

Nous avons également essayé de distinguer, par l'expérimentation les effets des lésions de la dure-mère, de ceux des lésions du cortex sous-jacent. Le plus souvent en clinique, il y a association des deux ordres de lésions, d'où l'apparition du *syndrome cortico-méningé.*

Nous n'insisterons pas davantage sur nos expériences de 1878 ; mais, il nous fallait indiquer combien elles avaient été variées et multiples, les auteurs étrangers nous ayant paru connaître très incomplètement nos travaux et *seulement par des extraits, ou comptes rendus.*

Dès cette époque nous avions employé les ressources expérimentales disponibles, et l'instrumentation de précision, que possédaient alors les laboratoires de physiologie : depuis, elle a été très perfectionnée.

Avant de relater les vérifications et progrès accomplis, depuis 35 ans, nous devons reproduire ici, nos principales conclusions *sur les troubles* observés dans les compressions expérimentales.

I. — TROUBLES GÉNÉRAUX (CÉRÉBRO-BULBAIRES).

« La condition physique indispensable de leur production est *un certain degré d'élévation dans la pression intra-cranienne, ou une diminution suffisante dans la capacité du crâne.*

» La pression exercée en un point quelconque des hémisphères est répartie par *le liquide céphalo-rachidien,* sur toute l'étendue des centres nerveux, et en particulier autour des vaisseaux, jusque dans les gaines lymphatiques de Robin.

» Il en résulte *un trouble dans la circulation des centres nerveux, trouble dont l'intensité augmente en raison directe de la pression exercée ou de la diminution de capacité du crâne.* »

D'où trois DEGRÉS OU STADES, dans la compression.

« 1° *A un faible degré,* le cours du sang intra-cérébral n'est pas notablement modifié ; l'absorption du liquide céphalo-rachidien, l'élasticité des ligaments vertébraux, l'*affaissement des sinus veineux,* suffisent à fournir de l'espace. On n'observe pas alors, de phénomènes nerveux généralisés. Nous verrons plus loin, que c'est là le *stade de compensation de Kocher.*

» 2° *A un degré moyen,* les vaisseaux comprimés laissent pénétrer moins de sang dans les centres nerveux. Il se produit *une anémie plus ou moins prononcée* de ces organes domina-teurs de l'être. Il en résulte des *troubles cérébraux :* somno-lence, fatigue, ou impuissance musculaire, obtusion ou perte de la sensibilité ; — des *troubles bulbaires :* lenteur du pouls, gêne de la respiration, et abaissement de la température — et *des troubles médullaires :* diminution des actions réflexes, du tonus vasculaire, et de la tonicité musculaire. »

C'est le *stade de compression manifeste* indiqué plus tard par Kocher.

« 3° *A un degré élevé,* la circulation, dans les centres nerveux est *presque complètement suspendue:* c'est alors le coma ou sommeil absolu des centres nerveux supérieurs ; c'est la gêne considérable des fonctions bulbaires, le pouls excessivement lent, la respiration pénible et stertoreuse ; c'est la descente progressive et considérable de la température. C'est enfin l'abolition complète des fonctions médullaires, c'est-à-dire l'affaissement et l'impuissance musculaires, l'atonie complète des vaisseaux et la disparition rapide des réflexes. »

Ce 3° degré correspond exactement à ce que Kocher désignera plus tard sous le nom de *haut stade de la compres-sion ou stade de paralysie.*

« Dès que le degré de pression a dépassé notablement la tension artérielle, l'arrêt du sang dans les organes nerveux est complet : *c'est la mort.* »

II. — TROUBLES LOCAUX.

« Ils sont le résultat de l'action directe du corps comprimant sur les parties sous-jacentes. »

A la face convexe des hémisphères, cette action peut se limiter à l'écorce grise et aux faisceaux blancs voisins, ou s'étendre jusqu'aux expansions pédonculaires, aux pédoncules eux-mêmes ou au bulbe : cela dépendant du degré de compression, du volume et du siège du corps comprimant.

« 1° Si l'écorce grise est seule affectée, on pourra observer des phénomènes d'*exaltation* ou de *paralysie*, selon le degré de pression : en particulier, pour les *régions motrices,* on constatera des secousses musculaires localisées ou des monoplégies.

» 2° Si l'hémisphère est, dans toute son épaisseur, comprimé sur la base du crâne, on pourra constater une *hémiplégie* (compression antérieure), ou *une hémianesthésie* (compression postérieure, chez l'animal).

» 3° Enfin, si la compression aplatit le bulbe et l'artère basilaire sur la gouttière basilaire, les troubles bulbaires se surajoutent et dominent la scène pathologique. Dans ce cas la mort pourra subvenir en peu de temps (si la pression persiste), par arrêt du cœur et de la respiration » (1).

III. — Théories de Bergmann et recherches de Cramer.

Les théories de *von Bergmann,* qui remplirent l'Allemagne de leur bruit, vécurent en partie d'emprunts faits aux divers expérimentateurs, à *Cramer,* spécialement.

C'est en 1880 que von Bergmann émit la première de ses théories dans son livre de pathologie, au chapitre *des blessures de la tête.*

Il fit connaître le rôle du *liquide céphalo-rachidien* dans les compressions.

Mais, il ne comprit pas le caractère spécial d'*instantanéité,* que présente la commotion ; et, il n'a pas saisi le jeu du développement subit des *forces vives* intérieures, sous l'action du *choc cranien,* tel que nous l'avons exposé.

S'appuyant sur les recherches antérieures de Leyden, Jolly, Pagenstecher, Duret, Althann, Schreiben, Falkenheim et Mannyn, Mosso et autres, comme il le dit lui-même, et sur les phénomènes observés à la suite de la compression d'un *spina bifida,* Bergmann admit que, dans la compression, le liquide céphalo-rachidien subit un excès de tension quand l'élasticité des ligaments vertébraux, le reflux veineux ou la résorption

---

(1) Duret. *Traumatismes cérébraux,* 1878, p. 261.

(2) Von Bergmann. *Die Chirurgische Behandlung zur Hirnkrankeiten,* son dernier ouvrage, Berlin, 1899, p. 110. IV : Die Lehrer Von Hirndruck.

capillaire ont eu leur action compensatrice épuisée : les capillaires sont rétrécis, et selon la loi de Poiseuille, la rapidité de l'écoulement à travers les tubes capillaires est proportionnelle à la 4° puissance de leur diamètre.

D'autre part, se servant d'une équation de Geigel, qu'ultérieurement il reconnut défectueuse, le chirurgien allemand admit d'abord, dans les *compressions cérébrales*, un mélange d'*hyperhémie* et d'*anémie*, ou plutôt une *hyperhémie paralytique*, qui détermine l'*adiamorrhysis* de Geigel... c'est-à-dire un ralentissement prononcé, puis un arrêt de la circulation cérébrale.

De là résultaient les symptômes *cérébraux*, observés dans les *compressions :* le *cortex*, si délicat, voit ses échanges nutritifs troublés ; et, les fonctions de la connaissance sont rapidement affaiblies.

Bergmann attribue, d'autre part, le *ralentissement du pouls* à l'excitation du *nerf vague :* car, dit-il, d'après les recherches de Landois, l'anémie de la moelle allongée a pour effet d'abord une diminution, puis une augmentation des battements du pouls. Dans les compressions expérimentales, le ralentissement du pouls disparaît, si les *nerfs vagues* sont coupés.

Dans des expériences avec Bastgen, il a vu survenir, à la suite d'injection d'huile dans les artères, produisant l'anémie bulbaire par oblitération des capillaires de cet organe, il a vu survenir, dis-je, une excitation *des nerfs vagues* (1).

Les recherches de Mannyn et Schreiber, de Falkenheim (2), qui injectent une solution saline physiologique dans le cul-de-sac arachnoïdien lombaire, montrent d'ailleurs que les troubles observés sont ceux de la *compression cérébrale*, et ne peuvent être expliqués, que par la haute tension du *liquide céphalo-rachidien produisant l'anémie des centres nerveux.*

Von Bergmann combat, d'autre part, les allégations d'Adamkiewicz, qui attribue les troubles de la compression à des *irritations mécaniques, thermiques, et chimiques.*

D'ailleurs Adamkiewicz n'a jamais introduit de corps étrangers d'un volume suffisant pour produire des *symptômes généraux* de compression.

---

(1) Bastgen. *Verhandlungen der Physikalische medicin Gesclschaft. Wurzberg*, 1881, s. 220.

(2) Mannyn et Schreiber. *Arch. f. Experim. Pathol. und Pharm.* Bd XIV. — Mannyn et Falkenheim. id. Bd XXII.

Dans son dernier ouvrage de 1899, *von Bergmann* ne considère plus le mélange *d'anémie* et *d'hyperhémie* du cerveau, c'est-à-dire son gonflement fluxionnaire avec diminution de la rapidité du cours du sang dans les capillaires, comme la condition des troubles observés dans les compressions cérébrales. Il pense que ceux-ci sont simplement le résultat de la compression des vaisseaux capillaires et de *l'anémie cérébrale*, qui en résulte (1).

A cette occasion le chirurgien allemand réfute un certain nombre d'objections importantes, faites par divers auteurs, contre l'action du *liquide cérébro-spinal*, dans les *compressions*.

Cette action, en effet, apparaît moins évidente, que dans les *commotions*, où le liquide, violemment propulsé ne peut fuir assez vite par ses voies d'échappement, ni être résorbé instantanément, ainsi que l'ont établi clairement nos expériences sur la *commotion*.

OBJECTIONS.

1° On a objecté que le liquide céphalo-rachidien est fonction de la *pression veineuse* et que, par conséquent, il ne saurait s'élever au-dessus d'elle, sous peine d'être résorbé.

Von Bergmann rappelle que les faits de *Quincke, Riecken, Stadelmann*, etc., ont permis de constater, par les *ponctions lombaires,* que la *pression du liquide céphalo-rachidien* peut s'élever jusqu'à 200, 300 et même 700 mm. d'eau, et par conséquent égaler et même dépasser de beaucoup la *pression veineuse.* La compression cérébrale pathologique (non traumatique) en est la conséquence.

Ziegler, Bayliss et *Hill* ont mesuré les variations de pression dans les veines des sinus; et ont vu que celle-ci pouvait varier, chez le veau, de 38.4 à 319.6, et chez le chien de 100 à 130 mm. Hg. Or, dans les cas pathologiques, la pression du liquide céphalo-rachidien monte jusqu'à 150 et même 700 mm. Hg., et par conséquent, est à même de surpasser la pression dans les veines et les capillaires.

Von Bergmann rappelle encore l'expérience physique de Grashey, montrant que, si dans un espace clos (un manchon

___

(1) Nous avions, dès 1878, avant lui, exposé le mécanisme de cette *anémie cérébrale* dans les *compressions*, et démontré péremptoirement son existence, en constatant, que *pendant la compression*, il ne s'écoule dans les veines jugulaires, qu'une quantité infime de sang.

de verre rempli d'eau) une pression est exercée sur un tube élastique parcouru par un courant liquide, il se produit une dépression du tube élastique vers la périphérie, ainsi que des interruptions momentanées du courant, et en définitive, une diminution de l'écoulement dans une certaine limite de temps.

Il en est de même à l'intérieur du crâne ; l'excès de pression du liquide céphalo-rachidien diminue l'écoulement du sang dans les veines et les capillaires, et provoque ainsi l'*adiamorrhysis*, c'est-à-dire le *stase* et l'*anémie :* d'où, les phénomènes de compression.

En tout cas, comme déjà l'avait établi Cramer en 1873, la *stase veineuse* se produit la première, et l'on ne saurait nier qu'elle entraîne aisément une *stase dans les capillaires*.

Les recherches de *Ziegler* ont ainsi montré que toute compression du cerveau a pour effet de produire une *anémie croissante* dans toutes les parties du système vasculaire et, en dernier lieu, dans les artères (1).

Bergmann s'appuie encore sur les intéressantes études de *Cramer* sur le *pouls veineux* pour démontrer l'action compressive du liquide céphalo-rachidien sur les veines.

Cramer, un des premiers, a établi que le *pouls veineux* ne parvient pas des artères aux veines à travers les capillaires (pouls perforant) ; qu'il n'est pas non plus le résultat d'un reflux, d'une pulsation en retour provenant de l'oreille droite du cœur, mais qu'il résulte de l'hypertension des artères de la base, à chaque systole cardiaque, hypertension qui se communique au liquide céphalo-rachidien et entraîne comme conséquence, *une compression intermittente des sinus et des veines du cerveau.* « L'élévation systolique du liquide céphalo-rachidien presse sur les veines et les comprime. »

L. Hill et *Ziegler* ont mesuré les pulsations des veines intra-craniennes, par un manomètre placé sur le *torcular* ou dans la veine jugulaire externe du veau, qui, chez lui, ramène tout le sang veineux du cerveau. D'après eux, *le pouls des sinus et des veines dépend des pulsations du liquide céphalo-rachidien, auquel il doit son origine.*

____

(1) Dès 1878, nous avions établi ce fait, en démontrant qu'il survenait une baisse considérable de la pression dans la *veine jugulaire* d'un cheval, sous l'influence d'une compression cérébrale extemporanée. Cette pression de 11 à 12 cm. Hg., était descendue à 4 cm. Hg. ; en même temps, les oscillations du *pouls veineux* avaient disparu.

Le premier, *Carson*, d'Edimbourg, en 1824, avait signalé l'existence du *pouls veineux cérébral*.

A propos de l'étude générale de la circulation du cerveau, nous avons mentionné les belles recherches de *Mosso* et *Franck* sur ce point.

De tous ces faits, il résulte que la *tension du liquide céphalo-rachidien* n'est pas seulement fonction de la *tension veineuse* intra-cranienne, mais aussi de la *tension artérielle*. C'est là une des raisons du rôle *compensateur* et *régulateur* du liquide céphalo-rachidien dont nous avons parlé.

2° Une autre *objection* faite à la théorie de *von Bergmann* sur le rôle *du liquide céphalo-rachidien* dans les *compressions cérébrales* repose sur la *facilité très grande de sa résorption*, qui ne permettrait pas une élévation de tension, suffisante pour produire une compression cérébrale quelque peu durable.

Cette facilité et rapidité de la *résorption* du liquide céphalo-rachidien, a été établie par nos recherches de 1878, puisqu'en 20 minutes, dans une injection intra-arachnoïdienne, nous avons vu disparaître 583 gr. du liquide injecté, sous une pression de 15 mm. Hg.

De même *Naunyn* et *Schreiber* (1881) poussant une injection saline dans le cul-de-sac arachnoïdo-lombaire, ont vu, en moins de 2 heures disparaître 400 cc de la solution, sous une pression de 350 mm. Hg. Il s'en résorbait 2 à 3 cc dans la première minute, puis la vitesse de l'absorption était moindre, mais devenait régulière.

Les *voies de cette absorption* ont déjà été étudiées par nous, à propos du *rôle compensateur et régulateur du liquide céphalo-rachidien*. Non seulement, ainsi que le remarque *von Bergmann*, la résorption se fait par les *granulations de Pacchioni*, mais encore par les *sinus* et les *veines cérébrales*, par les *lymphatiques*, ainsi que l'ont démontré les injections de ferrocyanure ou de bleu d'aniline faites par *Ziegler* et *Hill :* après un temps très court (10 secondes) la matière bleue se retrouve dans la veine jugulaire et dans certains viscères (estomac, reins, etc.) ; mais, après une demi-heure ou plus, les ganglions du cou sont à peine teintés. La résorption par les *lymphatiques* est donc beaucoup plus lente, beaucoup moins active.

D'après *Ziegler*, l'absorption est si rapide, dans certains cas, qu'il parait vraisemblable, qu'elle s'opère surtout (selon une explication donnée par Heidenhain) par les *parois capillaires.* On s'expliquerait très facilement ainsi, l'accumulation du liquide dans les espaces arachnoïdiens et sous la pie-mère de certaines méningites, en particulier dans la méningite tuberculeuse, où les parois capillaires sont plus particulièrement altérées, et ne peuvent plus contribuer à la résorption.

La facilité et la rapidité de la résorption du liquide céphalo-rachidien à l'état physiologique, rendent difficile l'explication des phénomènes de compression, tant soit peu durables, *par l'action du liquide céphalo-rachidien seul:* il faut faire intervenir d'autres facteurs pathologiques que Bergmann n'indique pas : ce sont, selon nous, l'irritation, puis l'*hypersécrétion,* et l'*hypertension* du liquide céphalo-rachidien.

D'autre part, en certains cas, l'hypertension du liquide céphalo-rachidien causée par la restriction d'espace (produite par le corps comprimant) est suffisante pour comprimer les capillaires dont les parois sont faibles, ainsi que les veines ; et ainsi se trouve suspendue la résorption, ou tout au moins, elle est considérablement réduite. Ces faits se trouvent établis d'ailleurs, par les résultats des *ponctions lombaires,* où l'on constate presque toujours l'*hypertension* du liquide, dans les divers cas de compression cérébrale.

Les idées et théories premières de *von Bergmann,* ainsi que nous l'avons indiqué, ont été considérablement modifiées par les recherches plus récentes des physiologistes expérimentateurs, et il écrit dans son livre de 1899 : « L'équation de Geigel a aussi peu d'importance que nos premières déductions, dans lesquelles nous considérions le gonflement fluxionnaire du cerveau, comme indiquant le moment, où par suite de la pression du liquide céphalo-rachidien, la rapidité du cours du sang est abaissée dans les capillaires (adiamorrhysis) » (p. 133).

En réalité, ce qui a amené *von Bergmann* à modifier ses premières conceptions, ce sont les recherches de *Ziegler* et de *L. Hill,* qui ont montré que la tension du liquide céphalo-rachidien n'est pas uniquement fonction de la *pression veineuse,* mais plus encore de la *tension artérielle* (1).

Cramer a démontré que, lorsqu'on comprime l'aorte, la pression artérielle s'élève au double dans la carotide, et aussitôt, la pression dans les veines du cerveau monte d'une

______

(1) Ainsi que nous l'avons déjà indiqué dans nos préliminaires, le liquide céphalo-rachidien, placé entre les tensions artérielle et veineuse, dans l'intérieur du crâne, joue à la fois un *rôle compensateur* et *régulateur.*

manière importante (par exemple de 122 mm. Hg. à 176 mm. Hg.) et après qu'on a cessé la compression de l'aorte, elle descend à 125 mm. Hg. Si on renouvelle la compression, elle s'élève jusque 181 mm. Hg., et ainsi de suite, à cinq reprises différentes.

De même, en faisant une injection saline dans les artères sous une pression de 300 mm. Hg., la pression veineuse, qui, à l'origine était de 80 s'éleva à 173 et même à 344 mm. Hg., si l'injection était faite sous une pression de 400 mm. Hg.

La compression de la carotide produit une diminution de la pression veineuse intra-cérébrale, qui, par exemple tombe de 57 à 39 ou de 93 à 55.

Il résulte de ces expériences, que, bien que le crâne soit un espace fermé, les oscillations des pressions artérielles et veineuses peuvent varier, à son intérieur, dans des limites assez étendues, sans que surviennent des phénomènes de compression : la rapidité du cours du sang intra-cérébral s'en trouve accrue.

Gaertner et *Wagner* ont aussi établi, par l'hémodromomètre, que, dans l'élévation de la pression artérielle, et après paralysie des vaisseaux du corps par le nitrite d'amyle il s'écoula plus de sang, dans l'unité du temps, par la veine faciale postérieure que si la pression sanguine artérielle est plus abaissée (1).

Ziegler a constaté également que si la *pression artérielle* s'élève dans le rapport de 1 à 2, la *pression veineuse* monte également de 1 à 1.5 à l'intérieur du crâne. Le cours du sang s'accroît, dans le cerveau, toutes les fois, que la pression artérielle s'élève en une partie quelconque du corps.

C'est, en effet, ce qu'ont établi d'une manière plus précise encore, les belles recherches de *L. Hill, Moore, Bagliss* et *Navarro*, dont nous parlerons plus loin. *L. Hill* a pris les pressions en quatre endroits différents, à la fois : 1° la pression veineuse générale dans l'oreillette droite du cœur ; 2° la pression artérielle dans la carotide ou la fémorale ; 3° la pression veineuse intra-cérébrale, dans le pressoir d'Hérophile ; 4° la pression du liquide céphalo-rachidien.

Il a constaté que, dans tous les cas, même en cas de compression cérébrale par une injection ou par l'introduction de corps étrangers entre la dure-mère et les os, la *pression*

(1) Gaertner et Wagner. *Wiener Med. Blatter*, 1887, N° 16.

veineuse intra-cérébrale et la pression du liquide céphalo-rachidien sont en corrélation étroite avec la pression artérielle. On conçoit, d'après cela, que, pour que l'accumulation du liquide se produise et qu'il y ait excès de tension intra-cranienne, il faut que la résorption du liquide céphalo-rachidien par les capillaires soit particulièrement gênée : c'est ce qui survient dans les méningites et dans toutes les inflammations, qui intéressent les parois capillaires.

Dans les compressions, il arrive un moment, où la résorption par les capillaires est remarquablement entravée, car, bien que la pression artérielle et la pression veineuse s'élèvent à l'intérieur du crâne, la pression du liquide céphalo-rachidien s'élève proportionnellement ; et cet excès de pression arrive à être tel, qu'il comprime les capillaires ; la résorption du liquide céphalo-rachidien se trouve ainsi empêchée ou diminuée. C'est là ce qu'avait admis *Ziegler* (1).

En réalité, par les compressions intra-craniennes, le rôle compensateur et régulateur du liquide céphalo-rachidien, tel que nous l'avons admis, se trouve considérablement troublé, et en quelque sorte inversé ; il comprime les capillaires cérébraux, les veines, et, à la fin, les artères elles-mêmes : *d'où l'anémie cérébrale et l'apparition des symptômes de compression.*

3° La troisième objection faite aux théories de *von Bergmann* sur le rôle du liquide céphalo-rachidien dans les *compressions* réside en ce fait : que *sa présence à l'intérieur du crâne, n'est pas indispensable, pour obtenir des effets de compression.*

Schmitzler et *Reiner,* dans leurs recherches expérimentales, chez les animaux, disent, que, s'ils laissaient au préalable, s'écouler au dehors le liquide céphalo-rachidien, par une ouverture faite aux espaces arachnoïdiens, le tableau clinique

(1) D'après ce physiologiste : si avant toute compression, la pression dans les *veines* est de 5 mm. Hg., dans les *capillaires* de 25, et dans les *artères* de 100, sous l'influence d'une compression, qui augmente la tension du liquide céphalo-rachidien, indépendamment de la pression artérielle (par exemple, une injection du liquide, ou l'introduction d'un corps étranger, dans le crâne), la pression dans les *sinus* pourra s'élever à 25, dans les *capillaires* à 40, et dans les *artères* à 105. Dès que la compression est établie, la pression du *liquide céphalo-rachidien,* qui était auparavant de 5 mm. Hg., s'équilibre avec celle des veines et s'élève jusqu'à 23. Au moment de la *compression,* la pression des *capillaires,* qui était de 25 auparavant, doit être diminuée de l'action exercée sur eux par le liquide céphalo-rachidien, c'est-à-dire être 40 — 25 = 15. Or avant la compression, elle était de 25 — 5 (pression du liquide céphalo-rachidien) c'est-à-dire de 20. Elle a donc été diminuée de 5 mm. par la compression, et, par conséquent les capillaires ont été rétrécis par elle. (Von Bergmann, 1899, *loc. cit.,* p. 127).

de la *compression cérébrale générale,* se produisait cependant,
à la suite d'une compression locale endo-cranienne, comme il
a l'habitude de survenir, dans les mêmes circonstances sans
avoir vidé les réservoirs du liquide céphalo-rachidien. Ils
conclurent, que le liquide céphalo-rachidien n'est nullement
nécessaire, pour produire des phénomènes de compression (1).

Deucher, sous la direction de Kocher, ne nie pas, comme
Adamkiewicz, la symptomatologie complexe de la compression ; mais, il s'efforce de démontrer que la présence du
liquide céphalo-rachidien, dans la cavité cranienne, n'est
pas nécessaire, pour que surviennent des phénomènes de
compression.

Il fait, dans la cavité du crâne, une injection de paraffine et
d'huile et détermine ainsi des symptômes accusés de
compression ; puis, il remarque que ceux-ci ne disparaissent
pas, s'il donne issue au liquide céphalo-rachidien, par
l'ouverture de la membrane occipito-atloïdienne ; il observe
seulement une diminution dans les symptômes ; et, si après
cela, on fait une seconde injection de paraffine, il se produit
une compression encore plus forte, allant jusqu'au stade de
paralysie (2).

Dans une seconde série d'expériences, il fait d'abord sortir
le liquide céphalo-rachidien du crâne ; puis, il pratique une
injection de paraffine. Malgré l'absence du liquide, le tableau
caractéristique de la compression cérébrale se développe
entièrement.

Cependant Deucher lui-même, reconnaît que, quand on a
laissé le liquide s'écouler, il faut *une quantité de paraffine
plus grande,* pour produire l'élévation de la pression sanguine
et la paralysie motrice, et *un temps plus long.* Si le liquide est
présent, l'effet recherché est produit en quelques secondes,
tandis qu'il faut plusieurs minutes, si le liquide a été évacué.

La *présence du liquide céphalo-rachidien* n'est donc pas
inutile, pour produire rapidement les *phénomènes de compression:* car, il transmet la pression dans tous les sens, avec
rapidité, et exerce une action d'ensemble sur les centres
nerveux.

Von Bergmann attribue, avec raison, les phénomènes

(1) Riener et Schmitzler. *Centrabl. f. Physiol. Leipsig,* Wien, 1894, 8,
p. 684.

(2) Deucher. *Deutsche zeit f. Chir.,* 1893, p. 145.

observés par *Deucher*, en l'absence du liquide céphalo-
rachidien, *à la compression de la masse nerveuse molle elle-
même de l'encéphale*, qui, par le fait, se trouve *anémiée*,
comme lorsque le liquide existe encore. Mais, nous ne saurions
aller aussi loin que le chirurgien allemand, et admettre qu'il
s'agit d'une réelle transmission de pression, par un *corps
mou*, comparable à celle des liquides : c'est plutôt, selon
nous, d'une *expression*, à la manière d'Adamkiewicz, dont il
serait question.

Von Bergmann, à ce propos, parle encore des *barrages* et
des *déplacements de la masse nerveuse*, qui peuvent s'établir
dans ces circonstances, c'est-à-dire, *dans les compressions*, et
apporter une gêne importante à la circulation du sang dans
les hémisphères, ou au liquide céphalo-rachidien. De fait, il
s'agit plutôt d'une déformation et d'un déplacement, d'une
compression de la masse nerveuse contre les parties osseuses
du crâne opposées au lieu de la compression (contre-pression),
que d'une véritable transmission de pression.

Ces *déformations* de la masse nerveuse entraînent des
contre-pressions très irrégulières, qui occasionnent une gêne
de la circulation cérébrale et du fonctionnement nerveux,
dans les endroits comprimés. Ces *contre-pressions* sont
engendrées par la présence de la faux de la dure-mère, du
tentorium cérébelleux, des cavités et saillies craniennes, qui
divisent, en quelque sorte, l'intérieur du crâne, *en chambres*
plus ou moins distinctes.

Il faut aussi tenir compte de la présence des *cavités ventriculaires* et de leurs *canaux de communication :* aqueduc de
Sylvius, orifices de Magendie, des Luschka, de l'ouverture
ovale de Pacchioni dans la tente du cervelet, du trou occipital
ou *foramen magnum*, au niveau duquel s'établissent des
communications entre les chambres cérébro-cérébelleuses et
le canal rachidien. Les expériences de L. Hill, et certains faits
pathologiques ont montré que les masses nerveuses de
l'encéphale, lorsqu'on pratique une injection à leur convexité,
sont déplacées, abaissées et peuvent former *bouchons,*
supprimant ainsi toute communication entre les *chambres
craniennes* et la *cavité rachidienne,* et empêcher le liquide
céphalo-rachidien de passer d'une cavité dans l'autre (1).

---

(1) Pagenstecher et nous, nous avions déjà signalé et montré l'aplatissement
des masses nerveuses et du mésocéphale, sur la base.

Il nous semble, toutefois, que seuls, les très gros épanchements peuvent arriver à fermer *les voies de communication :* mais, dans les épanchements moindres, *une certaine gêne* peut s'établir, de telle sorte que le liquide céphalo-rachidien reflue plus difficilement de la *cavité cranienne* ou celle du *rachis,* et inversement. Les hématomes intra-cérébraux, les grosses tumeurs peuvent aussi comprimer les canaux inter-ventriculaires, et l'orifice de Magendie, comme le remarque Bonninghause ; car, ses lèvres nombreuses peuvent être comprimées contre les parois osseuses, ou affaissées par le cervelet.

Ce sont là, en réalité, selon nous, des causes secondaires, occasionnelles, de l'hypertension du liquide céphalo-rachidien dans les chambres craniennes, et qui ne semblent devoir jouer un rôle, que dans les compressions par épanchements volumineux. Les inflammations méningées, les adhérences au niveau des orifices, contribuent aussi à expliquer les difficultés de la *résorption capillaire* et dans les cas chroniques, les œdèmes pie-mériens, les hydropisies ventriculaires générales ou partielles. Dans ces derniers cas encore interviennent les inflammations et dégénérescences des *plexus choroïdes,* organes de sécrétion et d'absorption du liquide cérébro-spinal.

En résumé, les théories de von Bergmann contiennent peu de faits originaux. Mais, il était intéressant de connaître, avec quelques détails, la réfutation des objections élevées contre le rôle du *liquide céphalo-rachidien* dans les COMPRESSIONS. Sa mobilité et sa facilité de résorption, ne l'empêchent pas, ainsi que nous l'avions montré dans notre thèse de 1878, d'avoir un *rôle important* dans les manifestations des *compressions cérébrales.* Seul, il est susceptible de répartir en tous sens, la pression exercée sur un point, et d'amener l'*anémie encéphalique* et la gêne des fonctions cérébro-bulbaires, d'une façon aussi étendue. Mais, il faut reconnaître, dès à présent, que la COMPRESSION CÉRÉBRALE est un syndrome beaucoup plus *complexe,* que beaucoup ne l'avaient supposé.

IV. — RECHERCHES DE F. FRANCK.

En 1877, dans des études entreprises sur l'action des *compressions cérébrales* sur les mouvements du cœur, F. Franck est arrivé à certaines déductions intéressantes.

La pression était exercée graduellement ou brusquement à la surface du cerveau, à l'aide d'une ampoule de caoutchouc distendue par l'air ; celui-ci provenait d'un réservoir, dans lequel la compression de l'air était produite par l'élévation plus ou moins. grande d'un flacon à eau, en communication avec le réservoir.

1° Si la compression était progressive, on voyait survenir un *ralentissement graduel des battements du cœur et des mouvements respiratoires,* bien avant que la compression épi-cérébrale atteignît le degré de la pression artérielle, à 8 cm. Hg., alors que la pression artérielle était de 14-16 cm. Hg. Mais, dès que la compression cérébrale dépassait la tension artérielle, il y avait suspension de la respiration, et les battements du cœur devenaient excessivement rares : 4 au lieu de 14, dans le même temps.

2° De même, une *décompression brusque* du cerveau déterminait un ralentissement du cœur. Il en est également ainsi dans la décompression brusque des deux carotides : il survient alors une intermittence du cœur.

3° Enfin, une injection brusque de sang défibriné sous une pression supérieure à la pression artérielle de 4 cm. Hg., dans les artères cérébrales d'un chien, cause un brusque arrêt du cœur.

Dans tous les cas, les deux nerfs vago-sympathiques ont été laissés intacts.

F. Franck conclut de tous ces faits, que tout changement de pression à l'intérieur du crâne, même quand il est au-dessous de la pression artérielle, est susceptible de déterminer un ralentissement ou un arrêt du cœur : mais, celui-ci est *passager* et d'origine irritative (simple excitation des éléments nerveux) ; au contraire, il est *persistant* ou *définitif,* s'il est causé par une véritable *anémie cérébrale,* comme l'admettent Leyden, Pagenstecher et Duret, *lorsque la pression intra cranienne dépasse la tension artérielle.*

La section des *vagues* supprime ces effets.

Déjà en 1877, F. Franck admettait donc que, dans les *compressions cérébrales*, pouvaient être observés deux genres de troubles cardiaques, les uns d'origine *mécanique* ou irritative, et les autres *par anémie des centres nerveux*.

Dans les *troubles irritatifs* le premier rôle appartient aux excitations *des nerfs de la dure-mère*, ainsi que nous le démontrions nous-même à la même époque (1878).

V. — Recherches de Maunyn et Schreiber (1881) et de Falkenheim et Maunyn (1887), de Schulten (1885).

Trois ans après nos études de 1878, Maunyn et Schreiber, et un peu plus tard Falkenheim et Maunyn (1), firent des recherches expérimentales sur la *compression cérébrale généralisée*, c'est-à-dire, sur ce qu'ils dénommaient la *compression cérébro-spinale*. Ils injectèrent, sous des pressions diverses, une solution saline physiologique, soit dans *l'espace sous-dural du crâne*, ou plus souvent, *dans l'espace sous-arachnoïdien du cul-de-sac lombaire*. En ce dernier point, ils plaçaient aussi un cathéter relié à un manomètre ; et, ils pouvaient ainsi étudier les variations de la pression du liquide céphalo-rachidien, considérant alors la cavité cranio-rachidienne et l'espace sous-arachnoïdien, comme formant un véritable *oucomètre*.

Mais, ainsi que le remarque L. Hill, la quantité de liquide céphalo-rachidien est fort petite, pour que ce rôle puisse être · joué ; et d'autre part, les injections intra-arachnoïdiennes, dans le crâne, peuvent causer des déplacements de la masse nerveuse, qui descend vers la base, et parfois bouche les communications.

Quoiqu'il en soit, les résultats généraux obtenus par les auteurs précités se rapprochent notablement des nôtres ; ils y apportent quelques particularités utiles à signaler.

Comme nous, ils ont constaté la grande facilité de résorption de la séreuse arachnoïdienne.

Après les injections, ils ont observé : des douleurs, la perte de connaissance d'autant plus rapide, que l'injection était plus *subite*, et

(1) Maunyn et Schreiber. *Arch. f. exp. Pathol. u. Pharm.*, Bd 14, 1881. — Falkenheim et Maunyn. id. 1887, XXII, p. 261.

des convulsions. Ils avaient donc des réactions plus vives que nous, sans doute parce que leur procédé était plus violent.

Mais, ainsi que nous, ils constatèrent : le ralentissement du pouls et de la respiration, l'élévation de la pression artérielle ; la mort survenait par arrêt de la respiration.

La section des *vagues*, l'atropine empêchaient le ralentissement du pouls.

Après l'arrêt de la respiration, parfois les animaux pouvaient être ramenés à la vie, par la respiration artificielle.

Le point le plus original de leurs recherches consiste dans l'étude des *vagues de pression*, en cas de haute tension artérielle provoquée par la *compression cérébro-spinale*, telle qu'ils le pratiquent. Nous en avions simplement signalé l'existence, dans nos courbes.

Quand les *vagues de pression* se produisent, la respiration s'arrête un instant ; puis, elle reprend avec des inspirations et expirations pénibles ; et celles-ci peuvent se prolonger durant deux heures. Dès qu'elles cessent, le pouls, auparavant plein et ample, devient petit, rapide ; la respiration s'arrête, et la mort peut survenir. Au moment de l'élévation des vagues de pression, les pupilles se dilatent; quand elles baissent, elles se rétrécissent. D'après Maunyn et Schreiber, il s'agit, dans ces cas, d'une *excitation périodique de la moelle allongée*, qui crée une élévation rythmique de la pression sanguine.

Nous aurons l'occasion de revenir sur les *vagues de pression*, bien étudiées plus tard par Cushing et Kocher. Elles consistent en un afflux périodique de sang, dans la moelle allongée, et aux centres nerveux, par action du *centre vaso-moteur*.

Si la pression intra-cranienne continue de s'élever, il se produit une *anémie cérébrale complète*, et la mort apparaît dès que le degré de pression surpasse la tension artérielle, ainsi que Leyden et nous, l'avions déjà constaté.

En 1885, *Schulten* a étudié plus particulièrement, les effets des *compressions locales*, par les procédés, que nous avons utilisés, ainsi que Pagenstecher, soit par l'injection de cire, soit par l'introduction, sous le crâne, de morceaux de caoutchouc (1).

Il s'est occupé d'abord des effets de compression sur la *papille optique*.

(1) Schulten. *Arch. f. Ophtalmend*, Leipsig, 1884, XXX, p. 76, et *Archiv. f. Klin. Chir.*, Berlin, 1885, XXX, p. 11.

Déjà, à 5 % de restriction de l'espace cranien, il a constaté le rétrécissement des artères, l'élargissement des veines et une excavation de la papille. Les jours suivants, les altérations étaient plus prononcées. Il remarque, cependant, que, dans les accidents traumatiques, chez l'homme, la *papille de stase* a été rarement recherchée et constatée ; on n'en n'a publié aucun cas dans les fractures simples et les extravasats extra-duraux ; de même, les atrophies papillaires manquent la plupart du temps, dans les apoplexies. Cette absence fréquente des altérations oculaires dans les cas ci-dessus, Schulten l'explique par la résorption rapide du liquide céphalo-rachidien, qui de la cavité cranienne, sous l'influence de la compression, a pénétré dans les divers segments des nerfs optiques.

Schulten trouve, comme nous, que, dans les *compressions localisées*, pourvu qu'elles arrivent à un degré suffisant, il y a élévation de la *pression artérielle*, ralentissement du pouls et de la respiration, dilatation des pupilles, et plus tard, profond coma et convulsions. Il a vu aussi la baisse de pression dans la *veine jugulaire*, comme nous et Cramer. Il reconnaît aussi, que les accidents graves, surviennent lorsque la pression cérébrale est voisine de la tension artérielle.

Schulten, encore, a constaté que les *compressions localisées* ont des effets différents, selon leur siège. Si elles sont voisines de la base, la moelle allongée est plus particulièrement intéressée. A la convexité, surviennent des *symptômes corticaux :* perte de connaissance, convulsions, paralysies contra-latérales, etc. Mais, il n'est pas nécessaire que le *pouls de pression* existe ; il en est de même dans certains épanchements sanguins.

Avec nous et *von Bergmann*, il admet l'élévation de la pression intra-cranienne, par l'action du liquide céphalo-rachidien, dans les compressions localisées.

A la suite de l'introduction de corps étrangers sous le crâne des lapins, il a vu la *pression artérielle* monter de 20 à 25 ; mais bientôt elle baisse à 10, 8, et même 5.

Cette élévation *momentanée* de la pression artérielle, dans les compressions localisées, explique que, dans un certain nombre de cas, seuls les *symptômes de localisation* persistent. Mais, dans les compressions fortes et étendues, les *troubles généraux* durent plus ou moins longtemps.

Les constatations de *Schulten* furent concordantes avec les principaux résultats de nos recherches de 1878.

VI. — Recherches d'Adamkiewicz (1883-1884-1897).
Recherches de Roncoli (1898).

A plusieurs reprises, *Adamkiewicz* (de Vienne) s'est élevé en contradicteur des doctrines de *von Bergmann,* c'est-à-dire contre l'action généralisée du *liquide céphalo-rachidien,* dans les *compressions cérébrales* (1).

A l'instar de Malgaigne, il rejette presque complètement du cadre nosologique la *compression cérébrale;* et, il ne veut voir, dans les symptômes observés, que des *phénomènes d'irritation et d'inflammation.* Il admet, cependant, une certaine *compressibilité* de la masse nerveuse, par *tassement des éléments nerveux* et *expression des sucs tissulaires.* Il y aurait donc pour lui, uniquement des *effets locaux* de compression.

Von Bergmann objecte, avec raison, qu'il ne saurait s'agir de *compressibilité vraie* (dans le sens physique) *du cerveau;* puisque la *substance nerveuse* n'est guère plus compressible que l'eau : au piézomètre, elle subit à peine une réduction de 1/2500e de son volume (Grashey). A une pression, qui ferait éclater le crâne, le cerveau ne peut être réduit dans le sens d'une condensation, comme le veut Adamkiewicz. Il s'agit plutôt d'une *expression* comparable à celle d'une éponge serrée dans la main, et dont le liquide fuit entre les doigts ; mais les *sucs tissulaires* et le *sang,* exprimés du cerveau, peuvent, dans une faible mesure, contribuer à l'élévation de la pression intra-cérébrale, déjà existante (2).

Adamkiewicz croit que le liquide cérébro-spinal ne saurait jamais exercer aucune compression, parce qu'il est facteur de la pression veineuse, et qu'il ne peut s'élever au-dessus d'elle ; autrement, il est aussitôt résorbé. Le réservoir occupé par le liquide céphalo-rachidien, placé entre les os et le cerveau est en rapport avec les granulations de *Pacchioni,* et par elles, en communication avec le réseau

---

(1) Adamkiewicz, Die Lehre Von Hirndruck, etc. *Stizungs. d. k. Akad. Wissenschaffen,* Wien, Juin 1883, et *Wiener Klin.,* *Wochens,* 1884. — *Neurol. Centralblatt,* 1897, XVI, et *Arch. de Neurol.,* Paris, 1898, II, p. 307.

(2) Adamkiewicz avait été amené à cette conception du tassement des éléments nerveux, parce qu'il avait constaté le fait dans un cas de compression de la moelle épinière, par une tumeur.

veineux du diploé. À chaque inspiration, il est pompé, par cette voie, dans le système veineux général (1).

Les troubles observés par Leyden, Duret et autres, dans les injections intra-arachnoïdiennes, dépendent de l'imbibition, par les liquides injectés, des membranes et du cerveau lui-même, et de l'excitation directe des éléments nerveux, en même temps, que se produisent des effets chimiques, nutritifs, thermiques, etc. Telle est, du moins, l'opinion du physiologiste viennois.

Adamkiewicz admet pourtant les effets des *compressions localisées.* Il n'a jamais, prétend-t-il, constaté, dans ces circonstances, de troubles généraux ; parce que, ainsi que le remarque *von Bergmann*, ses compressions étaient faites avec une ou plusieurs tiges de laminaire, insuffisantes pour les produire. Il attribue uniquement les *symptômes de localisation observés* à l'excitation directe des éléments nerveux, par irritation mécanique : après quelque temps, cette excitation se transforme en *paralysie,* par épuisement du potentiel des éléments nerveux. C'est ainsi, selon lui, que l'introduction des tiges de laminaire sous le crâne d'un lapin, détermine d'abord des *attaques convulsives,* jusqu'à 20 par jour ; et après 24 heures celles-ci se transforment en *hémiplégie avec contracture* et tremblement des muscles, et plus tard, *paralysie* post-hémiplégique. Quand on cesse la compression, assez tôt, la plupart de ces manifestations disparaissent.

D'après Adamkiewicz, les lésions des compressions localisées consistent d'abord en une *condensation* des éléments nerveux, ainsi qu'il l'a observé dans un cas remarquable de compression de la moelle épinière par une tumeur.

Quand on prolonge le séjour des tiges de laminaire, entre le crâne et la dure-mère, on trouve, après quelques jours, celle-ci insinuée dans le cerveau : mais, si on les enlève après un court espace de temps, le cerveau peut reprendre sa forme : il y a donc eu *tassement.* Après une compression plus forte et plus prolongée, on constate, à l'endroit atteint, des dilatations vasculaires, des néoplasies, et un processus hypertrophique.

<hr>

(1) Nous avons vu à propos de la critique des théories de V. Bergmann, et de la pathogénie de la commotion, que la *secrétion* et la *tension* du liquide céphalo-rachidien sont plus encore sous la dépendance de la *tension artérielle,* et qu'à un certain degré de pression intra-cranienne, les *voies d'absorption capillaires* peuvent être oblitérées, ainsi d'ailleurs que les *voies veineuses.*

En résumé, si Adamkiewicz a mis en relief les effets locaux des *compressions localisées*, il a dépassé la mesure en niant l'existence de *manifestations générales*, c'est-à-dire *cérébro-bulbaires*, dans certains cas et certaines conditions. On ne saurait méconnaître que, dans bon nombre de *compressions localisées*, il existe, en clinique, des *troubles cérébro-bulbaires*, c'est-à-dire tous les signes des *compressions généralisées* ou *cérébro-spinales*; et cela, qu'elles soient ou non accompagnées de symptômes localisateurs.

Il reste, cependant, des recherches d'Adamkiewicz, cette démonstration : qu'à côté des phénomènes de compression, il se produit dans la région intéressée, une *expression du sang et des sucs tissulaires,* dont l'importance *en ce qui concerne les troubles localisateurs*, ne doit pas être méconnue. On a vu d'autre part, qu'à propos de la commotion cérébrale, nous avions étudié et utilisé le rôle de *l'expression cérébrale;* mais, il s'agissait alors d'une *expression extemporanée,* brusque et subite, comparable à celle d'une main exprimant une éponge imbibée de liquide.

Les expériences d'Adamkiewicz ont été reprises en 1898 par *Roncoli* (de Rome), et très amplifiées, en particulier en ce qui concerne l'étude des *lésions histologiques,* faite avec un soin minutieux (1). Il existe réellement, comme nous le verrons à propos de l'anatomie pathologique, un véritable *tassement,* une *condensation* des éléments nerveux, au début de la compression, et plus tard des dégénérescences cellulaires, qui en sont la conséquence : ce *processus,* qui est susceptible de s'appliquer *aux compressions lentes,* est insuffisant pour rendre compte des *phénomènes immédiats et généralisés des compressions.*

VII. — RECHERCHES D'ALBERT ET DE SCHMITZLER (VIENNE) 1889-1894 (2).

Ces auteurs sont partisans du rôle prépondérant de la *stase veineuse* et de *l'hyperhémie,* dans la *compression cérébrale.*

C'est ainsi que, contrairement à Jalathé et avec Knoll, ils

(1) Roncoli. Voy. plus loin, au Chapitre de l'*Anatomie pathologique.*

(2) Albert et Schmitzler. *Klinische Zeit. und Streetfragen* Von Schmitzler, Wien Braunmallel, 1889, et *Internat. Klin. Rundschau,* Wien, 1894.

attribuent les oscillations respiratoires du liquide céphalo-rachidien, aux oscillations de la *pression veineuse*, principalement à la plénitude et à la vacuité des *plexus spinaux internes*, dont la turgescence provoque le mouvement ascensionnel du liquide rachidien. C'est un peu la reviviscence de la théorie de Richet, déjà ancienne.

Albert n'admet pas, comme Bergmann, que la *compression cérébrale* s'accompagne d'une *anémie capillaire*. Il considère qu'au moment de la compression, le *sang veineux* est d'abord déprimé et les veines comprimées (ce qui est exact); mais, qu'ensuite le sang afflue dans les capillaires et y détermine une *stase*, qui chasse le liquide céphalo-rachidien des gaines péri-vasculaires, augmente ainsi sa tension, et par ce moyen, en favorise la résorption. Il s'établit ainsi une *hyperhémie par stase* et une stagnation. C'est parce que l'écoulement du sang veineux est empêché, que selon *Landois, Hermann* et *Escher*, surviendraient le ralentissement du pouls, l'excitation des centres veso-moteurs, les convulsions épileptiques (action de Co^2) et tous les symptômes de la *compression cérébrale* (1).

Il nous paraît plus difficile d'attribuer le *coma*, la *somnolence*, l'*insensibilité*, la *perte de connaissance*, la *disparition des fonctions sensorielles*, et les *paralysies motrices*, à l'*hyperhémie et à la stase veineuse*.

Albert et *Schmitzler* ont aussi remarqué, que, lorsque la *compression cérébrale* est faite à l'aide d'un sac de caoutchouc, introduit dans le crâne, on arrête l'*écoulement du sang veineux* hors du crâne (c'est ce que nous avions nous-même constaté dans le jugulaire du cheval). Mais, si l'on décomprime brusquement, en vidant le sac de caoutchouc, pendant les premières secondes, il s'écoule abondamment du sang veineux, hors du crâne. Cet effet s'explique aisément, par ce fait qu'il existait, pendant la compression, une *stase collatérale du sang veineux* et une *hypertension artérielle et capillaire*.

Ces diverses particularités sont propres, plus spécialement, anx *compressions localisées* et indiquent un *état fluxionnaire collatéral*, ce qu'aucun expérimentateur ne songe à nier. Mais rien ne démontre qu'il en soit ainsi dans la *compression*

---

(1) Il est exact, selon nous, qu'il y ait, *dans certains cas de compression localisée*, un état *d'hyperhémie* et une *stase artérielle et veineuse* ; mais ces troubles vasculaires restent voisins du *foyer de compression* et indiquent seulement des troubles, dans la *circulation collatérale*.

généralisée ou cérébro-spinale : alors, *l'anémie totale,* artérielle et veineuse, semble principalement en cause.

Albert et Schmitzler ont aussi constaté que, dans les compressions de la *convexité cérébrale,* une aiguille figée dans le bulbe à travers la membrane occipito-atloïdienne, s'incline vers la tête. Ce fait indique, selon eux, qu'il se produit une descente de la masse cérébrale et que la moelle allongée se déplace vers la base, ainsi d'ailleurs qu'il a été démontré par L. Hill.

Nous devons enfin aux deux auteurs viennois cette intéressante expérience. Si, après avoir enlevé le globe oculaire, on place une canule sur la section du nerf optique, le liquide céphalo-rachidien s'échappe goutte à goutte ; et, si on comprime le cerveau par une ampoule de caoutchouc introduite dans le crâne, il se produit un véritable écoulement continu.

VIII. — Expériences de P. Ziegler et Frank (1).

Ces expériences nous instruisent principalement sur les *effets intra-cérébraux des pressions localisées.* Les auteurs se servent d'un ballon de caoutchouc introduit entre les os et la dure-mère, pour produire la compression.

A l'aide du manomètre membraneux de Hürthle, ils prennent la pression du liquide céphalo-rachidien, au niveau de la membrane occipito-atloïdienne, la pression artérielle dans la fémorale (ou la carotide), et la pression veineuse dans la veine faciale postérieure ou dans le golfe de la jugulaire.

Ils ont constaté ainsi l'existence du *pouls veineux dicrote* des veines cérébrales, en corrélation avec la pression artérielle. Ils virent que, dans les cas d'augmentation de la pression intra-cranienne, les *pulsations cérébrales* pouvaient avoir une amplitude de 18 mm. Hg., pour des oscillations de la pression sanguine de 45 mm. Hg. : mais, les *oscillations veineuses* s'arrêtaient dès que la pression cérébrale se rapprochait de la tension sanguine.

Dans les cas de *compression limitée* (par exemple, lorsque la restriction d'espace n'était que de 1 cent. 1/2), la pression du liquide céphalo-rachidien et la pression des sinus veineux

(1) P. Ziegler. *Ueber der Mekanik der norm. u. pathol. Hirndruck. Arch. f. Klin. Chir,* 1896.

s'élevait (environ de 25 mm. Hg.). Mais, la pression dans les veines du cou restait la même ou s'abaissait.

Ce fait montre que le *sinus longitudinal* et le *sinus transverse* sont en partie *compressibles :* seule la partie *intra-osseuse* du sinus transverse échappa à la compression directe. C'est là un point important, car certains auteurs ont nié que les *sinus fussent compressibles.* Il arrive même parfois, dans ces circonstances (pressions localisées), que la pression s'élève dans le *sinus longitudinal,* alors même qu'on ne constate aucune modification dans le pressoir d'Hérophile. Ces faits montrent, que dans les compressions localisées, la compression veineuse peut être *segmentaire* (1).

Ziegler et *Frank* admettent, dans les compressions localisées, qui portent d'abord sur le sinus longitudinal et le sinus transverse, qu'il se produit une *stase veineuse rétrograde,* qui se poursuit jusque dans les *capillaires* et les *petites artères.*

Ils sont donc, ainsi que nous l'avons dit, partisans de la *stase veineuse* et de l'*hyperhémie* dans les compressions cérébrales, ainsi que plusieurs des auteurs précédents.

Nous croyons qu'il ne peut s'agir, dans ces cas, que d'une *fluxion collatérale.*

D'ailleurs, la méthode de *P. Ziegler* et *Frank* les a exposés à certaines erreurs. Ainsi, quand la compression était exercée au niveau de la membrane obturatrice (occipito-atloïdienne), il arrivait que le manomètre, placé au niveau du trou du trépan cranien, indiquait une ascension très élevée de la pression intra-cranienne, parce que le cerveau repoussé venait s'interposer au niveau de l'orifice de trépanation.

IX. — RECHERCHES DE V. HORSLEY ET SPENCER (1892) (2).

Ces auteurs ont fait d'importantes expériences sur les *effets généraux* des *compressions localisées.* Ils se servent d'un petit sac de caoutchouc, introduit entre l'os et la dure-mère : son col est pourvu d'un petit tube métallique, par lequel on peut verser, goutte à goutte, du mercure, qui augmente le poids de la pression exercée et le volume du sac.

Ils ont obtenu les principaux résultats suivants, selon les

(1) Ce fait serait repris et démontré plus tard par Cushing et Kocher.
(2) Horsley et Spencer. *Transact. Royal Society*, London, 1892.

divers degrés de la compression exercée localement sur le cerveau :

1º SUR LE CŒUR :

Une *compression légère* amène un ralentissement des battements du cœur, pouvant aller jusqu'à l'arrêt. La suppression de la compression 20 secondes après l'arrêt du cœur, lui permet de reprendre son activité normale. Si l'on pratique, au préalable, la respiration artificielle, la *compression légère* produit encore l'arrêt des battements ; mais, après un court instant, ceux-ci reprennent d'eux-mêmes, « comme si l'excitation de l'appareil inhibiteur du cœur avait cessé ».

Une *compression forte*, malgré la respiration artificielle, détermine un rapide accroissement des battements du cœur (comparable à celui qu'on observe après la section des *vagues*) ; cet accroissement est la conséquence d'une paralysie de l'appareil inhibiteur. Toutefois, après la cessation de la compression, les mouvements du cœur redeviennent normaux.

2º SUR LA PRESSION SANGUINE :

Par une *compression modérée* on observe : une élévation légère de la pression sanguine, puis un abaissement primaire, au moment de l'arrêt du cœur : cet effet disparaît rapidement. Si on répète plusieurs fois la compression, on peut observer une *élévation*, comme après la double section des vagues.

Dans une *compression forte* : si la respiration artificielle est pratiquée, le tonus vasculaire s'affaiblit progressivement jusqu'à descendre à 30 mm Hg, comme dans les cas de section de la moelle épinière au-dessous du bulbe.

Après section des nerfs vagues, la respiration artificielle étant pratiquée, la pression du sang peut encore s'élever. Puis, il survient enfin une chute définitive de la pression.

3º SUR LA RESPIRATION :

Dans les *compressions modérées*, il y a une première période d'*excitation*, et une seconde de *paralysie*. La première se manifeste par des convulsions respiratoires, et la seconde par une respiration superficielle, qui peut se ralentir, jusqu'à l'arrêt. Alors, la respiration artificielle ramène rapidement les mouvements respiratoires, et, après quelques périodes d'apnée, la respiration devient régulière.

Après une *compression forte*, la respiration naturelle étant arrêtée, la respiration artificielle peut encore avoir des effets favorables (1).

---

(1) Ces effets des pressions légères ou fortes seront précisés davantage dans les recherches de Maasland-Salhkoff-Kocher, dont nous parlerons plus loin.

Horsley et *Spencer* ont aussi étudié, dans les compressions, l'influence réciproque, les unes sur les autres, de l'activité du cœur, de la pression sanguine, et de la respiration.

Notons seulement que, dans les compressions accusées, avec arrêt de la respiration, la *respiration artificielle* produisait une *élévation de la pression du sang*, et celle-ci suffisait à ramener la *respiration naturelle*.

Mais, si la compression était assez forte, pour paralyser complètement le tonus vasculaire, la *respiration artificielle* demeurait sans effet. Après la section des vagues, l'action du cœur devient plus rapide, à mesure que s'élève la pression sanguine.

Ces expériences ingénieuses d'Horsley et Spencer établissent d'une façon péremptoire, que les *compressions localisées* ont des *effets généraux* (cérébro-bulbaires), et comme ceux qui se rencontrent dans les *compressions générales* ou *cérébro-spinales,* à la suite d'injections de liquides dans l'arachnoïde.

Nous verrons ces divers points, que d'ailleurs nous avions déjà indiqués, étudiés avec plus de précision encore par les recherches des expérimentateurs qui vont suivre.

Notons encore que le procédé employé par les auteurs anglais, est surtout propre à produire des compressions rapidement progressives (versement du mercure goutte à goutte dans le sac compresseur).

Horsley et *Spencer* ont aussi fait des expériences de compression directe sur le *plancher du IV° ventricule.*

Par l'introduction d'une ampoule dans sa *partie supérieure* et distension légère de celle-ci, il survenait un *ralentissement du cœur* et une *élévation de la pression du sang*, sans que la respiration fût notablement affectée.

Au contraire, quand l'ampoule pressait sur l'*extrémité inférieure* du ventricule, la *respiration seule* était modifiée (1).

Ces auteurs constatèrent encore que les *symptômes de compression* apparaissent plus ou moins tôt, et sous des pressions variables, dans les diverses régions de l'encéphale ; une injection de 0,6 à 1,5 cc dans l'ampoule, quand elle était placée sur le bulbe suffisait à arrêter le cœur et la respiration ; sur le cervelet, pour produire le même effet, il fallait 2 à 4 cc — et sur le cerveau de 6 à 8 cc.

(1) Ces effets sont tout à fait concordants avec ceux des lésions traumatiques expérimentales (*contusions directes* avec une sonde cannelée), que nous avons constatés en 1878, par action sur les diverses régions du bulbe. (Voy. Duret. *Traumatismes cérébraux,* 1878, p. 105 à 112, et fig. 15, 16, 17).

X. — Recherches de Von Stockum (Leyde) et de Druif.

Dans sa communication au Congrès de chirurgie français de 1893 (1), *Von Stockum* n'admet pas que les symptômes de la *compression cérébrale* soient nécessairement causés par l'augmentation de la tension du liquide céphalo-rachidien. Il les fait dépendre d'un trouble dans la circulation bulbaire, qui provient de l'irritation d'un *centre vaso-moteur propre à l'écorce de l'hémisphère cérébral,* sur lequel agit l'agent compresseur.

Pour démontrer qu'il n'y a pas de gêne mécanique de la circulation du bulbe *dans les compressions,* il s'appuie sur l'expérience cadavérique suivante.

Chez un chien ou un lapin, qu'il tue par une compression cérébrale, à l'aide d'une ampoule de caoutchouc introduite dans le crâne et ensuite distendue par de l'eau, il injecte (en laissant l'ampoule en place) un liquide coloré dans les vaisseaux du cou. Au niveau du corps comprimant ou à son voisinage, le liquide injecté ne pénètre pas. Au contraire, l'expérimentateur trouve les vaisseaux de la base du cerveau, du cervelet, et du bulbe, très bien teintés par le liquide coloré.

Il en tire la conclusion, qui ne nous paraît pas complètement adéquate, qu'au moment de la compression, chez l'animal vivant, le bulbe est facilement irrigué par le sang.

Nous verrons plus tard L. Hill et Cushing user du même procédé pour montrer que, dans les *compressions sur les hémisphères,* le sang reflue facilement jusqu'au bulbe, les voies restant ouvertes de ce côté.

Il nous semble évident, que les injections cadavériques ne répondent pas à ce qui se passe sur l'animal vivant, où la gêne de la circulation bulbaire est un fait plus physiologique que mécanique à proprement parler (action sur le centre vaso-moteur, contracture ou paralysies réflexes).

Dans d'autres expériences, *Von Stockum* essaya d'établir l'existence d'un *centre vaso-moteur cérébral,* centre à l'irritation duquel il attribue les *troubles de la commotion* par action directe sur les *centres bulbaires.*

(1) Van Stockum. *Sur la théorie de la compression cérébrale. Congr. de Chir.,* 1893, p. 416.

Chez un chien, il coupe la moelle épinière, entre le crâne et l'atlas, de manière à supprimer toute action des centres vaso-moteurs bulbaires sur la circulation générale. Il sectionne, en même temps, les nerfs vaso-moteurs, qu'accompagnent les vaisseaux du cou et de là se rendent au cerveau. Puis, introduisant une ampoule dans la cavité cranienne, il la distend par l'eau, c'est-à-dire *qu'il exerce une compression*. Il voit alors l'animal perdre connaissance, en même temps que son pouls se ralentit, que son cœur cesse de battre, et que, bref, se montrent des symptômes de compression.

Cette expérience va contre la thèse soutenue ultérieurement par L. Hill et autres, que la circulation générale *seule* règle la circulation du cerveau, et *qu'il n'existe pas de vaso-moteurs cérébraux*. En effet, l'action de ceux-ci n'est pas supprimée par la section sous-bulbaire de la moelle dans l'expérience de Von Stockum.

Ajoutons que, jusqu'à présent, aucun expérimentateur n'a vérifié l'existence supposée d'un *centre cortical vaso-moteur*, agissant directement sur les centres bulbaires.

Von Stockum a voulu aussi établir que les troubles bulbaires, dans la compression, ne résultent pas d'une *action mécanique* transmise du corps comprimant jusqu'au bulbe, à travers la masse nerveuse, ainsi que Kocher l'avait admis.

En effet, si chez un chien, il sectionne les pédoncules cérébraux au thermo-cautère, et s'il exerce ensuite une compression sur un hémisphère, à l'aide d'une masse de mastic introduite entre la dure-mère et les os, les *troubles bulbaires* de la compression ne se produisent pas : la respiration reste régulière ; le pouls ne montre aucune altération, même si on augmente la masse du mastic.

Von Stockum suppose que, dans ce cas, la section des pédoncules n'eût pas dû empêcher les phénomènes mécaniques de se transmettre jusqu'au bulbe. Il ne s'explique guère d'ailleurs sur le mode d'une semblable transmission.

Druif dit : que si *Von Stockum* n'a pas obtenu d'effets bulbaires, dans ces conditions, c'est qu'il a exercé une compression trop faible.

Druif, au contraire, aurait obtenu des effets de compression même quand tout rapport entre le cerveau et la moelle allongée avait été détruit.

Il y avait d'abord ralentissement du pouls, puis accélération : celle-ci faisait défaut, si les *vagues* avaient été sectionnés.

Après section des sympathiques (les vagues étant aussi coupés préalablement) la fréquence du pouls diminuait ; et alors, les phénomènes bulbaires de la compression ne se produisent plus.

Après cautérisation de la surface corticale du cerveau, les troubles de la compression se produisent quand même.

Ces expériences de *Druif* sont donc contradictoires de celles de *Von Stockum* et combattent l'hypothèse de l'existence d'un *centre vaso-moteur propre du cortex*, agissant sur le centre vaso-moteur bulbaire (1).

XI. — RECHERCHES ET EXPÉRIENCES
DE LÉONARD HILL (1896) (2).

L. Hill, par des recherches originales et multiples, a particulièrement étudié l'influence des modifications de la *circulation générale* et *viscérale* sur la *circulation cérébrale*. Bien qu'il soit trop exclusif, en niant l'action de l'existence de vaso-moteurs cérébraux, il nous fournit des données intéressantes et nouvelles, surtout au point de vue des *inégalités, en certaines circonstances, des pressions transmises dans les différentes chambres cérébrales, et sur les diverses parties des centres nerveux.* Il consacre un chapitre de son livre, à la pathogénie de la *compression cérébrale*, telle qu'il la comprend.

Dans ses expériences, *L. Hill* a utilisé trois méthodes de compression cérébrale : .

1° Les *injections salines physiologiques*, faites en des points variés du crâne.' Il mesurait, en même temps, la pression intra-cranienne, tantôt dans la région pariétale, tantôt dans celle du cervelet, tantôt enfin, à la partie supérieure de la moelle cervicale. *Concurremment*, il inscrivait, selon les procédés de Marey, la *pression artérielle générale* à l'aide d'un manomètre à mercure, la *respiration*, la *pression du liquide céphalo-rachidien*, et la *pression veineuse intra-cranienne*.

2° Les *injections de sang*, en mettant en communication la carotide, avec un tube vissé au crâne : le sang pouvait couler

<hr>

(1) Druif cité par Kocher. *In Gehirnerschütterung*, Wien, 1901, p. 232.
(2) Léonard Hill. *The Physiology and Pathology of the cerebral circulation*, London, G. et A. Churchill, 1896, p. 156, section VII.

un instant de la carotide, soit dans l'espace *sub-dural*, soit entre la *dure-mère et les os* (compressions sanguines).

3° Dans d'autres expériences, il introduisait une *ampoule spéciale* en divers points du crâne et il la distendait par une injection d'eau faite avec une seringue. Cette distension avait lieu soit sur le cerveau (chambre antérieure), soit sur le cervelet (chambre postérieure).

Une figure de H. Hill représente ces *trois modes de compression*.

1° *Compressions par les injections salines.*

Les compressions exercées à l'aide des *injections salines*, lui ont donné des *résultats généraux* (ou cérébro-bulbaires) c'est-à-dire des effets sur la respiration, le cœur, et la pression artérielle, comparables à ceux des autres expérimentateurs, lorsque la diffusion du liquide, se faisait librement à la surface des centres nerveux. Les symptômes graves et funestes survenaient lorsque l'injection et conséquemment, la pression intra-cranienne avaient atteint *la hauteur de la tension artérielle*.

Dans ces conditions, il y a compression progressive des veines et des capillaires, à mesure que la pression cérébrale s'élève ; et, quand la pression intra-cranienne devient égale à la pression artérielle, les vaisseaux encéphaliques sont définitivement oblitérés ; la respiration, puis le cœur s'arrêtent. Ces résultats sont analogues à ceux de Leyden et aux nôtres.

Mais *L. Hill* fait observer, qu'il est des circonstances nombreuses, anatomiques et physiologiques, variant selon les espèces animales et les cas, qui ne permettent pas toujours aux liquides injectés, et par conséquent au liquide céphalo-rachidien, de se répandre, et de s'écouler librement.

Chez le chien, par exemple, lorsqu'immédiatement après la mort, on enlève les hémisphères cérébraux, au niveau des pédoncules, on peut remplir la cavité du crâne, jusqu'aux bords ; et si l'on vient à décapiter l'animal, on verra qu'il ne s'écoule aucun liquide par le rachis ; la cavité cranienne reste remplie, parce que le cervelet et le bulbe comblent exactement les cavités, qu'ils occupent.

Chez l'homme, chaque hémisphère remplit une chambre séparée en grande partie de celle du côté opposé, par la faux du cerveau, de telle sorte qu'il peut se faire que la pression se transmette difficilement d'une *chambre latérale* dans l'autre. Le cervelet et le bulbe occupent aussi *une autre chambre*, protégée contre la pression cérébrale par la tente du cervelet : celle-ci est disposée en forme d'*arche* et il n'existe qu'un étroit passage, au niveau de l'isthme du cervelet, en partie rempli par les pédoncules cérébraux. Enfin, le cervelet et la moelle allongée sont en contact assez étroit avec les bords du *foramen magnum* (trou occipital).

L. Hill admet qu'à l'état normal, chez le vivant, lorsqu'un liquide est injecté à la surface du cerveau, dans la cavité arachnoïdienne, celui-ci peut, à chaque pulsation cérébrale, fuir assez rapidement dans le canal rachidien, *si l'injection est poussée lentement et à pression modérée :* le liquide trouve une voie d'échappement le long des vaisseaux, qui se contractent rythmiquement. Il en serait de même du liquide céphalo-rachidien, occupant les espaces sous-arachnoïdiens.

Il n'en est plus ainsi, si l'*injection est brusque et faite à un degré élevé*. *L. Hill* a constaté que sous une pression de 100 mm. Hg. exercée brusquement, le *cerveau* est projeté en bas et *bloque complètement l'isthme de la tente du cervelet ;* en même temps, le *cervelet* et le *bulbe* descendent et *bloquent aussi le foramen magnum* (1).

L'importance de ces considérations et constatations se trouve établie, *au point de vue physiologique*, dans les expériences de compression, à l'aide des injections salines. L. Hill a observé qu'une injection dans la *chambre cérébrale* à une pression de 100 mm. Hg., la pression artérielle étant à 150 mm. Hg., détermine déjà des *symptômes de compression accusés :* mais, dans la *chambre cérébelleuse*, une pression de 50 mm. Hg. suffit pour produire les mêmes effets. Dans ce dernier cas, l'*anémie bulbaire* est plus rapide : car il suffit que la pression exercée dépasse la pression des capillaires. Le sang suivant alors les voies d'écoulement les plus faciles, se dirige vers les hémisphères.

(1) Le *bloquage* de L. Hill, est particulièrement utilisable, ainsi que nous l'avons fait, pour l'explication de certains troubles de la *commotion cérébrale*, au moins dans une certaine mesure. Sous l'influence de la dépression cranienne produite par le choc, le cerveau est à la fois *exprimé*, et le mésencéphale plus ou moins *comprimé*, en raison du mouvement de descente de la masse nerveuse, sur les bords de l'ouverture du *tentorium*, tandis que le cervelet, la protubérance, et le bulbe entrent en contact avec la gouttière basilaire et les bords du *trou occipital*, mais seulement *pendant un court instant :* ce fait contribue à expliquer la *soudaineté* des accidents. Il paraît nécessaire, toutefois, que la dépression cranienne se fasse sur une large surface comme dans les chutes d'un étage sur la tête, par exemple.

Au contraire, quand la compression est exercée *à la surface des hémisphères* pendant un certain temps, le sang qui pénètre à l'intérieur du crâne se dirige vers l'isthme, le bulbe et la chambre cérébelleuse, où l'écoulement est plus facile : il décrit ainsi un *court circuit*.

Ces modifications et les dérivations des *circuits*, parcourus par le courant sanguin, se produisent d'autant plus facilement, que les grosses veines et les capillaires rampent à la surface du cerveau, qui est en quelque sorte comme spongieuse et facilement compressible.

Toutefois, dès que la pression de l'injection atteint le niveau de la tension artérielle, *l'anémie est complète et à peu près générale;* alors, les accidents graves de compression apparaissent subitement (pouls petit, rapide; respiration de Cheyne-Stokes, etc.).

Les *injections salines* faites au niveau du *bulbe,* à travers la membrane occipito-atloïdienne n'ont pas des effets funestes aussi rapides, parce que, par la pénétration du liquide, les masses nerveuses se trouvent soulevées, et la base du cerveau flotte, en quelque sorte, au-dessus de la base du crâne ; il n'y a pas de raisons pour qu'une *aire capillaire* plutôt qu'une autre, soit comprimée ; il ne survient de troubles généraux de compression, que quand la pression de l'injection est suffisamment élevée.

2° *Compressions par les épanchements de sang expérimentaux.*

Les recherches sur ce mode de compression ont un particulier intérêt, en ce sens, qu'elles se rapprochent des conditions pathologiques, où le plus souvent, la compression cérébrale est observée, chez l'homme, c'est-à-dire *dans les épanchements sanguins interméningés.*

L. Hill, pendant quelques instants, par un tube vissé au crâne, met en communication la *carotide* avec la cavité intra-arachnoïdienne, afin d'y produire un épanchement sanguin. Il inscrit alors l'évolution de la pression cérébrale, de la tension artérielle générale, et de la pression veineuse intra-cranienne.

Il remarque d'abord que les *injections sanguines* ne se résorbent pas rapidement comme les injections salines ; elles sont cependant faites à une pression élevée, égale à celle de la pression artérielle. Le sang ne se répand pas de tous côtés, mais repousse la masse nerveuse et reste lui-même localisé, produisant une compression de la partie du cerveau sous-jacente. Il peut cependant survenir, si l'injection est assez abondante, un déplacement des masses nerveuses, et une compression bulbaire contre les parois osseuses du crâne. L'effet est alors le même que celui d'une injection saline à haute pression. Mais, lorsqu'on cesse l'injection du sang, les symptômes ne disparaissent pas rapidement, comme lors d'une injection saline : la *tension intra-cranienne reste élevée*. Il se produit *lentement*, cependant, une certaine résorption des parties liquides du sang ; mais la filtration des éléments corpusculaires du sang ne se fait guère, elles encombrent les veines. Lentement encore, le sang peut filtrer dans les autres chambres du crâne et la pression locale tombe un peu. Mais la *pression cérébrale ne revient jamais à l'état normal :* car, il existe un coagulum sanguin qui persiste.

Les courbes montrent *avec quelle lenteur* tombe la pression cérébrale, dans ces circonstances. La circulation cérébrale se trouve, pendant un certain temps, gênée ainsi que le montre la pression du sang veineux intra-cranien, prise dans le pressoir d'Hérophile.

La rémission des symptômes est donc fort lente. Toutefois, elle peut être obtenue par l'ablation complète du caillot. Mais, il faut, dans ces cas, ouvrir le crâne largement ; car, si l'on se contente d'une simple ouverture de trépan, les caillots viennent aussitôt, avec le cerveau, boucher l'orifice. Du reste, une large ouverture favorise l'expansion compensatrice du cerveau.

L. Hill remarque que le caillot agit par compression et exprime le sang artériel du cerveau, et cela, dans une assez grande étendue, s'il est volumineux : il agit plutôt en produisant l'anémie des centres nerveux plus ou moins complète. Le liquide céphalo-rachidien, qui se résorbe, ne livre de la place que d'une façon insuffisante (1).

Les *symptômes bulbaires* apparaissent quand les capillaires bulbaires sont oblitérés ; d'après *Hill* cela dépend surtout du siège de l'hémorragie et du sens dans lequel le cerveau est propulsé (2).

(1) Nous verrons plus tard, que la véritable cause de l'insuffisance de la résorption et des troubles, réside à un moment donné dans l'encombrement capillaire et vasculaire, par les éléments altérés du sang. (Recherches de Froin et de Muret).

(2) Il y a lieu encore, selon nous, surtout dans les grands épanchements sanguins, de tenir compte, quand le cerveau est projeté *latéralement*, du phénomène de la *contre-pression* sur les parois opposées du crâne : elle contribue aussi à anémier de larges parties de la surface du cerveau.

La transmission de la pression vers la chambre cérébelleuse est, en grande partie, empêchée par la tente du cervelet.

Mais, le résultat fatal est beaucoup plus rapide, si le sang occupe la chambre cérébelleuse ; une très petite hémorragie locale, dans le voisinage du bulbe, suffit pour oblitérer les capillaires bulbaires et causer la mort.

3° *Compressions locales produites par une ampoule élastique introduite dans la cavité cranienne.*

Les compressions exercées par une ampoule distendue par un liquide présentent ce caractère particulier, qu'il ne peut y avoir absorption, comme dans les injections salines ou sanguines.

La région comprimée est totalement anémiée, parce que les capillaires et les veines y sont oblitérés : cependant si la distension est forte, la pression cérébrale et la tension artérielle s'élèvent.

Ce qu'il faut particulièrement retenir, dans les expériences de ce genre, c'est que les effets *varient notablement selon le lieu de la compression :* il y a d'abord une élévation transitoire de la pression cérébrale, qui dure jusqu'à ce qu'une certaine quantité de liquide céphalo-rachidien soit absorbée ; mais, il ne nous paraît pas exact que ce liquide ne joue aucun rôle. La compression locale, l'élévation de pression, cérébrale et artérielle, qui persistent, dans une certaine mesure, entravent aussi la rapide résorption ; l'irritation produit une hypersécrétion, et comme le montrent les ponctions lombaires, la pression intra-cranienne reste élevée (hypertension).

Voici les principales particularités observées par L. Hill, selon que la compression siège dans l'une ou dans l'autre des chambres craniennes :

Dans la *chambre cérébrale* (compression des hémisphères), l'ampoule doit être distendue de 1.5 à 2 cc, pour que les premiers symptômes graves se manifestent. De 4 à 6 cc, elle peut causer l'anémie complète et la mort, chez le chien.

Dans la *chambre cérébelleuse,* il suffira pour obtenir des effets graves, que l'ampoule soit distendue de 1 à 2 cc, et, *au niveau du bulbe,* elle produit immédiatement la mort, pour une distension de 0.5 à 1 cc.

Dans les *épanchements sanguins,* la compression s'établit trop lentement pour produire des effets aussi intensifs et aussi rapides, que les précédents : la respiration lente, profonde et laborieuse, caractérise les effets d'une compression graduellement croissante. Les mouvements du cœur, eux aussi, sont

ralentis par l'excitation des vagues : si la pression continue
de s'élever, alors apparaît le *stade de paralysie*, avec action
plus rapide du cœur, rares mouvements respiratoires saccadés,
et abaissement de la pression sanguine, quelquefois avec
vagues de pression Traube-Hering, respiration de Cheyne-
Stokes, etc.

D'après Hill, les *causes de la mort*, dans la compression
cérébrale, sont semblables à celles de l'*anémie aiguë*. Elle
survient :

1° Par *arrêt primaire de la respiration* avec arrêt secondaire du cœur et du mécanisme vaso-moteur.

2° Par *arrêt primaire du centre vaso-moteur* avec arrêt
secondaire de la respiration et du cœur.

Le premier effet serait le plus commun ; le second s'observerait surtout chez les animaux épuisés ou en état de
fatigue (1). Nous aurons l'occasion de revenir sur ces particularités.

Dans les hémorragies traumatiques inter-méningées, aussi
bien que dans les hémorragies intra-cérébrales et intra-
ventriculaires, il peut y avoir diminution des symptômes de
compression, par résorption du liquide céphalo-rachidien et
du sérum du sang. Cependant, la mort peut survenir par la
paralysie graduellement envahissante *du centre vaso-moteur*,
déterminée par le shock, résultat de la compression primaire.
Du moins, chez certains animaux, on a pu voir, en raison du
shock primitif, la mort survenir, après qu'on a enlevé le
caillot ou l'agent compresseur (2).

Il y a lieu maintenant, d'examiner ce qui survient chez les
animaux qui succombent rapidement à l'épanchement.

4° *Stases vasculaires et œdèmes collatéraux, dans les
compressions.*

C'est un point sur lequel *L. Hill* a aussi appelé l'attention,
bien que le fait fût déjà universellement connu.

Une *compression secondaire* peut survenir dans les épanchements sanguins. En effet, au niveau de la région

____

(1) Dans *les états de shock*, la *respiration artificielle* et la *compression de
l'abdomen*, peuvent faire affluer ou refluer le sang vers le centre vaso-moteur,
et ramener pour un temps, les mouvements respiratoires, ainsi que nous
l'avons déjà indiqué à propos de la *commotion* et que le signala L. Hill.

(2) Nous avons observé des faits semblables chez l'homme, et nous en
mentionnerons quelques-uns. On avait fait une large ouverture au crâne,
enlevé soigneusement tout le sang épanché, mais l'état d'épuisement a continué
et la mort est apparue, malgré une intervention très justifiée, même en dehors
d'autres lésions graves des centres nerveux.

comprimée, il y a stase complète du sang ; mais, autour d'elle, il se produit une élévation de la tension dans les capillaires et les veines : ainsi est créée une *aire de stase* et de *distension vasculaire*. Alors, peut se produire une *transsudation* du sérum du sang, un *œdème*, qui, à son tour deviendra *compresseur ;* et ensuite, étendra l'aire primitive d'anémie cérébrale : ainsi un *cercle vicieux* est créé (1).

Ces *compressions par œdèmes secondaires* ne sont pas rares, en clinique, dans les épanchements, les inflammations localisées, les abcès, les tumeurs.

Si la lésion, hémorragie ou tumeur, est voisine des veines de Galien et bloque, en même temps, l'aqueduc de Sylvius, il se produira une *transsudation ventriculaire*, qui hâtera la terminaison fatale.

Un autre mode de *compression secondaire par œdème* peut encore être observé.

C'est, lorsque l'agent de compression ayant été enlevé, les vaisseaux sanguins comprimés et plus ou moins altérés, laissent transsuder le sérum sanguin, *au moment du retour de la tension artérielle* : parfois même pourra se produire une extravasation sanguine secondaire, mais le fait est relativement rare, à un haut degré.

L. Hill attribue à cette turgescence et à cet œdème secondaires, l'origine de certaines hernies cérébrales post-opératoires.

Dean a d'ailleurs constaté que, peu de temps après l'ablation d'un agent de compression, la substance cérébrale de *l'aire comprimée* contient trois pour cent en plus d'eau, qu'une aire cérébrale normale.

C'est en raison de ces désordres et compressions secondaires, que L. Hill conseille l'ouverture large du crâne, afin que la compensation s'établisse plus librement.

Il insiste enfin sur la fréquence des stases et œdèmes cérébraux, des cercles vicieux, *dans les tumeurs cérébrales*, et sur les phénomènes plus ou moins graves, plus ou moins rapides, de compression qu'ils déterminent, *selon qu'ils occupent telle ou telle chambre crânienne.*

C'est là aussi une déduction de nos recherches expérimentales, dans

(1) Walter B. Cannon, le physiologiste américain, admet que la *transsudation œdémateuse* est le résultat d'un travail réalisé par les tissus eux-mêmes ; ceux-ci, par suite des lésions traumatiques survenues dans leurs vaisseaux ne reçoivent plus qu'un apport insuffisant de sang, et, par suite d'oxygène. Or on sait, qu'un protoplasme, privé d'oxygène absorbe de l'eau ; de là, les œdèmes et les signes de tensions intra-craniennes. (*Boston, méd. and surg. Journal*, 8 Août 1901, et *Rev. Neurol.*, 1901, p. 1.123).

les différentes régions du cerveau. Les *néoplasmes bulbaires* ou *péri-bulbaires* sont particulièrement redoutables, et exposent à une terminaison funeste et rapide.

Le mérite de *L. Hill* est surtout d'avoir bien mis en relief, par ses recherches, les particularités des *compressions localisées*, selon les différentes régions de l'encéphale sur lesquelles elles s'exercent, *selon les diverses chambres craniennes.*

Il a cependant *trop méconnu le rôle du liquide céphalo-rachidien, dans la diffusion des effets des compressions.* Sans la diffusion du liquide, on ne peut s'expliquer, en clinique surtout, l'apparition rapide des symptômes *cérébro-bulbaires.* Dans les compressions tant soit peu importantes, sa résorption est entravée par l'altération et la paralysie vasculaires dans les moments et les jours, qui suivent le choc cranien.

D'autre part, l'*expression cérébrale*, la *déformation* des masses nerveuses, les diverses *contre-pressions* qu'elles subissent, soit du côté de l'hémisphère opposé, soit dans leur refoulement vers la base, jouent un rôle important dans les diverses manifestations soit primitives, soit consécutives, *des compressions,* pour peu que l'agent compresseur ait un volume suffisant, ou un siège favorable à ces désordres.

XII. — RECHERCHES DE CUSHING (D'APRÈS KOCHER) 1901.

Les expériences de *Cushing* comportent deux particularités intéressantes : 1º l'examen direct *(de visu)* des *modifications vasculaires* dans les *compressions cérébrales ;* 2º l'étude des *courbes graphiques* des *compressions :* elles furent particulièrement bien réussies.

a) L'*examen direct* ou *de visu* est fait selon le mode Ravina-Donders, par une fenêtre faite au crâne, et garnie d'une vitre incrustée dans la paroi.

1º Si la fenêtre est pratiquée au *synciput,* on peut voir que, dès que la pression cérébrale commence à s'élever, le *sinus longitudinal* s'affaisse, jusqu'au voisinage du *sinus transverse,* et quand la pression cérébrale atteint le degré de la pression artérielle, il se trouve réduit à l'épaisseur d'un fil. Il semble donc établi par ce fait, ainsi que le prétend Ziegler, que dès l'origine, la compression cérébrale *affaisse les parois veineuses.*

Si la pression cesse de monter, le sinus se remplit à nouveau, et il se produit une *stase veineuse*, parce que la pression artérielle, continuant de s'élever, s'efforce de triompher de la pression exercée sur les parois du sinus.

Si une autre fenêtre est percée *à la région pariétale* et permet d'observer ce qui se passe, on constate que, dès l'affaissement des veines cérébrales, il survient une *pâleur de la surface du cerveau :* mais, *elle a des degrés,* qui correspondent :

A l'aspect naturel, alors qu'aucune compression n'est exercée.

A la période de compression commençante : les *veines* apparaissent fortement remplies, les *artères* rouges-claires, et la substance cérébrale a une teinte *blafarde* et *cyanotique ;* les *vaisseaux capillaires* ne se voient plus.

A un haut degré de compression, à un *stade d'anémie très prononcé* de la substance cérébrale : une *grosse veine* se voit encore, mais les *petites veines afférentes* sont en partie effacées, vides, et présentent, çà et là, des *interruptions ;* les *artères* elles-mêmes sont plus rétrécies que celles ci-dessus.

Toutefois, pendant la durée d'une compression, qui n'a pas encore atteint le degré le plus élevé, *il y a des alternatives de vacuité et de remplissage intermittents des vaisseaux cérébraux,* de telle sorte qu'il faut saisir au passage, ces différents aspects.

Ces variations tiennent, comme nous le verrons, à la réaction du *centre vaso-moteur*, contre la compression et l'anémie elle-même.

b) Les *courbes de Cushing* sont obtenues au moment d'une *compression continue et progressive* exercée à la surface des centres nerveux.

Dans nos graphiques de 1878, montrant les oscillations de la pression artérielle, sous l'influence d'une compression de ce genre (pression d'une colonne de gélatine graduellement croissante), on constatait en même temps *les modifications du pouls* et de la *respiration,* en particulier les puissantes oscillations de la *pression artérielle* (produites par l'excitation du centre vague), pendant la période d'augmentation de la compression : puis, quand celle-ci avait atteint le degré de la pression artérielle, survenait le *pouls petit, rapide* (pouls de paralysie vague) avec *abaissement rapide de la tension artérielle.* Les *modifications respiratoires* (lenteur, interruptions, ou périodes d'apnée, respiration superficielle, entrecoupée), étaient aussi indiquées.

Les *courbes de Cushing* apportent des précisions, et surtout présentent des particularités tout à fait remarquables :

1° Avant que la pression cérébrale ait atteint le degré de la pression sanguine, il y a une *très courte période* (visible sur les courbes de Cushing) où existent des modifications de la respiration et du pouls. La respiration devient superficielle, ralentie ; le pouls prend les caractères d'un pouls obtenu par l'excitation du nerf vague.

Cette phase correspond au moment où une compression progressive *comprime les sinus et les veines,* mais où, en raison du reflux, les plus petits vaisseaux restent encore remplis. La *stase veineuse* ne peut d'ailleurs durer longtemps ; car bientôt, la pression cérébrale *affaisse les veines.*

2° Bientôt, dans toutes les expériences, apparaît la *seconde période,* qui, sous la fenêtre de verre, se manifeste par la *pâleur du cerveau,* c'est-à-dire non seulement par la vacuité des *grosses veines,* mais encore des *vaisseaux capillaires* et des *artères.* La pression cérébrale s'élève au-dessus de la *pression du sang ;* et alors, il survient une élévation de la pression artérielle tout à fait caractéristique, *par excitation du centre vaso-moteur.*

Alors apparaissent d'une manière très marquée, les *vagues Traube-Hering,* dans lesquelles la courbe du pouls, avec de nombreux et forts battements, s'élève au-dessus du graphique de la pression cérébrale, en dessinant de *grands arcs ;* mais, après peu de temps, la courbe du pouls retombe au-dessous de la courbe de la pression cérébrale, formant alors des arcs plus petits ; puis elle remonte pour décrire un nouvel *arc supérieur.* Si la pression cérébrale est *continue et progressive,* on obtient ainsi une série de *vagues* ou *arcs supérieurs et inférieurs ;* et cela, durant des heures, ainsi que l'avaient déjà constaté Maunyn, Schreiber et Falkenheim.

Les élévations *par vagues* de la pression artérielle déterminent périodiquement des mouvements respiratoires superficiels, assez comparables aux *respirations de Cheyne-Stokes,* quoique non entièrement identiques.

Il y a ainsi une *période de lutte* entre la pression sanguine et la pression cérébrale ; et, si les *nerfs vagues* n'ont pas été coupés, on observe, en même temps, de *grandes oscillations* de la pression, dans la montée et la descente des arcs, déterminée par l'*excitation du centre vague* (pouls d'excitation vague, plein, fort, ralenti).

Ces différentes alternatives de la respiration, du pouls,

et de la pression du sang, montrent que les *centres de la moelle allongée*, sont diversement impressionnés par la compression cérébrale ; il y a *dysharmonie, désorientation* ou *dissociation* du fonctionnement des différents *centres bulbaires*, (fait déjà mis en lumière par Polis en 1894, dans ses recherches sur la *commotion cérébrale*).

Le *centre respiratoire* est, en partie, inhibé ; le *centre cardiaque* (centre des nerfs vagues) excité, d'où le ralentissement des battements du cœur et du pouls, et la plénitude de ce dernier ; et enfin, une excitation, plus grande encore, du *centre vaso-moteur* (d'où la présence des vagues Traube-Hering).

Cette seconde période des *vagues Traube-Hering* apparaît seulement quand la pression cérébrale a atteint ou dépassé la pression artérielle (comme le montrent les graphiques de Cushing), et quand, alors, *l'anémie cérébrale* commence à s'établir, ainsi qu'on peut le vérifier par la fenêtre cranienne.

La *réaction du centre vaso-moteur* irrigue à nouveau, de sang artériel, les autres centres cérébraux et bulbaires : c'est pour cela, que, la respiration reprend un peu, quoique superficielle, et que le pouls reste à l'état *d'excitation vague*, et n'est pas encore paralysé.

Les *courbes de Cushing* permettent aisément de suivre la succession de ces variations dans l'état des courbes bulbaires.

Dans certains cas, l'élévation de la *pression diastolique*, atteint à peine le degré de la pression cérébrale : seule la *pression systolique* le dépasse, et alors, les symptômes restent accentués ; mais, ici, les vagues de pression artérielle dépassent complètement la ligne de la pression cérébrale, *pendant les deux phases systolique et diastolique.*

3° Il arrive enfin un moment, où la *pression cérébrale* continuant de s'élever, *demeure au-dessus de la pression artérielle d'une façon définitive.* Le *centre vaso-moteur* est alors épuisé, *paralysé*, en même temps que le *centre vague.* Alors aussi, le pouls devient petit, rapide, incalculable (pouls de paralysie vague). En même temps, la *pression du sang s'abaisse rapidement*, et la mort survient.

Cette dernière période n'est pas très visible sur les courbes de Cushing. Elle est très bien indiquée dans nos courbes personnelles.

4° *La section des deux vago-sympathiques*, chez les chiens, *n'empêche pas l'élévation de la tension artérielle*, par excitation du *centre vaso-moteur*, dans les compressions : on voit apparaître les *vagues Traube-Hering*, comme auparavant : mais, les *grandes oscillations d'excitation vague ont disparu*. C'est ce que montre la courbe de Cushing (Obs. XV, pl. III, *in* Kocher).

5° Après la · *section de la moelle épinière au-dessous du bulbe*, de manière à paralyser l'appareil vaso-moteur entier, il ne survient plus de *vagues Traube-Hering ;* mais, la pression artérielle baisse lentement. (Kocher, obs. XVIII, pl. III).

Il en est de même après la section simultanée *des deux vagues et de la moelle cervicale*.

La courbe (Obs. III, Comp. XIII, Pl. III, de Kocher) correspond à *un effet de choc* (commotion), parce que la pression cérébrale a été établie trop subitement.

De ses recherches, *Cushing* tire les CONCLUSIONS suivantes :

Le *tableau complet* des symptômes bien connus de la *compression cérébrale*, commence au moment où la *pression cérébrale* comprime *les vaisseaux*, c'est-à-dire au moment, où elle s'élève elle-même au-dessus de la pression du sang. L'*anémie cérébrale*, alors produite, est compatible avec la vie, pendant un certain temps, parce que l'anémie du *centre vaso-moteur*, en l'excitant, provoque une élévation de la *pression du sang*, qui s'élève au-dessus de la pression cérébrale, d'une manière intermittente.

C'est cette élévation transitoire de la *pression générale du sang*, qui permet une *irrigation intermittente des centres nerveux*. Elle résulte du spasme ou de la contracture des vaisseaux *périphériques* et *viscéraux* (1).

Les courbes de Cushing ont été prises dans le laboratoire de Kronecker, professeur de physiologie à la Faculté de Berne, sous l'inspiration de Kocher.

Rappelons encore que ces troubles et oscillations vasculaires, en particulier l'action du *centre vaso-moteur*, ont été vérifiés simultanément par *Cushing* et *Kocher*, au moyen de la *fenêtre cranienne*. Il y a donc, sous l'influence du *centre vaso-moteur*, des *alternances* de contractions et de relâchements des vaisseaux périphériques.

Toutefois, le *mécanisme défensif* du *centre vaso-moteur* contre la *pression cérébrale* est des plus remarquables, et

(1) Nous l'avions déjà établi par nos recherches de 1878.

explique la survie, pendant un certain temps, dans les *compressions cérébrales* (compressions osseuses ou par épanchement sanguin); elle fournira parfois au chirurgien la possibilité d'intervenir en temps utile, l'action excitatrice du centre vaso-moteur pouvant persister pendant plusieurs heures.

XIII. — Recherches expérimentales de Maasland-Saltikoff-Kocher (1901).

Les recherches de ces trois auteurs portent sur les *effets généraux* (cérébro-bulbaires) des *compressions* LOCALES.

La méthode expérimentale qu'ils emploient, quoique instructive au point de vue de la physiologie générale des compressions diffère notablement des conditions pathologiques observées chez l'homme, et aussi des procédés utilisés par les expérimentateurs.

Ceux-ci ont étudié surtout dans les compressions cérébrales *locales* les effets d'*une restriction de l'espace crânien* par des injections liquides inabsorbables, par l'introduction de corps étrangers (blocs de cire, tiges de laminaire, plaques compressives, introduction d'une ampoule de caoutchouc distendue par l'air, l'eau, le mercure).

Les physiologistes de Berne ont recherché les effets des compressions *sous l'influence de charges,* dont le poids augmente progressivement et pèse sur le cerveau.

Par un trou de trépan, ils introduisent dans le crâne, un cylindre d'acier, qui glisse à frottement doux, et vient appuyer par une de ses extrémités sur la dure-mère et l'hémisphère. A son extrémité extérieure est fixé un plateau, portant un récipient, dans lequel on verse une charge de mercure variant de 500 grs à 4 kgs.

Les principales CONCLUSIONS de Kocher, relativement à ses expériences avec Maasland-Saltikoff, sont les suivantes :

1° *Sur la* RESPIRATION.

Une *compression* LÉGÈRE sur la dure-mère produit l'excitation réflexe de la respiration, qui devient convulsive, irrégulière, avec des modifications correspondantes du pouls et de la pression sanguine. La cocaïnisation empêche ces effets.

Une *compression* FORTE détermine, règle générale, une *respiration ralentie et profonde*. Si on renforce la pression, la respiration devient superficielle et irrégulière, avec, çà et là, des inspirations plus profondes; il y a des modifications correspondantes du pouls et de la respiration. Si l'on maintient la pression, la respiration redevient normale.

Mais, une TRÈS FORTE *compression* détermine l'*arrêt de la respiration,* souvent après qu'on a observé une respiration superficielle, irrégulière. Si l'on cesse cette très forte compression, la respiration se maintient ralentie, pendant un temps assez long : mais elle reprend toujours, quand on enlève la compression.

Dans les cas de *charge subite* ou d'*enlèvement brusque de la charge,* il y a des effets de commotion et un arrêt de la respiration.

2° *Sur la* CIRCULATION.

Pour une *charge légère :* par excitation de la dure-mère, accélération du cœur, en même temps que de la respiration. Cet effet disparaît par la cocaïnisation.

Une compression *modérément forte* détermine le phénomène capital du *pouls vague,* avec de grandes oscillations de la pression du sang, entre la systole et la diastole, avec une respiration profonde et ralentie.

Une *plus forte compression* produit encore le *pouls vague,* la respiration étant devenue superficielle, et même étant suspendue.

Si la *pression forte* est exercée pendant une longue durée, le pouls lent d'*excitation vague* se transforme en un *pouls vague paralytique.* Celui-ci peut d'abord être transitoire. Si, pendant le *stade de paralysie vague* la pression sanguine se relève, un relèvement des fonctions peut se produire.

Une *pression forte et subite* peut provoquer un arrêt momentané du cœur, par violente excitation du vague. Mais l'effet est momentané (effet de commotion).

L'enlèvement *subit* d'une pression forte, change le pouls d'excitation vague, existant auparavant, en un pouls de paralysie vague momentané.

Enfin, un *choc subit et violent,* produit par une pression forte, détermine *immédiatement* un pouls de paralysie vague, qui, par l'arrêt de la respiration et l'abaissement de la pression sanguine, peut se transformer en arrêt du cœur.

3° Sur la PRESSION SANGUINE.

Il peut survenir une ascension réflexe de la *pression sanguine*, par l'excitation de *la dure-mère :* mais, elle ne se produit pas, quand on a fait la cocaïnisation de cette membrane.

Une *compression cérébrale modérée* ne détermine de changement dans la pression du sang, que par l'intermédiaire des modifications qui peuvent se produire dans la respiration et l'activité cardiaque.

Une *pression forte* produit *immédiatement* une vive ascension de la pression sanguine, même s'il y a arrêt simultané de la respiration, et même en cas de pouls d'excitation ou de paralysie vague.

L'ascension de la pression artérielle prévient souvent un arrêt de la respiration, survenant sous l'influence d'une charge peu importante.

Un *choc puissant et démesuré* détermine aussitôt une vive élévation de la pression du sang, avec pouls de paralysie vague, et respiration tout à fait superficielle (commotion).

Dans le cas de *charge subite et modérée* ou d'*enlèvement subit d'une telle charge,* il y a abaissement passager de la pression du sang, à cause de l'arrêt momentané du cœur et de la respiration ; mais, bientôt la pression sanguine se relève et reprend, sous l'influence du pouls d'excitation vague, qui a persisté.

L'abaissement continu de la pression sanguine, avec arrêt de la respiration et pouls de paralysie vague est un signe certain de terminaison fatale.

On reconnaît que dans les expériences de Kocher-Maasland-Saltikoff, les *troubles bulbaires* se déroulent, comme nous l'avions observé dans les compressions par injection de cire ou par introduction de corps étrangers, c'est-à-dire dans les cas de restriction de l'espace cranien. *Le poids est ici substitué au volume.*

Nous avons déjà, en 1878, établi avec Pagenstecher que le *ralentissement de la respiration et du pouls* était un phénomène constant, dès que la compression est établie ou qu'il y a une suffisante restriction d'espace. Si la pression cérébrale s'élève, ou si la compression par restriction d'espace est suffisamment étendue, il survient une respiration stertoreuse, entrecoupée, quelquefois avec Cheyne-Stokes, et un pouls petit, rapide, incalculable (pouls de paralysie vague) ; en même temps, disions-nous, la *pression artérielle s'abaisse rapidement et la mort survient.*

La pression exercée sur le cerveau par *des charges croissantes et répétées* a des effets tout à fait comparables sur les centres bulbaires.

La pression ou l'enlèvement *subit* de la charge ont *des effets de commotion.*

Il est encore à remarquer, après ces expériences, comme après celles de Polis, *dans la commotion :*

1° Que le *centre vaso-moteur* bulbaire est facilement influencé, mais qu'il est *le plus résistant ;*

2° Que le *centre cardio-inhibiteur* vient ensuite : il est facilement *excitable* par une compression, mais *sa paralysie* ne survient qu'en cas d'*anémie persistante ;*

3° Le *centre respiratoire,* déjà très facilement excitable par une action réflexe ou indirecte, est celui des trois, qui, *le premier et le plus facilement suspend sa fonction,* et cela d'une manière durable.

Cependant, *l'action des autres centres* peut facilement le ranimer, en particulier *l'élévation de la pression sanguine ;* alors, *la respiration renaît.*

La *respiration artificielle,* en irriguant les centres bulbaires, par son action sur le cœur, *peut ramener la respiration naturelle,* pourvu que les autres centres ne soient pas trop épuisés.

Théories de Kocher sur le mécanisme de la compression cérébrale (1).

Pour bien comprendre la théorie de la *compression cérébrale,* telle qu'elle a été édifiée par *Kocher,* il faut, comme il le fait lui-même dans son étude sur l'*hydrodynamique de la circulation cérébrale,* se reporter à son *schéma mécanique* de la *compression cérébrale,* dont nous avons expliqué la disposition et le jeu.

Si on exerce une pression graduellement croissante, dans le manchon de verre rempli de liquide, qui représente la cavité cranienne, les tubes élastiques intérieurs, qui figurent les *artères,* les *capillaires,* les *veines* et les *sinus,* se comportent

(1) Kocher. *Gehirnerschütterung,* Wien, 1901, p. 168.

différemment, dans les divers degrés ou stades de la compression exercée à leur surface, et le *débit* de l'écoulement du courant liquide qui les parcourt, varie en conséquence. Nous avons insisté sur ce point.

Il arrive un moment dans la compression exercée sur les tubes intérieurs (qui représentent les artères, les capillaires, les veines et les sinus), où les *veines* et les *sinus* s'étant affaissés, il se fait un reflux et une *stase veineuse,* dans le bout *proximal* des veines, c'est-à-dire dans la partie de ces vaisseaux, voisine des capillaires : cette partie se *dilate.*

Ultérieurement, les artères, capillaires, veines et sinus, s'oblitèrent complètement, au moment où la pression extérieure dans le manchon de verre, dépasse la pression intérieure des tubes élastiques continus (c'est-à-dire la pression artérielle, sur le vivant).

a) Kocher prétend que, *chez l'homme,* au moment de la *compression commençante,* c'est-à-dire avant l'oblitération définitive de l'appareil vasculaire, il se produit aussi un *reflux veineux.* Cushing en aurait vérifié l'existence par la fenêtre cranienne. A ce moment, le rétrécissement *de l'appareil veineux,* n'est pas tel, cependant (les *veines* et les *sinus* ont un calibre deux ou trois fois plus grand que celui des artères), que l'écoulement *s'arrête :* il continue, en partie ; et, sous l'influence de l'action du *centre vaso-moteur,* il se fait par *saccades* (vagues de Traube-Hering).

C'est en s'appuyant sur ces considérations mécaniques et certaines déductions physiologiques, que Kocher essaie d'établir ce fait : qu'à une période ou stade de la compression cérébrale, il y a chez l'homme un *mélange d'hyperhémie et de stase veineuse :* d'où une *symptomatologie adéquate.*

b) Kocher n'admet pas que la *compression* soit *uniformément répartie* à la surface des centres nerveux, soit par le liquide céphalo-rachidien, soit autrement.

Il n'y a, pour lui, que des *compressions locales,* avec gêne circulatoire au voisinage ou à distance ; il peut y avoir aussi compression en des endroits multiples.

Il est vrai, que dans toute compression *localisée* (telle qu'elle se rencontre ordinairement chez l'homme, dans les enfoncements osseux, épanchements sanguins ou tumeurs), existent des déplacements ou déformations de la masse nerveuse, une descente vers la base, et de *multiples contre-pressions,* sur les parois craniennes opposées ; mais, nous semble-t-il, il reste ordinairement assez de passages libres, pour que la transmission des pressions par le liquide céphalo-rachidien, puisse se faire.

Il est difficile d'expliquer autrement les symptômes *cérébro-bulbaires* (symptômes généraux), des compressions localisées ou non : ils existent dans bon nombre de cas.

De plus, les résultats des *ponctions lombaires* montrent que l'*hypertension* du liquide céphalo-rachidien est un phénomène *presque constant*, dans les *compressions*.

c) Kocher admet encore qu'il y a identité des troubles observés dans les compressions, avec les symptômes de l'*anémie cérébrale*, et qu'en somme, contre Adamkiewicz, on ne peut admettre comme cause *unique* des troubles de la compression, des altérations purement physico-chimiques ou nutritives (celles-ci sont localisées et lentes dans leur évolution) ; mais, qu'il faut faire résider la genèse des symptômes, *dans des troubles de la circulation*, comme le veut Von Bergmann (1).

Cependant, d'après Kocher encore, l'*anémie cérébrale* ne serait pas le fait pur et simple d'une constriction capillaire progressive, obéissant à la loi de Poiseuille, comme le veut Von Bergmann. D'autres causes importantes interviennent d'abord, en particulier, la *compression veineuse*.

Une ingénieuse expérience de L. Hill met en relief l'existence de la compression veineuse. Il introduit, dans le crâne, un sac de caoutchouc, qu'il dilate par 3,3 cc de mercure, et il constate alors l'apparition des symptômes de compression cérébrale ; la pression artérielle marque, à ce moment, 140 mm. Hg. Si l'on vient à sectionner les nerfs vagues, elle s'élève à 240 mm. Hg. Malgré cette augmentation excessive de la tension artérielle (de plus du double), on peut constater que, à ce moment, il ne passe pas davantage de sang dans le pressoir d'Hérophile : ce fait démontre qu'il y a obstacle en avant du pressoir, c'est-à-dire sur le sinus longitudinal, obstacle qui ne peut être surmonté par la pression sanguine. Cet obstacle est celui du sac compresseur.

Grashay, Ziegler ont depuis longtemps admis *que les sinus veineux cérébraux ne sont pas incompressibles*. Il y existe des *segments durs* (portion intra-osseuse du sinus transverse) et des *segments mous*. D'autre part, les *veines cérébrales*, proprement dites, sont éminemment compressibles.

(1) Nous avons démontré le fait avant l'auteur allemand.

Cushing, par sa fenêtre cranienne, a vu que, dans une compression, le *sinus longitudinal se rétrécit* jusqu'à devenir comparable à un fil, et que, de même, les *veines cérébrales* présentent des rétrécissements *segmentaires*. Ce rétrécissement des veines n'empêche pas entièrement le cours du sang ; car, leur calibre est beaucoup plus grand que celui des artères ; de plus, elles présentent de nombreuses anastomoses entre elles sur la convexité cérébrale et avec les veines émissaires du diploé, avec les veines ophtalmiques, condyliennes, mastoïdiennes et enfin, avec les plexus veineux intra-rachidiens. L'importance de ces *anastomoses veineuses* est telle, qu'il faut un gros obstacle au cou ou dans le thorax (hypertrophies ganglionnaires volumineuses, tumeurs, etc.) pour amener une gêne importante dans la circulation cérébrale, et des symptômes particuliers (maux de tête, vertiges, insomnies, lassitudes, bruits ou sifflements dans les oreilles, etc.).

Il résulte de tous ces faits, qu'au début d'une compression, les veines, *les premières,* ont un calibre réduit considérablement : mais, cela peut se faire, sans que surviennent des troubles cérébraux. Cet affaissement des veines a pour résultat de *fournir de la place* à l'intérieur du crâne ; et, à cause de ces deux faits, Kocher admet qu'il existe un stade particulier de la compression cérébrale. Il le dénomme : *stade de compensation* ou encore de *compression latente.*

Ajoutons que le *reflux et la résorption du liquide céphalo-rachidien* contribuent pour une très large part, à fournir de la place, et à prévenir ainsi l'entrave apportée à la circulation cérébrale, par la compression.

A ce stade, la *latence* n'est cependant pas absolue. On peut constater déjà : *de la stase papillaire, de la turgescence des veines de la face et du cou, un état vultueux du visage,* des céphalées, etc.

d) La pression intra-cranienne continuant de s'élever, il survient d'après Kocher, d'autres phénomènes, en particulier, *une stase veineuse rétrograde* du côté des veines et veinules cérébrales, au voisinage des capillaires. Déjà les *grosses veines* et les *sinus veineux,* affaissés totalement ou dans une grande étendue, ne permettent plus aucun écoulement de sang, et celui-ci reflue du côté des veinules et des capillaires ; d'autre part, les anastomoses elles-mêmes, comme les grosses veines, sont oblitérées par la compression.

Enfin, la pression intra-cranienne se rapproche de la

pression qui existe dans les tubes d'afflux, c'est-à-dire dans le système artériel.

Il résulte de ces troubles mécaniques de la circulation, un mélange *d'hyperhémie*, de *stase*, et *d'anémie* dont on peut constater l'existence par la fenêtre cranienne, et sur les figures de Cushing ; il se révèle à la surface du cerveau par une forte *couleur bleue, asphyxique*, et la *plénitude du réseau veineux*.

Les expériences faites à l'aide du *schéma physique* démontrent, qu'à ce moment, l'écoulement sanguin par le tube de sortie, diminue considérablement. Il y a alors gêne de la circulation cérébrale, ou *dysdiamorrhysis,* selon l'expression de Geigel.

Kocher donne à cette période de la compression le nom de *stade initial de la compression cérébrale.*

Il est de courte durée, dans ces expériences, comme le montrent les courbes de Cushing : mais, dans certaines *compressions lentes,* chez l'homme, il est quelquefois *très persistant* (tumeurs, œdèmes, compressions lentes),

D'après Kocher encore, les troubles des fonctions cérébrales, consisteraient alors en des manifestations d'excitations mécaniques, telles que : céphalées, vertiges, douleurs dans les membres, agitation, bourdonnements, délire, jactation, sommeil avec cauchemars, etc.

Ces troubles, selon nous, sont plutôt propres aux *compressions lentes,* dites médicales, qu'aux compressions traumatiques proprement dites.

e) Survient alors, d'après Kocher, *le stade de la compression manifeste* ou de *l'anémie cérébrale* pure et simple.

A ce moment, la pression intra-cranienne a atteint le degré de la *tension artérielle ;* les veines, les artères, et les capillaires sont vides. Cependant l'anémie capillaire n'est pas constante ; il y a des *intermittences.* Par la fenêtre cranienne, on voit le cerveau devenir turgide, coloré, et pâlir tour à tour : les grosses veines se remplissent de sang un instant, et se vident tour à tour, au moins dans certains de leurs segments ; il existe un *courant sanguin intermittent,* dans les veines et les capillaires,

L'explication de ce fait réside dans l'action, sous l'influence excitatrice de l'anémie, *du centre vaso-moteur.* Excité, il produit la contraction des vaisseaux, des viscères et de la périphérie du corps, qui fait affluer le sang vers les centres nerveux menacés. C'est l'instant, où apparaissent les *vagues*

Traube-Hering, comme le montrent si nettement les courbes de Cushing. « Ces crises d'activité périodique du *centre vaso-moteur* constituent une véritable lutte entre la vie et la mort ». C'est intérieurement, la lutte de la *pression sanguine* contre la *pression cérébrale.*

La *vague de pression sanguine vaso-motrice* apparaît, comme on peut le voir encore sur les courbes, dès le commencement de *l'anémie capillaire.* Elle s'accompagne *d'un pouls d'excitation vague* très accusé, avec de hautes oscillations. La *respiration* est *intermittente : son arrêt* correspond au fond de la vallée ou descente de l'arc décrit *par la vague,* tandis qu'au moment de l'ascension, vers le sommet, on constate l'existence de *l'effort respiratoire* (inspiration profonde).

On pourrait penser que *ce stade* correspond, en clinique, à la période de la respiration stertoreuse, du pouls plein et régulier. Cependant, *Kocher* semble admettre que les *vagues de Traube-Hering* n'apparaissent chez l'homme, qu'à un stade plus avancé de la compression cérébrale : il y a alors selon lui, une respiration plus ou moins typique de Cheyne-Stokes, de l'irrégularité du pouls, qui se transforme alternativement en pouls *d'excitation vague,* et en pouls de *paralysie vague.* Il existe, en outre, des *modifications périodiques de la pupille* (alternatives de dilatation et de rétrécissement, parallèlement aux intermittences de la respiration).

Du reste, il y a *des degrés* dans cette action du *centre vaso-moteur :* il peut arriver un moment où *la courbe de la vague Traube-Hering* ne dépasse la ligne de la pression cérébrale, que pendant la *systole cardiaque.* Dans la *diastole* elle reste au dessous : alors, l'état s'aggrave rapidement.

A cette période *d'anémie cérébrale,* le *dysdiamorrhysis* du stade précédent, devient de *l'adiamorrhysis :* mais, celui-ci est intermittent ; et, sous l'influence de la *vague vaso-motrice,* il y a des passages successifs *d'adiamorrhysis* en *eudiamorrhysis* (Kocher).

Kocher admet cependant, qu'en clinique, il y a des compressions où *l'anémie cérébrale* domine exclusivement la scène, par exemple, dans les hémorragies abondantes, subdurales ou arachnoïdiennes surtout, et dans quelques cas de méningites séreuses.

D'autre part, à cette période encore, on peut observer un mélange *d'anémie* et de *stase veineuse,* et même *d'hyperhémie,* par la fenêtre cranienne, quoique le cerveau apparaisse *très*

pâle, blafard, et présente une *anémie capillaire* très prononcée.
On constate que certaines veines restent pleines de sang :
il y a des *traits bleuâtres* entiers, ou interrompus, dans le
territoire anémique. Ils sont formés par des *segments veineux*.

Kocher, à propos des contradictions qui existent entre les
auteurs, sur l'existence de l'*anémie* et de l'*hyperhémie*, dans
la compression cérébrale, s'exprime ainsi : « Cette disparition
marquée explique pourquoi tant de contradictions existent
jusqu'à présent dans les descriptions d'auteurs compétents,
dont les uns ont spécifié qu'il y avait de l'*anémie*, et *simplement
de l'anémie*, et les autres ont admis qu'il y avait aussi une
hyperhémie positive ; ces deux dispositions existent en réalité,
mais *dans des vaisseaux différents :* les *artères* apparaissent
amincies, les *capillaires* vides ; et, dans le même territoire,
principalement dans les sillons, les *veines,* comprimées à
leurs extrémités, se montrent *remplies de sang,* c'est-à-dire
hyperhémiques. Le sang est simplement *en captivité,* et, par
l'élévation de la pression sanguine, il sera mis en mouvement,
et en communication avec les voies sanguines ascendantes ou
descendantes ».

Il nous semble, qu'en admettant ce mélange d'*hyperhémie*
et d'*anémie, Kocher* a été impressionné surtout par les
résultats de ses examens directs *par la fenêtre cranienne :*
mais, il faut noter que, dans ces cas, la compression était
déterminée par une ampoule de caoutchouc distendue par le
mercure ; c'est-à-dire, qu'il s'agissait d'une *compression
localisée.* On conçoit que, dans ces conditions, il y ait une
répartition inégale de la pression à l'intérieur du crâne. Cet
état mixte d'hyperhémie, de stase, et d'anémie est propre aux
compressions locales. Il n'est pas démontré qu'il en soit ainsi
dans les compressions générales ou *cérébro-spinales* (injections
salines par exemple).

f) Enfin, si la pression intra-cranienne continue encore de
s'élever, apparaît, selon Kocher, le *haut stade de la compression
manifeste.*

A ce moment, l'*anémie cérébrale* est absolue, complète :
les capillaires sont tout à fait vides de sang.

Comme nous l'avons indiqué, les *centres bulbaires,*
profondément anémiés, *s'épuisent :* la *respiration* est superficielle et rare, présente *des pauses prolongées ;* le *pouls* est
petit, rapide, incalculable (pouls de paralysie vague). La
pression sanguine, après s'être élevée, baisse *progressivement
et rapidement.* Alors, survient l'arrêt définitif de la respiration,

puis du cœur. La véritable cause de la mort est *l'abaissement de la pression sanguine*. Kocher dit, qu'au dernier moment, on peut voir survenir des tremblements, du nystagmus, les pupilles se contractent puis s'élargissent et restent immobiles.

Ces STADES DE LA COMPRESSION, établis par Kocher, nous paraissent plus physiologiques que cliniques ; il serait difficile de catégoriser les observations d'après eux.

Toutefois, ils rendent plus facile l'appréciation du degré de gravité des *manifestations bulbaires,* dans la plupart des cas.

Il est difficile, après cela, de comprendre pourquoi Kocher n'admet pas les *symptômes généraux* (cérébro-bulbaires) des compressions : il les attribue à des compressions multiples : ce qui veut dire, sans doute, qu'il s'établit des *contre-pressions ;* que le bulbe, par exemple, est projeté ou comprimé contre la gouttière basilaire, comme l'a indiqué L. Hill, quand apparaissent les *phénomènes bulbaires.* Un déplacement assez prononcé dans ce sens, est plutôt l'exception, selon nous ; et, on ne le rencontre que *dans les gros épanchements sanguins.*

Une expérience de *Cushing,* citée par *Kocher* lui-même, va contre ses conceptions.

Le chirurgien américain, après avoir établi une compression à la convexité des hémisphères par un sac de caoutchouc rempli de mercure, fit une injection colorée dans les artères de l'encéphale ; à l'autopsie, on ne trouva aucune trace de liquide coloré sous le corps comprimant et dans la zone immédiatement voisine. Mais, celui-ci pénétra abondamment dans les organes de l'étage postérieur et le bulbe : ce qui montre que de ce côté, il n'y avait aucune compression.

Kocher ne veut pas de la transmission des compressions par le liquide céphalo-rachidien, parce qu'il accorde à celui-ci, d'une manière exagérée, selon nous, une très grande facilité de résorption. Cette résorption est considérablement gênée *dans les compressions ;* car, il y a, un moment, où les veines et les capillaires sont suffisamment comprimées, pour ne la permettre qu'avec difficulté. D'autre part, *l'hypertension du liquide céphalo-rachidien,* dans les ponctions lombaires faites dans les cas de compression, est presque la règle ; de plus, par irritation, il survient au moins dans certains cas, *une hypersécrétion manifeste* de ce liquide.

Ces faits permettent de conclure que, dans les compressions, son rôle n'est jamais négligeable (1).

(1) Mentionnons ici quelques opinions de Kocher, qu'il a pris soin de résumer lui-même, sur les importantes questions suivantes :

1° *Importance du liquide céphalo-rachidien dans les compressions :*

La pression du liquide céphalo-rachidien et la pression cérébrale sont différentes ;

La résorption ainsi que l'évacuation du sang veineux des sinus sont susceptibles de fournir de l'espace dans le crâne, lors des diverses compressions. Elles rendent possible le stade de *compensation*.

Dans les cas où il y a abondance de liquide céphalo-rachidien (stases, inflammations, néoplasmes), celui-ci agit uniquement, comme le ferait un épanchement dans l'espace arachnoïdien.

Le liquide céphalo-rachidien a une grande importance dans la compression cérébrale aiguë (commotion) : le choc non brisé est transmis aux parties environnantes.

2° *Anémie cérébrale dans les compressions :*

Au stade de *compensation*, l'anémie cérébrale est peu prononcée, parce que le liquide céphalo-rachidien et le sang veineux fournissent de l'espace.

Au moment de la *stase rétrograde*, l'anémie est plus sensible.

Au *stade de la compression commençante*, il y a *dysdiamorrhysis*, c'est-à-dire, anémie partielle et hyperhémie.

La véritable anémie commence *au stade de la compression manifeste*, et atteint le plus haut degré au *stade de paralysie* (Haut stade de la compression).

Au moment de l'apparition de *l'anémie capillaire*, le cours du sang à travers les capillaires devient discontinu. Il augmente pendant la *systole* et par les *vagues Traube-Hering*.

Au stade de compression manifeste il y a, peut-on dire, *adiamorrhysis intermittent :* celui-ci se change momentanément en *eudiamorrhysis*, sous l'action de la vague du centre vaso-moteur, comme l'ont établi nos expériences et celles de Cushing.

3° *Compressibilité du cerveau :*

Kocher ne l'admet que dans le sens de l'amoindrissement de l'organe, *par exsudation des sucs tissulaires*, et non au point de vue physique pur.

Cette compressibilité relative explique la possibilité de troubles de la circulation plus accusés en certains endroits, et elle s'accompagne de symptômes de compression manifeste.

La *compressibilité* explique encore pourquoi le tableau d'une compression cérébrale circonscrite est parfois plus indécis que celui des compressions expérimentales par injections des liquides, chez les animaux.

La *compressibilité* explique aussi la possibilité de certains retards dans l'apparition des symptômes locaux.

Elle rend compte de la précocité des symptômes cérébraux dans les compressions postérieures, la substance nerveuse étant peu compressible en cette région.

Elle permet de comprendre ce fait : que dans certaines compressions, l'obstacle étant enlevé, il y a persistance des symptômes.

A cause de cette compressibilité particulière du cerveau, il faut dans les compressions, distinguer des *symptômes locaux*, des *symptômes de voisinage*, et des *symptômes éloignés* ou *à distance*.

Ce groupement des symptômes adopté par Kocher ne saurait, selon nous, dans tous les cas remplacer la division en *symptômes locaux* et en *symptômes généraux* (cérébro-bulbaires), que nous avons admise avec la plupart des auteurs.

Il peut, selon Kocher, y avoir des combinaisons diverses des trois groupes de symptômes admis par lui, et, pour le diagnostic, on serait obligé de se guider tantôt sur des symptômes particuliers, tantôt sur la combinaison de plusieurs symptômes, tantôt sur les symptômes locaux, tantôt enfin sur quelques symptômes éloignés. (Kocher, *loc. cit.*, p. 182-186).

XIV. — Expériences de Zeri (1).

Ces expériences permettent de contrôler une fois de plus, l'importance de *l'action bulbaire* dans les phénomènes de la compression cérébrale.

Le cerveau, contenu dans la boîte cranienne inextensible est cependant, comme tous les organes, soumis à des *expansions rythmiques* déterminées par la systole cardiaque. Les conditions de la liberté de son expansion dépendent soit du passage facile du liquide céphalo-rachidien de la cavité cranienne dans la cavité rachidienne (Magendie), soit d'un écoulement rapide du sang par les veines (Mosso); il est probable que les deux faits existent simultanément.

Dans les expériences de Zeri, une canule *pariétale* servait à exercer des compressions sur les hémisphères, et était mise en rapport avec une colonne d'eau salée tiède; une seconde canule, *vertébrale*, enregistrait les modifications de la pression intra-craniennne, ou l'expérience était faite en sens inverse. Le liquide passe facilement du crâne dans la cavité rachidienne; il passe moins facilement du rachis dans le crâne. Mais comme ces phénomènes sont passifs ainsi que le montrent les tracés, ils ne peuvent se compenser complètement l'un l'autre. Néanmoins, le cerveau peut supporter d'assez fortes pressions, sans que la circulation cérébrale soit influencée.

Si la compression générale de l'encéphale est augmentée au-delà de certaines limites, il en résulte des phénomènes graves. Ceux-ci sont dus probablement à l'anémie du tissu comprimé, plutôt qu'à l'action mécanique directe sur les éléments nerveux.

Les *phénomènes généraux* de la compression (troubles de la respiration et de la circulation, convulsions), sont des *phénomènes bulbaires*. Car, *en comprimant directement le bulbe* par un ballon mince gonflé d'eau salée, Zéri a constaté que les effets de la compression se manifestaient par le *ralentissement du pouls* avec abaissement de la pression et par l'*accélération du pouls* suivie d'une augmentation de la pression. La respiration fut accélérée, rendue superficielle, irrégulière, enfin arrêtée. Le centre respiratoire se montra toujours plus sensible à la compression, que le centre modérateur du cœur.

En somme, les modifications du pouls et de la respiration *par compression bulbaire* furent celles qu'on attribue à la compression

(1) Agenore Zeri. *Rev. sper. di Freniatria*, XXIX, 25 Mai 1903, et *Rev. Neurol.*, 1903, p. 1.044.

cérébrale. Mais l'auteur n'obtint pas de *convulsions*. Les animaux
étaient sous l'influence des narcotiques, et il y a lieu d'admettre que
les convulsions d'origine bulbaire sont plutôt des phénomènes réflexes,
que des réactions des centres spéciaux de la moelle allongée. Puisque
les autres centres bulbaires étaient facilement excitables, il serait
difficile d'admettre qu'*un centre bulbaire convulsif* eut seul perdu son
excitabilité.

CONCLUSIONS GÉNÉRALES.

I. — Nos recherches.

Par nos recherches de 1878, faites dans le but d'éclaircir
les phénomènes de la COMPRESSION CÉRÉBRALE (après avoir
étudié ceux de la *commotion cérébrale)* nous étions arrivés
à mettre en relief les faits suivants, acceptés par presque tous
les expérimentateurs :

1° Une compression exercée en un point quelconque des
centres nerveux, si elle est suffisante, produit plus ou moins
complètement l'ANÉMIE *de ces centres nerveux,* en y gênant
ou en y suspendant le cours du sang.

2° Cette ANÉMIE, et par conséquent, les troubles nerveux
qui en dépendent, est en rapport avec le *degré de la pression*
exercée à l'intérieur du crâne. — Dès que celle-ci dépasse
la *tension artérielle,* les symptômes les plus graves se
manifestent, et peuvent entraîner la mort, pour peu qu'ils
soient durables.

3° Les effets physio-mécaniques de la compression sont
généraux et s'exercent sur toute l'étendue des centres nerveux,
principalement *par l'intermédiaire du liquide céphalo-
rachidien,* qui transmet et diffuse les pressions.

4° Nous avons également recherché de quelle quantité il
fallait diminuer la capacité du crâne, *pour que les troubles
généraux de la compression apparaissent* à la suite d'introduction de corps étrangers, soit entre l'os et la dure-mère,
soit dans la cavité arachnoïdienne, chez les animaux, et par
déduction chez l'homme.

5° Nous avons enfin conclu de nos procédés de recherches
très variés et multipliés: que les *troubles généraux* des
compressions sont à la fois *cérébraux* et *bulbo-médullaires,*

et que leur intensité varie avec le *degré de la pression* exercée
sur les centres nerveux :

a) « A un *faible degré*, le cours du sang intra-cérébral n'est pas
notablement modifié. L'absorption d'une partie du liquide céphalo-
rachidien, l'extensibilité des ligaments vertébraux, l'affaissement des
sinus veineux et des veines, suffisent à fournir de l'espace. On n'observe
pas alors de phénomènes nerveux généralisés importants (1).

b) « A un *degré moyen*, les vaisseaux comprimés laissent pénétrer
moins de sang dans les centres nerveux. Il y a *anémie* plus ou moins
prononcée de ces organes dominateurs de l'être. Il en résulte des
troubles cérébraux (somnolence, fatigue ou impuissance musculaire,
attrition ou perte de la sensibilité) — et des *troubles bulbaires* (lenteur
du pouls, gêne de la respiration, abaissement de la température) — et
enfin des *troubles médullaires* (diminution des actions réflexes, du tonus
vasculaire, et de la tonicité musculaire (2).

c) « A un *degré élevé*, la circulation dans les centres nerveux est
presque complètement suspendue : c'est alors le *coma* ou sommeil des
centres nerveux supérieurs ; c'est la gêne considérable des *fonctions
bulbaires*, le *pouls* excessivement lent, la *respiration* pénible et
stertoreuse ; c'est la descente progressive et considérable de la
température ; c'est enfin, l'abolition complète des *fonctions médullaires*.
C'est donc l'affaissement et l'impuissance musculaires, l'atonie
complète des vaisseaux, et la disparition rapide des actes réflexes » (3).

d) « Dès que le *degré de pression* a dépassé notablement la *tension
artérielle*, l'arrêt du sang dans les organes nerveux est complet. C'est
la mort » (4).

Nous n'avions pas été moins précis et moins clair en ce qui
concerne les *troubles locaux*, dans les compressions :

« Ils sont le résultat de l'action directe du corps comprimant sur les
parties sousjacentes. A la face convexe des hémisphères, cette action

---

(1) Ce *premier degré* admis par nous correspond exactement au *stade de
compensation* ou de *compression latente*, indiqué ultérieurement par Kocher.

(2) *Stade de la compression commençante* de Kocher.

(3) *Stade de la compression manifeste* et *haut stade de la compression*
de Kocher.

On remarquera que, dès 1878, sous des dénominations purement *cliniques*,
se rapprochant assez étroitement des observations chez l'homme, nous avions
précisé nettement les formes principales et les degrés de la compression
centrale. Kocher emploie des dénominations *physiologiques comparables*, mais
non aussi absolument adéquates.

(4) Duret. *Traumatismes cérébraux*, 1878, p. 261.

peut être limitée à l'écorce grise et aux faisceaux blancs voisins, ou s'étendre jusqu'aux faisceaux de l'expansion pédonculaire, aux pédoncules et même au bulbe. Cela dépend du degré de pression et du siège du corps comprimant.

» 1° Si l'écorce grise est seule affectée, on observera des phénomènes d'exaltation ou de paralysie, selon le degré de pression ; en particulier, pour les *régions motrices*, des *secousses musculaires localisées* ou des *monoplégies ;*

» 2° Si l'hémisphère est, dans toute son épaisseur, comprimé sur la base du crâne, on pourra constater une *hémiplégie* (compression antérieure) ou une *hémianesthésie* (compression postérieure) ;

» 3° Enfin, si la compression aplatit le *bulbe* et l'artère basilaire sur la gouttière basilaire, les *troubles bulbaires* se surajoutent et dominent la scène pathologique. Dans ce cas, la mort pourra survenir en peu de temps, si la pression persiste, par arrêt du cœur et de la respiration » (1).

II. — ADDITIONS ET MODIFICATIONS DEPUIS 1878.

Il importe maintenant de préciser les *additions* et *modifications* apportées depuis 1878, par les divers expérimentateurs.

Von Bergmann, en 1880, expose la théorie de la compression cérébrale, *par l'action du liquide céphalo-rachidien*, telle que nous l'avions émise *depuis deux ans* : elle est connue d'abord sous son nom, en Allemagne.

Dans ses premiers écrits, il admet qu'elle détermine un mélange d'*anémie*, d'*hyperthermie* et de *stase veineuse* (Cramer) s'appuyant sur la loi de Poiseuille, les expériences mécaniques de Grashey et les considérations mathématiques de Geigel, il pense qu'il y a ralentissement du cours du sang (dysdiamorrhysis), et que ce ralentissement est la cause des troubles de la compression.

Plus tard, en 1899, il adopte définitivement la théorie de l'*anémie capillaire*, par suite de la compression simultanée des artères, capillaires, et veines.

Il a surtout le mérite de combattre les objections élevées, dès ce moment, contre l'action du liquide céphalo-rachidien : impossibilité

(1) Il est évident, d'après cela, que longtemps avant L. Hill, et avec Pagenstecher, nous avions indiqué l'affaissement du bulbe sur la gouttière basilaire, parmi les éventualités de certaines compressions étendues et volumineuses. C'étaient là, les conclusions de nos expériences chez les animaux, chez les chiens, en particulier.

pour le liquide de s'élever au-dessus de la tension veineuse ; facilité trop grande de résorption du liquide, ne lui permettant pas une tension compressive ; théories physico-chimiques d'Adamkiewicz ; apparition des phénomènes de compression, malgré la soustraction ou l'absence du liquide, d'après Deucher, etc.

En 1881-1887, Maunyn, Schreiber et Falkenheim étudièrent la compression cérébrale, par des injections salines, *au niveau du cul-de-sac lombaire*, dans la cavité arachnoïdienne, transformant ainsi la cavité cranio-vertébrale en un véritable onéomètre. Du côté *bulbaire*, ils constatèrent les mêmes phénomènes que nous : ralentissement du pouls et de la respiration, élévation de la pression artérielle etc.

Les premiers, ils étudièrent les *vagues de pression*, déterminées par l'excitation du *centre vaso-moteur*.

Ils montrèrent également que la section *des vagues* et l'*atropine* empêchent le ralentissement du pouls.

En 1885, Schultein étudie spécialement les effets de la compression cérébrale sur la *papille optique*, dont il attribue l'œdème au reflux du liquide céphalo-rachidien. Il a fait surtout des *compressions localisées* et il a constaté des phénomènes analogues à ceux que nous avions signalés du côté du pouls, de la respiration, et de la tension artérielle. De plus, il précise les effets des pressions localisées, selon leur siège.

De 1883 à 1898, Adamkiewicz (Vienne) qui exerce des pressions localisées avec des tiges de laminaire, *nie la participation du liquide céphalo-rachidien* dans la causalité des symptômes de la compression, et n'admet pour la genèse des troubles que des lésions *mécaniques, chimiques*, ou *nutritives*. Il édifie la théorie de la *compressibilité cérébrale* par *tassement* des *éléments nerveux* et élimination des *sucs tissulaires*. C'est la résurrection de la vieille théorie de l'irritation et de l'encéphalite de Gama et Malgaigne, et de l'explication de Littre.

Il s'agit évidemment, dans ses observations, de *phénomènes anatomiques secondaires*, et *tardifs* des compressions.

En 1893, Von Stokum (Hollande) essaye d'établir que l'action du liquide céphalo-rachidien n'est pas nécessaire, pour produire des symptômes de compression, par l'introduction d'un corps étranger dans le crâne, et que l'origine de ces troubles est dans l'*irritation d'un centre cortico-cérébral vaso-moteur*, qui agit directement sur le bulbe : mais aucune expérience précise n'a démontré l'existence de ce centre cortical particulier.

Dans leurs recherches de 1889-96, Albert et Schnitzler (Vienne) se montrent partisans du rôle de la *stase et de l'hyperhémie veineuse*, dans les compressions.

P. Ziégler, en 1896, étudie à l'aide d'un sac de caoutchouc dilatable, introduit entre les os et la dure-mère, les effets des pressions localisées sur le *pouls veineux* et les *pulsations cérébrales*. Il montre clairement, qu'il y a *affaissement des sinus veineux longitudinal et transverse*. Il est partisan de la *stase veineuse et de l'hyperhémie paralytique*, dans les compressions.

Les expériences très bien conduites d'Horsley et Spencer, en 1892, consistent en des compressions, à l'aide d'un sac en caoutchouc dilaté progressivement par le mercure. Elles constituent une intéressante étude des *phénomènes bulbaires* dans les compressions : leur action sur le *cœur*, la *respiration*, et la *tension artérielle*, ainsi que les effets de la section des *nerfs vagues*, dans ces circonstances, sont bien étudiés.

Ils ont aussi recherché l'influence réciproque des centres bulbaires les uns sur les autres.

Ils ont fait quelques expériences de *compression directe* du plancher bulbaire.

En 1896, Léonard Hill, dans son beau livre sur *la physiologie et la pathologie de la circulation cérébrale*, consacre un chapitre à la *compression cérébrale*.

Sa méthode d'exploration des phénomènes endo-cérébraux dans les compressions, est très complète ; car il s'adresse à quatre sources d'informations, à la fois : il recueille simultanément des *graphiques* des mouvements de la respiration, des oscillations de la pression veineuse intra-cranienne, de la pression veineuse générale et du liquide céphalo-rachidien ou de la pression intra-cranienne, et enfin de la tension artérielle. Ses expériences sont variées heureusement, et ont consisté en des injections salines, en des injections de sang carotidien, et en des compressions localisées (par un sac de caoutchouc).

1° Les *injections salines* confirment les données des précédents expérimentateurs sur les *troubles cérébro-bulbaires* dans les compressions. Il a essayé pourtant, d'établir, que la transmission des pressions par le liquide céphalo-rachidien ne se fait pas régulièrement dans tous les cas ; car, il est des circonstances, où les voies de communication sont oblitérées ou notablement rétrécies. Il y a des différences dans les effets de la pression ou les diverses *chambres craniennes*, dans lesquelles elle est exercée.

A ce propos, L. Hill insiste sur le *déplacement des masses nerveuses,* en particulier sur leur descente vers la base, et la sur compression possible du *mésocéphale* et du *bulbe* dans *l'isthme du tentorium cérébelleux*, et même dans le *foramen magnum* (trou occipital).

2° Les *injections de sang* (par abouchement momentané de la carotide), dans la cavité arachnoïdienne, jettent une vive lumière sur les effets, en clinique, des *épanchements sanguins*. Ces compressions réalisent une anémie accusée des centres nerveux et ont des effets prolongés ; l'ablation des caillots en abrège la durée ; mais, la disparition des troubles est relativement lente ; et, dans quelques cas, cette ablation s'est montrée insuffisante, à cause de l'épuisement cérébro-bulbaire ;

3° Les *compressions localisées à l'aide d'un ballon de caoutchouc* ont des effets variables, selon leur siège et dans les différentes chambres craniennes. Une très faible distension du sac, dans la chambre cérébelleuse et au niveau du bulbe suffit pour produire des symptômes graves ou rapidement mortels.

Les expériences de L. Hill, outre qu'elles mettent en relief les effets des *déplacements* et *contre-pressions*, établissent avec clarté, le *rôle capital de l'anémie cérébrale*, tout particulièrement étudiée par l'auteur (par le procédé de la ligature des 4 grosses artères encéphaliques), *dans la genèse des troubles cérébro-bulbaires*, tout-à-fait comparables, selon lui *à ceux des compressions cérébrales* (1).

Enfin, le même physiologiste anglais a étudié d'une manière ingénieuse, le *rôle des stases veineuses* et des *œdèmes collatéraux*, dans les *compressions lentes* (tumeurs, inflammations, etc.).

Les recherches de Cushing (d'après Kocher) datent de 1901.

Nous avons indiqué d'une part : ses constatations par la *fenêtre cranienne* (compression du sinus longitudinal, pâleur, état blafard du cerveau, anémie capillaire et reflux veineux) ; et de l'autre, son étude, si intéressante *des graphiques* de compressions cérébrales. Ceux-ci lui ont permis d'apporter certaines précisions, dans les phénomènes de la compression cérébrale.

Après nous, qui avions reconnu *trois degrés* dans la compression cérébrale, il a distingué, dans les compressions, graduellement croissantes, *trois périodes physiologiques*, que bientôt Kocher caractérisera davantage.

Il a bien montré la *désorientation des centres bulbaires* (déjà très bien étudiée par Polis dans les *commotions*), et la réaction différente des

(1) On se rappelle que telle fut, dès 1878, le fondement de notre théorie et de nos expériences sur la *compression cérébrale*.

centres respiratoire, cardiaque et vaso-moteur, sous l'influence de la compression. Il a admirablement décrit et interprété les *vagues Traube-Hering, par réaction du centre vaso-moteur sous l'influence de l'anémie cérébrale*. Enfin, il a montré comment cette action se trouvait modifiée, *après la section des vagues* ou de la *moelle cervicale*.

L'ouvrage de Kocher, paru à Vienne en 1901, renferme une exposition assez complète des phénomènes physiologiques de la *compression cérébrale*.

Nous avons exposé suffisamment les résultats des recherches de ses collaborateurs Maasland et Saltikoff, sur la *compression cérébrale déterminée par des charges pesantes* appliquées sur les hémisphères cérébraux, à travers la dure-mère. Ils ont précisé et complété ce que les recherches de Polis et de Cushing principalement, nous avaient appris sur la *déséquilibration des centres bulbaires*, et sur le degré différent de résistance de chacun d'eux.

Kocher après cela insiste sur les *différents stades des compressions graduellement croissantes* : 1° *stade de compensation ou de compression latente* ; 2° *stade de compression commençante* ; 3° *stade de la compression manifeste* ; 4° *haut stade de la compression cérébrale* ou *stade de paralysie bulbaire*.

Rappelons, en terminant, son ingénieux *schéma physique* pour l'étude de l'*hydrodynamique intra-cranienne*.

En RÉSUMÉ, les travaux, en divers pays, des physiologistes et expérimentateurs, depuis 36 ans, confirment d'une manière très satisfaisante, nos recherches de 1878.

Ils y ont apporté d'*utiles précisions* et des *compléments importants*.

Le *rôle de la restriction d'espace*, de l'*hypertension du liquide céphalo-rachidien*, des *troubles vasculaires* et de l'*anémie cérébrale*, points de départs les plus importants de la genèse des *troubles cérébro-bulbaires* des compressions, tels que nous l'avions décrit et celui des *troubles localisateurs* ont été admis par la plupart des expérimentateurs.

La divergence principale consiste en ce que d'aucuns décrivent une période plus ou moins longue d'*hyperhémie paralytique* et de *stase veineuse :* mais, celle-ci est plutôt le privilège des *compressions locales* ou des *compressions lentes* (tumeurs, inflammations, etc.) ; elle n'apparaît guère dans les *compressions osseuses* ou les *épanchements sanguins*, qui sont les modes de compression les plus habituels, dans les *traumatismes cranio-cérébraux*.

Certains travaux, d'autre part, ont mis en relief, au point de vue des troubles observés, l'importance des *déformations* et *déplacements des masses encéphaliques*, des *contre-pressions* qu'ils exercent à distance ; ce sont là, cependant, des cas particuliers.

D'autres ont précisé le *mode de déséquilibration* particulier, et la *différence de résistance* des divers *centres bulbaires*. Les réactions du *centre vaso-moteur* bulbaire, sous forme de *vagues de Traube-Hering* ont été bien mises en lumière par Cushing et Kocher.

Les différents *stades de la compression cérébrale,* adoptés par ces deux auteurs, correspondent assez exactement aux *trois degrés* de la compression indiqués par nous en 1878.

CHAPITRE III.

ANATOMIE PATHOLOGIQUE
DES COMPRESSIONS.

Nous n'exposerons ici que les fines lésions des compressions cérébrales : car, dans les parties précédentes de cet ouvrage, nous avons parlé suffisamment des grosses lésions, qui se rencontrent dans les compressions, en clinique : enfoncements osseux, épanchements sanguins, lésions des méninges, du cortex, etc.

Ce sont les recherches expérimentales d'Adamkiewicz sur la compression cérébrale (tassement des éléments nerveux, expression tissulaire), qui ont provoqué les recherches plus précises de ces derniers temps. Recherches de Gaétano, Kohler, Rosenbeck et Sobrotterbach, sur les altérations des compressions médullaires, à l'aide de divers procédés expérimentaux (compressions par injections de cire, par des corps étrangers divers) ; altération des lobes nerveux (substance blanche) et des cellules nerveuses (substance grise).

Neumeyer et Roncoli sont les deux auteurs qui ont le plus complètement étudié *les lésions histologiques des compressions cérébrales expérimentales* — Neumeyer introduit de petites sphères de plomb, dans le crâne des lapins, pendant des périodes variant de 1 à 60 jours ; altérations de plus en plus profondes.

Roncoli emploie une méthode comparable ; il fait pénétrer des petits cailloux lisses entre le crâne et la dure-mère du chien, les laissant en place de 1 à 98 jours. Il distingue quatre périodes dans les effets observés : 1° *Après 24 heures :* Congestion, afflux leucocytaire, tassement des éléments nerveux, si la compression a été légère ; si plus forte, altérations cellulaires des couches superficielles. — 2° *Après 5 jours :* dégénération des petites cellules pyramidales, des fibres tangentielles, et de la couche d'Exner ; épaississement de la névroglie. — 3° *Après une compression de 10 jours :* lésions encore plus pénétrantes, prolifération intense de la névroglie, et disparition presque complète des cellules nerveuses qui occupent ses mailles, jusqu'au niveau des grandes cellules pyramidales et même des cellules polymorphes. — 4° *Après 15 jours,* on ne trouve plus trace de cellules et de fibres nerveuses dans l'écorce et dans les couches superficielles de la subtance médullaire. — *A partir de 30 jours,* processus d'atrophie et formation d'un tissu de cicatrice jaunâtre, au niveau du point comprimé. — Lésions à distance. — Conclusions : Des résultats peu satisfaisants des interventions tardives, dans les compressions, soit au point de vue anatomique, soit au point de vue fonctionnel (épilepsies cicatricielles, paralysies, atrophies, psychoses, et, du côté de la moelle, ataxies, syringomyélies traumatiques, etc...).

L'ANATOMIE PATHOLOGIQUE des compressions emprunte ses éléments constitutifs aux différentes lésions susceptibles de la provoquer : les fractures du crâne avec *compression osseuse ;* les *épanchements sanguins,* les *œdèmes* et *inflammations,* les *néoplasmes,* etc.

Les deux premières catégories d'origine traumatique seules nous intéressent ici.

a) Nous avons suffisamment parlé des *enfoncements osseux,* à propos des fractures des diverses régions de la voûte du crâne, et indiqué leurs principaux caractères ou modes : enfoncements directs ; enfoncements obliques avec embarrure ; éclatements ; chevauchements ; enfoncements sous-osseux ; enfoncements à *angle dièdre,* bien décrits par Vianney, avec angle saillant en dedans ou à deux versants, étant dissimulés par le déplacement de la table externe (1) ; enfoncements avec esquilles de la table interne pénétrantes ou non pénétrantes.

Il a été aussi question des *lésions des membranes* à propos de l'anatomie pathologique générale. Du côté de la *dure-mère,* on peut trouver des *érafflures, piqûres, déchirures* ou *boutonnières,* des *décollements* de diverses espèces, et des *arrachements,* avec fractures des piliers des tentes membraneuses (apophyses choroïdes). Du côté de l'*arachnoïde,* peuvent aussi exister des déchirures, et ruptures de la paroi des *lacs* ou des *flumina.* La *pie-mère* aussi présente des *déchirures, ecchymoses, coupures, dilacérations, infiltrations sanguines.* Le *cortex* a été le siège de *piqûres, coupures, contusions* et *plaies contuses,* ainsi que la *substance blanche sous-jacente.*

A propos des *contusions cérébrales,* nous avons décrit les diverses variétés de *pachyméningite externe* et *interne,* les *arachnitis,* les *lepto-méningites aiguës* et *chroniques,* les *adhérences des membranes entre elles* ou *avec les os,* avec le *cortex ;* il a été question des *foyers localisés d'encéphalite chronique,* avec ramollissement ou induration cicatricielle, des *kystes séreux traumatiques* sous-osseux, intra-arachnoïdiens, ou cérébraux.

D'une manière générale, nous possédons quelques notions insuffisamment classées sur les *grosses lésions des compressions osseuses ;* mais, nous sommes, en clinique, dépourvus presque complètement de connaissances précises, sur la fine anatomie des *altérations méningo-corticales.* Nous y suppléerons tout à l'heure, par l'exposition des résultats expérimentaux, assez soigneusement étudiés dans ces derniers temps.

b) Les diverses lésions des compressions par *épanchements sanguins,* selon leur siège et leur étendue, nous occuperont, au chapitre de la symptomatologie, qui leur sera particulièrement consacré.

(1) Vianney. *Loire Méd.,* 1908, p. 134.

c) Nous devons nous borner ici, à l'étude des *fines lésions des compressions cérébrales,* constatées dans les intéressantes recherches expérimentales de ces dernières années.

Celles-ci ont été provoquées par les conceptions personnelles d'Adamkiewicz, sur la *compressibilité cérébrale* et sur le *tassement des éléments nerveux,* et l'*expression des sacs fissulaires.*

Leurs résultats sont particulièrement utiles à connaître au point de vue clinique : car, ils nous renseignent sur l'évolution et l'étendue des désordres causés dans la substance nerveuse du cortex et dans la substance médullaire, par les différentes variétés de compression. Elles nous instruisent sur l'opportunité d'une *intervention précoce,* alors même que les manifestations symptomatiques semblent faire défaut.

Adamkiewicz et *Von Bergmann,* dans leurs recherches expérimentales, n'ont fourni que des renseignements très incomplets. Ils ont constaté à la suite de compressions expérimentales modérées, une hypertrophie du tissu nerveux, qu'ils ont appelée *hypertrophie de condensation,* et, dans les cas de forte compression, une destruction des éléments nerveux.

De Gaetano, dans une communication au Congrès de chirurgie en 1896, dit que, dans les compressions expérimentales, il a constaté une *condensation des éléments nerveux,* résultant d'un tassement des *fibres nerveuses* et d'une *altération des cellules nerveuses,* qui présentent des prolongements en zig-zag, en même temps que leur noyau s'atrophie et que le corps cellulaire est anéanti. Puis, les *fibres nerveuses* présentent un gonflement variqueux des cylindres-axes ; il se fait une diffusion abondante de la myéline, sous forme de globules libres ; il existe une *dilatation vasculaire,* dans tout le tissu comprimé (2).

Kohler, puis *Rosenbach* et *Schnitterbach* ont recherché les altérations des *compressions médullaires expérimentales.* Kohler injecte, chez le lapin, de la cire liquide dans le canal vertébral, et il examine la *moelle* à différentes périodes : 1° après 6 à 13 heures il ne trouve qu'une augmentation de

---

(1) Adamkiewicz. Die Lehre Von Hirndruck, etc. (*Sitzungber. de Wien. Akad. der Wissenscheft,* 1883, et *Ueber der Wesen den Varmenitlichen* « Hirndruck », id., 1890. — Von Bergmann. *Ueber der Hirndruck. Arch. f Klin. Chir.,* vol. 32.

(2) De Gaetano. *Bull. la compressione cerebrale (Att. del XI Congresso della Societa Italiana di Chir.,* 1896).

volume des cylindres-axes ; 2° au bout de 2 à 10 jours : tuméfaction des cylindres-axes ; apparition de vacuoles ; disparition de quelques cylindres-axes ; granulation dans les cellules nerveuses ; 3° après une compression de 15 jours, les mailles de la névroglie apparaissent dégarnies de cylindres-axes, ou remplies d'une masse granuleuse, et le tissu de la névroglie est épaissi ; 4° après 30 jours, *sclérose en foyers* et épaisissement du tissu interstitiel (1).

Rosenbach et *Schnitterbach* déterminent la compression en introduisant dans le canal vertébral des chiens, des sphères ou des cylindres d'argent de diverses grandeurs.

Au point comprimé, ils constatent :

1° *Dans la substance blanche* de la moelle, une tuméfaction, puis une dégénération, et une destruction des cylindres-axes, avec fragmentation de la gaine médullaire ; puis, il y a dilatation des mailles de la névroglie, et finalement épaississement du tissu de soutènement.

2° *Dans la substance grise*, les lésions consistent en une infiltration des tissus, un trouble de la substance fondamentale, une dilatation des vaisseaux, avec dégénérescence et atrophie des cellules ganglionnaires. Parfois, il y a des exsudats plasmatiques dans la substance grise, raréfaction des tissus, formation de vacuoles, etc. Ils ont aussi relevé, dans quelques cas, une *dilatation étendue du canal central* de la moelle épinière, au voisinage de la compression, avec formation de cavités (2).

Les deux auteurs, qui ont le plus complètement étudié les *lésions histologiques* des *compressions cérébrales expérimentales* sont *Neumeyer* et *Roncoli*, particulièrement ce dernier.

Neumeyer (3) a été le premier qui, en 1896, a étudié d'une manière méthodique et suivie, les lésions pathologiques des compressions expérimentales. Il introduisait de petites sphères de plomb de 0.5 mm. dans le *crâne* des lapins, entre la table interne et la dure-mère ; et, il les y laissait pendant des périodes variant de 1 à 60 jours. Après 30 jours, le maximum des lésions est atteint.

Il distingue trois périodes dans l'évolution de ces dernières:

1° Après une compression de 24 heures, on trouve

(1) Cité par Neumeyer.

(2) Rosenbach et Schnitterbach, cités par Neumeyer.

(3) Neumeyer. Die histologischen Veränderungen der Grosshirnrende bei localen Druck (*Deutsch. Zeit. f. Nervenheilt.*, 1896).

uniquement une dégérescence superficielle, limitée à la couche des *fibres tangentielles* et des *petites cellules pyramidales.*

2° Après une compression d'une durée de 1 à 10 jours, les altérations s'étendent dans les couches profondes ; et, on constate, outre la dégénérescence des cellules ganglionnaires et des fibres nerveuses, un épaississement du tissu de soutènement, c'est-à-dire de la *névroglie.*

3° A la 3ᵉ période, après une compression de 10 à 60 jours, les éléments disparaissent de plus en plus, et la névroglie s'épaissit davantage. A la surface, la pie-mère s'est aussi très épaissie. Dès le 30ᵉ jour, les altérations sont complètes, et jusqu'au 60ᵉ jour, aucun fait nouveau n'est observé.

Roncoli, professeur à l'Université de Rome, a fait sur le même sujet : « les lésions de la compression cérébrale », des études plus complètes et plus minutieuses encore, dont nous devons indiquer les principaux résultats (1). Il en a tiré des déductions physio-pathologiques, dont nous dirons quelques mots.

La méthode de compression, utilisée par Roncoli, consiste dans l'introduction de petits cailloux lisses entre le crâne et la dure-mère des chiens, et laissés en place pendant un temps, dont la durée a varié de 1 à 98 jours.

Les *lésions macroscopiques* constatées après quelques jours, consistaient en une *vascularisation intense* de la dure-mère et de la pie-mère, autour du point comprimé : il y avait hypertrophie manifeste de ces deux membranes. Autour du caillou, la dure-mère était tuméfiée, et l'enchassait en quelque sorte ; au-dessous, elle se déprimait en doigt de gant. Entre la dure-mère et le caillou, au point comprimé, il se produisait *une vive réaction leucocytaire ;* et, il y avait formation d'un tissu de cicatrice, qui encapsulait le corps étranger. Il existait enfin des *adhérences* entre la dure-mère, l'arachnoïde, la pie-mère et l'écorce, au point qu'on ne pouvait enlever le caillou, sans arracher la partie superficielle de l'écorce.

Les *altérations histologiques,* étudiées à diverses phases de leur développement, après une durée variable de la compression, présentent des renseignements intéressants sur la manière dont réagissent les éléments nerveux, la névroglie, et les divers tissus de soutènement.

(1) Roncoli. *Sopra la Compressibilita dell' Encephalo.* Rome, 1898, vol. in-8°, avec 44 fig. Dante Alighéri.

1. *Première période* (durée de la compression, 24 h.) : *hyperhémie vasculaire très prononcée* sous le corps étranger, s'étendant un peu au voisinage ; dilatation et plénitude des vaisseaux de la pie-mère et de la partie superficielle de l'écorce ; afflux leucocytaire très prononcé autour des vaisseaux, dans la région comprimée.

Les *cellules nerveuses* de la couche moléculaire et de la couche superficielle de Golgi sont hypertrophiées, pâles et peu distinctes ; dans plusieurs, le noyau a complètement disparu ; d'autres ont cessé d'être pyramidales, perdant leurs prolongements, et prenant un aspect arrondi ; les espaces péri-cellulaires contiennent quelquefois des débris fragmentaires de cellules détruites.

Les altérations ne s'étendent pas encore jusqu'à la couche des cellules pyramidales. Les *fibres tangentielles* et les *fibres du plexus d'Exer* sont hypertrophiées, variqueuses, présentant des dilatations moniliformes ; parfois même, elles sont interrompues dans leur continuité ; et prennent mal les colorants.

Si la compression a été *légère*, quoique d'une durée de 24 h., on constate un *simple tassement* des éléments, cellules et fibres, sans altérations aussi prononcées. Il existe une simple *condensation* des cellules et des fibres, qui sont en même temps pigmentées, et aussi de *l'hyperhémie*, de l'*afflux leucocytaire*. Le tassement des éléments nerveux, sous le point comprimé, n'est pas seulement évident, par leur rapprochement, leur rapetissement, mais aussi, par la *disparition des espaces péri-cellulaires*, qui existent normalement, et apparaissent comme des auréoles réfringentes, autour des cellules ganglionnaires. Ces faits sont un appui à la doctrine du tassement et de la compressibilité des éléments nerveux, dans les compressions (Adamkiewicz) (1).

2. *Deuxième période* (durée de la compression, 5 jours).

Les altérations sont plus étendues, plus *profondes*. On constate un épaississement de la pie-mère, au point comprimé, une dilatation et un épaississement des vaisseaux, une infiltration de *leucocytes* remplissant manifestement un rôle *phagocytaire*, jusque dans la couche des grandes cellules pyramidales ; un gonflement et un épaississement de la *névroglie*, dont les mailles sont vides de cellules nerveuses, dans la couche granuleuse. Dans la couche des *petites cellules pyramidales*, il y a dégénération, gonflement, atrophie du noyau des cellules ganglionnaires : celles-ci ont perdu leurs prolongements, et pris une forme arrondie ou ovale, avec karyolyse du noyau et dissolution de la chromatine. La partie superficielle des *grandes cellules pyramidales*, peut elle-même être en voie de dégénérescence et d'atrophie.

(1) Pour nous, c'est un fait *physique secondaire* qui ne saurait, à lui seul, expliquer les phénomènes de la compression.

Les altérations des *fibres nerveuses* ne sont pas moins intéressantes que celles des cellules : les *fibres tangentielles* et les *fibres du réseau d'Exer* sont diminuées de nombre, interrompues, fragmentées ; les fragments sont moniliformes et variqueux ; autour existent de nombreux globules de myéline, teintés en violet par l'hématoxyline : ces lésions répondent surtout au lieu de la compression. On observe des altérations analogues dans les *fibres radiées* du *réseau supra-radial d'Edinger*, et de celles qui forment l'épais entre-croisement de la *strie-externe de Baillerger.*

3. *Troisième période* (durée de la compression 10 à 15 jours).

Les lésions sont encore plus étendues que dans les deux périodes précédentes. Elles se caractérisent principalement par un *épaississement* et *une prolifération intense de la névroglie* et par la *disparition presque complète des cellules nerveuses,* qui occupent ses mailles. Ces lésions, correspondant au point comprimé, s'étendent *à travers toutes les couches de l'écorce,* jusqu'aux fibres en U de la substance blanche : les divers systèmes de fibres horizontales, plexiformes ou radiées sont profondément altérées ou ont disparu.

Roncoli résume ainsi les lésions qu'il a observées : « Après une compression de 10 à 15 jours, on note un épaississement de la *dure-mère* et de la *pie-mère,* qui est plus de quatre fois le volume normal ; une notable *dilatation des vaisseaux* et un *épaississement de leurs parois,* et en certains points, des *néoformations vasculaires ;* une immigration de leucocytes dans la zone de l'écorce, venus là dans le but d'opérer l'absorption de la substance nerveuse, par action *phagocytaire ;* une *hypertrophie gliale* dans toutes les parties de l'écorce, mais plus spécialement dans la *couche granuleuse* et dans la zone des *petites cellules pyramidales,* ainsi que dans celle des *cellules polymorphes.* Finalement, il y a altération de beaucoup de fibres en U, et de quelques-unes de celles qui composent les longs faisceaux d'association, ainsi que des fibres d'association intra-corticales de Meynert. Disparition d'un grand nombre de fibres inter-radiées d'Edinger, et des fibres tangentielles proprement dites, ainsi que de celles du reticulum d'Exner ».

4. *Quatrième période* (compression d'une durée de plus de 15 jours).

Après 15 jours, on *ne trouve plus trace de cellules et de fibres nerveuses dans l'écorce et dans les couches superficielles de la substance médullaire.* Alors, commence un processus d'involution et de résorption complète des parties situées au-dessous du *corps comprimant ;* cette résorption s'effectue jusqu'au 25° ou 30° jour environ ; après, l'état reste le même.

Il continue cependant de se produire jusqu'au 25e jour, un *épaississe-ment de la dure-mère et de la pie-mère*, qui a une épaisseur quadruple de leur état normal. Il y a néoformation de tissu conjonctif, prolifération des éléments de ces membranes et organisation leucocytaire.

Les *néoformations vasculaires* sont nombreuses et étendues. Il y a aussi un épaississement du tissu *glial* dans toutes les couches de l'écorce, et disparition complète des cellules.

A partir du 30e au 35e jour, commence un *processus d'atrophie*, localisé au point de la compression maximum. Cette atrophie peut même commencer plus tôt, si la compression est très forte. Elle porte sur le tissu de cicatrice néoformé. Finalement, il en résulte une perte de substance nerveuse.

Comme résultat ultime, on trouve un *tissu de cicatrice jaunâtre*, qui s'est substitué complètement au tissu nerveux et à la névroglie, totalement disparus (1).

Roncoli, en terminant son étude, fait remarquer que, dans les compressions expérimentales, les lésions restent souvent limitées au *niveau du foyer de compression* ou à son voisinage immédiat, et qu'il n'en est pas de même dans les compressions néoplasiques ou autres. Là, les lésions sont *diffuses*, non seulement *dans l'écorce de l'hémisphère intéressé*, mais encore *dans l'hémisphère opposé*, ainsi que l'ont montré Raymond et Dinkler, et plus récemment Gianelli (2). On y constate des altérations des *fibres tangentielles* et *commissurales*, et des *dégénérescences cellulaires*, à distance, qui expliquent les *troubles mentaux* concomitants et la déchéance psychique, si fréquente chez ces malades.

Dans notre ouvrage, sur les tumeurs de l'encéphale, nous avons, à la suite de *Dupré* et *Devaux*, établi que les lésions

---

(1) Chez l'homme, en clinique, les lésions offrent une complexité beaucoup plus grande que celle des *compressions expérimentales*. A l'occasion de la *contusion cérébrale*, nous avons eu l'occasion de signaler : les *plaques de pachyméningite*, les *adhérences* des membranes à l'os et au cortex, les *foyers cicatriciels* et les *foyers de ramollissement jaunâtre* ; les *géodes* ou *résorptions cavitaires* au voisinage des esquilles pénétrantes, les diverses variétés de *kystes séreux* ou *séro-hématiques*, soit *inter-méningés*, soit *intra-cérébraux*.

Nous connaissons mieux les lésions secondaires et tertiaires que les lésions primitives ; et, dans tous les cas, il s'agit de lésions macroscopiques. Les études histologiques, pourtant importantes, font généralement défaut.

(2) Raymond. Contribution à l'étude des tumeurs du cerveau. *Archiv. Neurol.*, 1893, II, p. 273. — Dinkler, Ein Fall von Hydrocephalen, und Hirntumor (*Deutsche Zeit. f. Nerv.* 1895). — Gianelli. Gli effetti diretti ed indiretti dei neoplasmi encephalici sulle funktioni mentali. *il Policlinico*, 8 Mai 1897).

des cellules corticales sont le résultat de la *toxi-infection*, causée en divers points du *cortex*, par les *toxines néoplasiques* (1).

Remarquons encore que la rapidité des *altérations*, des *dégénérescences* et *atrophies*, constatées par *Roncoli*, dans les compressions expérimentales, se prononcent surtout à partir des 12e ou 15e jours : mais, elles sont déjà *manifestes*, bien auparavant.

Il importe donc que l'*intervention chirurgicale*, *ayant pour but de supprimer l'agent compresseur*, *ne soit pas retardée*, *sous peine de la rendre infructueuse*, *en raison de la désorganisation acquise*, *irrémédiable des tissus nerveux*, *après quelques jours*.

Il n'est pas étonnant, dans les cas d'*opérations tardives*, de voir les *troubles épileptiques*, les *paralysies*, les *atrophies*, et les *psychoses*, *persister plus ou moins complètement*.

Enfin, *Roncoli*, s'appuyant sur la constatation, qu'il a faite, au début de certaines compressions, de l'existence réelle du *tassement* et de la *condensation* des éléments nerveux, qui semble se rallier à la doctrine d'*Adamkiewicz* sur la *compressibilité de l'encéphale*. Le fait de la *condensation* des tissus nerveux et de leur *diminution de volume*, par élimination du sang et des sucs tissulaires, est indéniable ; mais, il s'agit là d'un phénomène relativement *lent*, qui n'a que des rapports *secondaires* avec les phénomènes *cérébro-bulbaires*, qui apparaissent dès le début de *bon nombre de compressions*, dans les traumatismes cranio-cérébraux, et qui dépendent, en réalité, de la *brusque anémie* ou tout au moins de la *gêne vasculaire*, admises par tous les expérimentateurs.

L'importance des recherches de *Roncoli* réside surtout dans la mise en lumière et dans l'étude si précise qu'il a faite, des *lésions microscopiques* des centres nerveux, et de leur évolution dans les *compressions localisées* ou dans les *compressions lentes*.

Ajoutons que *Nageotte*, *Cestan* et *Sicard*, *Raymond* et *Lejorme*, ont établi que dans les *compressions cérébrales néoplasiques*. avec *hypertension du liquide céphalo-rachidien*, survenaient des *altérations radiculo-ganglionnaires*, au niveau des culs-de-sacs arachnoïdiens des *racines postérieures* principalement : leurs culs-de-sacs *arachnoïdiens* et *sous-arachnoïdiens* se prolongent plus loin sur les racines

(1) Duret. *Tumeurs de l'Encéphale*, Paris, 1905, p. 74.

postérieures, autour du *nerf de conjugaison* (nerf radiculaire de Nageotte), qui constitue, à proprement parler, une *zone sensible.* Ces lésions se caractérisent par un *syndrome particulier,* dit *syndrome de compression radiculo-ganglionnaire,* et consistent : en douleurs ; abolition des réflexes tendineux (les réflexes cutanés restant très vifs) ; troubles de la coordination des membres supérieurs et inférieurs, quelquefois anesthésies ou hypoesthésies à types radiculaires ; diminution de la sensibilité profonde (osseuse principalement) ; troubles de la miction, etc. Ces faits expliquent, en partie, les *phénomènes ataxiques* observés chez certains traumatisés du crâne, après des accidents de *commotion,* et surtout de *compression* (1).

(1) Cestan et Sicard. *Soc. Méd. des Hôp.,* 24 Juin 1904.
Raymond et Lejonne. *Rev. Neurol.,* 1906, p. 198.

CHAPITRE IV.

SYMPTOMATOLOGIE DE LA COMPRESSION
CÉRÉBRALE.

Définition de la compression.

Division du sujet : 1° symptômes généraux (cérébro-bulbo-médullaires) des compressions ; 2° symptômes localisateurs ; 3° symptômes des compressions osseuses ; 4° symptômes des compressions par épanchements sanguins. — Considérations générales. Évolution des opinions des auteurs sur la nature et l'existence des troubles des compressions.

I. — *Symptômes généraux* (cérébro-bulbo-médullaires) des compressions. — Leur mécanisme ; leur présence presque constante dans toutes les formes et variétés de compressions ; ils sont cérébraux, bulbaires, médullaires. Ils peuvent être plus ou moins accusés, et varient selon le degré de pression. Il y a lieu de distinguer et d'étudier à ce point de vue : 1° les *compressions compensées* ou *latentes* ; 2° les *compressions légères* ; 3° les *compressions fortes* ; 4° les *compressions graves* ou *mortelles* : ce sont les variétés principales, qu'on rencontre en clinique, comme en expérimentation.

A. — *Premier degré.* — *Compressions compensées* ou *latentes* : Elles se rencontrent ordinairement dans les compressions osseuses modérées, dans les épanchements sanguins peu abondants, plus particulièrement dans les régions silencieuses de l'encéphale ; et cependant, elles ne sont pas sans déterminer certains accidents consécutifs, parfois graves (céphalées, épilepsies, amnésies, etc.). Leur mécanisme anatomo-physiologique et pathologique. Elles correspondent au stade de compensation de Kocher, au début de la compression progressive : affaissement des sinus veineux et des veines ; il y a expression du sang veineux et déplacement du liquide céphalo-rachidien, pour fournir de la place. Cependant le caractère *latent* de ces compressions ne reste pas absolu ; il survient certains troubles analogues à ceux qu'on rencontre dans les *compressions lentes* (tumeurs), tels que : lourdeurs de tête, insomnies, vertiges, etc. ; on peut constater une stase veineuse papillaire. Dans les compressions traumatiques de ce genre, apparition des *petits signes* de la compression cérébrale, que nous avons signalés. Cas de Cushing et divers autres exemples cliniques de compressions compensées ou latentes, observées dans diverses régions de l'encéphale. Quelques faits de compressions ou d'hypertensions tardives, à la suite de compressions d'abord compensées.

B. — *Deuxième degré.* — *Compressions légères* ou *faibles* (à *syndrome méningo-cortical*).

Faits expérimentaux. Dans les expériences, certains symptômes des compressions légères sont dus à l'irritation des nerfs de la dure-mère et des méninges, d'autres aux phénomènes de compressions commençantes, ou du 1er degré. Rappel des premiers effets expérimentaux des compressions progressives, et des compressions par des injections de cire, par corps étrangers, etc. : Conditions de l'apparition des symptômes généraux (cérébro-bulbaires) dans ce genre de compressions. La stase veineuse et ses effets ; les causes des troubles d'excitation et de la production du symptôme cortico-méningé ; parfois irritation simultanée des méninges et du cortex. Importance à ce dernier point de vue des expériences de Kocher-Mansland-Solhikoff, par des charges progressives, à l'aide de poids. En résumé, trois facteurs interviennent dans la production des symptômes, *la stase veineuse, l'excitation des nerfs sensibles des méninges, l'excitation des centres corticaux ;* nous verrons que les faits cliniques répondent à ces effets expérimentaux.

Faits cliniques. Il y a lieu de distinguer cinq groupes ou variétés de compressions légères, dont nous rapportons des exemples expressifs : 1° compressions avec agitation et mouvements désordonnés (surtout par enfoncement osseux) et irritation des nerfs de la dure-mère ; 2° compressions avec torpeur, somnolence, obnubilation, lenteur des idées et des fonctions cérébrales ; 3° compressions avec spasmes, contractures ou convulsions Jacksonniennes, localisées (par irritation du cortex) ; 4° compressions lentes, progressives ou retardées (par épanchements sanguins) et compressions par hypertensions progressives du liquide céphalo-rachidien (démontrées par les ponctions lombaires, ou la trépanation), dans les traumatismes de la voûte ou de la base ; 5° compressions qui se manifestent uniquement par des *symptômes localisateurs* (parésies ou paralysies localisées, etc.) Les *troubles bulbaires*, dans toutes ces variétés, consistent ordinairement en des phénomènes d'excitation passagère du pouls, de la respiration, et de la tension artérielle. — Bel exemple de Cushing avec mensuration de la tension artérielle ; guérison.

C. — *Troisième degré.* — *Compressions fortes. Faits expérimentaux.* La caractéristique de ces compressions consiste dans l'apparition de *troubles cérébraux,* allant jusqu'au coma, et dans l'existence de *troubles bulbaires* manifestes (ralentissement du pouls et de la respiration, élévation de la tension artérielle, et parfois, abaissement momentané de la température). — *Facteurs physico-mécaniques* de ces compressions (restriction d'espace intra-cranien, déformations cérébrales, contre-pressions, etc.) ; et, *facteurs physiologiques* (hypertension du liquide céphalo-rachidien, affaissement de l'arbre vasculaire cérébral et anémie des centres nerveux, causant la diminution ou la perte de leur fonctionnement). Nos expériences de 1878, puis celles des autres auteurs (Franck, Ziegler, L. Hill, Cushing, etc.). Les *troubles cérébraux* des compressions fortes expérimentales (coma, etc.) et les *troubles bulbaires* (désorientation des centres bulbaires de Polis) ; Études de Spencer et Horsley ; compression à l'aide de poids, par Kocher et le pouls d'excitation vague ou de paralysie vague ; l'élévation de la tension artérielle et la résistance du centre vaso-moteur, le haut stade de la compression manifeste ou complète, et l'adiamorrhysis incomplet). Cushing appelle l'attention sur l'apparition dans les compressions fortes et graves expérimentales des *vagues Traube-Héring,* indiquant une irrigation intermittente et incomplète des centres nerveux. — Ces troubles divers cérébro-bulbaires des expérimentations se rencontrent certainement en clinique.

Faits cliniques. Mais, en clinique, nous devons admettre que les *compressions fortes,* au point de vue de la nomenclature, se présentent sous trois formes : 1° *forme comateuse,* la plus ordinaire ; 2° *forme retardée ; * 3° *forme progressive.*

1° *Forme comateuse.* Elle se rencontre dans des compressions osseuses et dans des compressions par épanchements sanguins, avec ou sans phénomènes localisateurs (faits de Bousquet, Cahuzac, etc.). Il y a souvent continuité de la période comateuse de la *commotion* avec celle de la *compression,* sans rémission (exemples divers). Il peut aussi s'établir, après un certain temps, une *compensation,* et seuls persistent les troubles *localisateurs* (faits de Potherat, Franklin, Vincent, Tuffier, de Lapersonne et Grand, Machard, Madol et Kukula, Fisber, Chaput et Legendre, Bonhaufer, Morel, de Paoli). Compressions fortes avec coma immédiat, dans les *épanchements sanguins* ou *séro-sanguins* (Vennin, Apostolides, Winkler, et Gobl, Delbet). Faits comparables dans les compressions frontales parioto-temporales ou occipitales. *Fractures de la base avec coma immédiat* (Luys, Depaye, Gangolphe et Piéry, Martin, etc.) ;

2° *Compressions fortes avec manifestations retardées ou tardives.* Elles apparaissent après un intervalle lucide et sont propres aux épanchements sanguins et méningés, dont nous parlons dans un autre chapitre.

3° *Compressions fortes à marche progressive* (faits de Hessler, de Denis, de G. Guilbaut, de Cavaillon). On les observe aussi dans les *fractures de la base,* soit qu'il s'agisse d'épanchements sanguins, soit qu'il se produise une *hypertension croissante* par hypersécrétion du liquide céphalo-rachidien (faits de Potel, Benoit, Gauché et Le Bec, Jacob, Vincent, Muret). Marche de la tension artérielle dans les compressions fortes, constatée par la mensuration ; observation type de Cushing.

D. — *Quatrième degré.* — *Compressions graves ou mortelles.*

Expérimentation. La mort survient dans les compressions graduellement croissantes, quand la pression intra-cranienne dépasse notablement la pression artérielle : arrêt de la respiration, pouls petit, incalculable (pouls de paralysie vague) ; chute rapide de la tension artérielle : tels sont sommairement les phénomènes observés dans nos expériences et dans celles de l'agenstecker ; il y a désorientation profonde des centres bulbaires (Polis), et peu avant la mort, les vagues Traube-Hering sont très accentuées, et l'anémie cérébrale devient complète. C'est le centre vaso-moteur, qui lutte jusqu'à épuisement, contre l'obstacle apporté à la circulation cérébrale par le corps comprimant. Expériences confirmatives de Kocher à l'aide de son schéma physique (affaissement des tubes vasculaires) et par la méthode des charges avec des poids (stade de paralysie de la compression ; adiamorrhysis). Les déplacements et déformations de l'encéphale, les barrages, dans les grosses compressions (épanchements abondants, gros enfoncements), d'après L. Hill. Il n'est pas difficile de recueillir un bon nombre de faits cliniques, de compressions rapidement mortelles, qui répondent aux résultats expérimentaux.

Faits cliniques. Dans les compressions graves, souvent mortelles, il y a lieu de considérer trois catégories de faits : 1° *les vastes épanchements sanguins interméningés sans fracture :* c'est le volume de l'épanchement qui entraîne la mort (cas de Socquet, Boinot, Flament et Bachelet, G. Poirrier, Hutchinson). La rupture des sinus détermine souvent des compressions de ce genre (faits de Cestan, Perrin, Martin et Godlewski, Zanetti, Galvanis, Leplat). Quelquefois, il y a adjonction d'attaques épileptiformes terminales ; 2° les *fractures de la base,* accompagnées d'épanchements sanguins importants, constituent aussi un type clinique assez fréquent de ces compressions graves, foudroyantes, mortelles : on y rencontre, à la suite de commotions violentes, de vastes contusions ou déchirures, qui, en raison de leur étendue, participent à l'issue funeste ; malgré cela, dans quelques cas, il survient des *phénomènes localisateurs,* susceptibles de guider le chirurgien vers une intervention (faits de Rémond et Mouchotte, de Luys, de Magon). Ces compressions graves, du 4° degré, entraînent la mort, à cause de l'étendue de l'épanchement : il y a, à la fois, commotion forte, violente contusion et compression (cas de Letulle, Durrieux, Dennetières, Bruchet, Jacob, Quenu et Ricard) ; 3° Fractures de la base avec *compressions graves et symptômes localisateurs* expressifs (faits de Morcurin, Mossé, P. Thierry, L. Picqué, Chateau, Duchêne) ; il s'agit alors de monoplégies, hémiplégies, contractures localisées. — De l'examen détaillé des diverses observations, on peut conclure, que, dans les *compressions graves* ou du 4° degré, les symptômes observés se rapprochent de ceux des compressions expérimentales du même degré, et présentent souvent des *troubles bulbaires du stade de paralysie* (Kocher). — Enfin, dans les compressions graves par *hémorragies intra-cérébrales* (gros hématomes centraux), il y a aussi élévation considérable de la tension artérielle, comme le prouvent les deux faits si instructifs, que nous empruntons à Cushing, dans lesquels fut faite la mensuration de la tension artérielle.

II. — *Symptômes localisateurs des compressions.* — *a)* L'hémiplégie dans les compressions cérébrales et J. L. Petit. La doctrine des localisations éclaircit le problème des paralysies dans les compressions. Nos expériences de 1878 sur ce point : excitations, paralysies par des compressions localisées, à l'aide de corps étrangers introduits dans le crâne ; elles s'accompagnent parfois de troubles généraux cérébro-bulbaires, qui d'après Spencer et Horsley apparaissent sous une pression plus ou moins forte selon la région de l'encéphale comprimée. Rôle des diverses chambres du crâne, des cloisons fibreuses d'après L. Hill. Action de la compression locale sur les éléments nerveux, d'après Roncoli. Mécanisme des symptômes localisateurs, dans les compressions circonscrites et effets selon les régions. — *b) Région frontale.* Les troubles intellectuels communs aux compressions des diverses régions, mais plus accentués à la région frontale : opinions de Gussenbauer et de Kocher, altération de la substance . grise dans les compressions. Troubles de la connaissance par altérations vasculaires étendues, par stase veineuse et hyperhémie : symptômes d'excitation et somnolence comme dans les compressions fortes, symptômes psychiques proprement dits dans les compressions frontales ; troubles du caractère, de la mémoire, affaiblissement intellectuel, confusion mentale, démence ou agitation maniaque. Les compressions compensées non rares à la région frontale. Troubles déterminés par les enfoncements osseux, les esquilles, les épanchements sanguins, qui, fusant au loin sur la région motrice, peuvent produire des aphasies, des monoplégies faciales ou brachio-faciales. Les troubles moteurs particuliers des centres spéciaux de la région : la déviation conjuguée de la tête et des yeux, l'opisthotonos et l'ataxie frontales. Valeur des *troubles pupillaires* (Griesinger), du nystagmus oculaire. La *stase et l'œdème papillaires* dans les compressions frontales ; fréquence de la neuro-rétinite à la suite des fractures de l'étage antérieur, intéressant le canal optique. Les *troubles papillaires* sont un élément de diagnostic précieux dans les compressions cérébrales (stase veineuse, œdème, hémorragies en flammèches), nécessité de pratiquer l'examen ophtalmoscopique dans les traumatismes frontaux. Les symptômes physiques locaux dans les compressions propres aux trois zones frontales : inférieure, moyenne, supérieure. La symptomatologie des compressions des lobes frontaux n'est pas aussi fruste que certains le supposent. Les différentes modalités symptomatiques : symptômes physiques, syndromiques, fonctionnels et localisateurs. Fréquence cependant des *compressions dites latentes* : leurs causes ; utilité de l'incision exploratrice. — *c) Région pariétale.* La physionomie clinique des compressions de cette région est généralement des plus expressives, et consiste en des *troubles sensitivo-moteurs.* Symptômes d'excitation (spasmes, convulsions), ou phénomènes inhibitoires (paralysies) ; parfois troubles de la sensibilité à l'état d'isolement ; caractères des compressions osseuses, des enfoncements, accompagnés ou non d'épanchements sanguins limités. Les compressions par larges épanchements sanguins de la région, succèdent parfois à des traumatismes peu violents, limités (coups de bâton, de canne, de pierre) ; les phénomènes de déficit ordinairement n'apparaissent qu'après un *intervalle lucide ;* ils peuvent être progressifs, tardifs, etc. Compressions des différentes zones pariétales avec les troubles localisateurs qui y correspondent, zone antéro-supérieure (troubles du côté des membres inférieurs) ; zone antéro-moyenne (monoplégie brachiale ou brachio-faciale) ; zone antéro-inférieure (paralysie faciale associée ou isolée, aphasies) ; zone postéro-supérieure (troubles de la sensibilité superficielle et profonde) ; zone postéro-inférieure (troubles d'aphasie sensorielle ou cérébelleux, blessure du sinus latéral). — *d) Région syncipitale.* Blessure du sinus longitudinal, épanchements divers : hémiplégie des membres opposés, ou parésie faciale et aphasie, s'ils sont intra-arachnoïdiens. Compressions osseuses et monoplégies crurales contro-latérales ; paraplégies, hémiplégies. — *e) Région temporale.* A cause du double plan vasculaire, les épanchements sanguins y sont fréquents ; leur évolution et leurs symptômes, esquilles de la table interne, et compressions osseuses. Les trois zones de la région temporale à physionomie clinique un peu différente : la zone antéro-squammeuse, fréquence du couple hémiplégie-aphasie ou de l'aphasie seule ou associée à une paralysie brachio-faciale ; la zone postéro-squammeuse et les aphasies sensorielles ; la zone mastoïdienne avec blessure du sinus latéral et l'apparition de troubles cérébelleux. — *f) Région occipitale.* Les compressions osseuses ou par épanchements donnent lieu à des troubles bulbaires accusés. Enfoncements osseux et troubles visuels, aphasies sensorielles ou troubles cérébelleux. Les deux zones de la région occipitale : la *supérieure* ou celle des troubles visuels ou des aphasies sensorielles, et l'*inférieure,* où dans les compressions, les troubles cérébelleux dominent.

DÉFINITION.

La COMPRESSION CÉRÉBRALE est un phénomène complexe, *en pathologie,* dans lequel jouent un rôle important certains facteurs.

1° *Physico-mécaniques* tels que : la *restriction de l'espace cranien,* la déformation cérébrale (1) ; l'*expression des tissus encéphaliques,* le *tassement des éléments nerveux,* et les *contre-pressions fibro-osseuses.*

2° *Physio-dynamiques* tels que : l'*hypertension du liquide céphalo-rachidien ;* les *troubles vasculaires ;* et bientôt après, dans certains cas, l'*hyperhémie paralytique,* la *stase veineuse,* et l'*œdème des régions collatérales* à l'endroit comprimé (compressions lentes).

Ces désordres physio-mécaniques ont pour conséquence ou résultat, une *anémie encéphalique* plus ou moins étendue, ou *une gêne circulatoire,* qui se manifestent par des *troubles généraux cérébro-bulbaires,* et, dans nombre de cas, par des *troubles localisateurs.*

La *symptomatologie* varie, d'autre part, en intensité, et dans certaines manifestations, selon le siège occupé dans les *chambres craniennes,* par l'*agent compresseur.*

SYMPTÔMES.

L'étude symptomatique des COMPRESSIONS CÉRÉBRALES TRAUMATIQUES, comporte les divisions suivantes :

1° *Symptômes* GÉNÉRAUX (cérébro-bulbo-médullaires) des compressions ;

2° *Symptômes* LOCALISATEURS ;

3° *Symptômes des* COMPRESSIONS OSSEUSES ;

4° *Symptômes des compressions par* ÉPANCHEMENTS SANGUINS.

CONSIDÉRATIONS GÉNÉRALES.

Dans les auteurs, qui ont écrit sur la COMPRESSION CÉRÉBRALE, depuis J.-L. Petit, on ne trouve qu'une description incomplète,

---

(1) Les faits de *H. Claude, Vincent* et *Leri-Valensi,* montrent l'influence des *déformations cérébrales* dans certains cas. Ces auteurs ont observé une *hémiplégie homolatérale,* dans un cas de *tumeur cérébrale* du volume d'une mandarine, située en dedans du *lobe occipital droit.* L'*hémisphère gauche* était *refoulé, excavé,* et beaucoup plus *œdémateux* que l'hémisphère droit : ce qui explique l'*hémiplégie droite,* c'est-à-dire du côté de la tumeur. Babinsky et Chumet ont rapporté un fait analogue. L'*hémiplégie,* dans le cas de H. Claude, Vincent et Valensi, était due à la compression de l'expansion pédonculaire (capsule interne), très comprimée. Il n'y avait pas d'erreur de décussation pyramidale. (*Rev. Neurol.,* 1910, II, p. 612).

incertaine, peu précise en un mot, des *symptômes de la compression cérébrale*.

Les uns, tels les auteurs du Compendium de Chirurgie, se limitent à la description des *épanchements sanguins*, sans aucun article *sur la compression en général*.

D'autres, tels *Malgaigne* et *Gama*, nient l'existence de la compression, au sens d'une *entité clinique*. Le premier, ayant injecté dans le crâne d'animaux de grandes quantités d'eau, sans produire de troubles immédiats, dit qu'il faut d'énormes épanchements (de 240 à 250 gr.), tels qu'on ne les rencontre guère en clinique, pour causer des accidents ; la *compression*, en elle-même est peu dangereuse et ne justifie pas l'abus qu'on a fait du trépan ; les troubles qu'on attribue ordinairement à la compression, sont le fait de l'irritation cérébrale.

Gama considère qu'on a parfois rencontré de gros épanchements, sans symptômes, tandis que de très minimes effusions de sang ont été accompagnées de troubles marqués et même de paralysies : à cause de cela, il admet que les symptômes observés sont, dans tous les cas, le fait de la *congestion* et de l'*encéphalite*. Nous avons vu que cette doctrine négative avait été reprise par Adamkiéwicz et ses partisans.

J.-L. Petit avait pourtant, dès le commencement du 18e siècle, établi nettement un des *caractères spécifiques* des *compressions cérébrales par épanchements sanguins :* l'assoupissement, comme il l'appelait.

Ce trouble se rencontre aussi dans les commotions, remarquait-il ; mais, il est *immédiat*. Il n'a de valeur que s'il est observé *quelque temps après que le blessé est revenu à lui*.

Deux hommes sont atteints au crâne dans une explosion de mine ; l'un tombe dans l'*assoupissement immédiat ;* on le saigne abondamment et cinq jours après, il revenait à lui. L'autre recouvre la connaissance, peu après l'accident ; mais quatre heures plus tard, *il tombe dans l'assoupissement*.

Le premier avait une *simple commotion*, et le second était victime d'une *compression par épanchement sanguin*. On le trépane, en effet le 5e jour, et : « On lui enleva beaucoup de sang épanché ; l'*assoupissement* cessa, et il guérit par les remèdes ordinaires ».

Un grenadier est frappé au niveau du crotaphyte, par l'éclat d'une bombe. Il revient à lui ; mais, à son arrivée à l'hôpital, il tombe dans l'*assoupissement*. On ouvre et on évacue la bosse sanguine temporale ; puis, on le trépane à cet endroit ; on ne trouve rien. Le blessé se

trouve mieux alors, répond aux questions, prend de la nourriture ;
mais bientôt après, il retombe, une seconde fois, dans l'*assoupissement*.
Le lendemain, la dure-mère bombe fortement dans l'orifice de la
trépanation : on l'incise, et *il sort deux cuillerées de sang moitié fluide,
moitié coagulé*. Deux heures après, *le blessé était complètement sorti de
son assoupissement ;* et, il guérit.

S'appuyant sur ces faits et d'autres encore, *J.-L. Petit*
formule ainsi sa doctrine : « Ainsi, toutes les fois, qu'à l'instant
d'une chute ou d'un coup sur la tête, un blessé tombe dans
l'*assoupissement*, c'est à la *commotion* que l'on doit rapporter
le symptôme, parce que cette commotion existe dès le premier
instant du coup ; tandis que, si un blessé donne, sur le champ,
les marques d'un jugement sain, s'il fait le récit de la manière
dont il a reçu son coup, et que, après cela, *le même jour* ou
le lendemain il tombe dans *l'assoupissement*, on doit conclure
qu'il n'y a pas eu de commotion, ou du moins, qu'elle a
été légère, et *regarder l'assoupissement comme l'effet de
l'épanchement*, qui ne peut le produire que *consécutivement*,
c'est-à-dire après s'être formé lui-même; et, comme l'*épanchement* peut être plus ou moins prompt, plus ou moins
abondant, de même *l'assoupissement se déclarera plus ou
moins promptement et deviendra plus ou moins grave* (1).

C'est, deux siècles avant les pathologistes germano-améri-
cains, reconnaître l'importance de l'*intervalle libre* ou de la
période lucide, pour le diagnostic des épanchements sanguins.

La plupart des auteurs, qui suivirent J.-L. Petit, au siècle
dernier, considérant qu'il existe des *compressions* ayant une
autre origine que celle des *épanchements sanguins*, et
oubliant le caractère si précis assigné par J.-L. Petit aux
épanchements sanguins, de ne se manifester nettement, dans
nombre de cas, *qu'après un retour de la connaissance*, restent
embarrassés devant l'analogie très grande, que présentent les
troubles de la compression, avec ceux de la *commotion*.

. *Vidal de Cassis, Fano, Nélaton* insistèrent sur les caractères
lents et *progressifs* des manifestations de la *compression*,
tandis que, dans la *commotion*, les accidents surviennent tout
d'un coup : il en est ainsi, non seulement pour l'*assoupissement*
et le *coma*, mais encore pour les *paralysies*, qui vont en
s'aggravant, au moins un certain temps.

S. Duplay, dans son Traité de Pathologie de 1869, remarque
que les *symptômes des compressions* varient selon le siège,
que celles de la base (par épanchements sanguins) sont les

____

(1) J.-L. Petit. *Œuvres*, 1837, p. 352. *Plaies de la tête*.

plus graves ; et, ainsi que les auteurs du *Compendium*, il indique comme troubles principaux dans les *compressions :* le coma, l'insensibilité, la résolution, la dilatation et l'immobilité pupillaire, le stertor, le pouls lent, petit, dépressible, etc. Ce sont là, pourtant, des symptômes, qui se rencontrent aussi, au moins pour un temps, dans les *commotions* graves.

En somme, ce qui manque aux auteurs de cette période, c'est une idée nette du *mécanisme de la compression :* il en résulte qu'ils sont flottants et peu méthodiques dans leurs descriptions nosographiques. Ils n'ont pour ainsi dire en vue que les manifestations graves, comateuses, des gros épanchements sanguins, tels qu'on les observe en clinique. C'est à peine si la nouvelle doctrine des *localisations,* leur apporte quelque éclaircissement sur le siège des *compressions.*

Les choses changent, à partir de 1878, à la suite de nos recherches expérimentales, qui apportèrent quelques précisions sur *le mécanisme des compressions.*

Nous y établissons, comme déjà l'avait indiqué Leyden, que les troubles varient *avec le degré de la pression intra-cranienne,* qu'ils sont le résultat de modifications vasculaires, de l'*anémie progressive,* plus ou moins complète, des centres nerveux ; que, dans la plupart des cas, pourvu que l'excès de pression soit suffisant, *les troubles sont généralisés par l'hypertension du liquide céphalo-rachidien,* qui transmet les pressions *à toutes les parties du myélencéphale,* et provoque ainsi des manifestations *centro-bulbo-médullaires ;* que celles-ci offrent des intensités différentes, selon le degré de la pression ; qu'il y a des compressions *légères, graves* et *mortelles* dont la symptomatologie s'accuse, en clinique, par des caractères variables, en corrélation avec la puissance d'action de la force comprimante et son siège ; que les troubles observés du côté de la *respiration,* de la *circulation* et du *pouls,* de la *tension artérielle,* de la *température,* sont d'origine *bulbaire,* et menacent plus particulièrement l'existence, s'ils sont accentués. Ces *troubles généraux* des compressions apparaissent aussi bien, dans les cas de *restriction limitée* de *l'espace cranien* (par une injection de cire, ou l'introduction d'un corps étranger, un épanchement de sang) pourvu qu'elle soit suffisante, que dans les injections de liquides susceptibles de se répandre d'une manière diffuse dans les espaces cranio-cérébraux. Ces *compressions localisées* voient leurs effets se généraliser par l'action du liquide céphalo-rachidien, qui, hypertendu, en raison de la diminution de l'espace cranien, transmet partout la pression exercée sur un point. D'ailleurs, ces effets généraux des compressions localisées sont d'une durée et d'une intensité variables.

Comme nous, Pagenstecher avait constaté ces *effets généraux des compressions localisées*, et, nous savons maintenant, qu'ultérieurement, d'autres expérimentateurs les ont aussi observés, après des compressions intra-craniennes à l'aide d'ampoules élastiques distendues par l'air, l'eau, le mercure, etc.

La doctrine naissante des *localisations*, dont nous nous étions occupé expérimentalement, et nos recherches personnelles sur les *compressions localisées*, nous montrèrent aussi la fréquence et l'origine des *troubles localisateurs*, dans les compressions.

La précision de nos recherches, en rapport avec l'outillage physiologique de l'époque, leur variété et leur multiplicité, entraînèrent l'adhésion de la plupart des pathologistes et cliniciens.

En Allemagne, dès 1880, Von Bergmann émit des conceptions analogues aux nôtres, *sur l'action du liquide céphalo-rachidien dans les compressions*.

Dans ses Leçons cliniques de 1878, *le Professeur S. Duplay* adopte notre mécanisme physiologique des compressions, et en décrit les *troubles cérébraux* et les *troubles bulbo-médullaires*, tels qu'on les observe en pathologie humaine (1).

Dans les Traités de Chirurgie de S. Duplay et Reclus, de Le Dentu et Delbet, G. Marchant et Auvray reproduisent les divisions symptomatiques adoptées par nous (2),

Kocher, à la suite des recherches de son élève Deucher, qui avait montré que la présence du liquide céphalo-rachidien, n'est pas indispensable pour la production des symptômes de compression, n'admet pas les *symptômes généraux des compressions*. Il ne veut voir, dans les troubles observés, que le résultat de compressions *multiples* (contre-pression par déplacement des masses nerveuses, compression du bulbe sur la gouttière basilaire etc.). Pour lui, il existe seulement des *troubles locaux*, des *troubles de voisinage*, et des *troubles à distance*.

Il nous semble cependant, qu'en présence des résultats des *ponctions lombaires*, indiquant à peu près constamment, l'*hypertension du liquide céphalo-rachidien*, l'opinion de *Kocher-Deucher* ne saurait se soutenir. D'ailleurs, dans les *compressions*, la *résorption* du liquide céphalo-rachidien est considérablement atténuée, *en raison de la gêne circulatoire*, et, au contraire, son *hypertension* se trouve favorisée par l'*hypersécrétion*, assez souvent produite par l'irritation physio-mécanique, concomitante, des centres nerveux.

(1) S. Duplay. *Leçons sur les Traumatismes cérébraux*, recueillies par Poirier, 1883.
(2) S. Duplay et Reclus. *Traité de Chirurgie*, 1891, T. III, p. 509. — A. Le Dentu et P. Delbet. *Nouveau Traité de Chirurgie*, 1909, XIII, p. 170.

1.

**Symptômes généraux (cérébro-bulbo-médullaires)
des compressions.**

Il est certain, que, dans un grand nombre de COMPRESSIONS CÉRÉBRALES, qu'elles soient d'*origine osseuse* ou le résultat d'un *épanchement sanguin*, le fonctionnement du *myélencéphale* se trouve intéressé *dans sa totalité*.

On observe alors des *troubles cérébraux*, des *troubles bulbaires*, et des *troubles médullaires*, ainsi que nous l'indiquions très nettement déjà, dans nos recherches expérimentales de 1878.

Ce sont ces troubles auxquels nous donnons le nom de *symptômes* GÉNÉRAUX des *compressions*.

Quelque soit le *mécanisme physiologique* qu'on adopte pour les expliquer (transmission des pressions jusqu'au bulbe par le liquide céphalo-rachidien, ou déformation mécanique des masses nerveuses, contre-pression du bulbe dans de rares faits), il faut admettre *son existence*, aussi bien *en clinique qu'en expérimentation*. Des *troubles vasculaires*, et, en particulier l'*anémie* des centres nerveux, en sont la conséquence. Ceux-ci à leur tour amènent une gêne ou un arrêt dans le fonctionnement des *centres encéphaliques* (cérébraux et bulbo-médullaires).

Dans d'autres cas pourtant, moins nombreux que les précédents, la compression reste *circonscrite, est de moindre importance*. Alors les troubles observés sont *purement locaux :* nous nous en occuperons à propos des *symptômes localisateurs* des *compressions*.

Il peut arriver encore que la *compression*, quoique circonscrite, provoque des *troubles généraux* (cérébro-bulbo-médullaires) par *excitation réflexe*. Ceux-ci sont ordinairement d'une durée limitée, *transitoires*. Ils rentrent cependant dans le cadre des *symptômes généraux*, dont nous allons maintenant nous occuper.

Dans nos études expérimentales de 1878, nous distinguions trois *degrés* ou *stades*, dans les *symptômes généraux* des COMPRESSIONS ; ceux-ci variaient d'intensité, en raison directe de la pression exercée ou de la diminution de capacité du crâne, et par suite des troubles vasculaires qui en étaient la conséquence.

Dans les *compressions graduellement croissantes* d'origine expérimentale, comme celles qu'on détermine par des injections liquides, on peut observer successivement *tous les stades*.

En *clinique*, le plus souvent on est en présence de *compressions plus stables*, qui répondent assez bien au point de vue symptomatique aux stades ou degrés (faible, moyen, élevé ou mortel) que nous avions admis, dans nos expériences.

Nous étudierons successivement ici, en correspondance avec les degrés ci-dessus indiqués :

1° *Les compressions* COMPENSÉES *ou* LATENTES ;

2° *Les compressions* LÉGÈRES ;

3° *Les compressions* FORTES ;

4° *Les compressions* GRAVES *ou* MORTELLES.

Nous nous trouverons ainsi en présence des *types de* COMPRESSION, le plus ordinairement rencontrés en clinique.

Sur chacun de ces types nous aurons à tenir compte des symptômes *cérébraux*, et des symptômes *bulbo-médullaires*.

A. — PREMIER DEGRÉ.

COMPRESSIONS COMPENSÉES OU LATENTES (1).

a) Les compressions COMPENSÉES paraissent être d'un diagnostic délicat, puisqu'elles sont dites LATENTES, en même temps. Elles correspondent à des cas de *compressions osseuses modérées*, ou à des *épanchements intra-duraux* ou *intra-arachnoïdiens*, lamellaires, peu abondants, qui ne se révèlent pour aucun des symptômes généraux de la compression.

S'il survient des *symptômes localisateurs*, la *compensation* peut encore exister, mais les lésions ne sont plus *latentes*.

En un mot, la dénomination de *compressions compensées et latentes*, convient plus particulièrement aux cas, dans

----

(1) Nous empruntons l'expression de *Compressions compensées* (ou *latentes*), à *Kocher*.

Ce chirurgien n'a pourtant fait aucune application *à la clinique* des divers stades, qu'il avait admis en *expérimentation : Stade de la compression compensée ou latente* (compensations stadium) — de la *compression commençante* (anfang stadium) — de la *Compression manifeste* (manifeston stadium) — et *Haut Stade de la compression* (Höhe stadium).

Son *étude symptomatologique* de la compression comporte les articles suivants : 1° Symptômes réflexes dans la compression ; 2° Stase papillaire ; 3° Troubles de la connaissance ; 4° Troubles moteurs ; 5° Troubles moteurs des yeux ; 6° Syptômes du côté de la moelle allongée ; 7° Symptômes paralytiques.

Selon nous, les *divers symptômes* se groupent plus naturellement autour de *types cliniques de compressions* suffisamment déterminés.

lesquels l'agent compresseur agit sur une *région silencieuse* de l'encéphale : régions *frontales, sphénoïdales,* etc.

Toutefois, dans les autres régions, même dans la région *motrice,* dans les régions occipitales, cérébelleuses, se recontrent, mais plus rarement, des compressions peu accusées, qui ne se manifestent par aucun symptôme immédiat.

b) La connaissance de ces *compressions latentes* est cependant d'une sérieuse importance, *en clinique ;* car, les déplacements osseux circonscrits, les suffusions sanguines modérées, sont souvent l'origine d'accidents *secondaires* et *tertiaires* graves : pachyméningites, lepto-méningites, adhérences ostéo-méningo-corticales, kystes séreux, et en même temps : céphalées rebelles, parésies, amnésies, troubles psychiques, crises d'épilepsie Jacksonniennes ou généralisées, etc. Ces troubles *secondo-tertiaires* justifient les trépanations précoces et préventives, dans nombre de traumatismes craniens, sans symptômes immédiats apparents, autres que ceux peu accusés d'une *compression latente.*

c) Pour admettre l'existence de ce stade de la *compression* COMPENSÉE, *Kocher* s'est basé sur les constatations et considérations suivantes :

Si, par la *fenêtre cranienne,* on examine ce qui se passe à l'intérieur du crâne, au *début de la compression* (par injection de liquide ou par l'introduction d'une ampoule de caoutchouc), on voit *le calibre des grosses veines cérébrales et des sinus s'effacer,* et en même temps, la surface cérébrale devenir plus pâle : en particulier, le *sinus longitudinal* disparaît ou devient filiforme.

Cet état, toutefois, si on cesse d'élever la pression, ne continue pas indéfiniment (1) ; car, bientôt, la *tension artérielle* s'élevant, force l'obstacle ; il arrive pourtant, qu'à un certain degré de pression, il est plus ou moins persistant.

Pendant toute cette période, on n'observe *aucun symptôme local ou général de compression,* qui soit bien apparent. A cette *expression du sang veineux* correspond également un *déplacement du liquide céphalo-rachidien,* qui fuit dans le canal rachidien et par ses voies de résorption (veines cérébrales, corpuscules de Pacchioni, veines émissaires, plexus rachidiens, capillaires, et lymphatiques profonds du cou, gaines nerveuses, etc.). Le *sang veineux,* de son côté, trouve une voie d'écoulement facile dans les veines jugulaires,

____

(1) La période de *stase veineuse* est très courte, sur les courbes de Cushing.

diploïques, condyliennes, ophtalmiques, profondes du cou, plexus rachidiens, etc.

On conçoit que les expressions du liquide céphalo-rachidien et du sang veineux aient pour résultat de créer de la place à l'intérieur du crâne, et suffise pendant un certain temps, pour contre-balancer l'élévation de la pression intra-cranienne, que celle-ci soit le résultat d'une injection de liquide ou de l'introduction d'un corps étranger.

L. *Hill* a, d'autre part, établi que la *pression intra-cranienne* (ou du liquide céphalo-rachidien), pouvait osciller d'une quantité, variable selon les individus, entre 0 et 50 mm. Hg., *sans que surviennent des troubles de compression* (1).

C'est à cette période, pendant laquelle la fuite du liquide céphalo-rachidien et du sang veineux peuvent prévenir les effets graves de l'excès de pression intra-cranienne, que Kocher donne le nom de *stade de* COMPENSATION. Il ajoute, qu'il coïncide essentiellement avec un stade de *compression cérébrale latente* (2).

En 1878, nous disions déjà, dans nos conclusions sur la *compression cérébrale*, qu'à un faible degré de pression le cours du sang intra-cérébral n'était pas notablement modifié : l'absorption d'une partie du liquide rachidien, l'extensibilité des ligaments vertébraux, l'affaissement du *sinus veineux* suffisent à fournir de l'espace. « On n'obtient pas alors de phénomènes généraux généralisés » (3).

d) Le caractère *latent* des *compressions compensées* n'est cependant pas absolu dans tous les cas : il arrive assez souvent qu'un observateur attentif puisse déceler certains signes assez précis, qui révèlent l'existence d'une gêne momentanée, quoique expressive, de la circulation intra-cranienne et des fonctions cérébrales : c'est là un point particulièrement important pour le clinicien.

Les troubles observés sont assez comparables à ceux que

(1) Léonard Hill a constaté que, dans l'intoxication strychnique, les chiens pouvaient *rester conscients*, tant que l'élévation de pression intra-cranienne ne dépassait pas la pression initiale d'une quantité variable entre o et 5o mm. Hg. — On conçoit qu'il existe chez l'homme des *variations individuelles*, qui dépendent de la quantité du liquide céphalo-rachidien et du volume des *espaces veineux* compressibles, et aussi du siège des compressions.

(2) Kocher. *Gehirnerschütterung*, Wien 1901, p. 187. — Au *stade de compensation*, il ne survient pas de troubles cérébraux, parce que les *veines* et les *sinus* ont un calibre *triple* de celui des artères, et que, même lorsqu'elles subissent une certaine coarctation, le cours du sang n'est pas supprimé : sa vitesse seulement est accrue (Kocher).

(3) Durel. *Traumatismes cérébraux*, 1878, p. 261.

les pathologistes signalent dans les cas de grosses tumeurs ganglionnaires du cou et du médiastin, apportant une gêne à la circulation veineuse encéphalique : lourdeurs de tête, vertiges, insomnies, lassitudes, bruits et sifflements dans les oreilles, sentiment de plénitude intra-cranienne, etc.

e) Il existe assez constamment une *stase veineuse papillaire*, facile à constater à l'ophtalmoscope.

Schulten, dans ses expériences de compression chez les animaux, a fréquemment observé, dès le début, une *dilatation des veines*, et bientôt après, un *rétrécissement des artères* et la production d'une saillie papillaire. Les altérations, en général, disparaissent rapidement les jours suivants : la compression était faite par des injections de cire ou l'introduction de morceaux de caoutchouc.

Dans les compressions cérébrales, *d'origine traumatique*, chez l'homme, la *stase papillaire* est *peu durable* également ; car elle est due à la pénétration du liquide céphalo-rachidien, dans la gaîne des nerfs optiques ; et celui-ci est résorbé rapidement. Il en résulte, qu'au *moment de l'examen clinique*, toujours trop tardif, on ne trouve rien, à moins qu'il n'y ait, en même temps, *épanchement sanguin dans la gaîne des nerfs optiques*, dans le *chiasma*, les *bandelettes*, ou à leur voisinage, ainsi que nous l'avons signalé. En tous cas, il est toujours opportun de pratiquer l'examen du *fond de l'œil*, dès qu'on soupçonne une compression cérébrale, *compensée* ou non.

Rappelons encore que jadis de Groefe avait admis que, dans les cas d'élévation de la pression intra-cranienne, les *sinus se trouvent comprimés*, il se fait une *stase veineuse*, qui s'étend presque dans le territoire de la veine centrale de la rétine.

Il est vrai que, d'après Seesman, cette veine, tantôt se déverse directement dans le *sinus caverneux*, et dans d'autres cas, assez nombreux, *dans la veine ophtalmique*, laquelle a de nombreuses anastomoses avec les veines faciales et les plexus ptérygoïdes. Il semble donc que la compression cérébrale doive être sur elle de nul effet ; mais on oublie que les veines des membres, malgré de nombreuses anastomoses, sont susceptibles de se dilater et d'être le siège de stases prononcées, les anastomoses n'étant pas d'ailleurs toujours suffisantes.

Le sang épanché dans le crâne, lors même qu'il n'y a ni fracture, ni symptôme manifeste de compression, peut pénétrer dans la gaîne du nerf optique (Remak, Schulten) et provoquer la stase veineuse et l'œdème papillaire.

Schulten, dès 1882, a d'ailleurs constaté positivement, qu'après une injection de cire entre la dure-mère et le crâne, il survient aussitôt, du *côté correspondant*, un rétrécissement artériel, une dilatation des veines, et une saillie papillaire : *ces troubles disparaissent quelques heures après ou le lendemain*. En se servant d'injections colorées, le même auteur a montré que le liquide injecté dans les espaces sous-arachnoïdiens pénétrait à l'intérieur et à l'extérieur des gaînes des nerfs optiques.

Enfin, d'après Parinaud, il y aurait aussi un *reflux et une stase lymphatiques* dans la gaîne des nerfs optiques, qui surviendraient assez rapidement, pour peu que la compression fût durable ou accentuée (1).

e) Dans les *compressions compensées* ou *latentes*, en outre de la *stase veineuse rétinienne*, il peut se produire d'autres troubles vasculaires.

Il faudra, en particulier, tenir compte des *petits signes* de la *compression cérébrale* dont nous avons parlé : *céphalées, vertiges, inaptitude au travail, tendances au sommeil, bourdonnements d'oreille, turgescence des veines de la face* (Kocher), *dilatation des jugulaires externes*, et surtout, se rendre compte des *modifications de la tension artérielle,* si nettement mises en lumière par *Cushing* et cela, même dès les débuts de la compression.

L'examen de l'oreille, sera fait, comme celui du fond de l'œil ; il pourra montrer que les bourdonnements ou une certaine surdité sont le résultat d'une *hypertension labyrinthique.*

Le fait suivant de *Cushing,* est un type très suggestif de *compression compensée* et *latente :*

Cushing. — H... ayant reçu un coup de marteau sur la tête trois heures auparavant. Pas de perte de connaissance. A son entrée ; nausées, vomissements. Plaie contuse de la région médiane du front, au fond de laquelle on distingue une fracture de l'os frontal. Le blessé rend parfaitement compte de l'accident. Céphalées. Le lendemain matin, même état : il a bien dormi toute la nuit. Pouls, respiration, et pression de sang normaux. Céphalalgie assez forte.

____

(1) Nous avons étudié en détail la pathogénie l'*œdème papillaire,* dans notre *Traité des Tumeurs de l'Encéphale,* Paris, 1905, p. 14. — Nous y avons discuté les différentes théories proposées : 1° Théorie de l'hydropisie des gaînes du nerf optique, par reflux du liquide céphalo-rachidien ; 2° Théorie toxi-infectieuse ; 3° Théorie de la rétention lymphatique de Parinaud, Roci-Duvignaud et Soudolle.

Intervention. On trouve une *fracture déprimée du frontal*. Ablation des fragments et d'un *caillot extra-dural d'environ 100 grammes*. Guérison. Légère lenteur du pouls, pendant quelques jours ; puis, disparition de la céphalée.

Dans ce cas, la *compression* était *entièrement compensée* : il n'y avait aucun symptôme de *compression* bien marqué, d'autant plus que le *foyer* répondait à une *aire silencieuse* du cerveau. La *pression artérielle* n'était aucunement modifiée, et cependant il s'agissait d'un caillot de 100 gr. : mais il était trop loin du bulbe pour lui transmettre la pression et exciter le centre vaso moteur.

h) Nous allons citer ici quelques exemples de *compressions* COMPENSÉES *d'origine osseuse*, dans les régions *frontale, pariétale, temporale* et *occipitale* du crâne, déjà mentionnées.

A la *région* FRONTALE, leur fréquence est plus grande que partout ailleurs. La présence des sinus frontaux, la courbe particulière de la voûte cranienne, l'éloignement du bulbe, expliquent qu'on y rencontre plus souvent qu'ailleurs, des dépressions et enfoncements osseux, *sans que surviennent d'abord des symptômes de compression,* d'autant qu'il s'agit d'une région dite *silencieuse* du cerveau.

Un jeune homme de notre service, âgé de 16 ans, ouvrier maçon, tombe d'un échafaudage de 10 mètres de haut. *Il n'y eut pas de perte de connaissance ;* sous un vaste lambeau, on trouva un peu de matière cérébrale, et un enfoncement ovalaire de $6 \times 4\,{}^{1}/_{2}$ cm., à la partie moyenne du frontal : *la rondelle détachée s'enfonçait d'un demi-centimètre.* Le pouls, la respiration et la *connaissance* restèrent normaux. L'ablation du fragment fut faite, et le malade guérit, sans incidents. Au-dessous, les méninges et la substance corticale étaient dilacérées.

Un homme de 40 ans fait une chute sur le sol, d'un mètre de haut. Plaie sourcilière et volumineux hématome fronto-palpébral. *Aucun symtôme cérébral ;* et, pas de troubles pupillaires. Par une incision faite sans anesthésique, on constate un *enfoncement très prononcé* de l'arcade sourcilière, et une fracture de la voûte orbitaire : nombreuses esquilles, et volumineux épanchement sous-osseux. Les fragments osseux sont extirpés, et l'*épanchement évacué ;* la dure-mère paraît tendue et est incisée : *du sang, mêlé de liquide céphalo-rachidien, s'échappe sous pression. Drainage.* Guérison (2).

(1) Franchomme. *In th.* Leplat, 1898, p. 150.

(2) Imbert et Dugas. *Rev. de Chir.*, 1910, p. 873. *Les petits traumatismes du crâne.*

L. Boeckel intervint chez une fillette de 10 ans, qui, ayant reçu un coup de pied de cheval dans la région frontale gauche, ne perdit connaissance que quelques instants, et se rendit à pied dans son cabinet. *Pas de symptômes de compression.* L'os frontal étant dénudé, on constata une *dépression ovalaire* et une fracture étoilée formée de fragments complètement détachés, que soulevaient les battements du cerveau. Ablation des esquilles; dure-mère intacte. Guérison rapide (1).

Chupin. — Coup de pied de cheval, dans la région frontale gauche ; *enfoncement d'un fragment de 3 × 2 cm. à un centimètre de profondeur. Aucun symptôme.* Opération immédiate. Guérison (2).

Nous avons encore rapporté, à propos de la *région frontale,* plusieurs faits de ce genre.

Il n'en est pas toujours ainsi ; et, chez deux autres de nos blessés, qui eurent un fracas frontal, avec large enfoncement esquilleux, issue de matière cérébrale, etc., il y eut de l'agitation, du subdélire, de l'excitation, mais, *sans perte de connaissance, sans troubles du pouls et de la respiration;* et, par l'intervention immédiate, nous obtinmes rapidement la guérison, bien que, dans un de ces cas, il eût été fait une ablation de 11 esquilles, dont plusieurs pénétrantes et que le blessé eût perdu deux cuillerées de matière cérébrale.

Les nombreux faits d'*enfoncements frontaux,* SANS SYMPTÔMES, nous ont conduit à formuler, avec *Lejars,* le précepte absolu de l'*intervention immédiate,* dans ces circonstances, sans attendre ni symptômes de compression, ni phénomènes de localisation, puisqu'il s'agit d'une *zone latente.* De constants et nombreux succès même dans des traumatismes étendus prouvent l'excellence de l'action immédiate.

Dans les cas d'*épanchements sanguins* de la région, la *compensation* d'ailleurs n'est que momentanée, peu durable et des accidents de compression apparaissent bientôt.

Dans un cas de Barette, après une chute de cheval sur la tête, pendant 3 ou 4 jours, il n'y eut qu'un peu de céphalée, d'hébétude; le blessé s'était levé et marchait ; mais, au 8ᵉ jour, survint un affaiblissement manifeste du côté gauche du corps ; le 12ᵉ jour, *hémiplégie complète,* et *respiration stertoreuse.* On enleva des caillots

(1) L. Boeckel. *Chir. Antiseptique,* 1882, p. 283.
(2) Chupin. *Soc. de Chir.,* 1896, p. 845.

d'un centimètre d'épaisseur, comprimant la partie supérieure de la zone
Rolandique ; et le blessé guérit rapidement (1).

Dans le fait de Weiss, le blessé, qui avait reçu un violent coup de
manche de fouet sur le côté *gauche* de la tête, se releva et poursuivit
son agresseur. Pendant les premiers jours, il n'eut que des céphalées à
droite ; puis, apparut une *monoplégie brachio-faciale à gauche* (du côté
du coup), et de la *dysarthrie*. On n'intervint qu'au 14ᵉ jour, et on
enleva un épanchement arachnoïdien *à droite*, par *contre-coup*.
Guérison (2).

A la *région* PARIÉTALE, les *enfoncements osseux compensés*
sont plus rares : le plus souvent, existent en même temps
des *symptômes de localisation*.

Nous avons cependant mentionné plusieurs cas *compensés*,
tels :

Celui de Maydl et Kerkalo, où un homme, blessé par un levier du
poids de 25 kgs., tombant d'une hauteur de 7 mètres, perd connaissance pendant 20 minutes, et ne présente ensuite que quelques
fourmillements *dans le bras droit :* on enlève 7 fragments ; la dure-
mère était déchirée et le cerveau faisait hernie ; guérison.

Castellani. — H... 37 ans ; plaie des parties molles et fracture de
la région pariétale ; enfoncement des fragments et *absence de tout
symptôme de compression*. Ablation des fragments et extraction des
caillots. Les parties osseuses enlevées, comprenaient le pariétal entier,
et une partie du temporal. Guérison.

De Gaetano. — H... 13 ans ; plaie contuse du cuir chevelu, par le
choc d'une pierre ; fracture du crâne avec enfoncement des fragments
au niveau de la bosse pariéto-occipitale gauche. Pas de troubles
moteurs, sensitifs, ou *psychiques*. On élargit la plaie et on trouve une
fracture circulaire avec fragments *enfoncés* et *déprimés*. Guérison.

Il faut noter d'ailleurs que, dans les *fractures esquilleuses
ouvertes,* même avec enfoncement, les *phénomènes généraux
de compression,* comme d'ailleurs ceux de la *commotion
grave,* sont plus rares que dans les fractures fermées.

Vianney. — Chez un jeune garçon de 14 ans, tombé de bicyclette,
constata, *à la région pariétale,* une de ces *fractures à angle dièdre* avec

(1) Barette. *Congr. de Chir.*, 1903, p. 197, obs. X.
(2) Weiss. *Rev. Méd. de l'Est*, Mars 1897.

enfoncement de la table interne, sur lesquelles il a appelé l'attention. Aussitôt la perte de connaissance dissipée (elle fut très courte), on ne constata *aucun symptôme nerveux*. Le chirurgien enleva les plans verticaux du coin osseux, et obtint une rapide guérison.

Lequeu et Couvelaire. — Chez une fillette de 9 ans, qui reçut un pot de fleurs sur la tête, tombant du 5ᵉ étage, et qui eut une perte de connaissance d'une heure, constatèrent une parésie faciale, une monoplégie brachiale, et une anesthésie petite, du côté opposé. Ils enlevèrent 4 esquilles, laissant une perte de substance osseuse de 6 à 7 cm. Guérison progressive.

Il n'y eut, dans ce cas, que des phénomènes localisateurs, et une commotion momentanée ; mais aucun signe de compression.

Jacobelli. — Chez un garçon de 20 ans, qui avait reçu un coup de bâton sur le pariétal droit, observe une *monoplégie segmentaire* de l'avant-bras et de la main. Après 15 jours, comme aucune modification ne survenait, une trépanation fut faite. On trouva une fissure de la table interne et un petit hématome : la partie comprimée correspondait à la partie basse du tiers moyen de la région Rolandique. Au 6ᵉ jour, le retour de tous les mouvements était un fait accompli (1).

Mohain rapporte un cas d'*apraxie idéatoire*, chez un homme, qui avait l'hémisphère comprimé par un énorme caillot de pachyméningite. C'était un dément artério-scléreux. La pesée démontra une atrophie de cet hémisphère. L'agnosie devait être écartée : car on pouvait communiquer avec le malade, qui n'était pas aphasique (2).

Cette *absence de symptômes généraux de compression* s'observe assez souvent, lorsqu'on intervient immédiatement : mais, ceux-ci se développent ensuite, si on n'intervient pas, sans doute par hypersécrétion du liquide céphalo-rachidien et par irritation.

Quand on *retarde* trop l'intervention, apparaissent des symptômes graves, parfois suivis de mort ou de complications interminables, comme le prouvent les deux faits de *Galvanis,* que nous avons cités.

A la *région* TEMPORALE, des *compressions latentes* peuvent

(1) Jacobelli. *Il Policlinico*, Décembre 1909, et *Rev. Neurol.*, 1910, II, p. 496.

(2) Mohain. *Acad. Roy. Belgique*, Juillet 1910, et *Rev. Neurol.*, 1912, I, p. 37.

aussi s'observer, comme chez ce mécanicien dont l'histoire est rapportée par R. Picqué.

H... ayant reçu un coup de pied de cheval dans la région *temporale* droite : il présentait, en ce point, une grosse bosse sanguine. On l'ouvrit d'emblée, et, sous elle, on constata que l'écaille du temporal, dans sa totalité, circonscrite par une fissure circulaire *était projetée en masse dans la cavité cranienne*. On l'enleva complètement. Au-dessous, aucun battement de la dure-mère, qu'on incise sur une longueur de 2 cm., ni épanchement, ni attrition cérébrale. Guérison.

Un cavalier, observé par Batut, tombe sur la tempe gauche. Aucun symptôme. Intégrité absolue de l'intelligence. On constate un hématome de la région temporale. Taille d'un lambeau ; on met à nu une fracture en croix avec *fragments enfoncés et embarrés* de 4 × 4 cm. On les résèque, ne pouvant les redresser. Aucune lésion sous-jacente. Résultats parfaits.

Enfin la *région* OCCIPITALE peut aussi offrir des enfoncements osseux *sans symptômes nerveux*.

R. Picqué rapporte qu'un homme de 38 ans reçut un seau sur la tête de la hauteur d'un 2e étage ; plaie arciforme de 10 cm. derrière le vertex. *Quoiqu'il n'y eût pas de symptômes*, on débride aussitôt la plaie, dans un but explorateur. On trouve l'enfoncement d'une esquille de 4 × 2 cm. en forme de croissant, *embarrée profondément*. Ablation. Dure-mère indemne. Gérison.

Vandenbossche et Ferron. — Chez un soldat tombé dans un escalier de pierre, qui ne présente qu'une perte de connaissance et un syndrôme cérébelleux pendant un espace de temps très court, firent une incision immédiate sur une bosse sanguine de la *région occipitale* inférieure, et ils tombèrent sur une fracture à 5 branches, dont l'une filait vers la base, *avec fragments enfoncés*. Ablation des esquilles. Aucun épanchement sur la dure-mère incisée. Guérison.

Nous avons tenu à citer ces faits *d'enfoncements osseux*, dans les divers départements du crâne ; en effet, ils sont très instructifs, en ce sens qu'ils montrent que l'absence de symptômes localisateurs ou généraux, ne *justifie pas toujours l'abstention*. Nous répétons ce que déjà nous avons écrit, que même en l'absence de compression, le cerveau ne se trouve jamais bien *d'une marqueterie osseuse traumatique*.

i) Il nous reste une dernière considération à présenter.

Dans nombre de traumatismes craniens, après *une période de compensation* plus ou moins longue, apparaissent des symptômes de *compression tardive;* nous devrions plutôt dire : *d'hypertension tardive.*

Nous ne voulons pas parler uniquement des faits *d'hémorragies méningées intra-arachnoïdiennes tardives,* comme ceux de Dudley, P. Allen, Hume, Meyer que nous avons cités; mais nous avons en vue les cas assez nombreux, *où à la suite d'un enfoncement,* se développent, *après quelques jours,* des *symptômes de compression,* ou plutôt *d'hypertension* par irritation méningée, et hypersécrétion du liquide céphalo-rachidien.

La *ponction lombaire,* en diminuant l'hypertension, peut ainsi créer une sorte de *compensation artificielle,* favorable à la guérison.

Nous en avons cité de nombreux exemples, entre autres celui de *Batut :*

Chez un douanier, dans un état demi-comateux, qui durait depuis 5 jours, avec monoplégie brachiale, il vit disparaître les accidents vers le 5° jour, après cinq ponctions.

On pourra trouver de nombreux cas semblables dans la thèse de Muret.

D'autre part, il se produit assez souvent, à la suite des enfoncements osseux, des *compensations naturelles tardives.*

Un enfant de 4 ans, observé par Miyoke resta pendant 15 jours dans le coma, à la suite d'un enfoncement *temporal,* grand comme une pièce de 2 francs; mais, il présenta ensuite une *aphasie motrice complète* et une *hémiplégie droite.* Cette dernière *regressa peu à peu;* mais, l'*aphasie* persistait encore au 50° jour. Une intervention tardive eut pourtant un bon résultat.

J. Raum intervint, après 15 jours, chez un homme, qui avait reçu un coup dans la région pariétale gauche, et présentait encore des troubles de la mémoire, des vertiges, etc. Sous la dure-mère tuméfiée, on enleva d'anciens caillots, s'enfonçant dans la substance cérébrale. Guérison en deux mois.

Massabuau et Gausset. — H... 19 ans reçoit un choc par la manivelle d'un volant en mouvement. Perte de connaissance. Il sort de l'*état de commotion* une dizaine de jours après, et on observe un affaiblissement apparent du côté droit du corps. A l'hôpital, on constate une *diminution de la force du bras* et *une parésie du membre inférieur du côté droit :* hémiataxie, incoordination de ce membre dans la marche. Intervention. On trouve un enfoncement de la grandeur d'une pièce de 2 francs, avec saillie de 12 mm. de la table interne. Guérison.

Ainsi, dans ce dernier cas, des phénomènes graves de commotion et de *compression* avaient été *compensés* en 10 jours.

Vincent et Dumolard. — Chez un indigène arabe, à la suite d'un coup violent asséné à l'aide d'une lourde pièce de bois, qui occasionna une perte de connaissance de 15 heures consécutives, observèrent que, chez le blessé *revenu à lui*, il y avait uniquement une *paralysie du membre supérieur droit* et une *aphasie*. Il entra à l'hôpital, après 34 jours.

Intervention : Fracture irradiée pariéto-temporale à cinq traits et à 9 fragments. L'un d'eux, de la grandeur d'une pièce de 10 centimes, était enfoncé et enclavé au-dessous des autres, et comprimait la partie inférieure du sillon R et F³ ; dure-mère intacte, mais sclérosée ; *œdème cortical sous-jacent.* Guérison complète de la monoplégie et de l'aphasie.

Là encore, il y eut *compensation naturelle* pour les phénomènes primitifs, sauf en ce qui concerne la monoplégie et l'aphasie.

Ces faits de *compensation tardive et naturelle* des phénomènes primitifs de commotion et de compression sont assez fréquents, et connus des chirurgiens. Nous avons tenu à en présenter ci-dessus quelques exemples précis.

B. — Deuxième degré.

Compressions légères ou faibles (a syndrôme méningo-cortical).

Dans ces compressions, les *phénomènes* CÉRÉBRAUX prédominent ; les troubles *bulbo-médullaires* sont au second plan, et consistent le plus souvent en des phénomènes d'excitation.

a) Au point de vue *physiologique* et *expérimental*, la conception du deuxième degré de la COMPRESSION CÉRÉBRALE repose sur les données suivantes, que nous avons établies :

1° Les troubles de la compression cérébrale varient,

augmentent avec le *degré* de pression exercée sur les centres
nerveux ;

2° Ils se proportionnent également à la quantité dont est
diminuée la capacité du crâne, c'est-à-dire avec la restriction
d'espace ;

3° Il y a lieu de tenir compte des troubles qui peuvent
déterminer les excitations des *méninges*, de la *dure-mère* en
particulier.

Par les injections de gélatine ou d'eau progressivement croissantes,
nous avons montré que, chez le chien, par exemple, pour une pression
de 10 cm Hg l'animal présente une légère tendance à s'endormir,
généralement une accélération de la respiration, de la fatigue
musculaire. A 15 cm Hg, l'animal incline la tête et s'endort; sopor
sans bruit ; sommeil silencieux. — Pour une pression s'élevant
lentement de 15 à 25 cm Hg, jusqu'à dépasser la pression artérielle :
coma profond, respiration entre-coupée ; hoquet du diaphragme ;
battements du cœur petits et innombrables ... enfin, arrêt de la
respiration. Mort (1).

Nous avons également attribué au décollement et à l'irritation des nerfs de la dure-mère : la *douleur*, les *cris* et
l'*accélération* de la *respiration* et du *pouls*, dans les premiers
instants de l'expérience.

Nous disions encore : que le cerveau était *graduellement*
atteint, selon le degré de pression, dans son triple fonctionnement : *intellectuel, moteur* et *sensitivo-sensoriel*.

Du *côté du bulbe*, nous signalions que le pouls allait se ralentissant,
à mesure que la pression s'élevait, jusqu'à descendre à 10 pulsations
par minute, quand celle-ci se rapprochait de la tension artérielle ; et
si elle la dépassait, le pouls devenait tout à coup petit, précipité,
incalculable ; et nous distinguions trois phases du pouls : phase
d'*excitation;* phase de *lenteur progressive;* phase d'*accélération terminale*.

La *respiration*, d'une manière semblable, présentait les phases
suivantes : phase d'*excitation*, de *lenteur progressive ;* lorsque le degré
de pression était voisin de la tension artérielle, la respiration devenait
entre-coupée, superficielle, à type de Cheyne Stokes, puis s'arrêtait, et
c'était la mort.

Nous signalions aussi la baisse progressive de la *température centrale*,
à mesure que la pression s'élève (elle a pu descendre à 32° et même

(1) Duret. *Traumatismes cérébraux*, 1878, p. 166 et 173.

28°); et enfin nous indiquions les *variations* de la *tension artérielle*, qui, pendant un certain temps, monte à mesure que la pression intra-cranienne s'élève (1).

Dans la classe des *compressions* dites LÉGÈRES OU FAIBLES, nous serons en présence *de troubles cérébro-bulbaires*, qui correspondent à la première et à la deuxième phases des compressions expérimentales.

Nos expériences sur l'influence du degré de *diminution de la capacité du crâne* ou de la *restriction de l'espace cranien* (injections de cire, de sang, introduction de corps étrangers, etc.) nous ont montré :

1° Que les phénomènes observés étaient en rapport avec *la restriction d'espace*, c'est-à-dire avec le *volume* du corps étranger introduit dans le crâne et aussi suivant le *siège,* qu'il occupait, c'est-à-dire selon qu'il se trouvait entre le crâne et la dure-mère, ou dans la cavité de l'arachnoïde. Dans ce dernier cas, le volume du corps étranger devait être plus considérable, pour produire des troubles accusés et immédiats.

Entre la dure-mère et les os, pour un petit volume (2 à 3 cc), on observe, chez le chien, quelques phénomènes d'*excitation,* un peu de somnolence, de la dépression intellectuelle, de l'affaiblissement musculaire.

Pour un volume un peu plus grand (4 centimètres), il survient un état soporeux de l'animal, avec de la résolution musculaire, de l'engourdissement de la sensibilité, du ralentissement du pouls et de la respiration.

Enfin, si le volume introduit est encore plus grand (6 à 7 cc), on observe : un profond *coma,* des *phénomènes bulbaires accentués,* comparables à ceux des injections liquides à haute pression et enfin la mort.

Ces résultats ont été aussi constatés par Pagenstecher.

Dans la cavité arachnoïdienne, pour obtenir des phénomènes graves et rapides, il faut un volume de cire beaucoup plus considérable, 7, 8 ou 10 c. cubes, selon la taille de l'animal.

Les symptômes des *compressions* LÉGÈRES répondent aux troubles observés dans les injections de petit et de moyen volume.

2° Ainsi qu'il est établi par les expériences ci-dessus, la

______

(1) Duret. *Traumatismes cérébraux*, p. 203-211.

restriction d'espace doit être suffisante, pour que se manifestent les *symptômes* GÉNÉRAUX *graves*, c'est-à-dire les *troubles bulbaires* (1).

Nous avons déjà indiqué que ceux-ci sont peu marqués dans les *compressions légères*.

Enfin nos nombreuses recherches sur les *excitations*

(1) Nous avons, ainsi que Pagenstecher, essayé d'établir les proportions de *diminution de capacité du crâne* nécessaire pour obtenir des phénomènes généraux (cérébro-bulbaires) de *compression*, chez l'animal et chez l'homme.

Pagenstecher a constaté que de 4 à 5 %, on peut n'observer *aucun phénomène grave*; mais à 8 %, *coma* et *mort rapide*, dans les compressions, chez le chien.

Nous avons constaté également qu'à 8 %, les phénomènes étaient graves.

Schulten, de son coté, admet l'apparition des *phénomènes oculaires* (dilatation des veines rétiniennes et rétrécissement des artères), du *pouls, de pression*, de la *respiration ralentie* et des *convulsions* pour une restriction de 9 à 10 %.

Dencher, trouve qu'à 6,1 %, il n'y a aucun phénomène; à 10,1 %, commence le *stade grave du pouls et de la respiration ralentis*.

D'après nos recherches et celles de Pagenstecher, comparativement et proportionnellement aux faits constatés chez les chiens, nous étions arrivés aux résultats suivants chez l'homme : qu'un corps étranger de 35 à 40 cc, introduit chez l'homme, *entre les os du crâne et la dure-mère* pourrait ne donner lieu, en apparence, à aucun symptôme immédiat de compression. Mais un corps de 58 à 63 cc produirait de la somnolence, de la dépression intellectuelle, et de la faiblesse musculaire générale (compression légère). — Un corps de 67 à 72 cc engendre le sopor et la résolution musculaire générale (compression forte). — Un corps de 105 à 112 cc³ engendre un coma profond et la mort en quelques heures (compression grave ou mortelle).

En appliquant *la même méthode* aux épanchements arachnoïdiens, nous arrivons à ce résultat que 120 à 130 gr. de sang, par exemple, peuvent occuper la *cavité arachnoïdienne* sans produire de phénomènes de compression. Au contraire, 240 à 250 gr. détermineraient la mort en quelques heures (Duret, *Traumatismes cérébraux*, 1878, p. 201).

Ce sont là, toutefois, comme nous le verrons au chapitre *épanchements sanguins*, des évaluations très approximatives.

Dencher a constaté que, dans le *crâne fermé*, il faut une moindre pression que dans le *crâne ouvert*.

Spencer et *Horsley* trouvent qu'en remplissant un sac de caoutchouc avec 0,6 ou 1 cc 5 de mercure, chez le chien, on voit survenir l'arrêt du cœur et de la respiration, quand le sac *siège sur le bulbe*. Au contraire ces troubles ne surviennent, qu'entre 2 et 4 cc, si le sac est *sur le cervelet*, et avec 6 à 8 cc³, s'il repose sur les hémisphères.

Schulten prétend que, chez *l'homme*, avec une restriction de l'espace *extra-dural* de 40 à 90 cc, aucun symptôme ne survient. A 68 cc, en moyenne : somnolence et pouls lent; à 116 cc, graves symptômes de compression et coma.

Pour l'espace *sub-dural* (arachnoïdien) il n'y a aucun symptôme à 130 cc; mais, à 250 cc, la mort survient rapidement.

La proportion indiquée par Schulten, en ce qui concerne l'espace *arachnoïdien*, concorde avec la nôtre. Mais, pour les épanchements *extra-duraux*, nous croyons que les troubles de compression légère arrivent facilement avec quelques grammes de sang (10 à 15 gr.); car, il s'agit surtout de phénomènes d'excitation; et, à partir de 30 à 40 gr., c'est-à-dire d'une ou deux cuillerées à soupe de sang, on constate des phénomènes généraux et immédiats de compression forte *cérébro-bulbaire*.

Nous reviendrons sur tous ces points à propos des *épanchements sanguins*.

expérimentales des nerfs sensitifs de la dure-mère et des méninges nous ont conduit à ces résultats généraux.

Les lésions irritatives des méninges, de la *dure-mère* en particulier se traduisent par des *douleurs*, des *hyperesthésies* et des *phénomènes réflecto-moteurs* du côté du *pouls* et de la *respiration*, par des *spasmes* et *contractures* du côté correspondant du corps (face, yeux et membres) et enfin, par des *troubles vasculaires réflexes* (spasmes ou paralysies) du côté des *hémisphères cérébraux* et des *globes oculaires* (1).

Nous ne serons donc pas surpris de constater dans les *compressions* LÉGÈRES : des *céphalées*, des *douleurs*, du *délire* et de l'*agitation*, et parfois, en même temps, un peu de *somnolence* et de *torpeur*, des *contractures* et autres manifestations qui sont l'apanage du *syndrome méningo-cortical*.

Dans les compressions *fortes* ces troubles sont en partie effacés, par l'anémie et l'impuissance du *cortex*, c'est-à-dire par le *coma*.

b) Pour achever d'éclairer la nature et le mécanisme des *compressions* LÉGÈRES ou à *syndrome cortico-méningé*, il nous faut encore signaler, en quelques mots, les résultats *expérimentaux* d'autres physiologistes tels que *Cushing*, *Kocher* et ses collaborateurs.

Ces auteurs, ainsi que *Ziégler*, ont établi par leurs expériences, qu'il existe, dans les compressions, lorsqu'elles commencent à s'établir, une phase d'*hyperhémie* et de *stase veineuse*.

P. Ziégler et *Frank*, son collaborateur, ont montré que, dans les *compressions localisées*, il y avait une *stase veineuse segmentaire*, portant sur certaines parties des *grosses veines* et des *sinus ;* et, en même temps, pour peu que la pression s'élève, une *stase veineuse rétrograde*, ainsi que nous l'avons mentionné.

Kocher, dans ses expériences d'*hydrodynamique*, à l'aide de son *schéma physique*, s'est efforcé aussi d'éclaircir le mécanisme de cette *stase rétrograde* du deuxième degré de la compression : à un moment donné, elle se poursuit jusque dans les *petites veines*, au voisinage des capillaires.

C'est le moment du *début de la compression manifeste :* alors les *sinus* en diverses parties, et *les veines du cerveau* sont comprimés, effacés plus ou moins complètement ; les

(1) Duret. *Traumatismes cérébraux*, 1878, p. 264-300.

petites veines sont le siège d'une *stase évidente*, qui, si l'on observe par la fenêtre cranienne, se révèle, à la surface du cerveau, par la *couleur bleue* et la *plénitude du réseau veineux*, ainsi que le montrent les figures de Cushing. Il y a donc, à ce moment une *stase veineuse*, et par conséquent, une *hyperhémie* (1).

Ce fait, ainsi que le dit Kocher, explique les contradictions entre les auteurs ; les uns, ayant spécifié qu'il n'y avait que de l'*anémie pure et simple* dans la compression, les autres, qu'il y avait aussi une *hyperhémie positive*. « Ces deux faits existent en réalité, mais dans des vaisseaux divers : les artères apparaissent anémiées, les capillaires vides, et dans le même territoire, principalement dans les sillons, les veines comprimées à leurs deux extrémités, apparaissent remplies de sang, c'est-à-dire, *hyperhémiques :* le sang est simplement en captivité ; et, par l'élévation de la pression sanguine, sera mis en mouvement et en communication avec les voies sanguines ascendantes et descendantes ».

En réalité, selon nous, il y a deux phases qui se succèdent : la première de *stase veineuse* et d'*hyperhémie*, et la seconde d'*anémie ;* celle-ci appartient au troisième et quatrième degrés.

A la phase du deuxième degré, ou phase de *stase veineuse* et d'*hyperhémie*, Kocher donne le nom de *stade du début de la compression manifeste* ou *stade de la compression commençante* (Anfangstadium des manifesten Hirndruck).

En CLINIQUE, les *compressions* sont généralement produites par l'*action locale* des *corps compresseurs* (fragments osseux, épanchements de sang, tumeurs, etc.). Ces agents dépriment aussi les vaisseaux *localement*, et produisent une *turgescence veineuse et un afflux collatéraux*, qui s'ajoutent aux effets généraux de la compression.

Les expériences de *Cushing* avec l'ampoule de caoutchouc, montrent, en effet, avons-nous dit, que le *sinus longitudinal* et certaines parties du *sinus transverse* s'affaissent.

D'autre part, *L. Hill* indique que la gêne de la circulation devient telle, qu'il y a transsudation de liquides, et que même apparaît, dans certains cas, un *œdème collatéral*, fait

(1) Cette période dure peu dans les expériences de *compression graduellement croissante*, comme le montrent d'ailleurs les courbes de Cushing. Elle fait bientôt place à un *stade d'anémie*, dans lequel la compression a progressé jusqu'à effacer les petites veines et jusqu'à fermer le territoire capillaire et les petites artères. Mais, on conçoit que dans les *compressions localisées et stables*, comme on les observe en clinique (compressions osseuses ou sanguines), la période de *stase veineuse*, puisse se prolonger davantage, et même persister.

bien connu dans les cas de néoplasmes, ainsi que nous l'avons exposé dans notre Traité des *tumeurs cérébrales*.

Enfin, à propos des *commotions congestives,* nous avons signalé les faits bien constatés de *Bullard* et *Walton*, de *Courtney*, de *Kathels*, d'*Hartevell*, de *Chassin*, etc., faits de *turgescence veineuse* et d'*œdème* de la convexité cérébrale, au moment de la trépanation, phénomènes causés par l'*état paralytique* des vaisseaux de la pie-mère. En *clinique,* les compressions sont généralement précédées d'un *choc cranien,* qui favorise la paralysie vaso-motrice et l'apparition des *troubles vasculaires.*

Kocher signale encore que le stade de la *compression manifeste commençante,* c'est-à-dire de la *stase veineuse avec hyperhémie,* s'accompagne de *dysdiamorrhysis* (selon l'expression de Geigel), c'est-à-dire de *gêne manifeste* dans la circulation veineuse, capillaire, et artérielle, du cerveau. Il en résulte, en particulier, un trouble dans le *métabolisme* des éléments nerveux, c'est-à-dire des *échanges nutritifs.* Il y a diminution dans l'apport de l'oxygène et excès d'élimination de l'acide carbonique. En raison de l'action particulière de Co^2 sur les centres nerveux, on conçoit que des *phénomènes d'excitation puissent facilement apparaître.*

Cushing, par l'exploration électrique de l'écorce dans cette période, a montré *que son excitabilité est considérablement exagérée.* Il en résulte facilement une hyperexcitation des *centres psychiques* (délire, confusion mentale), *moteurs* (agitation, mouvements désordonnés), *sensitifs* (douleurs, plaintes, cris) et *sensoriels* (photopsies, bourdonnements et bruits, hallucinations sensorielles),

Cette *hyperexcitation* est susceptible de s'étendre jusqu'aux *centres bulbaires,* en raison de la stase veineuse et de la gêne circulatoire se propageant jusque là, ou encore par excitation des *centres spéciaux* du cortex. Elle détermine des *réflexes* de ces centres : accélération de la respiration, du pouls, oscillations rapides et passagères de la tension artérielle.

Il y aurait donc, dans certaines compressions, un *stade ou phase d'excitation :* il serait plus spécial à celles qui s'accompagnent de *stase veineuse* et d'*hyperhémie,* par le mécanisme que nous avons décrit.

Il est encore une autre cause importante de ces *phénomènes d'excitation :* c'est l'irritation des méninges, en particulier de la *dure-mère.* Dans notre ouvrage de 1878 (Traumatismes cérébraux) nous avons consacré un chapitre entier à l'étude

des effets des *irritations des nerfs sensibles de la dure-mère,*
et à leur comparaison avec les effets de l'*irritation de l'écorce.*

Nous avons montré que l'irritation de la dure-mère et des
méninges molles (excitations mécaniques par pincements,
déchirures, dilacérations, excitations faradiques, irritation
chimique par la teinture d'iode) étaient susceptibles de
provoquer de la douleur, des cris, de produire des spasmes,
des convulsions, des contractures, soit du même côté du
corps, soit du côté opposé, parfois d'une façon diffuse ; on
pouvait observer un rétrécissement de la *pupille* homolatérale
ou une dilatation paralytique, si l'irritation était forte et
durable, et enfin, noter des *troubles vaso-moteurs,* soit dans
les vaisseaux de l'encéphale, soit même dans les vaisseaux du
corps.

Vulpian et autres ont d'ailleurs établi que l'excitation d'un
nerf sensitif (par exemple du bout central du nerf sciatique),
élève momentanément la *tension artérielle* fait que l'on peut
constater à l'hémodynamomètre; il y a en outre des modifications très marquées dans le *rythme respiratoire et
cardiaque.*

On pourra donc rencontrer, dans les compressions qui
intéressent les méninges (enfoncements osseux, esquilles,
caillots sanguins, qui irritent la dure-mère), des *troubles
cérébraux* et des *troubles bulbaires* par *excitation réflexe.*

Si l'on résèque largement la dure-mère, au niveau de
l'agent compresseur, ces troubles ne se produisent pas. De
même après cocaïnisation de cette membrane.

L'*excitation directe, mécanique de l'écorce* (comme celle
que produit la compression d'une plaque de liège ou un petit
épanchement sanguin), ne nous a donné, dans nos expériences,
que des *spasmes localisés,* des *contractions fibrillaires,* des
convulsions épileptiformes ou des *paralysies,* mais pas de
contractures diffuses, comme les irritations méningées.

Il en est autrement, lorsque se développe une inflammation
méningée au voisinage de la lésion corticale : « Il peut encore
se faire, disions-nous, une propagation de l'exaltation des
centres corticaux, aux centres voisins de la convexité et aux
centres bulbo-médullaires par les faisceaux blancs de
l'hémisphère. Ces troubles consistent en *attaques épileptiformes,* qui commencent le plus souvent par les muscles
correspondant au centre le premier affecté » (1).

(1) Duret. *Traumatismes cérébraux,* 1878. p. 296-297.

Cette irritation, presque toujours *simultanée*, des *méninges* et du *cortex* constitue, en somme, un appareil symptomatique tout à fait semblable au *syndrome méningo-cortical* des pathologistes.

On conçoit, en outre, que, outre l'irritation, la congestion ou l'inflammation des *centres comprimés*, le frottement de la surface corticale *vascularisée* contre la voûte osseuse du crâne, dans les mouvements du cerveau, contribue à l'exaltation de tous les symptômes.

Horsley et Spencer, dans les *compressions modérées*, ont signalé les effets de cette période d'*excitation*, sur le cœur, la tension du sang et la respiration, bien différente du ralentissement du pouls et de la respiration, et de l'élévation de la tension artérielle dans les *compressions fortes*.

De même, Maasland et Saltikoff, dans leurs expériences de *compressions avec des poids*, ont montré sur leurs courbes si intéressantes, les effets différents des *charges légères* et des *charges fortes* et aussi des *charges brusques* (effets de commotion) et des *charges répétées* (épuisement rapide des centres bulbaires, en particulier du centre vaso-moteur).

Dans les *charges faibles*, qui nous intéressent particulièrement ici, on voit d'abord les troubles qui résultent de l'excitation mécanique de la dure-mère apparaître : douleurs et cris des animaux, respirations convulsives, irrégulières ; la courbe du pouls présente des ascensions correspondantes. *Par l'application de cocaïne à la surface de la dure-mère, ou par la narcotisation, ces réflexes disparaissent.*

Lorsque les premiers effets se sont effacés, on voit, par une *charge faible*, survenir une *respiration irrégulière, superficielle*, qui parfois s'arrête ; en même temps, commence à apparaître le pouls d'*excitation vague* (sans oscillations respiratoires). On ne constate aucune modification *dans la pression sanguine*.

La lecture des courbes graphiques nous permet de nous rendre compte très clairement des caractères spéciaux des phénomènes bulbaires des *compressions légères*, c'est-à-dire, de la genèse du *syndrome méningo-cortical*, qui survient alors.

En *résumé* :

Dans les *compressions* LÉGÈRES *expérimentales*, (qui intéressent surtout les méninges et le cortex), on voit survenir des troubles dont l'origine dépend :

1° De la *stase veineuse* et de l'*hyperhémie corticale* ;

2° De l'excitation des nerfs sensibles de la dure-mère et des méninges ;

3° De l'irritation des centres corticaux et de la gêne apportée à leur circulation.

De ces *modifications physiologiques* et *dynamiques* résultent des *troubles cérébraux* (toujours les plus accusés, variables cependant) et des *troubles bulbo-médullaires,* surtout *réflexes.*

Il nous importe maintenant, d'établir (ce qu'ont négligé de faire les expérimentateurs précédents), qu'en CLINIQUE HUMAINE, existent des groupes pathologiques, parfaitement distincts, dont le *tableau symptomatique* correspond assez exactement aux résultats de ces recherches expérimentales.

Ce sont les *compressions* dites LÉGÈRES OU FAIBLES, c'est-à-dire, à SYNDROME MÉCANIQUE CORTICAL.

c) FAITS CLINIQUES.

A vrai dire, si l'on essaye de classer les *compressions* que nous avons étiquetées : *compressions* LÉGÈRES, on trouve plusieurs variétés ou groupes différents, qu'il s'agisse d'*enfoncements osseux* ou d'*épanchements sanguins.*

Dans le *premier* prédominent : *l'agitation,* le *délire* ou la *confusion mentale,* les *mouvements désordonnés.*

Dans le *second* on constate : de la *somnolence,* de la *torpeur,* de l'*assoupissement* (selon J.-L. Petit), quoiqu'il y ait parfois un mélange de mouvements et d'agitation.

Dans un *troisième* apparaissent : des *attaques épileptiformes.*

Dans un quatrième, les manifestations sont *progressives* ou *tardives.*

Enfin, il y aurait lieu peut-être, de mentionner un *cinquième groupe,* de compressions légères, où le principal rôle est tenu par une *hypertension modérée du liquide céphalo-rachidien.*

Dans tous les groupes, les symptômes bulbaires sont modérés, peu accusés, peu graves : c'est ce qui les distingue des *compressions fortes.*

1. — Les *compressions osseuses légères* forment le plus grand nombre des manifestations avec *agitation* et *douleur* (assez bien localisée) : c'est là un effet de l'*irritation de la dure-mère* par le fragment osseux.

Spick. — Chez un cuirassier tombé de cheval, et qui présentait une *dépression du frontal* de la largeur de trois doigts, observa, à son arrivée à l'hôpital : une vive *céphalalgie,* avec une *obnubilation légère,* un peu d'*agitation,* des *vomissements* alimentaires, sans phénomènes prémonitoires, de l'*amnésie postérograde*. Intervention immédiate ; guérison (1).

Un terrassier, tombé d'un échafaudage de 8 mètres, entra dans notre service, aussitôt après sa chute. Large plaie frontale, avec dénudation osseuse ; vaste fracas, avec fragments enfoncés, embarrés et pénétrants. « Le blessé remue bras et jambes, n'a ni paralysies, ni convulsions, ni contractures, ni troubles de la sensibilité. Même après sa chute, la perte de connaissance n'a pas été complète. Il *subdélire actuellement* et se trouve plutôt en état d'*excitation*. Pouls lent, régulier ». Le lendemain, intervention ; ablation de onze esquilles, dont plusieurs avaient pénétré dans le lobe frontal. Malgré la perte de 2 à 3 cuillerées à café de substance cérébrale, guérison sans incidents (2).

Un manœuvre de couvreur tombe de 8 mètres sur le sol. Il a perdu en partie connaissance ; il est *très agité* et *pousse des cris*. Aucune paralysie des membres, qu'il *agite brusquement*. Pas de troubles marqués de la sensibilité. Ni miction, ni défécation involontaires. P. 82. Œdème et empâtement de toute la région fronto-pariétale jusqu'au bregma ; œdème palpébral. Après taille d'un vaste lambeau frontal, on découvre une fracture étoilée à 5 branches, au-dessus et en dedans de l'apophyse orbitaire droite, s'étendant dans la région temporale ; *fragments enfoncés et enclavés*. Ablation de cinq fragments au ciseau ; dure-mère intacte. Guérison (3).

Preindlsberger. — H... 27 ans, employé de chemin de fer, étant sur un train en marche, a la tête frappée par un pont sous lequel le train passait ; il est renversé sur le remblai et reste étendu quelques instants sans connaissance. A son arrivée, le jour même : vomissements répétés sans perte de connaissance et sans ralentissement du pouls. à la jonction du frontal et du pariétal, *enfoncement d'un centimètre de profondeur* d'un fragment osseux de 6 × 4 cm. Guérison, sans symptômes cérébraux.

Dans un cas de Paoli (Rome), un homme de 36 ans, après une chute de voiture, perd connaissance et présente une fracture fronto-pariétale, déprimée et exposée. *Le pouls est ralenti ;* mais l'intervention immédiate découvre, après l'ablation des fragments, un *gros hématome extra-dural* occupant toute la région temporale et toute la fosse frontale. On l'enlève. Guérison (4).

(1) *Spick. Bull. Med.*. 1908, p. 782.
(2) *Th.* Leplat, Paris, 1900, p. 19.
(3) *In th.* Leplat, Paris, 1900, p. 57.
(4) De Paoli. Chipault, III. p. 61, obs. XXI.

L. Morel. — H... 21 ans, manœuvre. Plaie *à la région pariétale droite* par coup de broc de zinc rempli d'eau. Enfoncement osseux très net. Le blessé présente des *alternatives d'excitation et d'affaissement* assez particulières. Pendant cinq minutes à peu près, il reste immobile, les yeux fermés, semblant dormir ; puis, brusquement, sa jambe gauche d'abord, ses quatre membres ensuite s'*agitent violemment de mouvements désordonnés ;* en même temps, il pousse de véritables hurlements. Au bout de cinq minutes, brusquement, cris et mouvements cessent ; le malade rentre momentanément dans la prostration. Une demi-heure durant, les mêmes symptômes alternés se répètent. Intervention. *Enfoncement osseux circulaire de la grandeur d'une pièce de 5 francs.* Ablation du fragment enfoncé et de caillots sanguins recouvrant la dure-mère, qui apparaît intacte et animée de battements normaux. Le *blessé n'a plus présenté aucun symptôme d'excitation.* Sortie au 12° jour (1).

Claudot. — Chasseur à cheval atteint par un coup de pied de cheval dans la région temporale droite. Il tombe comme une masse, mais reprend ses sens au bout de 2 ou 3 minutes. Il se met à pousser de grands cris. Plaie à lambeau triangulaire, *saignant abondamment.* Dépression assez grande ; mais, ni contracture, ni paralysie. Quand on appuyait sur la région blessée on provoquait des *mouvements désordonnés, arythmiques,* et le blessé *poussait des cris.* Ablation d'un fragment rectangulaire de 5×2.5 cm., enfoncé dans le cerveau ; le sang venait de la profondeur ; tamponnement. Guérison (2).

Dans un autre cas de L. Morel, il s'agit d'un vaste enfoncement temporo-pariétal avec plaie, et hémorragie abondante. Température normale. Le blessé, en partie conscient, est *agité, jure constamment, demande à boire.* Après résection à la pince-gouge, on constate une déchirure du sinus latéral, près de son coude. Tamponnement. Guérison en un mois (3).

Delore et Perenot, rapportent un cas de blessure du sinus latéral, comparable au précédent. Il y eut une hémorragie assez abondante. C'est seulement après 48 heures que le blessé présenta du *délire,* de l'*agitation* et de l'*obnubilation intellectuelle,* état qui se prolongea 5 jours ; mais il y eut de la fièvre (T. oscille entre 38°5 et 48°). Cependant, par l'intervention et le tamponnement, le malade guérit (4).

(1) L. Morel. *Arch. gén. de méd.,* 1905, 11, p. 295.
(2) Claudot. *Soc. de Chir.,* 1890, p. 825.
(3) L. Morel. *Arch. gén. de Méd.,* 1906, p. 1046.
(4) Delore et Perenot. *Lyon Chir.,* 1912, p. 666.

Dans un cas de Darde : chute d'un cavalier sur l'occiput. Perte de connaissance d'une heure et demie. Épistaxis. Céphalalgie prononcée ; intelligence conservée. Ponction lombaire, qui ramène 6 à 8 grammes de sang pur. Le lendemain, et les jours suivants, *la céphalée reste vive*, surtout en arrière, plus intense la nuit, *causant de l'insomnie* et de *l'agitation*. Au bout de 5 jours, après cinq ponctions lombaires l'état ne s'améliore pas. *La céphalée est encore plus vive, l'agitation extrême ; abattement, difficulté de s'exprimer.* Intervention ; fissure à bord déprimé dans la région occipito-pariétale : résection du bord déprimé à la pince-gouge, sur une largeur de 2 cm. Légère hématome extra dure-mérien qui est enlevé. Incision de la dure-mère ; il ne s'écoule qu'une quantité infime de liquide. Guérison (1).

Evidemment, dans le cas de Darde, la compression osseuse et sanguine fut, les premiers jours, la cause de la *céphalée* et de *l'agitation ;* mais, les jours suivants, l'intoxication hématique intervint pour prolonger les troubles observés : en effet, les quatre premières ponctions lombaires avaient été *sanguinolentes.*

Delbet. — H... 26 ans, tombé d'une hauteur de 8 mètres, otorrhagie droite. A son arrivée, on constate au-dessus de l'oreille droite, un fragment légèrement mobilisable. Pas de paralysie. Au point de vue général : *état de demi-torpeur, réponses inarticulées.* P. 80. « Le blessé était dans un état d'*agitation permanente*, tantôt s'asseyant, tantôt se tournant de côté et d'autre ; *les membres se tendent et se fléchissent alternativement, par saccades.* Ces mouvements s'exécutaient d'une manière presqu'incessante. T. 37°5. Le malade ne présentait aucun signe de lésion cérébrale en foyer. Mais, cette *agitation perpétuelle*, l'enfoncement d'un fragment, *me firent penser qu'il pouvait y avoir irritation de la dure-mère*, par un éclat de la lame vitrée ou les bords du fragment ». Trépanation. Ablation du fragment enfoncé. Aucun éclat, aucun épanchement sous la dure-mère. Une ponction de cette membrane permet de retirer quelques centimètres cubes de liquide absolument clair. Le soir, et le lendemain, le blessé fut soulagé : mais le 3° jour fièvre ; et le 4° jour, mort dans le coma.

Autopsie. Cerveau sain, à l'endroit frappé ; mais contusion au 3° degré, par *contre-coup* sur la région sylvienne gauche, de la grandeur d'une pièce de 5 francs. Fracture de la fosse moyenne droite, et fracture par contre-coup de l'orbite gauche (2).

---

(1) Darde. *Soc. de Méd. Milit. fr.*, 1910, p. 522.
(2) Delbet. *Soc. Anat.*, 1899, p. 580.

Il est évident que, dans le cas de Delbet, la *contusion par contre-coup* a joué un rôle important dans les phénomènes d'agitation observés, et non seulement la compression osseuse et l'irritation durale par le fragment.

Evidemment, dans tous les cas que nous venons de relater, l'*agitation,* les *mouvements désordonnés,* les *cris,* la *céphalée* sont le résultat de l'excitation des nerfs sensibles de la dure-mère et des méninges; mais le *délire,* l'*obnubilation intellectuelle,* paraissent moindres que lorsque le *cortex* est plus profondément altéré, par exemple dans les *contusions,* ou l'*intoxication hématique,* lésions qui d'ailleurs s'associent fréquemment aux piqûres, déchirures, ou irritation de la dure-mère et des méninges.

2. — Dans d'autres variétés de *compressions* LÉGÈRES, le *sopor,* la *somnolence* et l'*obnubilation intellectuelle* existent seules ou prédominent; et cela surtout dans les cas *d'enfoncement osseux* avec *léger hématome sous-jacent,* ou encore, dans les *épanchements sanguins superficiels et peu abondants.* Parfois même, il n'y a qu'une sorte de dépression mentale, plus ou moins profonde, avec céphalée. Les *troubles localisés* s'adjoignent ou sont absents.

Félizet. — Un chef de manœuvres au chemin de fer du Nord, est frappé par une portière de wagon et projeté sur la voie. Perte de connaissance. Le lendemain, petite plaie profonde, au-dessus de la bosse pariétale droite ; connaissance en partie revenue. *Lenteur des idées et des paroles ;* articulation parfaite des mots. La sensibilité est intacte partout ; elle semble même exagérée à gauche. Mais les faits importants sont : une paralysie complète du membre inférieur gauche et une paralysie incomplète du bras gauche. Pas d'hémiplégie faciale ; pas d'excitation ; pas de mouvements convulsifs. La plaie correspond à la partie supérieure de la zone motrice droite. L'absence de phénomènes irritatifs (tels que agitation, convulsions, mouvements cloniques), fait exclure l'idée de contusion cérébrale. La *prédominence des phénomènes dépressifs, persistant malgré la disparition des symptômes de commotion ;* la paralysie des deux membres du côté gauche, nous font admettre *une compression du cerveau.* L'intégrité de la sensibilité nous autorise à penser que cette compression n'est pas extrêmement profonde : on suppose qu'elle est causée par un épanchement de sang ; et celui-ci ne siège pas dans la cavité arachnoïdienne ; car, elle se serait étendue, et la face serait intéressée. On en conclut que l'épanchement est sous-cranien, sus-dure-mérien. Incision. Enfoncement à plateau large ; extraction de la partie déprimée. Un *large foyer sanguin,* qu'on enlève avec la curette est mis à jour (environ 60 grammes de sang coagulé), au fond du foyer, la dure-mère se montre animée de battements. Retour rapide de l'intelligence. Le lendemain, mouvements complets, quoique encore lents. Bientôt retour à l'état normal (1).

Dans les *fractures esquilleuses ouvertes,* parfois, il n'y a aucun phénomène de compression.

Seydel. — Chez un jeune homme, chute sur la tête, dans la région pariétale gauche, d'un seau en fonte rempli de ciment, tombé de la hauteur de 4 étages. Malgré la violence du traumatisme, qui détermine une fracture très étendue du crâne (15×1 à 3 cm.) avec dépression profonde et destruction de la substance cérébrale (il s'en écoula au dehors la valeur de 2 cuillerées à soupe), le blessé ne présenta *aucun phénomène de commotion ;* il ne perdit pas connaissance, et transporté immédiatement à l'hôpital, il put donner lui-même les moindres renseignements sur son accident. On constata une *hémiplégie* du côté droit, avec hémianesthésie. Ablation des esquilles, profondément enfoncées dans la substance cérébrale diffluente et infiltrée de sang. Plaie du sinus longitudinal par une esquille : l'hémorragie est arrêtée par tamponnemnt. L'opération fut admirablement bien supportée. L'hémianesthésie disparut rapidement et l'hémiplégie s'amenda notablement. Au bout de 3 mois, transplantation osseuse qui réussit. Le malade sortit, n'ayant plus qu'une légère parésie de la jambe (2).

Voici encore des exemples de *compressions* LÉGÈRES avec *assoupissement, abattement, obnubilation, somnolence, lenteur des idées* et des *fonctions,* etc.

H. R. Wharton. — H... 8 ans, tombé dans un sous-sol d'une hauteur de 2 mètres sur le côté droit de la tête. Évanouissement de quelques instants ; puis, il reprend connaissance et va se coucher. Le lendemain, il reste *assoupi* et ne peut remuer le bras gauche. Bientôt, hémiplégie complète. Intervention. On trouve une fracture comminutive avec enfoncement, à la partie postérieure du pariétal. On enlève les esquilles, ainsi qu'un caillot pesant 100 grammes. Blessure du sinus latéral, qui est tamponné. Guérison (3).

Fontan. — Chute d'un palan sur la tête, vaste plaie contuse à la région pariétale droite avec hémorragie, et enfoncement esquilleux. « Le sujet est *profondément abattu,* bien que le pouls soit bon, et que

(1) Félizet. *Arch. gén. de Méd.,* 1882, p. 102.
(2) Seydel. *Munch. Méd. Wochenschr.,* 1894, p. 755.
(3) Wharton. *Annals of Surgery,* 1901, p. 81.

la respiration s'opère normalement. Violentes douleurs de tête ; pas de troubles du côté des membres ; pas de symptômes de contusion ou de compression. Ablation des esquilles. Ligature de la méningée, etc. Guérison lente (2).

L. Boeckel. — H... 5 ans. Coup de pied d'un de ses petits camarades, près du sommet du crâne et de l'angle antéro-supérieur du pariétal. Fracture étoilée, avec enfoncement de 8 à 10 mm. « Pas de symptômes cérébraux, si ce n'est un peu d'*abattement* et des *céphalées*. Ablation d'un fragment dénudé de 4 × 2¹/₂ cm. Éraflure de la dure-mère. Guérison.

Baudet. — H... 20 ans. Chute d'un 6° étage sur le grillage d'une véranda, la tête portant sur une barre de fer. Immédiatement, il perd connaissance. Transporté à l'hôpital, il a repris ses sens, et il peut répondre aux questions qu'on lui pose. Les membres supérieur et inférieur gauches, présentent à plusieurs reprises, quelques secousses qui durent à peine 3 ou 4 secondes. P. 100, bien frappé. Trois heures après, le malade est encore *un peu étourdi*. *Il faut insister quelque peu, en le questionnant, pour provoquer une réponse.* Membres supérieur et inférieur gauches, complètement paralysés, inertes. Ablation d'un large fragment osseux, ovalaire de 8 × 4 cm., à cheval sur la suture sagittale, portant sur les deux pariétaux. Le fragment est enfoncé par son bord postérieur, qui, sur toute sa longueur, s'est insinué au-dessous du bord cranien correspondant. Il est embarré et on doit user du ciseau et du maillet. Pas d'épanchement, dure-mère normale. Guérison (2).

Bousquet. — H... 8 ans ¹/₂. Chute sur l'angle d'un trottoir. Il se relève, a une syncope en arrivant chez lui. Les jours suivants : vomissements ; *crises de violentes céphalées*, qui ne lui laissent aucun repos. Tumeur *pulsatile* de la tempe, ayant le volume d'une noix ; elle est animée de battements isochrones au pouls. On intervient au bout d'un mois. Il s'agissait d'une bosse sanguine, communiquant, par une fissure du temporal, avec un épanchement intra-cranien qui lui communiquait les battements du cerveau, à travers la fissure. Dure-mère intacte. Guérison (3).

Bousquet. — Garçon de café, tombé dans un escalier. Tuméfaction sanguine sur l'occipital, au-dessus de la ligne courbe supérieure.

(1) Fontan. *Soc. de Chir.*, 1894, p. 597.
(2) Baudet. *Soc. de Chir.*, 1909, p. 272.
(3) Bousquet. *Congr. de Chir.*, 1908, p. 324.

Le lendemain, quelques crises épileptiformes. Le malade est *affaissé,
dans un état semi-comateux.* Il répond avec peine aux questions qu'on
lui pose. Fissure occipitale, qui est gougée : ablation d'une lame
osseuse sur toute l'étendue de la fissure ; elle permet de dégager la
dure-mère, sur laquelle on trouve une couche sanguine peu épaisse.
Le soir, état de surexcitation. Le lendemain, il est plus calme.
Guérison (1).

R. Picqué. — Soldat tombé dans un monte-charge, d'une hauteur
de 3 étages. Il arrive au Val-de-Grace, *dans un état de somnolence
accentué,* d'où il ne sortait que par intervalles, pour émettre des
plaintes, à l'aide d'un verbiage coprolalique. Aucun signe moteur,
ni sensitif ; pas d'inégalité pupillaire. Légère éraflure occipitale,
un peu à droite du vertex. La ponction lombaire donne un liquide
sanglant, jaillissant à 10 cm. Comme 36 heures après, *la somnolence
persiste,* on se décide à intervenir. On constate une disjonction de la
suture pariéto-occipitale droite, avec fissure de 4 cm. partant de
celle-ci. Application d'un trou de fraise sur la fissure, qu'on gouge.
On constate un très léger hématome en nappe, à la surface de la dure-
mère, celle-ci est bleuâtre, tendue, et sans battements. On l'incise, et
il jaillit un flot de liquide très sanguinolent, dont 20 à 30 cc sont
ainsi évacués. Guérison (2).

Martin de Pan. — H... 12 ans. Pendant une course à la montagne,
il reçoit, sur la tête, une pierre de la grosseur d'une tête d'enfant.
Petite plaie du cuir chevelu, saignant abondamment. Perte de
connaissance de quelques minutes. Le soir : violents maux de tête,
un certain degré de torpeur ; il gémit, quand on le remue. Enfoncement
cranien de la dimension de la paume de la main, à la région pariéto-
occipitale droite. Aucun trouble de la parole, ni de l'ouïe ; pas de
paralysie, pupilles normales. Pendant la nuit : *agitation, somnolence,
torpeur ; pouls lent.* Le 4e jour, l'enfant reprend sa lucidité, et
commence à manger. Hémianopsie. Guérion progresive, sans
intervention (3),

Dr Martin. — H... tamponné par un tramway et relevé sans
connaissance. Peu après, l'obnubilation est moins complète ; il répond
lentement et avec peine aux questions. Plaie fronto-pariétale gauche ;
os dénudé. On voit, avec netteté, une fissure, otorrhagie gauche.
Légère parésie de la main droite. P. 100. Le lendemain, meilleures

(1) Bousquet. *Congr. de Chir.,* p. 336, obs. VI.
(2) R. Picqué. *Soc. de Méd. Milit. fr.,* 1910, p. 153.
(3) Martin de Pan. *Suisse Romande,* 1908, p. 421.

réponses ; main droite plus vigoureuse. Intervention. On découvre sur l'écaille temporale le trait de fracture : trou de fraise à ce niveau, puis agrandissement à la pince-gouge de la dimension d'une pièce de 2 francs. Incision de la dure-mère : léger épanchement dans les espaces arachnoïdiens ; le cerveau paraît sain. Le blessé quitte la clinique le 20° jour, complètement guéri (1).

3. — Dans un *troisième groupe de compressions* LÉGÈRES, *l'excitation corticale* se manifeste principalement par des *spasmes, des convulsions localisées,* des *contractures,* ou des *attaques épileptiformes généralisées,* comme nous l'avons observé, dans nos expériences : ces troubles d'ailleurs n'ont pas le caractère de *mouvements désordonnés,* comme ceux que nous avons signalés à propos des irritations de la *dure-mère,* et qui constituent le premier groupe de nos *compressions* LÉGÈRES. Ils apparaissent *au moment du traumatisme* ou *peu après;* et parfois, ils sont nettement *localisés,* et *en correspondance avec les centres comprimés.*

Nous avons déjà signalé parmi les *compressions légères* avec somnolence, le cas de *Baudet,* où il y eut aussitôt après l'accident, quelques secousses dans les membres supérieur et inférieur, et celui de *Bousquet,* où le blessé présenta le lendemain, des *crises épileptiformes.*

Voici d'autres faits, où ces divers symptômes sont plus accentués.

Apostolidès. — Un matelot se frappe violemment la tête contre le plafond d'un cabinet d'aisances, en se relevant du siège. *Simple étourdissement.* Deux jours après : *crises convulsives,* avec perte de connaissance, commençant *par le bras droit.* Le 3° jour : *hémiplégie droite et aphasie.* Dans la soirée, il tomba dans l'*état de mal épileptique.* Trépanation à la partie inférieure de la région Rolandique gauche, bien qu'il n'y eût aucune lésion du crâne appréciable. On trouve la dure-mère tendue, ne battant pas, fluctuante. Son incision donne issue à 80 grammes de liquide séro-sanguinolent clair. Le 4° jour, le blessé pouvait remuer les extrémités paralysée, et dire quelques mots. Guérison (2).

J. Péréda. — H... 49 ans. Passage d'une roue de voiture à la région pariétale gauche : pas la moindre dépression apparente de la région lésée. Le lendemain : fixité des yeux, et *contracture du bras droit.* Dans l'après-midi, le malade reprend connaissance. On note une

(1) Dr Martin. *In th.* Chaillous, Toulouse, 1910, p. 78, obs. XI.
(2) Apostolidès. Chipault, II, p. 630.

aphasie complète. A l'opération : esquille de la table interne, ayant déchiré un vaisseau méningé ; collection de quelques caillots, entre la dure-mère et l'os. Les accidents disparaissent rapidement (1).

Llobet. — H... 40 ans. Coup de canne sur le crâne. Après quelques heures, il sort de sa léthargie. *Paralysie faciale droite* et *parésie du membre supérieur droit ; troubles aphasiques. Attaques d'épilepsie Jacksonnienne.* Opération : esquille de la table interne de la grandeur d'un sou ; dure-mère noirâtre, ne battant pas. Au-dessous d'elle existe un caillot sanguin, qu'on évacue ; petites marbrures du cortex. Guérison (2).

Tuffier. — H... 26 ans, reçoit une bûche de bois sur la région du synciput, à gauche, tout près de la ligne médiane. Perte de connaissance d'une demi-heure. *Au moment de l'accident, le médecin a constaté des convulsions du bras et de la jambe du côté droit.* A l'hôpital, le malade présente une *convulsion du membre inférieur droit*, et une *parésie du membre supérieur, avec contracture légère.* Douleurs dans la région pariétale gauche, près de la ligne médiane, et infiltration sanguine. Le malade a toute sa connaissance ; rien à la face et aux pupilles. Ponction lombaire : liquide sous forte pression et jaunâtre. Le lendemain, opération : enfoncement de la table interne, et volumineux hématome sus-dure-mérien. Ablation de cinq esquilles ; dure-mère érodée par l'une d'elles ; liquide céphalo-rachidien sanguinolent. Guérison (3).

L. Morel... — H... violent coup de barre de fer sur le crâne. Petite plaie au milieu de la ligne naso-inienne. Aucun symptôme cérébral. Mais, trois jours après, signes de *compression cérébrale*, se manifestant par de *l'épilepsie Jacksonnienne du membre supérieur gauche.* On trépane au point traumatisé : on trouve une esquille de la table interne du pariétal gauche, ayant blessé le sinus longitudinal supérieur ; il en était résulté une hémorragie sinusienne, qui, se collectant à la limite inférieure de la zone décollable de la dure-mère, se traduisit par les symptômes de compression précités (4).

Schwartz. — Dans un cas d'enfoncement syncipital, avec issue d'une petite masse de matière cérébrale, le chirurgien ne releva d'abord d'autre symptôme, qu'une *hyperesthésie* très prononcée de la région thoracique droite, plusieurs fois constatée, et *une faiblesse de la*

(1) Péréda. Chipault, III, p. 773, obs. III.
(2) Llobet. Chipault, III, p. 873.
(3) Tuffier. *Soc. de Chir.*, 1901, p. 1147.
(4) L. Morel. *Bull. Soc. Internat.*, 1906, p. 196.

puissance musculaire du côté droit. Mais le 6ᵉ jour : fièvre, *hémiplégie droite complète,* évidemment par encéphalite. Trépanation. On extrait deux esquilles volumineuses pénétrant dans la substance cérébrale. Guérison complète 25 jours après l'opération (1).

Martiny. — H... 34 ans. Coup de bâton. Fracture comminutive avec *dépression* du pariétal gauche. Aphasie ; parésie du facial. *Bras droit en état de contracture spasmodique, somnolence.* Trépanation au ciseau : relèvement des fragments ; ligature de l'artère méningée. Guérison complète (2).

Verchère. — Chez un enfant de 3 ans, ayant reçu un coup de pied de cheval dans la région temporale droite, ce n'est qu'au 15ᵉ jour, qu'éclatèrent des *crises d'épilepsie Jacksonnienne.* On trouva une esquille de 2 cm. $^1/_2$, enfoncée comme une flèche dans le cerveau. Hémorragie de la base. Tamponnement pendant 10 jours. Guérison (3).

Verchère. — H... 7 ans. Coup de pied de cheval, dans la région temporale droite. Perte de connaissance pendant deux heures. Quatre heures après, paralysie de la jambe et du bras gauches ; rien à la jambe droite. *Mouvements involontaires et rythmiques du membre supérieur droit, crises convulsives.* Le 4ᵉ jour, celles-ci cessent, et la paralysie seule persiste. Deux mois après, on intervient, après avoir constaté une dépression pariétale à trois travers de doigts au-dessus de l'oreille droite. On extrait un fragment perpendiculaire de 3×1 cm planté en pleine substance cérébrale. Guérison (4).

Lenormant. — H... 35 ans. Chute de la flèche d'un tramway électrique sur la tête, dont la poulie de fer l'atteint à la région pariéto-temporale droite. Pas de perte de connaissance. Plaie linéaire, et épanchement dans la région. *Paralysie faciale gauche complète.* Rien du côté des membres inférieurs. *Légère incoordination dans les mouvements du membre supérieur gauche.* Parole embarrassée. Somnolence. On pense à une compression du centre de la face et du bras. Intervention. Large fracture étoilée, occupant toute l'écaille du temporal et la partie inférieure du pariétal. Fragments osseux profondément enfoncés au niveau du centre de l'étoile. On enlève tous les fragments. Perte de substance de la largeur de la paume de la

(1) Schwartz. *Soc. de Chir.,* 1882, p. 701.
(2) Martiny. Chipault, II, p. 501.
(3) Verchère. *Soc. de Chir.,* 1906, p. 196.
(4) Verchère. *Rev. de Chir.,* 1894, p. 473.

main. Déchirure linéaire de la dure-mère à la partie supérieure. Pas
de caillots. Guérison en 20 jours (1).

4. — La *quatrième catégorie* de *compressions* LÉGÈRES est
représentée par des *symptômes de compressions lents* et
progressifs, ou *retardés.* On rencontre ceux-ci dans deux
circonstances : 1° dans les cas d'*épanchements sanguins ;*
2° dans certains faits d'*hypertension lente* du liquide céphalo-
rachidien.

Nous reviendrons sur ces *épanchements sanguins à forme
progressive* à l'occasion du chapitre spécial des *épanchements
sanguins intra-craniens.* Rappelons seulement ici, deux faits
à titre d'exemple.

Duret. — H... projeté de voiture sur le pavé. Perte de connaissance
d'une durée de 10 minutes. Pendant 13 jours, il continue ses affaires
et ne se plaint que de céphalées. *Le 14ᵉ jour*, on constate que
l'intelligence est paresseuse et qu'il a perdu la parole (aphasie motrice
complète). Hémianesthésie de la moitié droite du corps, prononcée
surtout à la face et au membre supérieur. Le 20ᵉ jour, par la
craniotomie, on extrait deux cuillerées de sang coagulé ou liquide de
la cavité arachnoïdienne gauche. Guérison ; puis, à la suite d'un léger
excès, mort de congestion encéphalique (2).

Baudet. — Homme d'équipe du chemin de fer, renversé par un train
de ballast. Perte de connaissance pendant une heure. Le lendemain,
agitation. Eraflure du cuir chevelu, et douleurs dans les deux régions
pariétales. Pas de signe d'enfoncement. Même état pendant 5 à 6 jours.
Par la ponction lombaire, liquide sanguinolent. Le 8ᵉ jour, le malade
est déprimé ; gâtisme. Apparition d'une *hémiplégie flasque à gauche* et
paralysie faciale. Crises d'*épilepsie Jacksonnienne,* de ce côté.
Le 10ᵉ jour, craniectomie à droite : on découvre un trait de fracture
horizontal ; la dure-mère est incisée et on trouve l'arachnoïde, pleine
de caillots mous, noirâtres. Les crises cessent, et après 5 ou 6 jours
la paralysie a disparu. Mais bientôt, l'agitation et le gâtisme
reparaissent, réponses incohérentes. Le 21ᵉ jour après l'accident,
crises d'épilepsie à droite, prédominantes au membre supérieur et à la
face, et bientôt *paralysie du membre supérieur droit.* Deuxième
intervention, par lambeau *à gauche.* On trouve une seconde fracture
longitudinale, se prolongeant sur l'occipital. Craniectomie : dans
l'arachnoïde de ce côté, liquide sanguinolent, et caillots, dont on

(1) Lenormant. *Soc. de Chir.,* 1905, p. 305.
(2) Duret. *Congr. de Chir.,* 1891, p. 96.

fait l'ablation. La paralysie a complètement disparu 20 jours après la deuxième intervention, et il n'y a plus eu de crises convulsives (1).

On a donc, dans ces deux cas, été en présence de *symptômes de compression lents et retardés*, avec troubles localisateurs, mais sans coma.

Nous verrons ultérieurement, que ces faits ne sont pas rares.

5. — Les cas de *compressions* LÉGÈRES, par *hyper-tension du liquide céphalo-rachidien*, doivent aussi être mentionnés ici, pour être complet, au point de vue des diverses formes cliniques de la *compression*.

Voici un cas de Darde, très caractéristique.

Darde. — Un officier, projeté de son cheval emballé, tombe sur la tête, et perd complètement connaissance. Bosse sanguine occipitale, en arrière de la mastoïde droite. Ponction lombaire : 6 à 8 grammes de sang pur. Le blessé reprend en partie connaissance. *Céphalées intenses.* Le 4e jour, deuxième ponction : *liquide en hypertension*, légèrement teinté, avec culot sanguin. Les 7e et 8e jours, troisième et quatrième ponctions. Dans cette dernière, le liquide est tout à fait clair ; mais, il existe une parésie de la face, du ptosis, de la dilatation pupillaire plus marquée ; la parole est embarrassée ; agitation. On intervient : fissure pariéto-occipitale et disjonction de la suture pariéto-occipitale. Trépanation à la gouge du bord *déprimé* de la fissure, jusqu'au-dessus du sinus latéral. *Léger hématome aplati, extra dure-mérien.* Par l'incision de la dure-mère, il ne s'écoule qu'un peu de liquide clair. Suites excellentes (2).

Jacob. — Un soldat du génie fit une chute de cheval et resta sans connaissance sur le sol. Amené à l'infirmerie, il reprend connaissance après quelques heures. Pas de signe de fracture. Petite excoriation superficielle sur le cuir chevelu de l'occiput. *Obnubilation et céphalée très prononcées*, pendant quelques jours. Le 8e jour, il se déclare guéri et retourne chez lui. A peine arrivé, il est pris d'une céphalée très vive et de vomissements. Il présente, en outre, un *état d'obnubilation marquée*, un *pouls très-ralenti*, et une température de 38°5. A l'hôpital où il revient, on constate une *céphalée fronto-occipitale très intense*, des vomissements, de la constipation, un pouls à 42 et T 38°7. *On fait aussitôt une ponction lombaire, qui donne 10 cc de liquide fortement teinté, avec culot sanguin abondant.* Disparition rapide de la céphalée ; et, guérison en quelques jours, avec retour du pouls à la normale.

(1) Baudel. *Soc. de Chir.*, 1910, p. 1310.
(2) Darde. *Soc. de Méd. Milit. fr.*. 1910, p. 522.

Ces cas de *compression* par *hypertension du liquide céphalo-rachidien* sont d'ailleurs très nombreux et ont été mis en évidence par les ponctions lombaires.

Ils se rencontrent également dans les *fracture de la base ;* et déjà, nous avons eu l'occasion de relater les faits de Poirier et Mignon, où à l'hypertension succédèrent des symptômes de méningite ; les blessés guérirent cependant par une craniectomie temporale, donnant issue à un liquide séro-sanguinolent.

Dans les cas de G. Marchant, Battut, Rochard, Tuffier, Muret, cités ailleurs, il s'agissait simplement d'une *hypertension* par *hypersécrétion du liquide céphalo-rachidien*, sans phénomènes inflammatoires : les ponctions lombaires répétées suffirent à procurer la guérison, même celle d'une hémiplégie (cas de Battut), et à faire disparaître des accidents de compression, comme dans le fait de Rochard.

Les cas de Lehaussois, de Vaucresson, sont aussi de remarquables exemples de phénomènes de *compressions modérées,* par *hypertension* du liquide céphalo-rachidien. L'un des blessés guérit lentement, à la suite de 4 ponctions lombaires ; et l'autre, qui présentait, en même temps, une forte agitation, subit une trépanation décompressive, qui réussit ; il s'agissait de fractures de la base (1).

D'ailleurs, nous montrerons plus loin qu'en raison de sa fréquence et de son importance, l'HYPERTENSION INTRA-CRANIENNE constitue un *véritable syndrome* des traumatismes cranio-cérébraux.

Nous pouvons conclure, en définitive, que les *compressions* LÉGÈRES présentent, en *clinique,* les variétés suivantes :

1º *Compressions avec agitation* et *mouvements désordonnés* (surtout par enfoncement osseux et irritation des nerfs de la dure-mère) ;

2º *Compressions avec sopor, somnolence, obnubilation, lenteur des idées et des fonctions cérébrales ;*

3º *Compressions avec spasmes, contractures* ou *convulsions localisées* ou *Jacksonniennes* (par irritation du cortex) ;

4º *Compressions lentes, progressives* ou *retardées* (par épanchements sanguins) et *compression par hypertension progressive du liquide céphalo-rachidien,* dans les traumatismes de la voûte ou de la base ;

(1) Lehaussois. *Soc. de Méd. Milit. fr.,* 1910, p. 488.

3° Nous devons ajouter un groupe important de *compressions* LÉGÈRES, qui se caractérisent *uniquement*, par des *symptômes manifestement* LOCALISATEURS (parésies ou paralysies localisées). Plus loin, elles seront étudiées en détail.

Les *troubles* BULBAIRES, dans toutes ces variétés, consistent ordinairement en des phénomènes d'excitation passagère du *pouls*, de la *respiration* et de la *tension artérielle*.

Cushing nous fournit un bel exemple de l'importance de *l'étude de la pression artérielle* dans les *compressions légères*. Nous l'avons déjà relaté en entier : en voici le résumé :

Cushing. — Un homme est frappé à la face, par un rail d'acier. Perte momentanée de la connaissance. Puis, état soporeux, avec agitation intermittente. Il se réveille parfois, sous l'influence de la douleur par pression dans la région orbitaire ; mais, il retombe aussitôt dans la somnolence. P. 69, régulier, assez tendu à la palpitation. Pression artérielle, prise au bras, 160 mm Hg. Petite plaie contuse du menton. Otorrhagie droite abondante. Pupilles égales, contractées, réagissant à la lumière. Strabisme divergent. Exagération des réflexes plantaires. Une heure et demie après l'admission à l'hôpital, le *pouls* tombe graduellement de 69 à 63 et la *pression artérielle* s'élève progressivement de 160 à 185 mm Hg. Ponction lombaire ; on retire 24 cc de liquide sanglant à une pression de 23 mm Hg.

On fait des observations fréquentes du *pouls* et de la *respiration*, pendant la journée ; et, comme la *pression artérielle* ne s'élève pas au-delà de 185 mm Hg., on conclut qu'il n'y a pas d'indication à intervenir. Les jours suivants : céphalées, nausées, vertiges dans la position élevée, phénomènes qui décrurent progressivement durant les 10 jours suivants, en corrélation avec le retour du *pouls* et de la *pression sanguine*, à leur état normal.

Dans ce cas, Cushing admet qu'il y eut *association* ou succession des phénomènes de la *commotion* et de la *compression*.

En raison de la première, il y eut d'abord élévation de la *tension artérielle ;* mais, celle-ci augmenta secondairement, en raison de la COMPRESSION causée par un épanchement sanguin, démontré par la ponction, et aussi à cause de *l'hypertension du liquide céphalo-rachidien*.

Cet épanchement était lui-même le résultat d'une *fracture indirecte,* le choc ayant été transmis à la base du crâne par la mâchoire : la *fracture* se révélait par *l'otorrhagie* et par la douleur à la pression dans la région temporale pré-mastoïdienne. Il y eut, en même temps, une hémorragie *sub-durale*, ainsi que le montra le liquide sanguinolent obtenu par la ponction.

Cushing compare les troubles observés dans ce cas, à ceux du *stade de la compression commençante* (Anfangs stadium de Kocher).

La trépanation ne fut pas indispensable : car les symptômes allèrent rapidement en diminuant, ainsi que la tension artérielle.

Toutefois, *Cushing* insiste sur les avantages de la craniectomie dans beaucoup de cas comparables : elle prévient les *séquelles* fréquentes et souvent sérieuses dues à ces traumatismes, en apparence modérés. Et, à ce propos, il rapporte l'histoire de ces deux bicyclistes, qui firent une chute suivie de troubles immédiats, assez sensibles. Celui qui fut trépané guérit rapidement ; l'autre eut des *séquelles* beaucoup plus longues.

C. — TROISIÈME DEGRÉ. — *Compressions* FORTES.

La caractéristique de ce *genre* de COMPRESSIONS consiste dans l'apparition de *troubles* CÉRÉBRAUX allant jusqu'au *coma*, et dans l'existence de *troubles* BULBAIRES manifestes, s'accusant, selon les données classiques bien connues, par le *ralentissement* du *pouls* et de la *respiration*, et par l'*élévation de la tension artérielle*, parfois, avec abaissement momentané de la *température*.

Si l'on veut bien nous permettre une comparaison, dans les premières phases de la compression ou dans les *compressions légères*, c'est le couvercle s'abaissant sur la *flamme*, la gênant dans son expansion, mais, en même temps, la stimulant par instants, tout en l'obnubilant un peu ; dans les *compressions fortes*, le couvercle plus bas encore que précédemment, *couvre totalement la flamme*, l'*affaisse*, et la *rend fuligineuse*, en empêchant l'afflux de l'oxygène et l'issue des produits de la combustion ; elle n'éclaire plus, quoique non encore éteinte.

N'avons-nous pas vu déjà que dans les *compressions* FORTES le *métabolisme* des éléments nerveux est suspendu par défaut d'apport d'oxygène et de sang, et par rétention de l'acide carbonique ?

a) Les *recherches expérimentales* ont suffisamment éclairé le *mécanisme physiologique* des *troubles cérébro-bulbaires* observés.

Pour produire ces accidents, il y a des *facteurs* PHYSICO-MÉCANIQUES tels que : la *restriction d'espace* par le corps comprimant, l'*expression* et la *déformation cérébrales*, les *contre-pressions* — et des *facteurs* PHYSIOLOGIQUES, tels que l'*hypertension du liquide céphalo-rachidien* (dont le rôle est démontré dans les expériences d'injections liquides intra-craniennes et fréquemment constaté dans les ponctions lombaires); l'*affaissement*, presque complet et plus ou moins généralisé, de l'*arbre vasculaire cérébral* (veines, sinus, artérioles, et capillaires eux-mêmes), engendrant l'ANÉMIE des *centres nerveux*, et causant la *perte plus ou moins prononcée de leur fonctionnement*.

En 1878, nous avons, le premier, démontré l'existence de cette ANÉMIE des *centres nerveux*, dans les *compressions* FORTES, en explorant les modifications de la circulation, *dans les gros troncs veineux*, qui ramènent le sang de l'encéphale; nous avions vu que, chez le cheval, à la suite d'une compression par injection de cire à la surface du cerveau, la *pression dans la veine jugulaire*, qui, auparavant, oscillait entre 13 et 15 cm. Hg., et 18 cm. Hg. au moment de la respiration, *tombait à 4 mm. Hg*. Nous montrions, en même temps, l'analogie des symptômes observés avec les effets de l'*oblitération des artères du cerveau par la poudre de lycopode*, soit en ce qui concerne l'élévation de la tension artérielle, soit en ce qui concerne les troubles du fonctionnement. (Recherches de Couty).

F. Franck, distendant par l'air une ampoule élastique, introduite dans le crâne, reconnaissait que les résultats sont les mêmes que les effets anémiques déjà obtenus par *Kussmaul* et *Tenner* (par la ligature des artères).

L. Hill en pratiquant la ligature des 4 artères afférentes du cerveau, chez les chiens, et chez les singes, ou des carotides chez certains animaux qui n'ont que les artères afférentes, a aussi observé la perte de connaissance, la paralysie motrice, les troubles bulbaires, et la plupart des troubles constatés dans les compressions cérébrales.

Bastgen et Macdonald signalent des résultats comparables, à la suite d'injections d'huile ou de cire, dans les carotides.

Nous avons également mentionné les recherches de *Ziegler* et *Franck*, qui constatent, dans les compressions par une ampoule distendue, un *reflux veineux rétrograde*, puis l'*affaissement segmentaire* et enfin *complet* des *gros troncs veineux*, puis des *veinules*, des *capillaires*, et des *artérioles*.

Cushing, par la *fenêtre cranienne*, a observé que, dès que la pression intra-cranienne atteint un degré élevé, il se produit une *anémie très prononcée de la substance cérébrale*, qui apparaît pâle, blanche, dépourvue de son réseau capillaire; les *petites veines afférentes* sont effacées, vides, ou présentent çà et là, des interruptions; à la surface, les *artères* elles-mêmes, moins visibles, sont *très rétrécies*.

Toutefois, *quand la pression intra-cranienne n'a pas encore atteint le degré le plus élevé*, il y a des alternances de vacuité et de remplissage des vaisseaux visibles à la surface du cerveau, qui tiennent à l'action intermittente du *centre vaso-moteur bulbaire*, élevant momentanément la tension artérielle, dans le but de vaincre les résistances.

b) Nous avons soigneusement étudié également les *troubles cérébraux* et les *troubles bulbaires* des *compressions* FORTES, dans nos expériences de 1878, par des compressions à l'aide d'injections de liquides non absorbables, par des injections de cire, par l'introduction de lames de liège, par des épanchements de sang ou par divers moyens extemporanés.

Nous étions parvenu aux conclusions suivantes :

« Au 3° degré, on observe le *coma*, c'est-à-dire, la disparition complète du fonctionnement des hémisphères, (intellect, actes volontaires, et sensibilité) — *seul*, au milieu de la nuit intellectuelle, le *bulbe* et la *moelle* veillent : déjà ils sont eux-mêmes, plus ou moins, en état de souffrance ».

Et plus loin : « A un degré déjà élevé (3° degré) la circulation dans les centres nerveux est presque complètement suspendue; c'est alors le *coma* ou sommeil des centres nerveux supérieurs ; c'est la gêne considérable des fonctions bulbaires, le *pouls* excessivement lent, la *respiration* pénible et stertoreuse ; c'est la descente progressive et considérable de la *température ;* c'est enfin l'abolition complète des fonctions médullaires, c'est-à-dire l'affaissement et l'impuissance musculaires, l'atonie complète des vaisseaux, et la disparition rapide des actes réflexes » (1).

c) L'étude détaillée des *troubles bulbaires*, dans les *commotions* FORTES, a été entreprise par les expérimentateurs qui ont suivi, et il en est résulté une plus grande précision.

Polis, en 1898, avait démontré que, dans les *chocs craniens graves* (commotions), les *centres bulbaires* subissaient une

____

(1) Duret. *Traumatismes cérébraux*, 1878, p. 204 et 262.

désorientation ou *déséquilibration*, déjà entrevue par Koch et Filehue, dans le martellement du crâne.

D'autre part, V. Horsley et Spencer, en 1892, avaient étudié les effets sur le cœur, la respiration et la tension artérielle des *compressions modérées* et des *compressions fortes :* ils avaient signalé le ralentissement des battements du cœur et de la respiration (pour cette dernière, après une période d'excitation) et une élévation légère de la tension artérielle, dans les compressions modérées. Dans les *compressions* FORTES (graves selon notre classification), il survenait dans leurs expériences, un rapide accroissement des battements du cœur (comparable à celui qu'on observe après la section des vagues), et une respiration, qui bientôt devient superficielle, et s'arrête ; la tension artérielle, après s'être élevée momentanément, décroît rapidement ; et la mort survient.

Kocher, Maasland et Saltikoff, par leurs études de la *compression* à l'aide de *poids*, ont bien établi que la *compression* FORTE amène un ralentissement de la respiration, qui ensuite devient superficielle et s'arrête, et produit un *pouls ralenti d'excitation vague*, qui, à la fin, se transforme en un *pouls rapide de paralysie vague*. Il y a, en même temps, *ascension de la pression sanguine*. Celle-ci continue de s'élever dans les *pressions très fortes* ou *graves ;* puis, il survient un *abaissement rapide* et la *mort*.

Il résulte de ces recherches que le *centre respiratoire* est le plus vulnérable et le premier paralysé ; que le *centre cardiaque* est d'abord *excité* (d'où le ralentissement du cœur), puis *paralysé* (d'où le pouls petit rapide) ; et que le *centre vaso-moteur* est le plus résistant des trois: ce qui permet parfois, si l'irrigation vasculaire du bulbe est suffisante, de ramener à un fonctionnement momentané les deux autres centres, surtout si l'on pratique la respiration artificielle. C'est à cette dissociation des *centres bulbaires* par le traumatisme, qu'on a donné le nom de *désorientation* ou de *déséquilibration*.

Cushing, par ses courbes, ainsi que nous l'avons exposé, a clairement montré le rôle, parfois providentiel, du *centre vaso-moteur* et sa « lutte pour la vie », au moment où les autres centres sont déjà, en grande partie, paralysés. Il détermine, dans la courbe circulatoire, les *vagues Traube-Hering*, qui irriguent, d'une façon intermittente et souvent prolongée, les *centres cérébraux* et *bulbaires*. Cette action du centre vaso-moteur est surtout prononcée, à l'*ultime période des compressions fortes* quand déjà l'état devient grave et menaçant.

En somme, les *compressions* FORTES produisent, comme nous l'avions établi dans nos expériences, un *ralentissement* de la *respiration* et du *pouls*, et une *forte élévation de la tension artérielle*.

Les *intermittences* et *pauses respiratoires*, la *respiration superficielle*, l'*accélération* et la *faiblesse du pouls* appartiennent plutôt *à la période grave* ou *ultime*.

C'est la manifestation des premiers troubles que nous avons surtout à rechercher en clinique, dans la variété de compression que nous étudions plus spécialement en ce moment, les *compressions* FORTES.

Kocher, dans ses expériences de compressions graduellement croissantes, a admis qu'aux *stades de compensation* et de *compression commençantes* succède le stade de la *compression manifeste* ou *complète* (Stadium des manifesten, vollendeten Hirndrucker). Il l'appelle encore *haut stade* de la compression manifeste (Höhëstadium des manifesten Hirndrucker). Il existe, à ce moment, une *anémie* presque complète des centres nerveux par affaissement des veinules et des capillaires, qui sont vides de sang. Selon les dénominations de *Geigel*, le *dysdiamorrhysis* de la compression commençante, se change en *adiamorrhysis ;* mais, il arrive bientôt en raison de la *réaction du centre vaso-moteur* et de l'*apparition des vagues Traube-Hering*, qu'en définitive, se produisent des alternances d'*adiamorrhysis* et d'*eudiamorrhysis* successives.

Nous considérons, ainsi que nous l'avons déjà indiqué, que l'importance des *vagues Traube-Hering* devient grande, surtout au moment du stade de la compression manifeste ou va passer au stade suivant, c'est-à-dire au *stade terminal* ou *stade de la paralysie*.

d) FAITS CLINIQUES.

Les *compressions* FORTES se présentent, *en clinique*, sous trois formes : 1° la forme *comateuse*, la plus ordinaire ; 2° la forme *retardée ;* 3° la forme *progressive*.

1° Dans la *forme* COMATEUSE on constate des *compressions osseuses* et des *compressions par épanchements 'sanguins*, avec ou sans troubles *localisateurs*.

Bousquet. — H... 26 ans, émouleur, reçoit un éclat de meule sur la région frontale. Perte de connaissance immédiate et *coma*. Le lendemain, il est dans le même état intellectuel, et commence à s'agiter. Trois trous de fraise, réunis par la pince coupante, permettent d'enlever une *plaque osseuse enfoncée*, et une longue esquille, qui plonge dans le lobe cérébral ; elle est extraite : fêlure, qui descend jusqu'à la voûte orbitaire. Trois semaines après, le blessé reprenait ses occupations (1).

Cahuzal. — Cavalier ayant reçu un violent coup de pied de cheval sur la région frontale. État presque *comateux*. Plaie béante, par laquelle s'échappe du sang et de la bouillie cérébrale. *L'os est enfoncé* de 2 à 3 cm. dans l'épaisseur du crâne ; forte exophtalmie. *Pouls très faible*, presqu'à bout. Le cœur présente de nombreuses intermittences. Injection d'huile camphrée : le pouls devient meilleur, quoique intermittent. Respiration de Cheyne-Stokes. Taille d'un lambeau, gros fragment frontal de 7 × 4 cm., fortement embarré ; fissure se dirigeant vers l'orbite ; sinus frontal largement ouvert. Après agrandissement de la brèche à la pince-gouge, on arrive à dégager doucement le fragment enfoncé. Dure-mère déchirée ; hémorragie du sinus longitudinal, qui est arrêtée par le tamponnement ; cerveau effrité. La ponction lombaire ramène un liquide rosé, hypertendu. Le 3ᵉ jour le malade revient à lui. Guérison (2).

On remarquera que, dans la plupart de ces cas, la *période comateuse* de la COMMOTION se continue avec celle de la COMPRESSION, sans rémission.

Vrzeniowski. — H... 24 ans, à la suite d'un coup de bâton et de pierre sur la tête, perdit connaissance. P. 60. Réflexe pupillaire aboli. Deux plaies au front. A partir du 3ᵉ jour, délire nocturne ; agitation ; pouls plein à 40. Marche progressive des signes de la *compression cérébrale*. Taille d'un lambeau : la moitié droite du frontal est divisée en de nombreux fragments mobiles. On les enlève, ainsi que l'arcade orbitaire ; sinus frontal ouvert. Dure-mère déchirée en trois points : excision d'une portion cérébrale faisant hernie. Le lendemain, le blessé reprend ses sens. Guérison (3).

D. V. Michailowsky. — H... 60 ans, transporté à l'hôpital dans le *coma*. Au sommet du pariétal gauche, plaie de 3 cm. *Hémiplégie droite. Aphasie.* Trépanation immédiate. Ablation de 12 fragments. L'incision

(1) Bousquet. *Congr. de Chir.*, 1901, p. 336, obs. X.
(2) Cahuzal. *Soc. de Méd. Milit. fr.*, 1913, p. 178.
(3) Vrzeniowski. Chipault, II, p. 117, obs. XXXI.

de la dure-mère ne révèle rien de particulier. Le soir après l'opération, le malade entend et comprend tout ce qu'on lui dit ; mais, il ne peut parler, 5 ou 6 jours après, il peut prononcer le mot *bon*. Un mois après, il est guéri de son hémiplégie et de son aphasie (1).

L. Picqué. — H... 20 ans, maçon, reçoit sur la tête, une pierre meulière, tombée d'un 2ᵉ étage. Immédiatement, il perd connaissance. Le lendemain, il est encore en état de *stupeur*. Sur la région pariétale, à gauche de la ligne médiane, taille d'un lambeau. On constate une embarrure de $9 \times 5^{1}/_{2}$ cm. Ablation. Intégrité de la dure-mère. Quelques caillots entre celle-ci et l'os sont enlevés. Guérison rapide (2)

Vianney. — H... 10 ans. Chute dans un ravin d'une hauteur de 25 à 30 mètres. Plaie de la région pariétale gauche avec enfoncement. Pendant 3 jours, *coma absolu ;* hémiplégie droite incomplète, comprenant seulement la face et le membre supérieur. Puis, le coma cesse, et les phénomènes paralytiques diminuent. Mais alors, apparaît de l'excitation et du délire d'action ; cris aigus ; il est impossible de le maintenir au lit. Incision sur la ligne Rolandique. On trouve un enfoncement osseux à deux versants formant un *angle dièdre* saillant en dedans et déprimant la dure-mère. Ablation des fragments. Ponction de la dure-mère, qui laisse couler un liquide clair. Dès le lendemain, lucidité complète. Guérison complété (3).

L. Picqué. — H... 15 ans. Chute d'un train sur la voie ; membre supérieur droit écrasé. *Coma et résolution complets.* A droite, dans la région pariétale, plaie contuse et embarrure étendue. Ponction lombaire : 12 à 15 cc de liquide sanguinolent. Le 3ᵉ jour, il sort du coma et parle. Agitation la nuit. Interventiou le 4ᵉ jour : énorme enfoncement en forme de quartier d'orange de 12 à 13 cm., horizontal. Au-dessous, hématome extra-dural qui est enlevé ; dure-mère normale. Guérison (4).

De Paoli. — F... 18 ans, tombée de 3 mètres. Plaie contuse avec enfoncement, dans la région pariétale droite. Elle reste privée de connaissance pendant 3 jours. Le 3ᵉ jour, accès épileptiques et parésie du bras gauche. On enlève au ciseau, un grand fragment déprimé : dure-mère intacte ; guérison (5).

(1) Michailowsky, Chipault, II, p. 582.
(2) L. Picqué. *Soc. de Chir.*, 1909, p. 279.
(3) Vianney. *Loire Méd.*, 1908, p. 136, obs. II.
(4) L. Picqué. *Soc. de Chir.*, 1910, p. 1.320.
(5) De Paoli. Chipault, III, p. 42, obs. XXXII.

Biagi. — H... 12 ans. A la suite d'une chute de cheval, fracture
du pariétal et d'une partie du temporal gauche, avec enfoncement
osseux. Plaie de la dure-mère et du cortex. Contracture clonique des
membres droits et état semi-comateux. On enlève les fragments osseux,
et les parties ramollies de la substance cérébrale. Guérison (1).

Le cas suivant de L. Morel est particulièrement intéressant.

L. Morel. — H... 39 ans, maçon, reçoit sur la tête, d'une hauteur
de 2 mètres, une volumineuse pierre de taille. On le relève sans
connaissance, perdant du sang par les deux narines. Il porte une large
plaie de la région pariétale gauche, avec enfoncement osseux du
diamètre d'une pièce de 5 francs, presque circulaire : l'enfoncement
est presque d'un centimètre.

Le malade est *comateux*, pâle, les pupilles un peu convergentes.
La respiration est *stertoreuse*. P. 56. T. normale. Résolution
musculaire et insensibilité absolue. Lorsqu'on appuie sur l'enfoncement, le bras droit se fléchit à angle droit ; la face et le membre
inférieur droit restent immobiles. Vers 4 heures de l'après-midi, petits
mouvements Jacksonniens dans la main. Intervention. Trois trous de
fraise. La rondelle pariétale enfoncée est facilement enlevée.
Déchirure et ligature de la branche postérieure de la méningée
moyenne. La plaie est nettoyée et l'hématome extra-dural enlevé.
Dure-mère intacte, battant normalement. Le lendemain, le malade
est dans un état presque normal. Guérison (2).

Lenoble et Hermet. — H... 19 ans, cocher, reçoit sur la région
pariétale gauche, la flèche d'un fardier. *Coma*. Respiration stertoreuse
et courte. Bosse sanguine volumineuse dans la région pariéto-temporale
gauche. *Bras droit absolument flasque*. Face déviée à gauche. Au bout
de deux jours, le malade sort de son coma, mais, il est complètement
aphémique. Les membres inférieurs auparavant en résolution, avaient
retrouvé leurs mouvements ; mais, le *bras droit restait inerte ;* paralysie
faciale droite très apparente. Intervention. Enfoncement ovalaire de
10×7 cm. sous forme de gouttière. Ablation des fragments et des
caillots sous-jacents. Dure-mère saine. L'aphémie disparaît en
deux jours ; récupération presque complète des mouvements du bras ;
mais, les mouvements d'abduction du pouce restent limités ; il ne peut
saisir les petits objets, et il lui est impossible d'écrire (3).

(1) Biagi. Chipault, p. 45, obs. LXI.
(2) L. Morel. *Arch. gén. de Méd.*, 1905, II, p. 2949.
(3) Lenoble et Hermet. *Arch. gén. de Méd.*, 1897, p. 209.

On voit que, dans le cas précédent, comme dans beaucoup d'autres, il s'est établi une *compensation*, réduisant les phénomènes de compression aux seuls troubles localisateurs.

Potherat. — H... 36 ans, reçoit une ruade de cheval dans la région fronto-pariétale droite. *Demi-coma, pouls et respiration lents*. Plaie de 10 centimètres, sous laquelle on aperçoit de la matière cérébrale. Incision. Enfoncement du crâne de 4 × 5 cm. Il y avait une *hémiplégie gauche* avec *paralysie du facial inférieur*. On enlève les esquilles, qui pénétraient plus ou moins dans la substance cérébrale. Méninges déchirées et en lambeaux : la substance cérébrale, chassée par les battements, s'en va en bouillie. En bas, fissure se dirigeant vers la base. La paralysie diminue à partir du 3e jour, et cinq semaines après, la plaie est guérie. Il persiste une parésie du membre inférieur gauche, permettant la marche : le membre supérieur reste contracturé, et il y a de l'asymétrie faciale. Huit mois plus tard, attaques convulsives ; ouverture d'un abcès intra-cérébral contenant 50 à 60 grs de pus crémeux. La contracture du membre gauche est moins marquée. Guérison (1).

Franklin. — Chute, sur la partie postérieure du pariétal droit, d'une clef anglaise de 2 kgs, tombant d'un 2e étage. *Coma*, pendant 8 jours ; le malade reste chez lui, dans un état de prostration de plus en plus grave. Hémiplégie gauche avec contracture ; diminution de la sensibilité de ce côté. En trépanant on trouve un enfoncement pariétal de 2 cm. Lorsqu'on enlève l'esquille, un flot de pus s'écoule d'un abcès du volume d'un œuf de poule. Dès le lendemain, le malade sort de sa prostration. Guérison avec un peu d'hémi-contracture gauche et quelques troubles de la vue et de l'intelligence (2).

Vincent. — H... 28 ans. Plusieurs coups de maillet sur la tête. Le lendemain, on constate au niveau de la zone rolandique gauche *une dépression de 7 × 4 cm.*, sans plaie des téguments. Ponction lombaire : 20 cc de liquide rose-clair. A la suite de la ponction, le blessé sortit du coma. *Parésie du bras droit ; paralysie faciale droite ; aphasie motrice pure*. Opération le 14e jour. On trouve un enfoncement de la boîte cranienne avec plusieurs traits de fracture. Cinq fragments osseux sont enlevés, et l'artère méningée, qui donne du sang, est liée : elle était comprimée par un fragment et n'avait donné lieu à aucun hématome. La dure-mère était ouverte, et on apercevait la substance

(1) Potherat. *Rev. de Chir.*, 1907, p. 716.
(2) Franklin. *Gaz. hebd. des Sc. Méd. de Bordeaux*, 1898.

cérébrale en bouillie. Suites opératoires simples. L'opéré recouvre
à peu près entièrement la parole (1).

Tuffier. — H... 28 ans. Chute d'un 1er étage. Plaie de la région
pariétale gauche. *Demi-coma*. Aucun symptôme de paralysie. Le
lendemain, on trouve dans le pansement, des fragments de matière
cérébrale. Parésie faciale droite. Le malade se lève et marche. Il est
aphasique. Deux jours après, la température étant demeurée élevée, on
trépane. Un fragment de la table interne, profondément enfoncé
dans le cerveau est enlevé ; ablation des autres fragments ; par
deux orifices dure-mériens s'échappe de la substance cérébrale en
bouillie (au moins une cuillerée à soupe). Deux jours après, le blessé
dit spontanément quelques mots ; et, quelques jours plus tard,
il ne reste qu'une prononciation imparfaite ; la paralysie faciale est
presque complètement disparue (2).

De la Personne et Grand. — H... 41 ans, précipité d'un wagon sur
la voie. *Coma absolu ; pouls très lent*. Épanchement sanguin du sommet
du crâne. Incision. On trouve le crâne fracassé dans une étendue de
8 à 10 cent., à la région pariéto-occipitale. Les esquilles étant enlevées,
on constate une vaste nappe de sang entre le crâne et la dure-mère,
décollée dans une assez grande étendue, mais non déchirée. Le blessé
revient à lui le jour même de l'opération. Un peu d'agitation pendant
quelques jours ; puis, guérison. Les docteurs De la Personne et Grand
constatent ultérieurement *une hémianopsie horizontale inférieure*, qui
persiste (3).

Machard. — Enfant de 3 ans ¹/₂. Chute d'une hauteur de 5 mètres.
État stertoreux. Légère contracture de la face, à gauche. Plaie contuse ;
fracture spiroïde fronto-pariétale avec écartement des bords de
1 centimètre. On enlève un fragment osseux du frontal, peu volumineux,
enfoncé dans la dure-mère. Puis, entre l'écartement des fragments,
on incise la dure-mère, dans l'étendue de 2 centimètres ; il s'écoule un
liquide sanguinolent en petite quantité. Les circonvolutions cérébrales
ne sont pas lésées, mais très hyperhémiées. Aussitôt, l'enfant se
réveille et pousse des cris perçants. Deux heures après, il prononce
quelques mots, sans difficulté. La contracture faciale a disparu. Dans
l'après-midi, langage articulé, tout à fait normal. Suites opératoires
simples. Guérison (4).

(1) Vincent. *Arch. prov. de Chir.*, 1905, p. 227.
(2) Tuffier. *Soc. de Chir.*, 1909, p. 451.
(3) De la Personne et Grand. *Presse Méd.*, 1897, p. 162.
(4) Machard. *Suisse Romande*, 1898, p. 527.

Maydl et Kukula (Bohême). — H... blessé par un élévateur de bois, brisé. Perte de connaissance ; vomissements. Enfoncement de 6 cm., au-dessus de l'oreille droite. Enlèvement des fragments ; déchirure de la dure-mère sur une longueur de 5 à 6 cm. Issue d'une partie du cerveau ramollie. Parésie du facial gauche et des muscles antérieurs du bras gauche. Petit prolapsus du cerveau comprimé par un tampon. Guérison en 3 mois (2).

Fisher (Breslau). — Enfant de 9 ans, qui reçoit un morceau de fer sur la région temporale gauche. Il y avait une petite plaie, qui laisse écouler de la matière cérébrale et un enfoncement osseux. On enlève les fragments ; on désinfecte ; et le patient guérit de sa *paralysie droite* et de l'*aphasie* (1).

Chaput et Legendre. — H... 18 ans. Dans la nuit, il a reçu un coup sur la région pariéto-temporale gauche, où il existe une petite plaie contuse. Le lendemain, on constate de l'*aphasie complète* et une *hémiparésie des membres droits*. Par la ponction lombaire, on retire un liquide faiblement rosé. Deux jours après, paralysie complète du bras droit : le malade semble comprendre, quand on lui parle ; mais il ne sait répondre que *oui*, à toutes les questions. Intervention : taille d'un lambeau. On trouve une fracture du temporal gauche avec enfoncement, de la matière cérébrale sort par la brèche osseuse : on enlève alors une portion d'os large comme une pièce de 5 francs. Ouverture de la dure-mère ; ablation à la curette d'une certaine quantité de matière cérébrale et de quelques caillots.

Le 2e jour, les membres droits ont recouvré leurs mouvements ; le 10e jour, la parole est presque entièrement normale. Guérison complète (1).

Bonhaefer. — H... 35 ans, conducteur de locomotives. On le trouve sans connaissance sur le pavé de la gare, à côté de sa machine. Plaie de 2 cm. derrière l'oreille gauche, et issue de matière cérébrale. *Coma.* Intervention immédiate. On trouve un enfoncement de la dimension d'une pièce de 2 mks. On enlève les esquilles. Quand le malade sort de son coma : apraxie, *troubles du langage et paralysie faciale droite.* Les troubles du langage consistaient en une *aphasie sensorielle corticale typique* (surdité et cécité verbales ; paraphasie ; lecture à haute voix,

<hr>

(1) Maydl et Kukula. Chipault, II, p. 444.
(2) Fisher. *In th.* G. Chevallier, Paris, 1910.
(3) Chaput et Legendre. *Soc. Méd. des Hôp. de Paris*, 1910, p. 861.

possible ; copie et répétition intactes ; écriture sous dictée, conservée). La lésion cranienne, très limitée, correspondait au niveau de T² (1).

L. Morel. — H... 67 ans. Coup de pied de cheval au niveau de la région temporale droite. *Coma.* Il reprend conscience 4 heures après. Plaie des téguments de 10 cm. ; du fond de la plaie, le sang ruisselle. Vaste enfoncement, fortement déprimé. On taille un lambeau ; et, on trouve un enfoncement plus grand qu'une pièce de 5 francs, au-dessus de la mastoïde, formé aux dépens du temporal et du pariétal. On enlève le fragment avec rapidité, à cause de l'hémorragie ; celle-ci provient du *sinus latéral* déchiré. Tamponnement enlevé le 9° jour, seulement. Quinze jours après, le blessé quittait l'hôpital, complètement guéri (2).

De Paoli. — H... 13 ans, tombé de 8 mètres de haut ; il reste sans connaissance. Plaie et fracture avec enfoncement de la région pariéto-occipitale droite. On intervient *dans le coma :* on trouve une fracture semi-circulaire, dont la partie déprimée est formée de trois fragments. On élargit au ciseau, et on soulève les fragments. Dure-mère intacte. Drainage ; suture. Guérison (3).

On peut encore observer des *compressions* FORTES avec *coma immédiat,* dans les *épanchements séro-sanguins* ou *sanguins :* les symptômes localisateurs peuvent d'ailleurs être *absents* ou *exister.* Le fait est d'autant plus important à signaler qu'habituellement les épanchements sanguins sont précédés d'un *intervalle lucide.* Ce sont les plus faciles à diagnostiquer : mais, les autres ne sont pas rares, et sont souvent graves et mortels, alors qu'une intervention *hâtive,* eut pu, peut-être, sauver le blessé.

Parmi les épanchements séreux ou séro-sanguins, nous avons cité les cas suivants de *Vennin.*

Une femme de 50 ans, à la suite d'un accident de voiture, vue deux heures après, était dans le *coma, avec une respiration superficielle et stertoreuse, un pouls petit irrégulier et rapide,* un visage cyanosé, les joues rythmiquement soulevées par la respiration. On intervient immédiatement, et on trouve l'écaille temporale enfoncée. La dure-mère bombe et son incision donne issue à un flot de liquide séreux, qui jaillit à 5 cent. de distance. Elle fut sauvée.

(1) Bouhaefer. *Arch. f. Psych.,* 1903, T. XXXVII, p. 800, et *Th.* G. Chevallier, Paris, 1910, p. 223.
(2) L. Morel, *Arch. gén. de Méd.,* 1906, p. 1.046.
(3) De Paoli. Chipault, III, p. 43, obs. XXXIII.

De même, un soldat, qui avait reçu un coup de marteau dans la région temporale, présenta, au bout d'une demi-heure, une perte de connaissance, *une respiration irrégulière, un pouls rapide, arythmique et misérable*, les pupilles dilatées et insensibles, les extrémités froides. Par l'opération, on tombe sur une fracture étoilée avec enfoncement ; la dure-mère, très tendue, fut incisée, et il s'écoule des flots de liquide séreux, par saccades. Aussitôt, la respiration se régularise, le pouls remonte et son arythmie disparaît. Guérison.

En somme, dans ces deux cas de *Vennin*, les accidents étaient si graves, qu'on peut dire *qu'on était en présence d'une compression du 4° degré*, et cependant une intervention hâtive sauva les deux blessés (1).

Dans le cas d'Apostolidès, les accidents furent moins pressants, quoique de même nature.

Un matelot se heurte la tête contre un plafond bas, en se relevant. Il n'eut d'abord qu'un simple étourdissement ; mais, deux jours après, *crises convulsives, hémiplégie droite, aphasie motrice et surdité verbale*. Aucune lésion au crâne. On trépane à la partie inférieure de la région Rolandique, et on évacue 80 grammes de liquide séro-sanguin, situé sous la dure-mère. Guérison (2).

Mükler et Gohl, Delbet, et autres ont observé des faits comparables.

Les *épanchements sanguins* donnent souvent lieu à des symptômes immédiats de *compression comateuse*.

Nous avons déjà cité les cas de *Secchi*, de *Russell* et *Puikerton*, où des *épanchements frontaux* donnèrent lieu à de rapides accidents de *compression*, et où l'intervention fut suivie de succès.

A la région *pariéto-temporale, Proudfoot* et *Farmer, Muguai, Rocchini* observèrent des accidents comparables.

Le blessé de Rizzoli, durant son sommeil, fit une chute du haut d'une charrette chargée de grains ; il fut transporté à l'hôpital sans connaissance. Mais, on apprit qu'après la chute, il s'était relevé et avait marché ; *il était tombé ensuite dans le coma*. Malgré l'absence de tout symptôme localisateur, en raison de la marche particulière des accidents, on le trépana au niveau d'une petite plaie du cuir chevelu ;

(1) Vennin. *Soc. de Méd. fr.*, 1910, p. 415.
(2) Apostolidès. Chipault, II, p. 630.

et, aussitôt que le sang épanché eut été évacué, le blessé reprit connaissance. Il guérit rapidement (1).

Il en fut de même dans le cas de G. Peredda (2).

Dans le cas de Dubujadoux, le blessé avait été frappé en pleine nuit et dévalisé. Transporté à l'hôpital, il est *dans le coma*, avec *insensibilité absolue, respiration stertoreuse*, face pâle ; la *pupille droite est dilatée au maximum et ne réagit pas à la lumière ;* la pupille gauche est *contractée,* sans réflexe cornéen ; le pouls est *lent, très dur ;* peau brûlante, sueurs profuses. Il y a, en outre, une *hémiplégie totale à gauche.* On trépane dans la région temporale droite, où on ne trouve aucune fracture ; mais, entre la dure-mère et l'os, on enlève *un caillot de 85 grammes de sang coagulé.* Guérison. On apprit, plus tard, que le blessé après avoir été assommé, était revenu à lui, et avait pu se traîner jusqu'à une maison voisine (3).

Luys. — Un charpentier, tombé dans un escalier, resta dans le coma absolu, perdant abondamment du sang par le nez, la bouche et les deux oreilles. Il avait des mouvements sans rythme particulier dans les membres, une respiration normale et une température de 37°. On intervint le lendemain, au niveau d'une bosse sanguine pariétale. Le pariétal gauche était enfoncé dans une grande étendue. Plusieurs esquilles furent retirées, et on enleva un volumineux caillot sanguin occupant toute la zone décollable ; puis, la dure-mère fut incisée après ligature de la méningée blessée. On trouva encore au-dessous d'elle du sang liquide et des caillots qui furent évacués. La substance cérébrale parut intacte. Le blessé succomba le lendemain. On trouva, à l'autopsie, plusieurs fractures de la base, et une importante contusion cérébrale par *contre-coup* (4).

Guldenarus. — Un blessé avait reçu un coup de canne plombée, qui lui fractura le temporal. A son arrivée, *il était dans le coma.* On ouvrit le crâne au niveau de la plaie, et l'on tomba sur un épanchement sanguin considérable, qui fut évacué ; un fragment osseux, enfoncé dans le cerveau, avait lésé une grosse branche de *l'artère sylvienne.* Guérison avec persistance de troubles du langage (paraphasie, surdité verbale, loquacité extrême, etc.) (5).

(1) Rizzoli. Chipault, III, p. 63.
(2) Peredda. Chipault, III, p. 774.
(3) Dubujadoux. *Soc. de Chir.*, 1897, p. 616.
(4) Luys. *Soc. Anat.*, 1898, p. 582.
(5) Guldenarus. Chipault, I, p. 630.

Naz et Jaboulay. — Un homme heurté par une locomotive tomba sur la tête et fut amené dans le service dans un état demi-comateux, insensible, le pouls lent à 40 et 44. Un épanchement pariéto-occipital gauche fut incisé, et on constate un trait de fracture. Ensuite le crâne est ouvert, et l'on tombe sur un hématome sus-dure-mérien qui fut vidé. Suites opératoires simples (1).

Dans les *fractures de la base*, les *épanchements sanguins avec coma immédiat*, ne sont pas rares ; et parfois, comme nous le verrons plus loin, faute d'intervention, ils furent rapidement mortels.

Nous venons de citer un fait de Luys, où, à l'intervention, on tomba sur un épanchement par blessure de la méningée, et où, à l'autopsie, on constata plusieurs fractures de la base.

Dans un autre cas du même chirurgien, il s'agit encore d'une fracture de la base du crâne avec arrachement de la dure-mère et blessure du *sinus latéral*.

Le blessé âgé de 38 ans, était tombé dans l'escalier d'un omnibus en marche. A son arrivée, *il est dans le coma*, et présente une respiration lente et profonde, non stertoreuse, mais régulière ; le pouls est normal. Otorragie droite abondante. Le lendemain, même état, avec en plus une hyperesthésie généralisée et une agitation incessante des quatre membres. On se décide à intervenir, surtout en raison de l'étendue de l'hémorragie. Deux couronnes de trépan à la partie postérieure de l'écaille temporale, au-dessus de la mastoïde ; les orifices sont agrandis à la gouge. Trait de fracture oblique, qui rase le rocher. Incision de la dure-mère, et *évacuation d'abondants caillots de sang* : un fort tampon de gaze iodoformée est appliqué sur le *sinus latéral* perforé, et l'hémorragie s'arrête. Le blessé succombe le 2ᵉ jour. A l'autopsie fracture de la base et de la face cranienne du rocher ; énorme quantité de sang épanché extra-dure-mérien, intra-arachnoïdien, et pie-mérien. Le *sinus latéral* est déchiré dans l'étendue d'un centimètre, par suite du pincement et de l'arrachement de la dure-mère (2).

Dans un cas comparable à celui de Lys, *Depage* (de Bruxelles) fut plus heureux et sauva son blessé, après d'assez longues péripéties.

Celui-ci, victime d'un accident de motocycle, était dans un *coma profond*, avec *ralentissement du pouls et de la respiration*. Le lendemain,

(1) Naz et Jaboulay. *Lyon Médical*, 1910, p. 819.
(2) Luys. *Th.* 1900, p. 67.

le pouls, encore ralenti, était devenu irrégulier. Forte ecchymose derrière l'oreille gauche. Se basant *sur la diminution progressive du pouls,* Depage conclut à une *compression cérébrale, due à un épanchement sanguin.* Il intervint, découvrit une fracture pariéto-occipitale, irradiée vers la base ; et, par une large brèche, enleva une grande masse sanguine coagulée, qui comprimait le cerveau. L'incision de la dure-mère sur une étendue de 2 cm., donna issue à une certaine quantité de liquide sanguinolent et une hémorragie du sinus latéral fut arrêtée par tamponnement (1).

Gangolphe et Piery. — Chez un homme de 55 ans, ramassé au bas de son escalier et amené à l'hôpital dans le *coma,* ils constatèrent une *hémiplégie complète des membres gauches,* et *une contracture marquée des membres droits.* La respiration était *stertoreuse.* Cet état persista pendant deux ou trois jours ; puis, la température s'éleva et le blessé succomba le 6e jour. Après sa mort, on trouva, à droite, un volumineux caillot sus-dure-mérien de 12 × 8 cm., et du poids de 100 grammes. A gauche, dans l'arachnoïde, épanchement en nappe, semblable à de la gelée de groseille. Fracture de la fosse postérieure, divisant le *sinus latéral,* origine de l'hémorragie entre la dure-mère et les os (2).

Dans le cas suivant du *Dr Martin,* l'épanchement sanguin, *pie-rolandique,* fut heureusement évacué, malgré un coma prolongé.

Dr Martin. — Cavalier tombé en sautant sur son cheval. *État comateux avec respiration bruyante.* Le blessé répond cependant à l'appel de son nom. Otorragie gauche. Aucune paralysie. Le diagnostic fut d'abord : *commotion* avec fracture de la base, irradiée au rocher. Pendant 7 jours, l'état resta le même, avec augmentation de la torpeur, et un peu d'agitation.

Le 8e jour, et jours suivants : *convulsions ;* elles se répètent tous les quarts d'heure, le 10e jour ; alors apparaît une *paralysie faciale gauche.* Manifestement les convulsions siègent *à droite,* et sont suivies d'une *hémiplégie droite.* Les convulsions et l'hémiplégie indiquent une lésion *à gauche ;* la paralysie faciale gauche au contraire est directe, et en rapport avec la fracture du rocher. Large craniectomie dans la région temporale gauche ; la dure-mère étant incisée, on enlève à la surface des *circonvolutions Rolandiques,* un caillot, en partie défibriné, de 1 cent. d'épaisseur, du poids de 60 grammes environ. Guérison complète (3).

(1) Depage. *Bull. de la Soc. des Sc. Méd. de Bruxelles,* 5 Février 1900.
(2) Gangolphe et Piery. *Rev. de Chir.,* 1899, II, p. 228.
(3) Dr Martin. *In th.* Chaillous, Toulouse, 1910, obs. X.

2° Les *compressions* FORTES, à *manifestations retardées* ou *tardives*, sont propres aux *épanchements sanguins inter-méningés* et aux *apoplexies tardives méningées*. Il en sera question au chapitre spécial de ces deux lésions. On les rencontre encore dans les *compressions osseuses avec épanchement sanguin sous-jacent*.

3° Les *compressions* FORTES à *marche progressive*, doivent nous arrêter un instant, ici, en raison de leur physionomie clinique, un peu particulière, qu'il importe de mettre en relief.

Dans le fait de *Hassler* (hémorragie extra-dure-mérienne, par coup de queue de billard), il y eut d'abord, perte de connaissance de 10 minutes. Le lendemain : *aphasie motrice et parésie du membre supérieur droit. P. 50. Ce n'est que le 3° jour que la paralysie du bras droit devint évidente et que l'obnubilation et la tendance à la somnolence se manifestèrent*. En même temps, il y eut *mydriase* à l'œil gauche, tandis que le droit était normal. Ecchymose temporo-pariétale. Aucune dépression. On porte le diagnostic d'*hématome sus dure-mérien*, en raison de l'*évolution progressive* des symptômes. Intervention : fêlure de la table externe. On retire 180 grs de caillots occupant la zone décollable. Guérison (1).

Dans le fait de *Denis* (Constantinople), antérieurement cité, chez un maçon tombé d'une hauteur de 6 mètres, il y eut perte de connaissance, schock ; *respiration courte, oppressée*, non stertoreuse, et *immobilité complète du côté droit* et *anesthésie* du membre inférieur, de l'avant-bras et de la face à droite. Les trois jours suivants, même état. Le 4° jour, la sensibilité revient dans le membre inférieur droit et à la face. Au membre supérieur, *contracture progressive*. Le 7° jour, *la contracture augmente ;* agitation, loquacité excessive. Le 9° jour, opération. On enlève une grande quantité de caillots extra-dure-mériens : la dure-mère, intacte, est éloignée de 3 cm. de la boîte cranienne. Guérison (2).

G. Guilbaut (Nantes). — H... 17 ans, tombé d'un cheval lancé au galop. Céphalée, vomissements ; pas de coma ; aucun écoulement de sang ; bosse sanguine à la région occipito pariétale droite. Le 4° jour, crises convulsives très courtes, avec secousses cloniques dans tout le

(1) Hassler. *Soc. de Méd. Milit. fr.*, 1907, p. 269.
(2) Denis. Chipault, II, p. 606, obs. V.

côté gauche. Abattement profond, hébétude. Le 6° jour : *coma* avec
un peu de *stertor* ; crise d'épilepsie Jacksonnienne à gauche.

Signes de compression évidents. Taille d'un lambeau dans la région
pariéto-occipitale droite. Trait de fracture horizontal, à trois travers de
doigts au-dessus du conduit auditif. Ablation au ciseau d'un triangle
osseux ; aucun épanchement supra-dural. Aussitôt la dure-mère
ponctionnée, il jaillit, sous forte pression, un liquide sero-sanguinolent,
dont la quantité est évaluée à 80 grammes. Issue d'un peu de
substance cérébrale. Aussitôt après l'opération, le pouls de 80 s'élève
à 160. Le lendemain, il est à 120 ; crises convulsives. T. 38° 2. Puis,
l'état s'améliore, et les crises disparaissent. Guérison (1).

L'observation du D* Cavaillon est des plus précises et des
plus complètes, au point de vue des *compressions progressives.*

D* Cavaillon. — H... 35 ans, puisatier, a fait une chute d'une
hauteur de 10 mètres. A son entrée, deux heures après l'accident, le
coma est absolu, la respiration stertoreuse et rapide, le pouls ralenti à 56.
Ni hémiplégie, ni anesthésie. Le côté droit de la face est légèrement
flasque. Plaie temporale gauche, avec fragment osseux sous-jacent.

Une heure après, ecchymose péri-orbitaire. Parésie faciale droite
très accusée. *La respiration reste stertoreuse et rapide ; le pouls est
descendu à 45.* Léger épistaxis. Exagération des réflexes et trépidation
épileptoïde *dans les membres droits,* où l'anesthésie est maintenant
absolue. Réflexes cutanés disparus. Pupille gauche dilatée, sans réaction
à la lumière.

Une heure plus tard encore, on constate la *disparition des réflexes
tendineux,* et une *hémiplégie sensitivo-motrice droite.* Le réflexe
pupillaire gauche s'effectue mal ; on note un cercle noir péri-papillaire.
P. 45.

Intervention. Un grand fragment central de 5 à 6 cm. est embarré :
on résèque différents fragments, afin de le libérer. De là partent une
infinité de fissures, l'une vers l'orbite. Entre la dure-mère et le plan
osseux, masse sanguine non coagulée encore. Ligature d'une artère
qui saigne, dans le fond. La dure-mère ne bat pas ; on l'incise sur
l'étendue de 2 cm. ; le cerveau ne se présente pas, et il coule beaucoup
de sang liquide. Drainage ; un ou deux points de suture pour les plans
superficiels.

Pendant plusieurs jours, l'état reste extrêmement grave. Coma
persistant ; hémiplégie stationnaire. T. 39. Incontinence d'urine.

Quelques jours après, le malade est un peu plus éveillé. Aphasie
sans surdité verbale ; aphasie motrice et perte de la mémoire psychique.

(1) Guilbaut (Nantes). *Gaz. Méd. de Nantes,* 1904, p. 461.

La sensibilité et les réflexes réapparaissent peu à peu, les jours suivants. P. 60. Puis, deux jours après, il remue les orteils et la main. Il bredouille quelques mots.

Dans la plaie, il se forme un bourgeon cérébral, qui s'élimine peu à peu.

Au bout de 12 jours, les phénomènes sensitifs et moteurs ont disparu. Il ne dit encore que des jurons ; il reconnait sa femme et son enfant.

Une semaine plus tard, il reconnait les objets, et il retrouve quelques mots. Il n'a plus, en somme, d'aphasie motrice complète. Enfin, quand il quitte l'hôpital 20 jours après, l'hémiplégie n'existe plus, et la marche s'effectue bien. Idéation peu active ; langage intérieur parfait, extérieur, enfantin (1).

Ces *compressions progressives* sont assez fréquentes aussi, dans les *fractures de la base*, soit qu'il s'agisse d'*épanchements sanguins*, soit qu'il se produise une *hypertension croissante*, par hypersécrétion de liquide céphalo-rachidien.

Patel. — Un terrassier, âgé de 25 ans, reçoit sur la tête une pierre de 20 kgs, d'une hauteur de plusieurs mètres. *Coma ; résolution musculaire ; respiration stertoreuse.* P. 45-50. Epistaxis et otorrhagie droite. La région pariétale droite est enfoncée ; nombreuses esquilles ; petite plaie au niveau de l'enfoncement. Aucune paralysie.

Intervention immédiate. De nombreuses esquilles pariéto-temporales sont dégagées et extirpées ; il en résulte une perte de substance plus grande que la paume de la main. Ablation de nombreux caillots sous-jacents. La méningée moyenne est blessée, saigne. En soulevant le cerveau avec la dure-mère, on aperçoit un jet sanguin au voisinage du trou petit rond ; et, on tamponne à la gaze iodoformée. On constate alors, *que le trait de fracture se prolonge vers la base du crâne*, en suivant le versant antérieur du rocher, et en intéressant le trou petit rond. Le blessé ne reprend connaissance qu'au 4e jour. Guérison progressive et complète : la dure-mère n'a pas été ouverte (2).

Benoit. — F... 49 ans, cuisinière. Chute dans un escalier. Elle ne perd pas connaissance ; elle essaye même de reprendre son travail. Mais, dans la soirée, elle tombe graduellement dans une stupeur assez profonde. Dans la semaine qui suit, les symptômes vont en s'aggravant ; et la blessée est amenée à l'hôpital le 8e jour. Face très pâle, paupières closes, visage sans expression. Intelligence presqu'anéantie ; elle ne répond que par monosyllabes. Sensibilité conservée. Un peu de parésie du bras et de la jambe gauches. Incontinence d'urine. Langue sèche ;

(1) Cavaillon. *Lyon Méd.*, 1904, p. 837, et *th.* G. Chevallier, 1910, p. 74.
(2) Patel. *Lyon Méd.* 1910, p. 223.

pouls petit et lent, 80 à 90. Pas de fièvre. Aucune lésion du cuir chevelu ; un peu de douleur à la pression, dans la région temporale droite. La malade traîne ainsi, pendant trois jours ; puis, il y a une aggravation subite des symptômes ; et, elle meurt dans la nuit. *Fracture de la partie antérieure de l'étage moyen.* Le trait de fracture traverse le canal osseux de la méningée, qui est divisée en deux tronçons : boutonnière de la dure-mère à ce niveau. Rien entre la dure-mère et les os. Mais, vaste épanchement sanguin recouvrant tout l'hémisphère. Circonvolutions imprégnées de sang et aplaties, surtout au niveau de la zone motrice. Environ, 50 grammes de caillots (1).

Le cas de *Gauché* et *Le Bec* est assez comparable au précédent.

Les *compressions progressives,* avec coma, par *hypertension céphalo-rachidienne,* sont maintenant bien connues.

Chez un blessé de Jacob, qui avait fait une chute sur l'occiput, il y eut bientôt du *coma* et une *otorrhagie droite :* pas de signe de fracture de la voûte ; mais écoulement en grande quantité de liquide séro-sanguin, par l'oreille droite. Une première ponction lombaire, faite le lendemain, ramène 35 cc de liquide fortement teinté en rouge et *en hypertension.* Quelques heures après, le blessé reprenait connaissance, mais était encore obnubilé. Le 3° et le 4° jour, deux autres ponctions ; liquide moins coloré, moins *hypertendu.* A chaque ponction, la céphalée, très vive les premiers jours, s'atténuait. Une 4° ponction, faite le 5° jour, donna un liquide à peu près normal. Dès lors, la guérison fut rapide (2).

Nous avons également publié un fait de Vincent, où à la suite d'une chute sur l'occiput et d'une fracture, qui en fut la conséquence, le blessé tomba dans le coma, et avait une abondante otorrhagie droite. Contusion occipitale. Intervention. On constate une fracture de la fosse postérieure, dont on résèque les bords. La dure-mère est intacte ; pas d'épanchement extérieur ; on incise cette membrane, et on ne trouve pas de sang au-dessous d'elle. Drainage. Le blessé ne reprit ses sens qu'au bout de 8 à 10 jours ; l'otorrhagie dura plusieurs jours. Le drain fut supprimé le 12° jour, et le blessé quitta la clinique peu après (3).

En somme, dans ce cas de Vincent, les troubles de compression tenaient à la dépression osseuse et surtout à

(1) Bénoit. *Soc. Anat.,* 1878, p. 139.
(2) Jacob. *Soc. de Méd. Milit. fr.,* 1910, p. 455.
(3) Vincent. *Rev. de Chir.,* 1909, II, p. 253.

l'*hypertension intra-cranienne*, à la suite d'une fracture de
la base.

Muret rapporte le cas suivant :

Un homme fait une chute d'un tramway en marche, sur l'occiput.
Perte de connaissance. Epistaxis. Deux jours après, il est transporté à
l'hôpital dans le *coma* avec une *hémiplégie droite incomplète*. On porte
le diagnostic de *fracture para-médiane*, car il avait eu un *épistaxis*.
Ponction lombaire ; liquide hémorragique ; *le coma persiste*. Le
lendemain, 2° ponction : liquide encore très hémorragique ; *même état*.
Après la 3° ponction, faite trois jours plus tard, on observe un liquide
faiblement hématique. Le malade *sort de son coma* et commence à
répondre. Quatre jours après, 4° ponction : liquide normal. L'*hémiplégie
disparait*. Dans les deux semaines suivantes, on fait encore
deux ponctions. Le malade sort guéri, un mois après (1).

Dans ce cas, la résorption de l'épanchement avait été lente,
et l'hypertension n'avait cédé que peu à peu.

Pour terminer cette étude clinique des *compressions* FORTES,
il nous faut, en rappelant une observation de *Cushing*,
montrer toute l'importance de la *mensuration de la tension
artérielle*, au point de vue du diagnostic et du traitement.

Un charpentier de vaisseau a le crâne pris entre une pièce de bois
et les parois d'un navire : le crâne craque comme une noix. Il y a
épistaxis et abondant écoulement de sang par les deux oreilles ; mais,
le blessé ne perd pas connaissance. Il se relève et reste debout quelques
instants, répondant aux questions. Mais, dans la demi-heure qui suit,
il est envahi par une torpeur graduelle ; et, il est apporté à l'hôpital,
sans connaissance. A son arrivée, il est inconscient, agité, irritable
par la plus petite excitation. P. 56, de tension élevée. R. 30, régulière.
La *pression sanguine*, à ce moment mesurait 230 mm Hg. La face et le
cou étaient cyanosés, les veines du front distendues et d'un bleu foncé ;
les paupières bleuâtres et gonflées. Exophtalmos. Pupilles inégales
à droite, punctiforme ; la gauche, de 4 mm. Déchirures sur l'oreille
droite, et ecchymoses sur le pariétal gauche. Abondant écoulement de
sang par les oreilles. Réflexes profonds exagérés.

Dans l'heure qui suit, situation peu à peu plus mauvaise ; stupeur
profonde.

La *pression sanguine* monte de 230 mm Hg à 250 mm Hg. P. 50. La
respiration présente un Cheyne-Stokes périodique avec stade complet
d'apnée, et stade de respiration superficielle, alternant avec un stade

(1) Muret. *Th.* Paris, 1909, p. 84, obs. 14.

stertoreux. La tension artérielle oscille avec les divers stades respiratoires.

Il n'y a plus lieu de différer l'intervention, mais où la faire ? Aucun symptôme de localisation cérébrale, aucune lésion du cuir chevelu, ne vient éclairer le chirurgien. Toutefois, en palpant la région temporale droite qui est douloureuse, on remarque que le côté gauche de la face réagit, plus que le côté droit. On décide d'agir *à gauche*, à cause de ce symptôme. D'autre part, pendant l'anesthésie, on observe un état de faiblesse du bras droit.

Craniectomie large, comprenant l'aire du centre facial droit. On découvre *une fissure du temporal s'étendant jusqu'à la base* et *un caillot sanguin extra-dural*, très large. On en pratique l'ablation : il a repoussé fortement le lobe temporal. L'hémorragie provenait sans doute de la méningée, car le trait de fracture se dirigeait vers le trou épineux. La dure-mère paraissait tendue, et fut ouverte ; *il s'écoula du liquide céphalo-rachidien, en hypertension*.

Aussitôt après cette intervention, *la pression sanguine retombe à son état normal*, c'est-à-dire à 150 mm Hg. Il y eut d'abord un pouls accéléré de 130 à 140 ; mais, bientôt il se ralentit et reste à 100. Guérison progressive (1).

Dans cette observation, la COMPRESSION atteignit, ainsi que le remarque *Cushing*, le *stade élevé de la compression manifeste* (Höhestadium des manifesten Hirndrucker), c'est-à-dire notre 3° degré, celui des *compressions* FORTES.

Il est évident que, dans ce cas, l'augmentation accusée de la *pression sanguine*, et surtout la persistance de son degré élevé, *incitèrent vivement le chirurgien à intervenir, alors que tout symptôme de localisation faisait défaut*. Beaucoup eussent hésité.

D. — QUATRIÈME DEGRÉ.

COMPRESSIONS GRAVES OU MORTELLES.

a) Expérimentation. — Il y a 45 ans déjà que Leyden et nous, avons démontré expérimentalement, que dans les compressions graduellement croissantes, par injection d'un liquide, non absorbable à la surface des hémisphères, la *pression artérielle générale* s'élève de plus en plus ; mais, qu'il arrive un moment, où la *pression intra-cranienne* dépasse notablement la *pression artérielle*. Alors, la respiration, ralentie d'abord, se suspend ; le pouls, ralenti aussi,

(1) Cushing. *Amer. Journ. of Méd. Sc.*, 1903, p. 1.117.

devient petit, incalculable, et le cœur s'arrête. En même temps, la *pression sanguine*, après s'être élevée, tombe rapidement ; et, la mort survient.

Ainsi, comme on pourra le constater sur le diagramme d'une de nos expériences principales, les *phénomènes graves ou bulbaires* apparaissent lorsque la pression à la surface des hémisphères est montée à 25 ou 27 centimètres ; à ce moment la tension artérielle s'est élevée, elle-même, progressivement à 22 ou 23 cm.

Lorsque la mort survient, la pression épi-cérébrale égale 35 centimètres, et la tension artérielle 25 centimètres.

Les planches X et XI de notre thèse reproduisent, en détail, les diverses modifications de la *tension artérielle*.

Nous nous exprimions ainsi : « A 10 cm Hg., l'animal présente une légère tendance à dormir, de la fatigue musculaire et des troubles de la respiration. R. 60. P. 100. — Si la pression monte à 15 cm Hg., l'animal incline la tête et s'endort, sopor sans bruit, sommeil silencieux. — Lorsque la pression s'élevait lentement de 15 à 25 cm Hg, on observait : un *coma profond*, une *respiration entre-coupée* avec hoquets du diaphragme, des *battements du cœur petits et incalculables*, et enfin *l'arrêt de la respiration*. Pendant ce temps, la sensibilité s'était graduellement éteinte. La mort peut être ainsi rapidement produite, en quelques minutes (8 à 10 dans l'expérience) » (1).

D'autre part, Pagenstecher et nous, à la même époque, soit à l'aide d'injections de cire, soit par la compression à l'aide de plaques de liège, nous avons pu obtenir des effets comparables aux précédents : la mort survenait dès que la restriction de l'espace cranien était devenue suffisante. Les planches IX et X de notre thèse démontrent les effets des compressions de plus en plus fortes, sur la tension artérielle, jusqu'à ce que la mort s'en suive. Il arrive un moment où la respiration devient rare et superficielle, le pouls petit et arythmique, et où la tension artérielle baisse considérablement.

Les *centres bulbaires* sont tout à fait *désorientés*. Les effets sur le cœur, la respiration, et la tension artérielle, sont comparables à ceux obtenus par *Couty*, à la suite des injections de poudre de lycopode dans les artères cérébrales, lorsque l'*anémie cérébrale est complète*. Au moment de la mort de l'animal, les vaisseaux de l'encéphale (veines, capillaires et artérioles), sont complètement vides ; l'*anémie*

(1) Durel. *Traumatismes cérébraux*, 1878, p. 168, obs. XXVI.

est absolue. Ce fait est admis par tous les expérimentateurs. Sur les figures de *Cushing*, représentant l'état du cerveau au moment de compressions graves, on peut constater que la surface de cet organe est *d'une pâleur très grande*, que la vascularisation capillaire a disparu, que les artères sont très rétrécies et vides ; seuls, se voient encore quelques rares segments veineux, où le sang est momentanément incarcéré.

Nous dénommions *phase d'accélération terminale du pouls*, le moment où la pression intra-cranienne ayant notablement dépassé la pression artérielle, celui-ci devient petit, rapide, incalculable ; la respiration en même temps devient superficielle et rare, puis s'arrête.

Parfois, quelques instants auparavant, la *respiration* affectait le type Cheyne-Stokes. Nous disions qu'il y avait alors *dissociation du pouls et de la respiration ;* la pression et la température baissaient considérablement.

Polis a dénommé cette phase terminale, *désorientation* ou *déséquilibration* des centres bulbaires.

b) A cette période encore, apparaissent les *vagues de Traube-Hering*, si bien figurées sur les courbes de Cushing. On y voit, que tantôt la courbe des vagues dépasse totalement la ligne ascendante de la pression intra-cérébrale, pendant la systole et pendant la diastole ; puis, la tension artérielle ne la franchit plus *qu'au moment de la systole :* alors la gêne de la circulation bulbaire est très marquée. Nous avons vu, en effet, que ces vagues Traube-Héring étaient le résultat de l'excitation du *centre vaso-moteur*, luttant contre l'obstacle (agent de la compression), et arrivant à fournir, au moins momentanément, de sang artériel les *centres cérébraux* et les *centres bulbaires :* ceux-ci se raniment par périodes ou définitivement sous l'influence de l'*ondée bienfaisante*, tant qu'elle est suffisante.

D'après *Cushing* et *Kocher*, le mécanisme merveilleux du centre vaso-moteur, luttant pour la vie, peut se poursuivre un temps assez long.

Quoi qu'il en soit, c'est cette période des *troubles bulbaires accentués* et de leur lutte contre l'*anémie croissante* des centres nerveux, qui, dans son ensemble, constitue le *quatrième degré* des *compressions* et qui caractérise ce que nous dénommons, en clinique, les *compressions* GRAVES ou MORTELLES.

Kocher, par son *schéma physique*, a démontré que, dans les *compressions croissantes*, il arrive un moment où les tubes, comprimés dans le manchon de verre extérieur, et qui représentent les sinus, les veines, les capillaires et les artères, sont complètement oblitérés. L'écoulement, après avoir été diminué et intermittent, s'arrête.

D'autre part, de ses expériences avec Maasland-Saltikoff sur l'action des *fortes charges* sur le cerveau il conclut que :

1º Par une *très forte pression*, survient l'*arrêt de la respiration*, souvent précédé par une respiration tout à fait superficielle, avec des efforts inspiratoires isolés, rares et profonds. Ces effets sont surtout marqués chez les animaux *épuisés* par des charges successives antérieures.

2º Que de même, du *côté du cœur*, dans les cas de *pression forte* et *de longue durée*, le *pouls d'accélération vague* de la période précédente se transforme en *pouls vague paralytique*. Celui-ci peut, dans quelques cas, d'abord n'être que transitoire, et apparaître un petit nombre de fois ; puis il devient définitif.

3º Enfin, une *charge très forte* produit immédiatement une vive ascension de la *pression sanguine*, même en cas d'arrêt de la respiration, et même s'il existe déjà un pouls d'excitation ou de paralysie vague.

C'est à cette période, où les *troubles cérébraux* et *bulbaires* arrivent à leur plus haut degré, que Kocher donne le nom de *stade de paralysie* (Die Lahmung Stadium des Hirndrucker). Il admet qu'à ce moment il y a alternance d'*adyamorrhysis* et de *dysdiamorrhysis*, c'est-à-dire que, par excitation du centre vaso-moteur, l'état de vacuité des vaisseaux encéphaliques (adyamorrhysis) se transforme parfois en dysdiamorrhysis, mais non en *eudiamorrhysis* de la période précédente, où le centre vaso-moteur avait encore une action assez puissante pour déterminer des *vagues Traube-Hering efficaces*.

Au *stade de paralysie*, il n'y a qu'un *dysdiamorrhysis intermittent*, parce que, parfois la courbe s'élève au-dessus de la pression cérébrale, au moment de la *systole*, mais non à celui de la *diastole*.

Enfin, la baisse de la pression sanguine devient définitive au moment de la *mort*.

Du côté cérébral, le *coma* est absolu, profond. Les impressions sensorielles, les excitations sensibles, ne peuvent ni réveiller l'animal, ni provoquer aucune réaction ; les membres sont flasques.

La *respiration* présente des interruptions non seulement prononcées, mais les mouvements respiratoires deviennent irrégulièrement profonds, puis, en partie, tout à fait superficiels, et ils se rapprochent plus ou moins du type Cheyne-Stokes.

Le *pouls* devient irrégulier, avec apparition de pulsations petites, rapides, jusqu'à ce que définitivement se manifeste le *pouls vague paralytique,* petit et rapide (1).

On voit qu'il y a concordance à ces divers points de vue, entre nos recherches expérimentales, déjà anciennes et celles de Kocher. Ce que cet auteur dénomme *stade de paralysie,* correspond assez bien aux troubles que nous désignons, en clinique, sous le nom de *compressions graves* ou *mortelles.*

c) Il nous faut encore, à propos des *compressions graves,* surtout, rappeler ici les expériences de Pagenstecher, où l'on constata, sous l'influence de grosses injections de cire intra-craniennes, une *forte déformation de l'hémisphère,* et un *aplatissement du bulbe,* sur la gouttière basilaire.

Les recherches de *Horsley* et *Spencer* sur la *compression directe du bulbe* par un sac de caoutchouc, faiblement distendu, et surtout celles de *L. Hill* sur les déplacements, la descente de la masse encéphalique, l'*enclavement* possible du *mésocéphale* dans l'ouverture du *tentorium cérébelleux,* ou l'*engorgement des amygdales* ou du *bulbe* au niveau du trou basilaire (2), et enfin les *différents barrages* (qui résultent de ces déplacements) pour les circulations sanguine, lymphatique, et du liquide céphalo-rachidien.

De plus, *L. Hill* a insisté avec juste raison sur le rôle des différentes *chambres cérébrales,* selon que le *corps compresseur* occupe l'une ou l'autre d'entre elles. C'est ainsi qu'une injection saline sous une pression de 100 mm. Hg. dans une des *chambres cérébrales* détermine des symptômes de compression accusés, tandis qu'une injection à une pression de 50 mm. Hg. dans la chambre cérébelleuse suffit pour produire les mêmes effets. Il y a dans ces cas, en divers points de la cavité du crâne, des *contre-pressions* osseuses ou

____

(1) Kocher. *Hirnerschütterung,* Wien 1901, p. 200.

(1) P. Marie a signalé l'engorgement des *amygdales cérébelleuses* dans le trou occipital, dans les cas d'hémorragies cérébrales abondantes *(Soc. de Biol.,* 1ᵉʳ Juillet 1889) — et Faure-Beaulieu, dans un cas d'hémorragie intra-arachnoïdienne, couvrant l'hémisphère jusqu'à la tente du cervelet a vu survenir des troubles bulbaires (respiration de Cheyne-Stokes, difficultés de la déglutition, etc.). Il constata à l'autopsie que la circonvolution de l'hippocampe s'était enclavée dans le trou ovale de Pacchioni de la tente du cervelet, où elle faisait un barrage complet, en même temps qu'il y avait un changement des amygdales cérébelleuses dans le trou occipital. La ponction lombaire n'avait fourni qu'un peu de liquide clair. *(Rev. Neurol.,* 1904, p. 1.248).

membraneuses, sur lesquelles nous avons suffisamment insisté.

Les *désordres physico-mécaniques* sont à leur plus haut degré dans les *compressions graves,* souvent produites par *d'abondants épanchements sanguins* ou par une *hypertension excessive intra-cranieune.* Ils contribuent, pour une large part, à la *gêne circulatoire* et à l'*anémie* des centres encéphaliques; ils sont une cause puissante de l'apparition hâtive du *stade de paralysie,* où les troubles *cérébro-bulbo-médullaires* arrivent rapidement à leur maximum, jusqu'à déterminer en peu de temps, une *issue fatale.*

d) Faits cliniques.

Il y a lieu de considérer, dans les *compressions* graves envisagées au point de vue clinique, trois catégories de faits : 1° les *vastes épanchements sanguins inter-méningés,* sans fracture du crâne; 2° les *épanchements* avec *fracture de la base,* où les lésions sont généralement très complexes; 3° les *épanchements intra-cérébraux.*

1° *Gros épanchements sanguins sans fracture* (ou avec fissure limitée à la voûte).

Dans ce cas, la mort est survenue rapidement à cause du volume de l'épanchement : souvent, le chirurgien n'est pas intervenu, soit qu'il ait été dérouté par les symptômes, soit qu'il ait trop différé.

Jacquet. — H... ivre, ayant fait une chute dans un escalier. Plaie fronto-pariétale à droite. Otorrhagie droite. A l'examen du lendemain, il ne *répond aux questions* que par *oui* et par *non.* Il pousse des cris et jure, quand on le remue dans son lit. Il ne reconnaît pas les personnes. Vomissements. *Parésie légère du bras droit.* Pupilles égales. P. 70, régulier, plein. La nuit suivante, il est agité, et le lendemain, la *respiration est entrecoupée de profonds soupirs,* mais ne présente pas le rythme de Cheyne-Stokes. P. 97. T. 39°. Crises épileptiformes, qui se répètent dans la matinée du 4e jour. T. 40. Mort à 7 h. du soir.

Autopsie. Du côté droit, où a eu lieu la chute, aucune lésion importante. A *gauche,* dans l'arachnoïde, épanchement sanguin considérable, formé par des caillots mous, gelée de groseille, et plusieurs foyers de contusion importants, dont l'un au niveau de F³, et l'autre sur le lobe sphénoïdal. Aucune fracture du crâne (1).

En somme, dans ce cas, il y avait une *aphasie* et une *parésie du bras droit,* dont on eût pu tenir compte.

(1) Jacquet. *Soc. Anat.,* 1883, p. 254.

Boinet. — H ... 50 ans, tombé d'une hauteur de 2 m 50 sur la région pariéto-temporale droite. Petite plaie contuse superficielle. État comateux, respiration bruyante, stertoreuse. *Hémiplégie gauche* et déviation conjuguée de la tête et des yeux ; le malade regarde sa lésion. Pupilles très resserrées ; température normale.

Trépanation, qui met à jour un vaste caillot extra-dure-mérien, mou, friable. On n'enlève que des fragments de ce caillot, par crainte de l'hémorragie. Mort dans la soirée, à l'*autopsie :* caillot de 75 grs, entre la dure-mère et les os : [il provenait d'une hémorragie de la méningée moyenne, sectionnée par le bord tranchant d'un fragment quadrilatère, provenant de la table interne du temporal : le trait de fracture se continuait à la base (1).

Flament et Bochelet. — Un camionneur tombe de cheval à 8 heures du matin, n'a qu'un peu de malaise jusqu'à 2 h. $^{1}/_{2}$. A 3 h. $^{1}/_{2}$, il perd connaissance et meurt à 5 heures. — A l'*autopsie*, on trouve un vaste épanchement sur la face externe de l'hémisphère cérébral gauche ; il y a, en outre, des épanchements pie-mériens et des épanchements par contre-coup au niveau des lobes frontaux. Quand on a enlevé le cerveau, on remarque un caillot volumineux sur le *sinus latéral gauche*, qui présente une déchirure horizontale de 7 à 8 mm. à 5 cm. de son coude. L'examen le plus minutieux de la voûte et de la base ne permet de découvrir *aucune fracture* ou *félure*. C'est donc un *volumineux épanchement sanguin par déchirure du sinus latéral sans aucune fracture* (2).

Dans ce fait, seul l'épanchement sanguin a été la *cause de la mort,* par *compression*.

Bobillon rapporte aussi un cas d'*épanchement rapidement mortel,* par rupture du sinus latéral droit, à la suite d'un effort, chez un soldat qu'on avait attaché par le cou.

G. Poirrier, chez un enfant de 3 ans, tombé du 4° étage, mort en quelques heures dans le coma, ne trouva *d'autre lésion qu'un épanchement sanguin très abondant* dans les étages moyen et postérieur, à la suite d'une rupture assez étendue du *sinus latéral droit,* au niveau du point d'insertion de la tente du cervelet. Aucune fracture.

Hutchinson rapporte l'histoire d'un enfant de 9 ans, qui, lorsqu'on le balançait par les mains, fut lâché et vint se heurter la tête contre une boîte. Il put retourner à pied chez lui ; mais trois heures après :

(1) Boinet. *Arch. de Neurol.*, 1899, I, p. 499.
(2) Flament et Bochelet. *Arch. de Méd. Milit.*, 1896, et *Th.* Luys, p. 76.

convulsions, coma, agitation désordonnée des membres, mouvements convulsifs fréquents ; rigidité du côté gauche ; pupilles dilatées, cornées insensibles, paralysie complète des jambes.

Trépanation à gauche, parce que de ce côté, la pupille était plus dilatée : énorme caillot ; l'hémorragie fut arrêtée par ligature de la carotide externe. Mort 4 heures plus tard. A l'*autopsie* : rupture de la branche postérieure de la méningée : *aucune fracture* (1).

Dans ces derniers faits, il n'y a d'autre lésion pour expliquer la mort rapide qu'une *rupture vasculaire*, ayant déterminé une *compression* par *épanchement sanguin*, sans autre altération des centres nerveux et sans fracture.

D'autre part, une condition plusieurs fois notée des *compressions mortelles* fut la rupture d'un *sinus*, ou d'une *grosse veine de la convexité* causée par une *fracture longitudinale de la voûte*. Les symptômes en sont parfois assez trompeurs : il survient des contractures des quatre membres ; et à cause de cela, on a parfois supposé l'existence d'un épanchement ventriculaire.

Cestan. — H... 64 ans, tombé de sa hauteur, à sa sortie d'une réunion publique. Le lendemain : *coma, respiration stertoreuse, réflexes exagérés, tendance à la contracture générale*. Ni ecchymose, ni écoulement sanguin. On croit à une hémorragie ventriculaire. Mort dans la soirée. A l'*autopsie* : énorme bosse sanguine à la région occipitale. *Trait de fracture antéro-postérieur*, allant de l'occiput au rebord orbitaire. Énorme épanchement sanguin de la base et de la convexité, plus prononcée sur l'hémisphère gauche où le caillot a 4 cm. d'épaisseur, moulant les circonvolutions, et pénétrant dans les sillons et scissures. Le sang provenant de la déchirure d'une *veine émissaire* de Santorini, près de son entrée dans le sinus ; elle avait été intéressée par le trait de fracture (2).

Dans le cas de Perrin, il s'agit d'un vieillard de 70 ans, tombé sur les dalles du vestibule des Invalides, la région occipitale rencontrant le sol. Coma ; résolution musculaire complète. P. 70. Respiration stertoreuse. Mouvements automatiques des membres supérieurs et inférieurs ; dilatation des pupilles. Mort en 3 heures. Fracture longitudinale intéressant le pariétal et le frontal à droite. *Rupture d'une grosse veine du diploé*, au niveau de la fêlure ; déchirure de la dure-mère à ce niveau, et *épanchement de 350 grammes environ*, dans la cavité arachnoïdienne. Aucune contusion du cerveau (3).

<hr>

(1) Hutchinson. *Méd. moderne*, 1896, p. 5.
(2) Cestan. *Soc. Anat.*, 1896, p. 365.
(3) Perrin. *Soc. Anat.*, 1887, p. 378.

Le fait, plus récent, de *Martin* et *Godlewski,* au point de
vue des symptômes, n'est pas sans analogie avec les
précédents, bien qu'il s'agisse d'une *fracture horizontale,*
située plus bas, dans la région temporale, intéressant l'*artère
méningée moyenne.*

Martin et Godlewski. — H... 40 ans, charretier, voulant retenir
son cheval, tombe sur le côté gauche. Il peut se relever et remonter
sur sa voiture. Mais, peu à peu, il s'assoupit et ne répond plus aux
questions. A son arrivée à l'hôpital : coma profond, stertor ; pouls
faible à 70 ; tous ses muscles sont contracturés. Légère plaie de la fosse
temporale gauche. Intervention : lambeau, brèche osseuse de cette
région. On tombe sur des caillots, qui sont enlevés au doigt et à la
curette. On ne peut trouver le vaisseau, qui a donné lieu à l'hémorragie ;
mais, on a remarqué un trait de fracture, parallèle à l'arcade
zygomatique. Tamponnement. Mort 2 heures après. La dure-mère est
saine, ainsi que le cerveau sous-jacent. Trait de fracture horizontal de
3 cm., croisant le trajet de la méningée. On ne découvre pas le vaisseau
blessé. Aucune autre lésion (1).

Zanetti. — H... 30 ans, frappé à la tête avec un banc ; plaie
contuse de la région pariétale gauche. Il vient lui-même à l'hôpital.
Dans la nuit, Zanetti est appelé par l'infirmier. Il trouve le malade
avec *une respiration stertoreuse, un pouls lent et petit, de la paralysie
des membres droits, de la mydriase et de la perte des facultés psychiques.*
Il constate une fracture déprimée, procède à la trépanation, qui,
malgré l'évacuation du sang épanché, ne suffit pas à sauver le blessé.
A l'*autopsie :* vaste caillot extra-dural de 120 grammes, gros comme
la moitié d'une orange, *ayant comprimé fortement le cerveau* (2).

Galvanis rapporte l'histoire d'un jeune garçon de 13 ans, qui,
frappé d'une pierre sur la tête, fut apporté à l'hôpital. Il était dans un
*état comateux, les pupilles dilatées, ne réagissant pas à la lumière, le
pouls filiforme* (100), *la respiration lente, entrecoupée.* Ni paralysie,
ni contracture. Plaie de la région temporale gauche. On enlève des
fragments enfoncés, et on trouve la dure-mère déchirée sur une
longueur de 3 cm ¹/₂. Le patient meurt de méningite, deux jours après.
Caillots à la face interne de la calotte cranienne. Congestion
méningée (3).

(1) Martin et Godlewski. *Arch. gén. de Méd.,* 1906, p. 2389.
(2) Zanetti. Chipault, II, p. 63.
(3) Galvanis. Chipault, II, p. 688, obs. VII.

Leplat. — Peintre de 42 ans, tombé d'une hauteur de 4 mètres. *Coma; pouls très lent, à 36, et faible; respiration stertoreuse; sensibilité très amoindrie; membres dans la résolution.* Enfoncement osseux à l'occiput de 7×5 cm. Mort dans la nuit. Caillot sanguin en nappe dans la fosse temporale droite, d'un centimètre d'épaisseur. Sur l'hémisphère gauche, quelques plaques ecchymotiques. De l'enfoncement partait une fissure se dirigeant vers la base (1).

Tous ces derniers faits que nous venons de citer sont des *types de compressions* GRAVES OU MORTELLES : et la cause principale de l'issue funeste paraît avoir été constamment, l'abondance de l'*épanchement sanguin compresseur,* plutôt que les lésions cérébrales concomitantes, qui souvent même ont fait défaut.

Dans quelques cas, les symptômes cérébro-bulbaires ordinaires de la compression GRAVE, se compliquent de violentes *attaques épileptiformes,* répétées.

Il en fut ainsi dans un cas de *Montenovesi,* que nous avons cité. Les accidents graves apparurent seulement au 2ᵉ jour. Après incision de la dure-mère, on trouva *un vaste hématome* qui occupait toute la superficie de l'hémisphère gauche. On enleva 250 cc de caillots sanguins. *Malgré cela, le lobe frontal resta refoulé fortement en arrière et soulevé de la base.* Environ 16 heures après, le blessé succomba. A l'*autopsie,* on constata que, malgré l'évacuation de l'énorme coagulum, *le cerveau n'avait pas subi d'expansion.* On ne trouva aucune lésion, qui pût expliquer l'hémorragie.

Ce fait de Montenovesi est très intéressant, en ce sens, qu'il montre que, dans les cas graves, avec *forte dépression du cerveau,* celui-ci reste *affaissé,* malgré l'ablation de l'agent compresseur. C'est là, sans aucun doute, une des causes de la terminaison funeste.

Cette *persistance* de l'affaissement cérébral tient sans doute à deux causes :

1º L'expression des sucs tissulaires et le tassement des éléments nerveux est plus intense dans les gros épanchements ;

2º L'état de faiblesse du sujet est plus grand, et la circulation générale est insuffisante, pour relever la tension des artères cérébrales.

C'est un fait analogue à celui qui a été constaté par Kocher-Maasland-Saltikoff, *chez les animaux épuisés par des charges successives antérieures.*

(1) Leplat. *Th.* Paris, 1898, p. 119.

2° *Les fractures de la base du crâne*, accompagnées *d'épanchements sanguins importants*, constituent un *type clinique* assez fréquent de *compressions* GRAVES : leur terminaison se montre souvent funeste et rapide. Leur *symptomatologie* est souvent *complexe :* car leurs manifestations s'enchevêtrent aisément avec celles des COMMOTIONS *graves :* entre elles, il n'y a pas d'intermède ordinairement, pas d'*intervalle libre* ou *lucide.*

Rarement, comme l'indiquait J.-L. Petit, le blessé sort de son *assoupissement*, pendant quelque temps, pour y retomber ensuite, une seconde fois : ce qui permettrait un diagnostic exact, dans ces difficiles circonstances. A propos des COMMOTIONS *foudroyantes* ou *mortelles*, nous avons dit que, dans toute une catégorie de celles-ci, la mort survenait entre 6, 8, 12 ou 24 heures, à cause de l'*abondance des épanchements sanguins immédiats* et nous avons cité quelques exemples.

En définitive, nous pouvons distinguer trois variétés de *compressions* GRAVES, dans les *fractures de la base du crâne.*

Les unes sont représentées par des *épanchements sanguins*, sans phénomènes localisateurs ; les autres sont *mixtes*, c'est-à-dire associées à des COMMOTIONS et à des CONTUSIONS qui participent à l'issue funeste, sans qu'il y ait encore des phénomènes localisateurs ; enfin, la troisième variété peut consister en des *commotions, compressions, contusions*, associées ou non, mais en même temps sont apparus des *troubles localisateurs*, qui guident le chirurgien.

Comme exemples de *compressions* GRAVES par *épanchements sanguins* (avec fractures de la base), sans *phénomènes localisateurs*, nous mentionnerons les faits suivants, à titre d'exemple.

Reymond et Mouchotte. — H... 50 ans. Chute dans un escalier de pierre. *Coma et résolution complets. Absence de tout réflexe. Pupilles contractées et immobiles ; respiration stertoreuse, irrégulière avec hoquet ;* vomissements ; *pouls petit, rapide.*

Hématome très étendu de la région temporale, sous lequel on croit percevoir un enfoncement osseux. Mort le lendemain, à 9 h. du matin, sans être sorti de l'état comateux.

Autopsie : Fracture étoilée, au niveau de la scissure fronto-pariétale, avec *trait descendant dans la fosse moyenne*, à sa partie antérieure, et gagnant l'étage moyen opposé. Il intéresse la branche antérieure de la méningée moyenne, logée dans un canal osseux complet. L'épanchement est tellement abondant qu'à l'ouverture du crâne, il semble en occuper toute la moitié gauche. Il a la forme d'une lentille dont la face convexe répond à la dure-mère ; ses dimensions sont de $10 \times 12 \times 7$ cm. ; il occupe toute la zone décollable depuis la petite aile du sphénoïde, jusqu'au voisinage de la protubérance occipitale externe.

Cette observation de Reymond et Mouchotte constitue un remarquable exemple de *compression grave,* avec troubles de la respiration et du pouls très accentués. On se demande si une rapide intervention n'eût pu sauver le blessé : on s'abstint en raison de son état particulièrement grave. Remarquons, qu'aucun phénomène localisateur n'a été constaté.

Il en fut de même dans les deux faits de *Luys,* que nous avons déjà eu l'occasion de citer.

Dans l'un, il existait un enfoncement pariétal avec fractures multiples de l'étage moyen, déchirure de la méningée, et abondant épanchement occupant toute la zone décollable. Le blessé était dans le *coma absolu,* perdant abondamment du sang, par le nez, la bouche, et les deux oreilles. Bosse sanguine, au niveau du pariétal gauche. Le lendemain, il n'a pas repris connaissance ; ses membres inférieurs sont agités de mouvements sans rythme particulier. Sensibilité en partie conservée. *La respiration est normale ;* de temps, en temps il pousse quelques cris sourds. Intervention. Ablation d'esquilles *dont l'une a déchiré l'artère méningée,* et extraction de caillots abondants occupant la zone de G. Marchant. Au-dessous de la dure-mère incisée, on trouve encore du sang liquide et des caillots, qui sont enlevés. La substance cérébrale paraît intacte. Malgré cette intervention rationellement indiquée le blessé succombe, le lendemain.

Dans le second fait de Luys, il s'agit d'une *fracture de l'étage postérieur* et moyen, avec déchirure du *sinus latéral,* arrachement de la dure-mère, pincée dans le trait spiroïde de la fracture, au niveau de la région de la chute. Le blessé, tombé à la renverse dans l'escalier d'un omnibus en marche, présente, à son arrivée à l'hôpital, les symptômes suivants : *coma, respiration régulière, non stertoreuse, mais lente et profonde. Pouls normal.* Otorrhagie droite abondante. Le lendemain, hyperesthésie généralisée, avec agitation des quatre membres. Aucun phénomène localisateur. Intervention. On rencontre un trait de fracture oblique, qui descend vers la base. La dure-mère incisée, d'abondants caillots sont évacués. Tamponnement à la gaze iodoformée sur le *sinus latéral,* et l'otorrhagie s'arrête. Pendant la journée, le blessé est un peu plus calme. Il entend, quand on l'interpelle, et il suit des yeux les personnes, qui l'approchent. Aucune paralysie des muscles de l'œil. Le lendemain, le blessé succombe.

A l'*autopsie* : on trouve encore d'abondants épanchements extra dure-mériens, sous-dure-mériens, pie-mériens. Foyer de *contusion cérébrale*, au niveau du point fracturé par le choc (1).

Il semble bien que dans ce cas de Luys, l'hémorragie se soit reproduite insensiblement, après l'opération.

Dans un fait de *Magon*, le blessé, qui était tombé d'une échelle, eut du coma, des convulsions, de l'épistaxis, des vomissements de sang ; et il mourut une demi-heure après son entrée. On trouva aussi une déchirure du *sinus latéral* et un abondant épanchement arachnoïdien. Il y avait des *fractures occipitales multiples*, dont l'une avait fait une large boutonnière à la dure-mère, intéressant le sinus, et à travers laquelle le lobe occipital droit faisait hernie, en partie réduit en bouillie (2).

Les *épanchements frontaux par contre-coup*, qui accompagnent les fractures de la fosse occipitale, sont parmi ceux qui offrent le plus souvent une *symptomatologie fruste;* car, ils répondent à une *région silencieuse* de l'encéphale.

Il en fut ainsi dans un cas de Marcano, où on trouva un épanchement arachnoïdien frontal de 150 grs., un épanchement pie-mérien, et une contusion au 3° degré du lobe frontal droit. Le blessé avait succombé le 5° jour, dans le coma, à une méningite (3).

Chez une femme de 61 ans, tombée au bas d'un escalier, et qui mourut le 2° jour, sans être sortie du coma, et sans avoir présenté d'autre signe de fracture, qu'une ecchymose palpébrale survenue le 2° jour, le Dr Leplat trouva une fracture de l'étage postérieur, et sous le pariétal droit, un énorme caillot de forme lenticulaire, ayant une épaisseur de 8 centimètres. L'hémisphère droit était fortement déprimé (4).

Le Fur. — Chez un blessé qui mourut après 2 jours, *sans être sorti du coma*, trouva une fracture de l'étage postérieur s'étendant à travers le rocher à l'étage moyen. Deux épanchements extra-dure-mériens, l'un en avant, l'autre en arrière du rocher, et un épanchement pie-mérien recouvrant toute la surface du cerveau, ayant en certains points, une épaisseur d'un centimètre (5).

(1) Luys. *Th.* Paris, 1900, p. 67.
(2) Magon. *Soc. Anat.*, 1875, p. 247.
(3) Marcano. *Soc. Anat.*, 1874, p. 106.
(4) Leplat. *Soc. Anatomo-Clinique de Lille*, 1897, p. 381.
(5) Le Fur *Soc. Anat.*, 1899, p. 381.

Le Fort trouva dans la fosse occipitale droite d'un blessé tombé de 1 m. 50, 150 à 200 grammes de sang à demi-coagulé sous la dure-mère, et une déchirure du *sinus latéral.* Fracture de la fosse postérieure. Le blessé resta constamment dans le coma et mourut après 36 heures (1).

Dans tous ces cas, il s'agit, on le voit, de *compressions* GRAVES ou du 4e degré qui, ont causé la mort, en grande partie par l'abondance de l'épanchement. Dans cette catégorie, ils étaient accompagnés d'une fracture de la base.

Ajoutons, qu'à part les signes généraux de compression, le vaste épanchement n'avait pas de symptomatologie précise, pas de signe localisateur. Il semble bien, que, dans ces cas, la *mensuration de la tension artérielle,* selon la méthode Cushing, pourrait jeter quelque lumière sur le diagnostic.

La deuxième variété de *compressions* GRAVES dans les *fractures de la base,* correspond à ces cas mixtes, où, en même temps qu'un épanchement, on constate des *contusions profondes,* qui ont contribué particulièrement au fatal dénouement.

Il y a, à la fois, *commotion, compression* et *contusion ;* d'autre part, n'existe aucun phénomène localisateur.

Nous citerons, à ce propos, le fait de *Letulle.*

Le blessé, tombé d'un 4e étage, était dans le coma et l'insensibilité ; respiration lente et plaintive ; pouls dur, bondissant, à 120, puis irrégulier ; résolution des quatre membres ; trismus ; parfois contracture des membres et de la nuque. Épistaxis. Mort à 8 heures du soir. A l'*autopsie :* multiplicité des lésions. Il y avait eu double choc ; d'où fracture de la voûte et fracture des étages antérieur et moyen ; foyer de *contusion modérée* au niveau du choc principal ; mais *énorme foyer de contusion* sur le lobe temporo-sphénoïdal du côté opposé (contre-coup), et, dans la cavité arachnoïdienne à ce niveau, collection sanguine abondante, formée de caillots cruoriques, dont la quantité peut être évaluée à 100 grammes (2).

R. Durrieux. — Chute d'un 3e étage. Otorrhagie droite. *Coma ; résolution complète ; réflexes abolis, même le cornéen. Respiration stertoreuse et très pénible ; pouls faible, intermittent.* Il meurt sans avoir repris connaissance. Fracture de l'écaille temporale, broiement du rocher. *Grande quantité de caillots sanguins* entre le cerveau et la dure-mère. Aucune lésion du cerveau, au point correspondant du trauma, mais *déchirure déchiquetée du lobe droit du cervelet* (3).

(1) Le Fort. *Gaz. des Hôp.,* 1894, p. 1.287, obs. III.
(2) Letulle. *Soc. Anat.,* 1876, p. 236.
(3) Durrieux. *Soc. Anat.,* 1897, p. 197.

Il est évident que, dans ce cas, l'épanchement, par la compression et la gêne circulatoire, a hâté la terminaison fatale.

Il en est de même dans le fait relaté par notre interne *Dennctières* :

Un peintre de 47 ans, tombé d'un escalier de 14 marches, présente de la *perte de connaissance*, une *résolution complète*, *l'abolition du réflexe cornéen*, de la *pâleur de la face*, une *respiration courte et stertoreuse*, un *pouls à 35*. Mort 14 heures après la chute. Fracture des deux étages moyens. A *gauche* : épanchement extra-dure-mérien de 40 grammes ; en face du premier, hématome arachnoïdien du poids de 10 grammes, sans communication avec lui ; *contusions des deux lobes temporaux*. Foyer du volume d'une fève, dans la protubérance (1).

Evidemment, ce cas est complexe, le blessé est mort à la fois de *commotion*, de *compression* et de *contusion cérébrales*.

Dans le cas suivant de *Bruchet*, on constate que la mort est due à un *épanchement sanguin* du côté de la fracture, et à *une contusion par contre-coup* dans le lobe sphénoïdal opposé.

Chute d'un 1er étage sur les dalles d'un couloir ; coma, qui va s'aggravant rapidement. Mort le 3e jour. Fracture de l'étage moyen (2).

Dans le cas de *Jacob*, tous les genres de lésions se trouvent mélangés, et il y a des caillots abondants dans l'arachnoïde. Les symptômes sont des plus accentués et des plus caractéristiques, tout à fait comparables à ceux des *compressions expérimentales prolongées et intensives*.

Un soldat, tombé de cheval, dans la rue, est amené dans le *coma. Respiration stertoreuse et rare* : 8 par minute. *Pouls 12, petit, intermittent*. A la région temporo-pariétale gauche, grosse bosse sanguine. Au-dessous, on trouve une *fissure*, qui suit la suture pariéto-occipitale. La dure-mère incisée, on tombe *sur des caillots abondants mélangés à de la substance cérébrale* Mort 8 heures après l'opération. Nombreuses disjonctions suturales ; fractures des deux rochers ; *attrition* des lobes temporal et pariétal à gauche ; *contusions* aux pointes de l'hémisphère à droite (3).

Le blessé, évidemment, est mort à la fois de *commotion*, de *compression* et de *contusions cérébrales*.

(1) Dennctières. *Soc. Anatomo-Clinique de Lille*. 1890, p. 13.
(2) Bruchet. *Soc. Anat.*, 1878, p. 148.
(3) Jacob. *Soc. Anat.*, 1899, p. 984.

Dans le cas de Quenu et Ricard, communiqué à la Société de Chirurgie, où il s'agit d'une fracture para-médiane, le blessé était dans un état comateux, en résolution, avec une respiration régulière, non stertoreuse. P. 60. T. 36° 8. Aucune paralysie. Il meurt après 14 h. Outre la fracture on trouve un double épanchement volumineux, l'un entre l'occiput et la dure-mère, l'autre arachnoïdien ; il provient de la blessure du *sinus latéral* par une esquille. Bien qu'il y ait quelques contusions cérébrales, l'épanchement abondant est évidemment la cause principale de la mort rapide.

Dans un autre cas de fracture para-médiane du même auteur, le blessé succomba également, dans la journée, dans le coma, avec une respiration stertoreuse. On trouva aussi un double épanchement très abondant, l'un entre les os et la dure-mère, au niveau de l'occiput; l'autre antérieur, arachnoïdien au niveau des lobes frontaux, dont les pointes étaient contusionnées par contre-coup (1).

Ce qu'il faut principalement retenir de tous ces faits, c'est qu'il exista des *symptômes de commotion et de compression graves* très accentués; mais, aucun *phénomène localisateur* n'avait pu éclairer le chirurgien et l'inciter à intervenir.

Il n'en est plus de même dans la *troisième variété* de *compressions cérébrales* GRAVES avec *fractures de la base du crâne,* qu'il nous reste à exposer.

Notre chef de clinique, le Dr Lancial, a rapporté à la Société Anatomo-Clinique de Lille, en 1886, le cas d'un vieillard de 70 ans, qui, ayant reçu un coup de pied de cheval au-dessus de l'arcade orbitaire droite, resta plusieurs jours dans un état comateux ou soporeux; au 5e jour, il présenta une *paralysie du bras droit et de la jambe;* il était, les *deux jours précédents, un peu revenu à lui. Il tomba alors dans un nouveau coma,* et il mourut le 7e jour, avec une température de 39°. On trouva, à l'*autopsie,* une fracture de l'étage antérieur droit, et du côté gauche, dans l'arachnoïde, une grande quantité de sang noir paraissant ancien, qui recouvrait tout l'hémisphère (2).

C'est, on le voit, un cas tout à fait comparable à ceux de J.-L. Petit, où il constatait « un *assoupissement primitif* par *commotion* et un *assoupissement secondaire* par *épanchement* et COMPRESSION. De plus, il y avait des phénomènes localisateurs.

(1) Quenu. *Soc. de Chir.*, 1901, p. 642.
(2) Lancial. *Soc. Anatomo-Clinique de Lille*, 1886, p. 200.

Marcano. — Dans un cas de fracture de l'étage moyen, avec issue de matière cérébrale par l'oreille, observa un malade, qui était dans un coma profond, et qui, cependant, au moment du pincement des téguments, retirait les membres gauches rapidement, tandis que la rétraction des membres droits était fort lente et peu prononcée ; *ces derniers étaient parésiés*. On trouva à gauche, outre la fracture du rocher, très comminutive, deux vastes épanchements entre la dure-mère et les os, l'un en avant, l'autre en arrière du rocher : les caillots pesaient ensemble 120 grammes (1).

Mossé. — Chez un conducteur d'omnibus tombé dans un escalier, et en *état comateux*, constata que : *le membre supérieur gauche, élevé au-dessus du plan du lit, retombait inerte ; il en était de même pour le membre inférieur de ce côté*. A droite, aucune paralysie. Sensibilité conservée des deux côtés, Le malade demeure comateux, et meurt le 5e jour. Fracture comminutive au-dessus de la mastoïde droite, avec trait basal intéressant le rocher ; épanchement extra-dural abondant, et déchirure de la dure-mère, au niveau de l'enfoncement. Deuxième épanchement considérable, *arachnoïdien*, à ce niveau (d'où l'*hémiplégie gauche*) (2).

Il y a donc bien eu dans ce cas encore, fracture de la base, avec épanchement, et *troubles localisateurs,* surajoutés à des troubles généraux de *compression*.

Nous mentionnerons encore les faits suivants, où il y eut aussi *troubles localisateurs* causés par des *épanchements sanguins,* avec fractures de la base :

P. Thierry : monoplégie brachiale à gauche ; *Verstraete :* hémiplégie ; *L. Picqué :* hémiplégie ; *Boinet :* hémiplégie (3).

Dans le cas publié par notre interne *Chateau,* il y eut outre les signes généraux de *compression* (coma, face pâle, pouls très irrégulier, respiration stertoreuse), *une contracture des quatre membres.* Le blessé mourut 7 heures après l'accident. On trouva (il s'agissait d'une chute sur l'occiput), un épanchement sanguin, coagulé, très épais, intra-arachnoïdien, recouvrant la partie antérieure des deux hémisphères, et s'étendant jusque sur la *région rolandique* (4).

(1) Marcano. *Soc. Anat.*, 1875, p. 58.

(2) A. Mossé. *Soc. Anat.*, 1876, p. 460.

(3) P. Thierry. *Soc. Anat.*, 1889, p. 419. — Verstraete. *Soc. Anatomo-Clinique de Lille*, 1897, p. 131. — L. Picqué. *Soc. Anat.*, 1882, p. 458. — Boinet. *Arch. de Neurol.*, 1899, I, p. 499.

(4) Chateau. *Soc. Anatomo-Clinique de Lille*, 1908, p. 151.

Dans un cas assez comparable de *Duchêne*, il y eut aussi une *légère contracture des membres* (1).

Dans le fait très intéressant de Sourdille, il s'agit d'une fracture spiroïde de la voûte et de la base, intéressant les deux étages antérieurs et l'étage moyen du côté opposé. Le blessé avait fait une chute de 8 mètres, dans un chantier. Il arrive d'abord dans un état sub-comateux avec agitation, respiration stertoreuse, pouls dicrote, fort et ralenti, à 68. Trois heures plus tard, il est dans le coma, et *le membre sup 'rieur gauche, d'abord parésié et contracturé est devenu tout à fait paralysé et flasque.* Il meurt 8 heures après son entrée. En outre de la fracture, on trouva un énorme caillot de 10×8 cm. et $3\,^1/_2$ cm. d'épaisseur, dans la zone décollable de G. Marchant, *à droite* : c'était la *veine méningée moyenne*, qui avait été déchirée par le trait de fracture (2).

Le Dr Lelandais, dans une observation de sa thèse, signale une observation de notre service, où, à la suite d'un coup de pied de cheval, le blessé présenta une *hémiplégie flasque des membres droits,* et un état sub-comateux. Nous intervînmes le lendemain, au niveau de la région rolandique gauche, et trouvant un épanchement extra-dure-mérien coagulé de 1 à 2 cm. d'épaisseur, on l'évacua ; mais, à ce moment, il se produisit une hémorragie abondante, en arrière, du côté du sinus latéral; elle fut arrêtée par tamponnement. Mort, le lendemain matin. Il y avait un enfoncement pariéto-occipital droit, d'où partait une fissure spiroïde, qui, contournant tout l'occipital, aboutissait dans la fosse temporale gauche. Le sang de l'épanchement provenait de la déchirure d'une grosse veine émissaire et du plexus diploïque occipital (3).

Cette étude détaillée et nécessaire des *compressions* GRAVES (4° degré) nous permet de conclure :

1° Que leur *symptomatologie* se rapproche des troubles observés dans nos compressions expérimentales du même degré, et des *troubles bulbaires* de *stade* de *paralysie* (Kocher);

2° Elles succèdent à des *épanchements sanguins volumineux,* soit sans fracture du crâne, soit dans les *fissures longitu-dinales de la voûte* qui intéressent les *grosses veines de Santorini* ou le *sinus longitudinal,* ou l'*artère méningée.*

(1) Duchêne. *Soc. Anatomo-Clinique de Lille,* 1901, p. 279.

(2) Sourdille. *Arch. gén. de Méd.,* Juillet 1904, p. 1.857.

(3) Lelandais. *Diagnostic des épanchements sanguin intra-craniens.* Th. Paris, 1892, p. 95.

Elles sont fréquentes aussi dans les *fractures de la base du crâne* (étage antérieur, plus souvent étage moyen, étage postérieur), surtout quand l'*artère méningée*, ou le *sinus latéral* sont intéressés.

Dans ces divers cas (voûte et base), tantôt il y a des *symptômes localisateurs*, qui éclairent le diagnostic, tantôt il n'en existe pas : alors on est seulement en présence des *symptômes cérébro-bulbaires* d'une *compression* GRAVE ;

3° Dans presque tous les cas de *fractures basales*, il n'y a pas d'*intervalle lucide ;* et alors, les symptômes d'une *commotion* GRAVE et d'une *compression* GRAVE se fusionnent et se confondent, puisqu'il s'agit dans les deux circonstances de troubles *cérébro-bulbaires*, tout à fait comparables.

En général, dans ces cas d'épanchements, les *signes classiques* des *compressions* (coma, stertor, pouls lent, petit, rapide, etc.), sont très accusés.

Dans beaucoup de *fractures de la base du crâne*, avec épanchement, il y a, à la fois, *commotion, compression* et *contusion :* la symptomatologie est alors fort complexe, *surtout si n'apparaît aucun signe localisateur ;*

4° Nous avons, dans notre étude des *compressions* GRAVES, négligé avec intention, les cas d'*hémorragies intra-cérébrales traumatiques*, constituant parfois, comme nous l'avons vu, de *gros foyers centraux :* car nous nous proposons d'y revenir au chapitre des *épanchements sanguins*.

C'est précisément dans un cas de ce genre, que Cushing, ayant constaté l'*élévation considérable de la pression sanguine*, est intervenu judicieusement pour évacuer le foyer.

Cushing. — Un homme de 40 ans, à la suite d'une chute de bicyclette, est dans un état de stupeur, dont il peut à peine être tiré par une excitation vive. *Paralysie flaccide du côté droit du corps. Respiration* variant entre 21 et 27, présentant du stertor ou du ronflement, alternant avec une respiration régulière. Pouls irrégulier, 50, à tension élevée. *Pression artérielle* 300 mm Hg., avec rythme vaso-moteur parfois observable (vagues Traube-Hernig). L'élévation de la vague de pression correspondait à la période de profondes respirations, avec agitation et mouvements du côté paralysé. Dilatation pupillaire. Réflexes superficiels abolis du côté paralysé; perte du réflexe sphinctérien.

En raison de l'accroissement progressif de la stupeur, de la *grande élévation de la pression sanguine* et des *complications respiratoires concomitantes*, on décide d'intervenir, pour *diminuer la pression intra-cranienne*, et si possible, évacuer le caillot sanguin.

Craniectomie à gauche. Dure-mère tendue, sans pulsations. Après son incision, on constate que les circonvolutions sont *aplaties,* profondément *cyanosées,* les *veines dilatées et sombres ;* la différence de coloration entre les veines et les artères est très accusée.

A travers la convexité de la *circonvolution rolandique postérieure,* on introduit une sonde, qui, à 4 cm. de profondeur, pénètre dans une cavité. Évacuation de deux cuillerées à thé de sang demi-fluide, décoloré, vieux et de caillots. Aussitôt la *pression artérielle* descend à 230 mm Hg.

Le lendemain, amélioration considérable : *la pression artérielle est revenue à l'état normal.* On commet l'erreur de changer *trop tôt* le pansement (tamponnement à la gaze) d'en faire un nouveau, et de suturer le scalp. Le 3º jour, le malade se trouva plus mal et succomba.

Dans une autre et dernière observation de Cushing, à la suite d'un coup de revolver, il y eut aussi une hémorragie intra-cérébrale. On observa très nettement le *stade de paralysie* des compressions avec *défaillance du centre vaso-moteur,* et subséquemment, *de la respiration.* Cependant, la craniectomie fut faite, pendant qu'on pratiquait la *respiration artificielle ;* et ainsi, l'on obtint une longue persistance des battements du cœur ; mais, la blessée succomba bientôt.

II.

Symptômes localisateurs des compressions.

a) Depuis longtemps on admettait, *en clinique,* que les COMPRESSIONS CÉRÉBRALES étaient susceptibles de produire l'*hémiplégie* et J.-L. Petit, lui-même, posait la question suivante : *Faut-il trépaner dans une plaie de tête, parce qu'elle a été suivie de paralysie ?*

Si la *paralysie* était *immédiate,* elle était, selon lui, le fait de la COMMOTION « parce que l'épanchement, dans le premier instant, n'avait pas encore eu le temps de se former ».

Si elle survenait *secondairement,* elle était le résultat de l'épanchement sanguin ; et alors, il fallait trépaner.

Toutefois, nos connaissances sur ces *paralysies* dans les COMPRESSIONS restèrent vagues, incertaines, jusqu'à ce que fût établie la doctrine des localisations cérébrales.

Déjà, dans nos expériences de 1878, nous établissions l'existence de *troubles moteurs localisés,* dans les *compressions cérébrales.* Nous produisions des compressions localisées, à l'aide de plaques de liège, agissant sur diverses régions du cerveau des chiens.

Nous remarquions qu'une *compression* LÉGÈRE du cortex pouvait produire de l'*exaltation de la fonction* des parties sous-jacentes (excitations sensitives ou sensorielles, spasmes, convulsions, contractures), et qu'une *compression* FORTE déterminait la *paralysie.* La compression sur le *gyrus sigmoïde* causait des *troubles moteurs* du côté opposé, tandis que la compression exercée sur la partie postérieure ou occipitale des hémisphères, ne troublait en rien les fonctions motrices.

Nous montrions, en même temps, que ces *compressions* LOCALISÉES, quelque fût leur *siège,* étaient susceptibles de causer des *troubles généraux cérébro-bulbaires,* dès qu'elles étaient *assez fortes* (1).

(1) Duret. *Traumatismes cérébraux,* 1878. Des effets des pressions à la surface des centres nerveux, p. 249.

Spencer et *Horsley* ont établi, d'autre part, que la pression nécessaire pour produire des *troubles cérébro-bulbaires*, variait selon les régions de l'encéphale ; qu'il suffisait d'une distension de 0,6 à 1,5 cc de leur ampoule comprimante au *niveau du bulbe*, de 2 à 4 cc *sur le cervelet*, tandis que *sur le cerveau* elle devait être de 6 à 8 cc.

L. Hill a mis en relief le rôle des diverses *chambres* du crâne, des *cloisons fibreuses* qui les séparent (faulx du cerveau, tentorium du cervelet, etc.), des *barrages*, etc.

Il n'est donc pas douteux qu'il y ait, à la fois, des *effets locaux* et des *effets généraux* des compressions exercées sur les hémisphères cérébraux ; mais, les premiers peuvent survenir indépendamment des derniers. C'est ce qu'on observe en particulier dans les *compressions légères,* où l'*agent compresseur* n'agit que sur la région sous-jacente, ou dans les *compressions fortes,* lorsqu'après un certain temps, la *compensation* est établie.

Les recherches anatomo-pathologiques et expérimentales de *Roncoli,* que nous avons rapportées plus haut, montrent combien est puissante, dans certains cas, l'action des *compressions locales* sur les éléments nerveux sous-jacents, qui subissent le tassement, dont les sucs tissulaires sont exprimés, la vascularisation suspendue, et qui bientôt sont envahis par la dégénérescence et l'atrophie.

Enfin, *L. Hill* a judicieusement interprété le mécanisme des *troubles fluxionnaires circonvoisins* et de l'*œdème cérébral,* qui s'établissent à la périphérie de l'agent compresseur. Dans le foyer même de la compression, c'est l'*anémie* qui prédomine ; mais la tension vasculaire périphérique s'élève, pour lutter contre l'obstacle, et il en résulte une *exsudation des liquides* et un *œdème.*

Le *mécanisme physiologique* des effets des *compressions circonscrites,* et des lésions qui en résultent, nous permettent aisément de comprendre que les *centres intéressés* soient troublés dans leur fonctionnement, d'où l'apparition des *symptômes localisateurs,* qui, ainsi que nous allons maintenant l'exposer, varient selon le siège et l'étendue de l'*agent compresseur,* c'est-à-dire, selon la *topographie cérébrale.*

Grâce à la précaution que nous avons prise, dans l'étude des traumatismes de la voûte, de diviser chacune des régions crâniennes en des *zones distinctes,* dont les lésions s'accusent, en général, par des troubles spéciaux et caractérisés, il nous sera relativement aisé d'exposer catégoriquement, clairement, et d'une façon brève, les divers *troubles* LOCALISATEURS des COMPRESSIONS.

b) Région FRONTALE.

A propos des *compressions* propres au LOBE FRONTAL, où les *troubles psychiques* et *intellectuels* sont souvent accusés, selon nous et la plupart des expérimentateurs, une question préjudicielle se pose.

Nous savons, qu'à tous les degrés de la compression, quelque soit son siège, l'*affaiblissement* ou la *perte de la connaissance* se rencontrent, et font partie de la symptomatologie générale de la compression. Mais, ce fait n'est pas absolument constant, et parfois ces troubles font défaut, en particulier dans les *compressions compensées* soit primitivement, soit consécutivement.

Kocher se demande quelle est la part des *lobes frontaux*, dans les cas où ces troubles existent ? avec quelque raison, il ne veut pas en faire un symptôme de lésion localisée, de foyer.

Il est certain qu'ils se rencontrent dans les irritations ou compressions d'autres parties de l'encéphale : mais, selon nous, ce fait est le résultat de troubles vasculaires ou d'irritations à distance, et en particulier, de la généralisation de l'anémie vasculaire et de la compression par l'intermédiaire du liquide céphalo-rachidien.

Kocher admet que la perte de la connaissance dépend de *l'altération de la substance grise dans une grande étendue.* Et il rappelle que, dans les expériences de Goltz, une grande portion de la substance grise doit être diminuée sous le filet d'eau, pour que l'animal ait tout à fait perdu l'intelligence. Il pense, pourtant, que dans certains cas d'altérations partielles, il peut survenir des troubles *psychiques;* il cite l'histoire clinique d'un malade de son service, qui, à la suite d'une *embolie,* ne perdit pas connaissance, n'eut pas d'ictus, mais présenta de l'*hémiplégie,* de l'*hémianesthésie sensitivo-sensorielle,* de l'*hémianopsie,* avec perte des réflexes tendineux du côté atteint.

D'autre part, ce malade, bien qu'il eût en partie sa connaissance, présentait certains troubles psychiques; il entendait, quand on lui parlait, mais ne comprenait pas la plupart du temps. Il tirait la langue, au commandement; il voyait manifestement et suivait des yeux les personnes, les objets brillants, bien qu'il n'eût qu'un hémisphère à sa disposition. *Mais, sa pensée et ses réflexions n'existaient pas ;* car, ayant pris, dans la main gauche, un verre et un morceau de pain, il ne savait qu'en faire. En un mot, *il n'était pas sans connaissance ;* mais, *il ne pouvait ni penser, ni réfléchir.*

Kocher conclut de ce fait, que, dans les cas de *perte de connaissance,* tels que nous les observons en clinique *dans certaines compressions,* il faut que la substance grise soit intéressée dans une grande étendue ; puisque, dans le cas cité, la perte de fonctionnement d'un hémisphère, n'avait pu causer *qu'un trouble psychique partiel,* et non la perte de la connaissance (1).

Si, dans les compressions, la perte de la connaissance est plus étendue, et consiste en de la somnolence, du sopor, ou du coma, comme nous l'avons vu à propos de la physiologie pathologique, c'est qu'il s'agit dans les compressions d'un trouble vasculaire *généralisé,* d'une *anémie encéphalique,* plus ou moins complète.

D'ailleurs, les *troubles de la connaissance* surviennent dès que la compensation n'existe plus ou quand elle ne s'est pas établie ; on les observe dès le 2° degré, c'est-à-dire à la période de *compression commençante :* mais alors, ils consistent en des phénomènes d'*agitation,* que *Kocher* attribue à la *stase veineuse* et à l'*hyperhémie.*

Nous pensons qu'ils sont plus particulièrement de *nature réflexe,* par excitation des nerfs sensibles des méninges, et de l'écorce grise, ainsi que nous l'avons exposé.

Il y a, en quelque sorte, deux degrés dans les *troubles de la connaissance,* qui constituent un des phénomènes fondamentaux des *compressions généralisées :*

1° Les *symptômes d'excitation,* propres à la *compression commençante* (2° degré). Ils consistent en de l'agitation, des mouvements désordonnés, des cris, des gémissements, des injures, de la jactitation, et une sorte de délire. Nous avons caractérisé ces faits, en disant qu'il s'agit d'un *syndrome méningo-cortical ;*

2° La *somnolence,* le *sopor,* le *coma,* qui s'observent dans la *compression manifeste* (Kocher), et au *stade de paralysie.*

Pour nous, la somnolence peut apparaître au 2° degré, c'est-à-dire dans les *compressions* LÉGÈRES ; le coma appartient aux *compressions* FORTES, et aux *compressions* GRAVES.

Nous sommes d'accord avec le chirurgien allemand, pour

(1) Kocher. *Hirnerschutterung,* Wien. 1901, p. 213.

admettre, que, dans l'intérêt de la thérapeutique, il ne faut pas attendre l'apparition du sopor ou du coma, pour considérer comme certaine l'existence d'une compression.

Il existe pourtant des *troubles psychiques localisateurs,* dans un certain nombre de *compressions* FRONTALES.

Nous avons insisté, dans notre *Index, sur les études des physiologistes,* dont la plupart attribuent un *rôle psychique* et prépondérant aux lobes frontaux. Les uns les considèrent comme le *substratum* du savoir humain, de la personnalité, de l'attention active. Leur destruction amènerait l'indifférence et des troubles de caractère (Flechsig, Van Gehuchten) ; d'autres les regardent comme des centres du tonus psychique, du jugement, de l'attention, et de la mémoire, et comme le lieu du dépôt des .acquisitions provenant des expériences personnelles, et même comme les agents du raisonnement : leur destruction cause la désagrégation de la personnalité (Bianchi).

Pour nous, ils sont le foyer principal du progrès humain, et, par leurs acquisitions journalières, ils sont le siège d'un perpétuel devenir.

Dans les observations que nous avons recueillies, souvent nous avons signalé des *déperditions étendues de la substance des lobes frontaux, sans troubles primitifs ou consécutifs apparents :* mais il est à remarquer, que souvent la personnalité du blessé est peu connue, qu'il s'agit, dans nos hôpitaux, d'individus un peu frustes, et chez lesquels il est difficile d'apprécier un *déficit intellectuel.*

Les scotomes rétiniens, qui succèdent à des lésions corticales, sont parfois difficiles à découvrir, et la vision générale n'en paraît pas amoindrie. L'association étroite des lobes frontaux, leur suppléance l'un par l'autre, interviennent pour corriger les *déficits.*

Ce n'est pas à dire pourtant que tout le *psychisme* soit concentré dans les *lobes frontaux,* Flechsig admet d'autres centres d'association ; et il est probable que, situés au voisinage des centres sensitivo-moteurs et sensoriels, ils élaborent surtout leurs premières impressions, qui vont ensuite se concentrer et s'associer dans les lobes frontaux.

Sur nos 150 observations de *traumatismes frontaux,* nous avons relevé 20 à 25 faits de *troubles psychiques* caractérisés, tels que : troubles du *caractère,* de la *mémoire* (amnésies), *diminution ou affaiblissement de l'intelligence, confusion mentale,* et parfois, *démence* ou *agitation maniaque.*

Ces troubles ne sont pas toujours reconnaissables dès les

premières phases des traumatismes; mais, dans les *compressions*, plus on voit au premier plan et d'une manière hâtive, apparaître la torpeur, la confusion mentale, l'amnésie, l'affaiblissement et l'impuissance intellectuelle, l'agitation ou la démence, plus on pourra penser que les *lobes frontaux* sont intéressés, soit directement, soit par action à distance. Nous avons également rapporté quelques faits d'*ataxie frontale*, et d'autres où la manie de plaisanter, de faire du bel esprit étaient signalés.

Nous avons toutefois insisté sur ce fait, qu'un grand nombre de *compressions frontales* ne déterminent aucun trouble fonctionnel localisateur ; soit parce qu'en raison de la disposition architecturale du squelette en ce point, elles sont facilement *compensées*, soit parce qu'elles répondent à une *zone latente* ou *silencieuse* de l'encéphale.

D'où le précepte que nous formulions, en raison de la fréquence des accidents *secondaires* ou *tertiaires*, d'avoir recours sans tarder, à l'*incision* et à la *trépanation exploratrices*. Nulle part ailleurs plus qu'en ce point, le cerveau ne supporte mal la *marqueterie osseuse* des traumatismes.

Les *esquilles* et les *fragments pénétrants* déterminent assez souvent des *troubles moteurs* à distance (convulsions, contractures, attaques épileptiformes).

Les *enfoncements osseux* et surtout les *épanchements sanguins extra-duraux*, ou *intra-arachnoïdiens* de la région, moins rares et plus importants qu'on ne le pense généralement, donnent lieu assez souvent aux *troubles généraux des compressions* (somnolence, torpeur ou coma, lenteur du pouls et de la respiration, élévation de la tension artérielle): il faudra en tenir grand compte, surtout en l'absence de tout *trouble localisateur* proprement dit. A la région frontale, ces symptômes généraux de compression ont une valeur toute *spéciale,* en raison de leur *persistance* et de leur *intensité.*

Les *épanchements sanguins* tendent à fuser et à recouvrir la *région motrice* voisine, d'où la fréquence relative dans les traumatismes frontaux, des *aphasies*, des *monoplégies faciales* ou *brachio-faciales*. Ils peuvent également déterminer des attaques Jacksonniennes. Nous avons eu l'occasion de mentionner plusieurs cas d'hémorragies, recouvrant *les deux lobes frontaux,* ayant déterminé des contractures ou des paralysies *des deux côtés du corps,* et arrivant à simuler ainsi des *hémorragies ventriculaires* ou *bulbaires.*

Il ne faut pas oublier que dans *la partie postérieure des deux premières circonvolutions frontales,* les physiologistes placent un certain nombre de *centres moteurs spéciaux*, pour les *mouvements du tronc*, de *la tête et du cou*; et des centres à topographie incertaine, pour les *déviations conjuguées de la tête et des yeux*, pour l'*occlusion des paupières*, des *centres pupillaires*, etc. Dans quelques observations de contusion ou de compression des lobes frontaux, on a signalé un *opisthotonos*, ou un *pleurosthotonos*, des *déviations conjuguées de la tête et des yeux*.

Les déviations conjuguées de la tête et des yeux, sur lesquelles nous avons longuement insisté dans notre Traité des Tumeurs cérébrales (1), sont fréquentes, dans certains traumatismes frontaux, en raison du centre spécial qui semble exister dans la région, et qui siégerait sur la partie postérieure de F^1 F^2. S'il y a *excitation* (période de la compression au 1er degré) les yeux se dirigent du côté opposé à la lésion. Dans les périodes ultérieures (période d'anémie) quand la paralysie est survenue, ils regardent l'agent compresseur (enfoncement ou épanchement) selon la loi de Landouzy-Grasset, émise à propos des méningites, et qui s'est trouvée vérifiée aussi à propos des néoplasmes. C'est un symptôme trop négligé, qui n'est peut-être pas sans valeur localisatrice.

Les *troubles pupillaires* ont aussi une valeur spéciale, à cause du *centre pupillaire cortical* admis par les physiologistes, dans cette région.

En général, à la *période d'excitation* de la compression, il y a *rétrécissement des pupilles*, et à stade de compression manifeste (3e degré) ainsi qu'au *stade de paralysie* (4e degré) survient de *la dilatation des deux pupilles*. Dès que les phénomènes généraux de la compression se sont amendés ou localisés, il se produit, du côté de *la compression*, soit un *rétrécissement*, soit, le plus souvent, une *dilatation* (Griesinger, Von Bergmann).

Dans les *épanchements* et dans certaines *fractures de la base*, les rétrécissements ou les dilatations d'un seul côté (unilatéraux), peuvent être caractéristiques d'une *lésion du moteur oculaire commun*, atteint soit par le trait de fracture, soit par l'épanchement.

Dans les *compressions très fortes*, la *dilatation et la fixité des deux pupilles*, avec l'*insensibilité de la cornée*, sont persistantes.

(1) Durot. *Tumeurs de l'Encéphale*, Paris, 1905. Troubles moteurs des yeux, p. 167.

Nous avons aussi parlé d'un *rétrécissement* et *d'une dilatation pupillaires intermittentes,* accompagnant les troubles respiratoires de Cheyne-Stokes.

Le NYSTAGMUS OCULAIRE est fréquent également, dans les *compressions,* particulièrement, si elles intéressent les *régions frontales.* *H. Wilbrand* prétend que le *nystagmus* survient quand l'activité des *centres oculo-moteurs volontaires* ou *corticaux* est paralysée : car, alors, l'action des centres oculo-moteurs du *mésocéphale* (tubercules quadrijumeaux et cervelet) n'est plus réglée par l'action inhibitrice des centres volontaires.

On sait que les physiologistes et les pathologistes surtout décrivent des *centres oculo-moteurs corticaux* sur le pied de F^1 F^2, en outre de ceux qui sont admis sur le *pli courbe* et à la partie postérieure du *lobe temporal* (en corrélation avec les centres sensoriels, visuels, et auditifs).

Il importe donc, dans les compressions frontales, de tenir compte du *nystagmus,* qui n'est en définitive qu'un trouble du tonus musculaire ou nerveux, qu'un mouvement des globes oculaires, comparable à certains tremblements des extrémités (chorée, athétose, etc.).

Il existe aussi un *nystagmus* d'*origine auriculaire,* par lésions de la caisse et du labyrinthe.

Enfin, ce trouble peut encore se produire à la suite d'altérations physiques des organes de la vision (taies de la cornée, épanchements conjonctivaux, lésions musculaires). C'est alors un symptôme d'origine périphérique.

La STASE et l'ŒDÈME PAPILLAIRES chocked disk (angl.), stanungs papille (allem.) bien qu'on puisse les rencontrer dans les compressions et traumatismes des autres parties du cerveau, sont des symptômes plus particuliers, presque localisateurs, des *compressions frontales.*

Nous avons vu, en effet, à propos des *fractures de l'étage antérieur,* qu'ils se rencontrent fréquemment dans les *traumatismes* FRONTAUX, lorsque le *canal optique* est intéressé soit par le trait de fracture, soit par une esquille. Ils sont alors souvent suivis de *névrite optique* et *d'atrophie papillaire,* ou même de *neuro-rétinite,* engendrant une *amaurose* plus ou moins complète, plus ou moins durable.

La *stase* et l'*œdème papillaires* sont également fréquents dans les *hématomes interfasciculaires* ou *périphériques* du nerf et de la gaine optiques, et dans toutes les variétés d'épanchements circonvoisins, principalement dans ceux du *chiasma* et des *espaces sous-arachnoïdiens antérieurs.* Mais, dans ce dernier cas, les troubles papillaires sont *transitoires,* et les blessés peuvent, après un certain temps, recouvrer la vision complète. Nous avons, à ce propos, cité les faits de *Uhlhoff, Gowers, G. P. Herwitt* et de *Rollet,* assez démonstratifs.

Berlin a mentionné que, sur 79 *fractures de la base* intéressant la *voûte de l'orbite,* 53 fois le *canal optique* était atteint, et 42 fois, il y avait hémorragie dans les gaines optiques. Remak a appelé également l'attention sur ce fait, qu'il n'est pas nécessaire qu'il y ait fracture pour produire une *stase papillaire :* sans cela, le sang répandu dans le crâne peut parvenir dans la gaine optique (1).

Schulten, par des injections dans le crâne des lapins, a constaté que l'élévation artificielle de la pression cérébrale amenait un rétrécissement artériel, une dilatation des veines, et une saillie, en forme de voûte, de la papille : l'examen du fond de l'œil était fait avec un appareil grossissant 30 fois. Il a constaté le même fait après des injections de cire (diminuant la cavité du crâne de 5 à 6 %). Après quelques heures, ou le lendemain, les *phénomènes papillaires* apparaissaient. Un liquide coloré, injecté dans le crâne, pénétrait, comme le sang, à l'extérieur et à l'intérieur des gaines des nerfs optiques.

Les *troubles papillaires* sont, en réalité, un *élément* de *diagnostic précieux* dans les *compressions cérébrales.* Ils se présentent sous deux formes :

1° La *stase veineuse,* qui apparaît dans les *compressions commençantes* (2° degré); et elle peut disparaître assez rapidement lorsque la *compensation* est établie.

2° L'*œdème papillaire* proprement dit, plus accentué dans les compressions fortes et persistantes. Nous avons vu qu'il était fréquent dans les fractures des étages antérieurs ; quelquefois il y a, en même temps, des *lésions rétiniennes.* Nous avons déjà signalé, à propos de la *commotion cérébrale,* des *hémorragies en flammèches,* le long de l'arbre vasculaire rétinien. Nous avons signalé aussi des *taches blanches* ou *lymphorragiques* de *Partscher,* les cas de névrite congestive de *Bousquet ;* le cas d'*œdème papillaire* avec céphalées de *Babinsky,* traité heureusement par la trépanation ; les faits de *Dupuy-Dutemps,* et celui, très intéressant, de Lostalot, où, après une chute, ayant amené un état semi-comateux, on constata un *œdème intense de la papille,* qui diminua ensuite

(1) Berlin, Remak, cités par Kocher, p. 207.

sous l'influence des ponctions lombaires répétées, ainsi que la somnolence. Après 8 à 9 rachicentèses, la guérison fut obtenue.

Cavaillon, après un traumatisme grave avec compression osseuse et sanguine, observa un *cercle noir péripapillaire*.

Il importe donc, dans tous les traumati>mes craniens graves, de pratiquer l'*examen ophtalmoscopique de la papille*, principalement dans les traumati-mes *frontaux*, pour les raisons que nous avons indiquées. L'*œdème* siège toujours ou est plus accentué du *côté comprimé*, et *V. Horsley* a indiqué, qu'il débute par le bord supérieur de la papille et envahit en dernier lieu le *quadrant temporal inférieur* (1).

Nous avons, à propos des traumatismes *cranio-frontaux*, divisé la *région frontale*, en trois zones principales, qui ont chacune leur physionomie clinique particulière :

1° La *zone frontale inférieure* ou *sinusale*, dont l'importance réside dans l'effondrement et la fissure des *sinus frontaux* ou *ethmoïdaux*, les *fractures comminutives de la voûte orbitaire*, l'apparition possible d'un *emphysème*, l'*issue de bulles d'air*, les *écoulements de liquide céphalo-rachidien* et l'*issue de matière cérébrale*, s'il y a plaie : d'où le danger très grand d'*infection méningée*.

2° La *zone frontale moyenne*, où les enfoncements et autres modes de compression, agissant sur une région dite *silencieuse*, peuvent rester *latents*, au moins un certain temps ; les complications méningées primitives ou tardives y sont également à redouter.

3° Enfin, la *zone frontale supérieure* (dont les traumatismes sont quelquefois qualifiés de *fronto-pariétaux ;* en ce point, les compressions et autres lésions, à cause du voisinage de la région rolandique, donnent lieu assez ordinairement à des *symptômes moteurs* (convulsions, spasmes, contractures, paralysies, aphasies).

En somme, la symptomatologie des compressions et autres lésions des *lobes frontaux*, n'est pas aussi *fruste* que certains le supposent, ainsi que nous le faisions observer, dans notre étude générale des traumatismes de la voûte.

(1) Horsley. *Brit. Méd. Journ.*, Mars 1910. — Leibrecht et Fraenckel. *Soc. de Méd. de Hambourg*, Juin 1909. — Ley. *Brit. Méd. Journ.*, 16 Avril 1910.

On peut être renseigné par *différentes modalités symptomatiques :*

1° Par des *symptômes physiques* ou *extérieurs :* plaie, dépression perçue avec le doigt ou l'instrument, écoulement de liquide céphalo-rachidien, d'air, de matière cérébrale.

2° Par des *symptômes syndromiques* (commotion, compression, contusion). Dans ce cas particulier, c'est à la constatation *d'un des degrés de la compression cérébrale* qu'on pourra avoir recours.

3° Enfin par des *symptômes fonctionnels* ou *localisateurs,* dont, d'après les observations recueillies par nous, on trouve la trace dans 1/4 ou 1/5e des cas.

La fréquence relative des compressions dites *latentes* est la conséquence non seulement du rôle fonctionnel peu connu des lobes frontaux, mais encore de la disposition architecturale (en angle dièdre) de la voûte frontale : dans son affaissement, elle coince en quelque sorte, l'extrémité des lobes frontaux, et en expulse les liquides (eau et sang), qui trouvent facilement de la place dans les vastes espaces sous-arachnoïdiens de la base *;* et, d'autre part, *en raison de la distance, le retentissement bulbaire est moins prononcé.*

D'où cette déduction, que nous avons émise, que souvent, dans les compressions et autres lésions *frontales,* le chirurgien doit se guider, principalement sur les *signes physiques,* et tout en tenant compte des *signes syndromiques* (agitation, somnolence, etc.) ne pas hésiter à recourir de *propos délibéré* et d'une manière presque constante à l'*incision exploratrice,* et au moindre signe de dépression osseuse, de fissure, etc., *pratiquer la trépanation,* afin de prévenir à temps les effets des épanchements, des contusions, de l'infection secondaire, ou des complications tertiaires, si insidieuses et si fréquentes.

« Du reste, dans plus de 80 des faits que nous avons rassemblés, on a pu obtenir d'heureux et rapides résultats, par l'*intervention immédiate* telle que le conseillent également Lepers, L. Picqué et autres ».

c) *Région* FRONTALE.

La physionomie clinique des *compressions* de cette région est généralement des plus expressives. Nous n'aurons qu'à résumer ici ce que nous avons signalé dans nos 250 cas de traumatismes de cette partie de la voûte cranienne, que nous avons déjà étudiés.

Tantôt, on observe des *symptômes d'excitation* (spasmes, convulsions, contractures, attaques Jacksonniennes) ; tantôt on constate des *phénomènes inhibitoires* ou de *déficit* (monoplégies, hémiplégies, aphasies). Parfois existent des *troubles de la sensibilité* correspondants *(hyperesthésies, anesthésies localisées* ou *hémianesthésies,* plus rares). Des *troubles intellectuels* peuvent accompagner les précédents, être transitoires ou faire défaut *(obnubilation intellectuelle, somnolence, torpeur* ou *coma).* Ils dépendent du degré de la compression concomitante ; et ils font partie en réalité des *symptômes généraux des compressions.*

Les *compressions osseuses* ont présenté, dans un certain nombre de cas, des *phénomènes convulsifs* ou d'*excitation ;* parfois des *contractures d'emblée :* le fait est surtout propre aux esquilles pénétrantes. Les *enfoncements,* accompagnés ou non d'*épanchements sanguins* se sont manifestés, la plupart du temps, par des *symptômes paralytiques* (monoplégies, hémiplégies, aphasies) ou par des *troubles sensitifs* (paresthésies, hyperesthésies, anesthésies). Dans quelques cas, les *signes localisateurs* ont fait défaut ; il s'agissait de dépressions peu accusées. Dans d'autres faits enfin, la lésion ne s'est révélée que tardivement, par des *symptômes d'infection* ou des *symptômes tertiaires.*

Les *épanchements sanguins* ont souvent succédé à des traumatismes peu violents et limités (coups de bâton, de canne, de pierre). On les a observés également dans des *fractures esquilleuses* ou des *fractures de la base,* qui avaient produit une *lésion vasculaire.* Les symptômes de compression, qui les traduisent ont été précédés ou non d'un *intervalle lucide.* Parfois, ils ont été *progressifs* ou même *tardifs.* Ils ont consisté le plus souvent en *phénomènes de déficit* (monoplégies, hémiplégies, aphasies) ; un certain nombre ont provoqué des *phénomènes d'excitation* (convulsions, contractures). Nous n'insisterons pas ici sur les caractères spéciaux qu'ils offrirent, selon leur siège, c'est-à-dire selon qu'ils étaient *extra-duremériens, intra-arachnoïdiens, pie-mériens* ou *ventriculaires.* Nous aurons l'occasion, dans un chapitre spécial, d'y revenir avec détails.

Présentons seulement quelques considérations propres aux COMPRESSIONS des différentes ZONES PARIÉTALES, en indiquant les *troubles localisateurs* qu'on y rencontre ordinairement. D'après les faits observés, nous avons divisé la *région* PARIÉTALE en *cinq zones :* trois *antérieures,* deux *postérieures.*

A la *zone pariétale* ANTÉRO-SUPÉRIEURE, nous avons rencontré des *monoplégies* et deux cas de *microplégies* du *membre inférieur opposé* ou des *paralysies* des DEUX *membres inférieurs;* parfois encore, on a signalé des *paralysies des deux membres opposés* (hémiplégies); dans certains cas, des *troubles de la sensibilité* étaient associés aux paralysies. Nous avons également mentionné plusieurs faits d'*ataxie pariétale*.

Dans la *zone* ANTÉRO-MOYENNE, des *troubles convulsifs* ou des *monoplégies isolées* du *membre supérieur opposé*, ou des *monoplégies associées* (brachio-faciales) avec ou sans *aphasie*, quelquefois des *hémiplégies complètes* ont été observées. Ces diverses paralysies étaient tantôt *flasques*, tantôt avec *contractures*. Les *troubles de la sensibilité* du *membre supérieur* étaient ordinairement importants.

Dans la *zone pariétale* ANTÉRO-INFÉRIEURE, nous avons signalé des cas de *paralysie faciale seule*, d'*aphasie motrice isolée*, ou des *associations de ces deux troubles*.

Les traumatismes de la *zone pariétale* POSTÉRO-SUPÉRIEURE, nous ont offert trois groupements symptomatiques intéressants : des cas, où existaient des *troubles paralytiques des membres*, et d'autres cas, où dominaient des *troubles de la sensibilité* SUPERFICIELLE et PROFONDE (perte du sens musculaire, du sens des attitudes, astéréoagnosie, etc.) : ces troubles sont assez fréquents dans les lésions des *lobules pariétaux supérieur* et *inférieur*, sous-jacents à la zone. Les altérations du *pli courbe* et de son *lobule* ont déterminé de la *cécité verbale*, de l'*alexie*, de l'*agraphie* et divers modes d'*aphasies sensorielles*, et enfin des *hémianopsies*.

Dans la *zone pariétale* POSTÉRO-INFÉRIEURE, les particularités traumatiques ont consisté dans la *blessure souvent grave du sinus latéral*, et dans des troubles d'*aphasie sensorielle*.

d) Région SYNCIPITALE.

La blessure du *sinus longitudinal* et de ses *gros affluents* domine la pathologie traumatique de la région. Outre des hémorragies extérieures s'il y a plaie, elle occasionne des épanchements sanguins : ceux-ci ont été assez souvent précédés d'un *intervalle lucide*. Quand ils étaient *extra-dure-mériens* ces épanchements ont produit, le plus souvent, une *hémiplégie des membres opposés*, ordinairement sans participation de la *face*. Au contraire, les épanchements *intra-arachnoïdiens* se sont annoncés communément par une *parésie faciale*, de *l'aphasie* et des *troubles parétiques des membres*. Dans le premier cas, le sang épanché entre l'os et la dure-mère, comprime la *région motrice supérieure et moyenne*; dans le second, il descend vers la partie inférieure de la cavité arachnoïdienne et couvre d'abord les *centres de la face et de la parole*.

Les compressions osseuses ou autres lésions de la *région syncipitale*, ont donné lieu à des *monoplégies crurales contra-latérales*, parfois à des *paralysies des deux membres inférieurs*, à des *convulsions de trois ou quatre membres*, à des *hémiplégies*.

On a pu aussi, dans quelques cas, constater quelques autres symptômes spéciaux, selon que la partie antérieure ou la partie postérieure de la région était intéressée : dans le premier cas, on a signalé des *troubles psychiques* (lésions des deux premières frontales) et dans le second des *troubles visuels* (cas d'hémianopsie horizontale inférieure de La Personne et Grand).

e) *Région* TEMPORALE.

La *région temporale* osseuse, située profondément à cause du muscle temporal, et très fragile, est remarquable en ce qu'elle est en rapport avec un *double arbre vasculaire*, l'un *méningé* (artères et veines méningées, sinus de Breschet); l'autre, *cortical* (artères et veines sylviennes): aussi, les *compressions par épanchements sanguins* y sont-elles *très fréquentes*.

Très souvent *extra dure-mériens*, ils donnent lieu à de *l'hémiplégie* et à de *l'aphasie*, avec coma profond et prolongé. Ils sont ordinairement précédés d'un *intervalle lucide*, quoique, dans les *fractures graves de la base*, celui-ci fasse souvent défaut, en raison de la gravité de la *commotion*. Il en est de même des *intra-arachnoïdiens*, mais ceux-ci sont parfois plus lents dans leur évolution et *progressifs*. S'ils sont peu abondants, ils peuvent donner lieu à une *aphasie motrice* simple ou à une *aphasie mixte*, quelquefois avec paralysie ou contracture *faciale* ou *brachio-faciale*. **La** torpeur et la somnolence en sont assez souvent l'apanage : leur symptomatologie est plus obscure, moins accusée que celle des épanchements extra-duraux. Quelques-uns sont *tardifs*; d'autres sont le résultat d'un *contre-coup*, et siègent du côté opposé au choc. Il en sera question avec détails dans le chapitre spécial des *compressions par épanchements*.

Les *esquilles de la table interne*, les *fragments osseux enfoncés* blessent souvent les vaisseaux, et donnent lieu à une compression, dont les symptômes vont *croissant* ou sont précédés d'un intervalle lucide, en raison de l'épanchement sanguin qui les accompagne.

Les *compressions osseuses* sont cependant parfois difficiles à distinguer, voilées qu'elles sont par le muscle temporal ; elles peuvent déterminer des *accidents immédiats* (hémiplégie, monoplégie, aphasie), et si elles s'accompagnent d'hématome, il y a *aggravation progressive* et *extensive* des symptômes.

Nous avons distingué, dans la *région temporale*, trois *zones* à physionomies cliniques un peu différentes.

Dans la zone *antéro-squameuse*, ce qui domine au point de vue symptomatologique, c'est l'*hémiplégie-aphasie* : c'est là un *couple pathologique* très fréquent : il y a souvent extension des lésions cérébrales ou des hémorragies à la *région motrice*. Il est cependant des cas où l'*aphasie motrice* existe *seule* ou est associée à une *monoplégie faciale* ou *brachiale*. Les convulsions, contractures et attaques Jacksonniennes ont été aussi signalées dans les compressions superficielles de cette zone, principalement lorsqu'existe une esquille perforante ou une érosion cérébrale.

La *zone postéro-squameuse* est en rapport avec la partie moyenne du *lobe temporo-sphénoïdal*, c'est-à-dire avec les *sphères auditive commune* et *auditive verbale :* d'où la fréquence des divers modes d'*aphasie sensorielle* (surdité verbale, aphasie, paraphasie). Parfois il survient aussi de l'*alexie* et de la *cécité verbale* par extension des lésions au *pli courbe*.

Dans la *zone mastoïdienne* les blessures du *sinus latéral*, au niveau de son *coude* sont fréquentes : et comme elles sont voisines du *cervelet* les *troubles cérébelleux* (vertiges, troubles de l'équilibre, etc.), ont été signalés dans plusieurs observations de compression, de contusion, ou d'épanchements sanguins de cette petite contrée.

f') Région OCCIPITALE.

La *région occipitale*, en raison de l'épaisseur du squelette, à ce niveau, nécessite des traumatismes violents, pour produire des enfoncements et des compressions osseuses : mais, les fractures de la base intéressent parfois les *sinus latéraux* ou le *pressoir d'Hérophile*, et donnent lieu à des *épanchements sanguins* volumineux, qui exercent des compressions étendues, assez souvent mortelles. Nous avons vu d'ailleurs que les expériences de Spencer-Horsley et L. Hill démontraient la gravité particulière des compressions *dans cette chambre crânienne*, et cela principalement, en raison du *voisinage du bulbe*. Une dilatation de 2 à 4 cc de la petite ampoule élastique de Horsley, suffisait à produire des *symptômes bulbaires graves*, tandis que sur les hémisphères, elle devait atteindre le volume de 6 à 8 cc, pour obtenir les mêmes effets. D'après L. Hill, une pression de 50 mm. Hg. dans la fosse cérébelleuse, donne lieu à des *symptômes bulbaires accusés*, tandis qu'à la surface des hémisphères il faut 150 à 250 mm. Hg.

Les *épanchements extra-dure-mériens* sont souvent peu abondants : mais déjà 20 à 30 gr. de sang ou de liquide séro-sanguin (fait de R. Picqué), suffisent à produire de l'agitation, de la somnolence ou des troubles cérébelleux (vertiges, vomissements, etc.) (fait de Vandenbossche et Ferron).

Les *grands épanchements intra-arachnoïdiens* par *blessures du sinus latéral* sont le plus souvent mortels, bien qu'il y ait eu quelques cas où l'intervention immédiate a été heureuse.

Les *enfoncements osseux* ont donné lieu à des *troubles immédiats*, principalement à des *troubles visuels*, à des phénomènes *d'aphasie sensorielle*, ou à des *troubles cérébelleux ;* parfois ces accidents ont été *tardifs*.

Nous avons distingué *deux* ZONES, dans la *région* OCCIPITALE.

Dans les COMPRESSIONS et autres lésions de la *zone* SUPÉRIEURE, on a observé des *troubles visuels* (cécité *corticale*, cécité *psychique*, ou perte de la *mémoire optique ;* *hémianopsies* bilatérales ou horizontales ; scotomes) et des *aphasies sensorielles*.

Dans la *zone occipitale* INFÉRIEURE (sous-jacente au sinus latéral), les *troubles cérébelleux* dominent : céphalée occipitale, roideur de la nuque, opisthotonos, déviation de la tête et des yeux, troubles de l'équilibre, asynergie et ataxie cérébelleuses, etc.

CHAPITRE V.

LES COMPRESSIONS OSSEUSES.

Il y a lieu, au point de vue clinique, de distinguer des compressions osseuses *compensées, légères, fortes*, parfois avec épanchement sanguin circonscrit de petit volume. Compressions osseuses selon les régions du crâne. De l'épilepsie dans les compressions osseuses. — *a) Compressions compensées* (sans symptômes d'ordre général cérébro-bulbaire). Il existe un peu de stase veineuse et de tension du liquide céphalo-rachidien. Souvent elles sont *latentes ;* fréquentes à la région frontale, à cause du déplacement, du reflux plus facile du sang veineux, et du liquide céphalo-rachidien, et de la région silencieuse. On en rencontre cependant des exemples, que nous citons, dans les autres régions (pariétale, temporale, occipitale). On peut, dans ces divers cas, observer les *petits signes* de la compression cérébrale. — *b) Enfoncements osseux avec symptômes de compression légère*. Ils se manifestent par l'apparition du syndrome méningo-cortical (excitations, mouvements désordonnés, mouvements convulsifs, céphalées, etc., quelquefois somnolence). Exemples. — *c) Enfoncements avec symptômes de compression forte*. Il est des cas, où même sans épanchements sanguins, à la suite d'enfoncements osseux, on voit apparaître les *symptômes généraux cérébro-bulbaires*, de compression. Parfois, il y a hypertension et hypersécrétion du liquide céphalo-rachidien, épanchement séro-sanguin ; et cela suffit à expliquer la marche rapide des symptômes généraux (cas de Vernin, Moty, Lucas, Machard, etc.) ; si le plus ordinairement les symptômes généraux cérébro-bulbaires, accusés et persistants, apparaissent après les vastes enfoncements (cas de L. Picqué, etc.), dans beaucoup de cas l'épanchement sanguin sous-jacent joue un rôle important. — *d) Enfoncements osseux avec hématomes méningés circonscrits*. Compression souvent à forme somnolente, comateuse, progressive, quelquefois *précédée d'un intervalle lucide* (cas de Felizet, L. Picqué, Dario, Routier, Godlée, Cavaillon, etc.). — *e) Compressions osseuses avec accidents épileptiformes*. Les convulsions peuvent être primaires, secondaires, ou tertiaires. Les convulsions primaires font, en réalité, partie du syndrome cortico-méningé : elles apparaissent, soit au moment de l'accident, soit dans les heures ou jours qui suivent. A la *région frontale*, on observe des convulsions secondaires, c'est-à-dire apparaissant lorsque, par les progrès de l'irritation ou de la congestion, les régions motrices sont intéressées. La *région pariétale* est le siège par excellence des convulsions ou épilepsies (primaires, secondaires, tertiaires), dans les compressions et les esquilles osseuses pénétrantes. Nombreux exemples très intéressants au point de vue du diagnostic et du traitement. A la *région syncipitale*, parfois attaques des convulsions dans les quatre membres. Pour la *région temporale*, quelques exemples curieux ; de même pour la *région occipitale* où les attaques épileptiformes par compression osseuse sont plutôt rares : cependant nous en mentionnons un cas fort intéressant. — *f) Symptômes localisateurs des compressions osseuses*, a) Régions *frontales :* les symptômes localisateurs y sont rarement apparents, il y a nombre de compressions compensées ou frustes. Tenir grand compte des signes physiques extérieurs, signalés d'autre part, utilité fréquente de l'incision et de la trépanation exploratives. Particularités selon qu'il s'agit de compressions des zones frontale, inférieure, moyenne, supérieure. Quelques cas de troubles psychiques. — *Région pariétale :* Troubles sensitivo-moteurs très fréquents dans les compressions osseuses: en particulier, on peut observer des faits *d'hémiplégies* ou de *monoplégies immédiates*, et même des *monoplégies segmentaires* (quelques exemples choisis). — *Région temporale :* faits intéressants d'*aphasies traumatiques* (par enfoncement), soit *immédiats,* soit précoces (cas de Vincent et Dumollard, G. Chevallier, Chavraut et Laresches, Moty, Migake, etc.). — *Région occipitale :* Les compressions osseuses peuvent y donner lieu à des troubles visuels (cécités, hémianopsies, scotomes), à des symptômes d'aphasie optique, ou à des troubles cérébelleux.

Les *compressions* OSSEUSES, dont nous avons déjà eu l'occasion de citer de nombreux cas, présentent dans leur ensemble, une *physionomie clinique* particulière, qui mérite quelques considérations.

Nous comprendrons aussi sous le nom de *compressions osseuses* certaines de ces compressions, qui s'accompagnent d'un épanchement sanguin de peu de volume.

Nous considérons qu'il y a compressions, dès qu'un fragment du crâne subit une dépression de quelques milli-mètres, à un centimètre au plus.

Nous passerons successivement en revue :

1° Les *compressions osseuses compensées* (sans symptômes apparents) ;

2° Les *compressions osseuses légères* ;

3° Les *compressions osseuses fortes* ;

4° Les compressions osseuses avec épanchements sanguins circonscrits (de peu de volume) ;

5° Nous dirons ensuite quelques mots des *compressions osseuses selon leur siège,* dans les différentes régions du crâne ;

6° Enfin il sera question de *l'épilepsie dans les compressions osseuses.*

a) Compressions osseuses COMPENSÉES (sans symptômes).

Dans ces cas, la compression reste *latente.* Il ne survient *aucun symptôme d'ordre général,* et assez souvent, *aucun symptôme localisateur.*

Nous nous sommes déjà expliqué sur la nature des *compressions compensées,* qui, pour nous, comme pour Kocher, constituent le premier degré des compressions : c'est tout au plus s'il existe un peu de *stase veineuse* ou de *tension du liquide céphalo-rachidien,* à titre de phénomènes transitoires.

On a pu également, dans quelques cas, constater une *stase veineuse papillaire*.

Nous avons indiqué, d'autre part, que les *compressions osseuses latentes* étaient plus spéciales à la *région* FRONTALE, là, le fragment osseux déprimé agit sur une *région silencieuse* du cerveau ; et, d'autre part, le sang veineux et le liquide céphalo-rachidien, dans leur reflux, trouvent facilement de la place, dans les espaces sous-arachnoïdiens et les sinus de la base ; et enfin, l'éloignement rend le retentissement bulbaire, plus incertain.

On peut cependant encore, constater quelques-uns des *petits signes de la compression cérébrale :* céphalées, vertiges, bouffées de chaleur, bourdonnements, tendance au sommeil, turgescence de la face, etc. *Il n'y a pas d'élévation de la pression artérielle* (Cushing).

Nous avons déjà cité les faits suivants :

Franchomme. — Enfoncement ovalaire du *frontal* de 6 × 4 ¹/₂ cm. ; dépression d'un demi centimètre. Aucun symptôme cérébral.

Imbert et Dugas. — Enfoncement au-dessus de l'*arcade sourcilière* et épanchement sous-osseux. Aucun symptôme cérébral.

J. Boeckel. — Coup de pied de cheval ; enfoncement ovalaire ; pas de symptômes de compression ; dure-mère intacte.

Chupin. — Coup de pied de cheval ; enfoncement de 3 × 2 cm. à un centimètre de profondeur.

Nous pouvons également renvoyer aux faits semblables de Thévenet, Quénu, Tuffier, Vignard, et ceux de Marginas, Fummi, Ferretti, Guénot, Lop, etc.

Gruet. — Chez un cavalier projeté contre un arbre par sa monture, trouva un enfoncement en U, du *frontal.* Le blessé n'éprouva qu'un léger ictus, garda sa lucidité parfaite, et ne présenta que de violentes céphalées.

Dans les larges fractures esquilleuses avec plaie, avec ou sans pénétration des fragments, souvent, *à la région frontale*, on n'observe ni symptômes locaux, ni symptômes *généraux*, du côté cérébral.

A la *région* PARIÉTALE, les compressions osseuses, *sans*

symptômes, absolument latentes, sont plus rares. Nous avons cependant relaté les faits de *Vianney* (enfoncement à angle dièdre), de *Legueu et Couvelaire,* où il y eut pourtant une *hémiplégie brachiale,* avec *anesthésie tactile,* sans symptômes généraux ; de *Jacobetti,* qui, à la suite d'un coup de bâton, observa une *monoplégie segmentaire de l'avant-bras et de la main.*

Ardoin opéra une première fois un blessé, qui, après être revenu de sa commotion, avait une esquille ovalaire de la grandeur d'une pièce de 5 francs, enfoncée sous l'os. Deux mois après, le blessé dut être opéré une seconde fois, pour une contusion cérébrale, survenue dans une autre chute, et ayant déterminé des accès convulsifs et une hémiplégie (1).

L. Picqué. — F... 50 ans ; chute sur la tête de deux pots de fleurs, d'un 4ᵉ étage. Plaie du cuir chevelu, dans la région pariétale gauche. *Pas de perte de connaissance. Pas de troubles fonctionnels.* Signes physiques très nets d'un enfoncement cranien. Les fragments osseux sont relevés et extirpés (2).

R. Fleming Jones (Nouvelle Guinée). — Rapporte l'histoire d'un jeune Papou, qui, après son accident, marcha plusieurs centaines de mètres. Le chirurgien constata une fracture du crâne, avec déchirure de la dure-mère, et, *dans la région rolandique droite,* il retira du cerveau, à près de 4 cm. de profondeur, une esquille et des cheveux. Moins d'une heure après l'opération, le blessé se levait un instant : aucun phénomène moteur, pendant sa rapide convalescence (3).

Malgré sa minceur, la *région* TEMPORALE s'est aussi montrée le siège de *compressions latentes,* lorsque l'arbre vasculaire, qui la traverse, n'était pas atteint ; et alors, les enfoncements sont d'autant plus difficiles à découvrir, qu'ils sont masqués par l'épaisseur du muscle temporal, et souvent par des bosses sanguines interstitielles.

Nous avons déjà mentionné le fait de R. Picqué, qui, chez un cavalier, qui avait reçu un coup de pied cheval, trouva sous une grosse bosse sanguine, l'écaille temporale entière, détachée par une fissure circulaire,

<hr>

(1) Ardoin. *Soc. de Chir.,* 1904, p. 431.
(2) L. Picqué. *Soc. de Chir.,* 1907, p. 945.
(3) Fleming Jones. *Brit. Méd. Journ.,* 30 Mai 1908, et *Rev. Neurol.,* 1909, I, p. 132.

et *enfoncée en masse vers l'intérieur du crâne,* sans qu'il y eût lésion de
la dure-mère, *et sans que fut survenu aucun symptôme compresseur.*

Batut. — Dans un cas comparable, sous un hématome temporal,
trouva une fracture en croix de 4×4 cm. avec *fragments embarrés.*
Aucun symptôme. Aucune lésion sous-jacente.

Bousquet. — Chez un enfant, qui tomba sur le bord d'un trottoir,
et ne *présenta aucun trouble autre que des céphalées,* constata une bosse
temporale sanguine pulsatile. Il intervint, et il trouva sous le muscle
temporal, un hématome, communiquant par une fissure cranienne,
avec un second épanchement sous-osseux, intra-cranien, qui trans-
mettait à la bosse extérieure, les battements du cerveau (1).

Enfin, la *région* OCCIPITALE, malgré l'épaisseur de ses parois
osseuses n'est pas exempte *d'enfoncements osseux sans
symptômes.*

Chez un homme de 38 ans, qui avait reçu un seau sur la tête,
tombé d'un 2e étage, R. Picqué débrida une plaie profonde du vertex,
bien que le blessé *n'offrit aucun symptôme et n'eût même pas perdu
connaissance au moment de l'accident.* Il découvrit l'enfoncement d'une
esquille en croissant de 4×2 cm., *embarrée profondément;* il ne parvint
à l'extraire qu'avec peine, et après élargissement à la pince et à la
gouge de tout son pourtour. Au-dessous la dure-mère était indemne.
Guérison (2).

On peut conclure de tous ces faits que la *compression
osseuse sans symptômes,* peut se rencontrer dans toutes les
régions du crâne, principalement à la *région* FRONTALE ; il en
résulte ainsi que l'indique L. Picqué, et comme nous l'avons
soutenu nous-même, que *l'incision exploratrice* est d'une
nécessité plus grande qu'on ne le pense généralement,

b) ENFONCEMENTS OSSEUX AVEC SYMPTÔMES
DE COMPRESSION LÉGÈRE.

Ces compressions s'annoncent, ainsi que nous l'avons établi,
par les manifestations d'un *syndrome méningo-cortical*
(agitation, délire, spasmes, contractures, quelquefois obnubilation légère ou somnolence).

(1) Bousquet. *Congr. de Chir.,* 1901, p. 334.
(2) R. Picqué. *Soc. de Chir.,* 1909, p. 278.

Il y a, pour ainsi dire, deux ordres de faits :

1° Des cas avec *excitation ;*

2° Des cas avec *somnolence.*

Quelques exemples suffiront pour mettre en relief cette double symptomatologie.

Nous avons déjà cité les faits suivants, où il y eut des *symptômes d'excitation* (par irritation de la dure-mère et de l'écorce par l'esquille osseuse déprimée).

Le malade de Morel agite violemment les quatre membres en mouvements désordonnés et pousse de véritables hurlements ; il passe par des alternatives d'*excitation* et d'*affaissement* (enfoncement de la grandeur d'une pièce de 5 francs).

Celui de Baudet a des secousses dans les membres gauches, et quelques heures après, ceux-ci sont paralysés (large enfoncement de 8 × 4 cm.).

Un blessé de Tuffier a des convulsions du bras et de la jambe du côté droit, au moment de l'accident ; puis survient une contracture de ces mêmes membres (enfoncement de la table interne, et volumineux hématome sus-dure-mérien)

Celui de Lenormant, qui a reçu une flèche de tramway sur la tête, n'a pas même de perte de connaissance, présente une *paralysie faciale gauche* et de l'*incoordination du membre supérieur gauche* (fracture étoilée, temporale, avec fragments profondément enfoncés ; déchirure de la dure-mère de 2 centimètres).

Delbet. — Constate que son blessé tombé d'une hauteur de 8 mètres, est dans un état d'*agitation permanente; les membres se fléchissent et s'étendent alternativement par saccades.* On intervient parce qu'on croit à une irritation de la dure-mère par une esquille enfoncée. On enlève l'esquille ; mais le blessé meurt après quelques jours ; il avait une contusion par contre-coup, du côté opposé.

Spick. — Chez un cuirassier tombé de cheval, et qui présente un *enfoncement frontal* de la largeur de trois doigts, observe de la *céphalalgie,* une *obnubilation légère,* de l'*agitation,* des vomissements.

Le malade de Gaussel et Massabuau, après être resté 10 jours dans un état comateux, offre *une incoordination et une ataxie manifeste des*

membres d'un côté. On trouve un enfoncement pariétal avec saillie de
la table interne de 12 mm. (1).

Un maçon, qui reçut une volumineuse pierre de taille sur la tête,
eut un enfoncement pariéto-circulaire de la grandeur d'une pièce de
5 francs. Bien qu'il fût dans le coma, lorsqu'on appuyait sur
l'enfoncement, le *bras du côté opposé se fléchissait à angle droit ;*
il y avait, dans la main et l'avant bras, de petits mouvements
convulsifs analogues aux tremblements parkinsonniens.

Voyer. — Chez un individu, après une chute de cheval, observa
d'abord *de légers mouvements convulsifs du bras gauche*, avant que
l'*hémiplégie* ne s'établît définitivement (enfoncement de 4 × 2 cm.).

Felizet. — Chez un maçon tombé du 4⁰ étage sur un tas de cailloux,
voit le bras droit se fléchir brusquement et présenter une série de mouve-
ments convulsifs, qui ne durent pas moins de 5 minutes. On trouve un
enfoncement esquilleux, avec épanchement, dans la région pariétale
gauche (2).

Sédillot. — Dans sa communication à l'Académie sur les *esquilles*
de la table interne cite plusieurs cas où l'esquille *provoque des mouve-*
ments convulsifs, des spasmes des membres, du côté opposé (3).

Nous avons, à propos des enfoncements et esquilles de la
région pariétale, établi un groupe où les *esquilles* avaient
provoqué comme phénomène le plus expressif des *mouvements*
convulsifs et des *contractures.*

Dans le cas de Guermonprez et Bourlet, le blessé fit une chute de
4 mètres dans une maison en démolition. Il perdit connaissance
10 minutes, et présenta une *hémiplégie immédiate*. Dans la journée :
céphalée, vomissements, et accès convulsifs épileptiformes, jusqu'au
lendemain. On constate un *enfoncement du pariétal droit* de 6 × 5 cm.
On intervint alors ; on dégage le fragment embarré avec la gouge et
le maillet ; on enlève les esquilles voisines ; dure-mère saine. A ce
moment, on constate que *la substance cérébrale a été déprimée d'au*
moins 1 centimètre. Une heure après l'opération, les mouvements
étaient reparus au bras. Peu après. guérison complète (4).

(1) Gaussel et Massabuau. *Arch. gén. de Méd.*, 1905, p. 2.518.
(2) Felizet. *Arch. de Méd.*, 1882, p. 200.
(3) Sédillot. *Gaz. Méd. de Paris*, 1876.
(4) Guermonprez et Bourlet. *Soc. Anatomo-Clinique de Lille*, 1895, p. 114.

On peut donc conclure que bon nombre d'*enfoncements osseux* s'annoncent par des symptômes de *compression* LÉGÈRE, c'est-à-dire par de *l'agitation*, des *mouvements désordonnés* ou *convulsifs*, de *l'obnubilation mentale légère avec délire*, des *contractures*, c'est-à-dire par des troubles présentant les caractères d'un *syndrome* CORTICO-MÉNINGÉ.

Nous reviendrons encore sur ce point, quand nous parlerons de *l'épilepsie dans les compressions osseuses*.

c) ENFONCEMENTS OSSEUX, AVEC SYMPTOMES
DE COMPRESSION FORTE.

C'est un point important à éclaircir de savoir si une dépression osseuse plus ou moins étendue peut donner lieu *par elle-même* aux symptômes *cérébro-bulbaires* d'une *compression* FORTE (coma, lenteur du pouls et de la respiration, etc.).

Le fait est assez fréquent, comme nous le verrons tout-à-l'heure, lorsque l'enfoncement s'accompagne *d'épanchement sanguin*. Cependant, *l'état comateux* et les *troubles bulbaires* se sont également rencontrés à la suite de *compressions osseuses*, sans qu'il y eût d'épanchement sanguin, et par un autre mécanisme.

Les blessés de Vennin, de de Vaucresson, d'Apostolidés, de Guilbaut (de Nantes), après un *intervalle lucide* d'une demi-heure ou plus, étaient dans le coma, avec respiration irrégulière ou stertoreuse, pouls petit, irrégulier.

Dans d'autres cas, il n'y eut aucun intervalle lucide ; mais, chaque fois, *sous l'enfoncement osseux*, après incision de la dure-mère, un épanchement séro-sanguin et le liquide céphalo-rachidien très hématique, jaillissaient sous forme de jet, à flots, manifestement *hypertendu* (1).

Dans d'autres circonstances, ce sont les *ponctions lombaires*, qui démontrèrent qu'*avec l'enfoncement osseux* existait une *hypertension du liquide céphalo-rachidien*, suffisant à expliquer l'état demi-comateux, la somnolence, et les troubles du pouls et de la respiration, c'est-à-dire les signes d'une compression forte.

Dans un cas de Moty, chez un militaire, qui avait reçu un coup de pied de cheval dans la tempe gauche, on constate une torpeur

---

(1) Vennin, de Vaucresson, etc. *Soc. de Méd. Milit. fr.*, 1910, p. 410-415.

intellectuelle très prononcée ; le pouls est à 50 ; il n'y a ni paralysie, ni contracture ; mais, le malade est *aphasique, agraphique* et *amnésique*. On trépana le lendemain, et on enleva deux grandes esquilles pariéto-frontales, qui avaient déchiré la dure-mère et la surface sous-jacente du cerveau. Guérison lente, avec quelques phénomènes déficitaires (1).

Lucas-Championnière intervint chez un homme de 20 ans, depuis quatre jours dans la stupeur, qui, au bout de ce temps, présenta quelques accès convulsifs. Il trouva au-dessus et en avant du pavillon de l'oreille, une fracture esquilleuse avec *fragments enfoncés ;* les méninges étaient recouvertes d'un peu de sang. Guérison (2).

Machard. — Chez un homme de 27 ans, qui reçut un coup de levier sur la tête, et présenta du coma et du stertor, sans paralysie, intervint immédiatement, incisa la plaie, et trouva une fracture comminutive fronto - pariétale, avec *enfoncement à une profondeur d'un centimètre, d'un fragment losangique.* La dure-mère était déchirée. On l'incisa en croix ; les circonvolutions étaient hyperhémiées, noirâtres, déchirées à la surface ; écoulement d'un liquide sanguinolent assez épais, contenant des parcelles de substance cérébrale. Agitation et délire pendant 4 jours ; puis guérison (3).

L. Picqué a cité les faits suivants à la Société des Chirurgiens, en 1909 et 1910, ce sont de bons exemples de *compressions osseuses fortes :*

Un maçon de 20 ans reçoit sur la tête une pierre meulière, tombant d'un 2ᵉ étage ; pendant deux jours, il reste *en état de stupeur*, sans modification du pouls et de la température. Il avait une petite plaie contuse de la grandeur d'une pièce de 0.50 cent., à la région pariétale supérieure. On intervint le 3° jour, et on trouva une embarrure de 9 sur 5 $\frac{1}{2}$ cm. Celle-ci fut dégagée, enlevée ; la dure-mère étais intacte ; mais il existait quelques caillots entre elle et l'os. Guérison rapide (4).

Dans un autre fait du même chirurgien, il s'agit d'un garçon de 15 ans, trouvé sur la voie du chemin de fer de ceinture, *sans connaissance,* avec l'avant-bras écrasé au niveau du coude. Il est amené à l'hôpital, où l'on constate un *coma absolu,* une résolution complète ; la respiration est lente, mais régulière ; le pouls est rapide et petit.

(1) Moty. *Soc. de Méd. Milit.,* 1911, p. 80.
(2) Lucas-Championnière. *Soc. de Chir.,* Juin 1888.
(3) P. Machard. *Suisse Romande,* 1898, p. 529.
(4) L. Picqué. *Soc. de Chir.,* 1909, p. 279.

Il existe deux larges plaies contuses de la région pariétale droite. Il perd ses matières et ses urines. Le lendemain, l'*état comateux persiste*. Une ponction lombaire ramène 12 grammes de liquide sanguinolent. Les deux jours suivants, le malade revient un peu à lui, mais est très agité. On intervient le 4° jour ; on trouva *un énorme enfoncement fronto-pariétal, en forme de quartier d'orange*, d'une longueur de 12 cm. et de la largeur de trois travers de doigt, assez fortement embarré. Au-dessous de lui existe un hématome extra-dural, qui est détergé. La dure-mère avait conservé son aspect normal. Guérison (1).

En général, les *compressions* OSSEUSES, qui s'accompagnent de *troubles généraux cérébro-bulbaires*, sont constituées par de vastes enfoncements ; et, assez souvent, il y a en même temps, un épanchement sanguin extra-dural. C'est ainsi, qu'une *restriction suffisante* de l'espace intra-cranîen, peut être réalisée. Les considérations suivantes fortifieront encore cette conception *du rôle adjuvant des épanchements sanguins*, dans les *compressions* OSSEUSES.

d) Enfoncements osseux avec hématomes méningés circonscrits (peu volumineux).

Ainsi, nous laissons de côté certaines lésions osseuses, qui déterminent des *blessures vasculaires* importantes (vaisseaux méningés ou sylviens, sinus veineux, etc.), et qui s'accompagnent d'épanchements sanguins *abondants*, dominant toute la symptomatologie (nous en parlerons dans un chapitre spécial).

Il est, par contre, un certain nombre d'enfoncements osseux, dont l'action est prépondérante ; et parfois, dans ce cas, l'existence de l'épanchement sanguin concomitant est facilement méconnue.

Dans ces circonstances, cependant, il arrive souvent, que l'épanchement de sang, malgré sa médiocrité, ajoute ses manifestations, à celles de la compression osseuse ; il en résulte un *tableau clinique particulier*, que nous devons esquisser.

Tantôt la dépression osseuse et l'épanchement sanguin, associent intimement leurs effets, et on observe les symptômes d'une *compression* FORTE. Le sang épanché contribue notablement à la *restriction d'espace* : c'est, le plus souvent,

(1) L. Picqué. *Soc. de Chir.*, 1910, p. 1.320.

une compression à *forme somnolente* ou *comateuse*, qu'on constate. Dans quelques cas pourtant les symptômes restent ceux du 2ᵉ degré ; et, il existe de l'agitation, du délire ; bref, les caractères du *syndrome méningo-cortical* se déclarent.

Tantôt, au contraire, les premiers phénomènes de compression osseuse ou de commotion sont suivis d'un court *intervalle lucide ;* et, c'est seulement après 12, 24 ou 36 heures, qu'on voit survenir ou apparaître les *phénomènes comateux,* et même les *symptômes localisés ;* c'est alors le mode de *l'assoupissement secondaire,* indiqué pour la première fois, par J. L. Petit.

Enfin, une dernière catégorie est représentée par les cas, où, après la compression osseuse établie, les symptômes s'accroissent progressivement.

Dans le cas de *Félizet,* que nous avons déjà eu l'occasion de citer, l'*épanchement sanguin,* sous-jacent à la *compression osseuse,* contribua grandement à l'apparition des phénomènes locaux et généraux observés.

Un employé de chemin de fer, est frappé à la tête par une portière de wagon, et précipité du marche-pied sur la voie. Perte de connaissance. Le lendemain, la connaissance est, en partie, revenue ; mais il persiste une *grande lenteur dans les idées et les paroles.* Sensibilité intacte, exagérée même à gauche. De plus, *à gauche, paralysie complète du membre inférieur, paralysie incomplète du bras gauche.* Pas de paralysie faciale. Pas de phénomènes d'excitation. En raison des phénomènes dépressifs et de la paralysie, on admet une *compression du cerveau ;* mais, celle-ci ne paraît pas profonde, en raison de la conservation de la sensibilité. On pense à un épanchement sous-cranien. Il y avait une plaie profonde dans la région pariétale droite ; on la débride, et l'on trouve un plateau large, enfoncé ; mais la dépression est peu profonde. Quand celui-ci est enlevé, un vaste foyer sanguin sus-dure-mérien est mis à jour. On enlève, à la curette, 60 grammes de sang coagulé. Dure-mère intacte. Le lendemain, mouvements complets, faciles, mais encore lents, dans les membres gauches. Douze jours après, état tout à fait normal. Guérison (1).

Nous venons également de citer le cas de *L. Picqué,* où le blessé présenta, au moment de l'opération, un large enfoncement osseux, en quartier d'orange, de 12 cm. × 4 à 5 cm., à sa partie moyenne. Il y avait, au-dessous du fragment embarré, un large hématome extra-dural. Ce dernier

(1) Félizet. *Arch. de Méd.,* 1882, p. 102, obs. III.

contribua, pour une grande part, à *l'état de coma* avec résolution, respiration stertoreuse, pouls lent, etc., puis à *l'état de stupeur* qui succéda, persistant pendant 3 jours, jusqu'à ce que l'opération eut débarrassé le cerveau de la *compression osseuse* et de *l'épanchement.*

Dans un cas de Darde, c'est au contraire de phénomènes *d'agitation* qu'il s'agit. Le blessé projeté à terre par son cheval emballé, est d'abord dans le coma, pendant plusieurs heures ; puis, il revient à lui. Aucune paralysie. Epistaxis abondant. Bosse sanguine en arrière de la mastoïde droite. Ponction lombaire, qui donne 3 à 4 grammes de sang pur. Les jours suivants, la céphalalgie s'accentue ; plusieurs nuits sont mauvaises, malgré deux ponctions lombaires. Le 8° jour, on constate un peu de parésie de la face, une dilatation pupillaire. La parole est embarrassée ; et le blessé est agacé et inquiet. L'aggravation étant évidente, on intervient ; et, après taille du lambeau, on découvre une fissure du pariétal, s'étendant jusqu'à la suture occipito-pariétale, dont le bord externe est un peu déprimé. Ce bord est alors abrasé dans toute sa longueur ; et, au-dessous, on trouve un *léger hématome aplati,* qui est enlevé avec une spatule. La perte de substance déterminée par l'opération est de 6 cm. en hauteur, d'un centimètre de large en haut, et de 2 centimètres, en bas. A partir de ce moment, les suites sont bonnes, et la guérison rapide (1).

Dans les faits suivants, la compression osseuse est suivie d'un *intervalle lucide,* après lequel survient un *état comateux* SECONDAIRE et des *troubles moteurs,* évidemment imputables, les uns et les autres, à *l'épanchement sanguin.*

Routier. — Après une chute dans une cave, le blessé put remonter l'escalier et faire quelques pas. Mais, quelques instants après, il perdit connaissance, et présenta une *hémiplégie.* Au bout de 24 heures, *coma complet.* On diagnostique une compression par hémorragie ; et, sous un fragment quadrangulaire, on enleva un gros caillot de 75 grammes. La guérison fut obtenue (2).

Godlée. — Un homme de 23 ans, est heurté par un poids de 16 livres. Renversé sur le coup, *il peut se relever, gagner en voiture l'hôpital, et marcher jusqu'à son lit.* On constate alors une plaie, avec enfoncement du pariétal droit. Quelques instants après, vomissements. P. 60. Deux heures plus tard, demi-coma. Puis, tout-à-coup,

(1) Darde. *Soc. de Chir.,* 1910, p. 1.322.
(2) Routier. *Soc. de Chir.,* 1890, p. 826.

mouvements cloniques des quatre membres, surtout à droite. A partir de ce moment, mouvements épileptiformes, alternant avec le coma. Trépanation. On constate un enfoncement avec un vaste décollement de la dure-mère, mais sans déchirure ; un épanchement sanguin assez abondant la sépare de l'os. Guérison (1).

Leonte et Bardesco. — H... 19 ans. Coup de bâton sur la tête ; perte de connaissance de deux heures. Au réveil : étourdissements, maux de tête. *Il vaque à ses occupations pendant 3 jours*. Puis il est pris de crises épileptiformes généralisées et subintrantes ; il tombe dans le coma, avec paralysie du bras droit. Perte de connaissance pendant 7 jours. A l'hôpital, on constate, à la hauteur de la bosse frontale gauche, *un enfoncement* de $4\,^1/_2 \times 2\,^1/_2$ cm. Opération. Deux couronnes de trépan, au niveau de l'enfoncement ; et, sous l'os, *caillots sanguins*, qu'on enlève non sans difficulté, parce qu'ils adhéraient à la dure-mère très injectée, et présentant, par places, des plaques bleuâtres. Le lendemain, nombreuses crises épileptiformes, subdélire. Agitation. Le 2º jour, il reprend connaissance. Les accès ne reparaissent plus, et la paralysie disparaît. Guérison complète (2).

Nous avons également mentionné les faits de Llobet et Tuffier, où, après un *intervalle lucide*, on vit des paralysies et des convulsions : il existait des *enfoncements de la table interne*, et, au-dessous d'eux, des *hématomes* assez prononcés.

Le cas de *Cavaillon* est un bel exemple d'*enfoncement osseux* avec *épanchement sanguin*, et *phénomènes de compressions progressifs*.

Le blessé avait fait une chute de 10 mètres. Deux heures après, il arriva à l'hôpital, dans le coma absolu, avec collapsus ; un peu de *parésie de la face, à droite. Une heure plus tard, anesthésie absolue des membres droits ; réflexes cutanés disparus*. Deux heures plus tard encore : disparition des *réflexes tendineux*, et *hémiplégie sensitivo-motrice droite complète*. Le coma continue. Trépanation dans *la région temporale gauche*, où existe une plaie avec *enfoncement osseux*, au-dessus du pavillon de l'oreille. Embarrure de 5 à 6 cm. avec fragments multiples, et nombreuses fissures. Quand les fragments sont enlevés, on trouve entre la dure-mère et le plan osseux, une masse sanguine non encore coagulée : ligature d'une artère, au fond de la plaie. Incision de la dure-mère, qui ne bat pas ; il s'écoule du sang liquide. Guérison, après quelques péripéties assez sérieuses (3).

(1) Godlée. *Th.* Lannut, 1888, et *Th.* Leplat, p. 104.
(2) Leonte et Bardesco. *Rev. de Chir.*, 1891, p. 828, obs. IV.
(3) Cavaillon. *Lyon Méd.*, 24 Avril 1904.

Il est impossible, dans ce fait de Cavaillon, de ne pas attribuer aux épanchements sanguins, la *progression assez rapide du coma et des accidents paralytiques.*

e) Compressions osseuses avec accidents épileptiformes.

Les *divers modes* particuliers, selon lesquels apparaissent les *convulsions épileptiformes* dans les *compressions osseuses*, offrent un réel intérêt, car, assez souvent, elles constituent, *seules,* la symptomatologie.

Elles sont *primaires, secondaires* ou *tertiaires.* Les premières seules nous intéressent ici.

Notons d'abord que les attaques convulsives *primaires* sont fréquentes *chez les enfants,* dans tous les modes de traumatismes cranio-cérébraux. C'est un effet de l'extrême excitabilité de la couche corticale, aux premières périodes de l'existence. A cause de cela, elles ont peut-être une importance moindre, à cet âge, si ce n'est quand elles sont violentes et répétées.

R. Petit. — Chez un enfant qui avait fait une chute, et qui présentait un *enfoncement frontal,* observa, un quart d'heure après, des *mouvements épileptoïdes* à droite. On retira un fragment osseux entouré de cheveux ; la dure-mère était éraillée. Guérison.

Un enfant de 2 ans, tombé d'un 2e étage, fut aussitôt atteint de *crises d'épilepsie,* plus marquées à droite. Pendant 4 jours, aucun symptôme. Puis surviennent du délire, des contractures, des crises d'épilepsie larvée, du coma, et la mort, par méningite. On trouva une fracture du rebord orbitaire, et un effondrement de la lame criblée de l'ethmoïde, un hématome volumineux extra dure-mérien, une pachyméningite intense, et des traînées de méningite jusqu'à la base (1).

Chez l'adulte, les *compressions* osseuses sont assez fréquemment l'origine de *crises d'épilepsie :* cela se conçoit aisément, les *convulsions* étant partie intégrante du *syndrome cortico-méningé,* ordinaire dans ces circonstances.

Elles ont, plus souvent qu'on ne le pense généralement, une *valeur localisatrice,* soit qu'elles apparaissent sous forme de crises Jacksonniennes, ou de spasmes, de tremblements localisés, de la face ou des membres. Il faut également tenir compte du siège primitif de l'aura.

(1) R. Petit. *Soc. Anat.,* 1895, p. 669. — Le Fur. id. p. 748.

Les *convulsions primaires* apparaissent soit au moment même de l'accident, soit dans les heures ou les jours qui suivent, parfois dans les membres déjà parésiés ou paralysés. On les a observées dans toutes les régions cranio-cérébrales, avec une fréquence relative, beaucoup plus grande, en ce qui concerne le *lobe pariétal*.

A la *région* FRONTALE, les crises d'*épilepsie primitive* sont d'autant plus intéressantes, qu'il ne s'agit pas d'une *aire motrice* ; il est probable qu'il se fait une propagation de l'irritation ou de la congestion jusqu'à la *zone rolandique*.

Nous avons déjà signalé les cas de Guerneri, Schiassi, où le trauma fut *immédiatement* suivi d'accidents convulsifs : il y eut intervention immédiate et guérison.

Il s'agit presque toujours d'*enfoncements avec esquilles pénétrantes, assez rapprochées de la région motrice.*

Dans le cas de Llobet, les attaques Jacksonniennes apparurent *dans le membre supérieur paralysé.*

Dans celui de Maydl et Kukulo, les accès répétés occupèrent exclusivement la face, dont ils déterminèrent la contracture, après quelques jours ; l'opération n'eut lieu qu'après 3 mois.

Deux heures après une *fracture frontale*. Rossi observa des attaques d'épilepsie généralisées. « Selon toute probabilité, l'accès fut provoqué par la diffusion aux *centres corticaux moteurs* d'une excitation *de la base des deux premières circonvolutions frontales, comprimées par un fragment d'os* » (1).

Leonte et Bardesco. — Chez un homme qui avait reçu un coup de bâton, et qui présentait un enfoncement de $4 \times 2\,^{1}/_{2}$ cm. au niveau de la bosse frontale, observèrent, à partir du 3e jour, des *accès épileptiformes généralisés*, qui se succédaient, au nombre de 10 à 12 dans les 24 heures, la plupart subintrants et terminés par le coma ; hémiplégie brachio-faciale. On trouve des esquilles enfoncées dans les méninges et des caillots sanguins.

Notons, que, dans ce cas, les accès étaient le résultat d'une congestion méningée ; car, l'opération n'eut lieu que le 6e jour. On trouva les esquilles adhérentes et la dure-mère très injectée. Guérison (2).

(1) Rossi. *Gaz. degli Ospedali et della Clinicha*, 10 Septembre 1905, et *Rev. Neurol.*, 1906, p. 159.

(2) Leonte et Bardesco. *Rev. de Chir.*, 1891, p. 828, obs. IV.

Il s'agit, en réalité, dans le fait précédent, d'un cas d'*épilepsie secondaire* : celle-ci s'observe fréquemment, au *lobe frontal*, par *propagation* vers les régions motrices, des œdèmes, congestions, inflammations, et suppurations des méninges : celles-ci font apparaître des symptômes moteurs, qui auparavant n'existaient pas.

On peut aussi, dans la même région, observer des accès d'*épilepsie tertiaire*.

Les mêmes auteurs rapportent un cas, où ils intervinrent 16 ans après un léger enfoncement frontal, pour des *accès épileptiques* à forme *fruste* (écume à la bouche, congestion de la face, perte de connaissance, sensation d'un clou enfoncé dans le point frontal); les accès durent deux minutes ; ils sont quotidiens, et ne sont jamais accompagnés de convulsions. L'aura apparaît, sous forme de douleurs partant du point traumatisé, et si le malade n'a pas le temps de chercher un refuge, il tombe. A l'opération, on trouva une *petite dépression de l'os* et des *adhérences assez fortes à la dure-mère.* Guérison (1).

Il est assez curieux, dans un cas de compression osseuse *frontale*, de noter, pendant la crise, *cette absence de troubles moteurs.*

Nous signalerons encore, en passant, comme très intéressants, au point de vue des lésions des *lobes frontaux* par *compression osseuse* et des accidents d'*épilepsie tertiaire*, les faits de Maunoury et Camuset, et de Miraillé, où survint, en même temps, un état de *démence* (2).

La *région* PARIÉTALE est le siège par excellence des *convulsions* et *épilepsies*, soit *primitives*, soit *secondaires*, ou *tertiaires*, dans les *compressions osseuses*. Elles y revêtent les formes les plus variées.

Au point de vue *localisateur*, on devra tenir compte même des *microspasmes* et des *monospasmes*, des *tremblements parkinsonniens*, etc., aussi bien que des *attaques Bravais-Jacksonniennes*, et des *contractures primitives*.

Ces troubles sont plus particulièrement fréquents, dans les cas d'*esquilles pénétrantes de la table interne*, même sans enfoncement apparent.

(1) Leonte et Bardesco. *Rev. de Chir.*, 1891, p. 826, obs. III.
(2) Maunoury et Camuset. *Arch. de Neurol.*, 1892, II, p. 55. — Miraillé. *Arch. de Neurol.*, I, 1900, p. 226.

Nous avons eu l'occasion d'appeler l'attention sur ce point, à l'occasion des traumatismes de la voûte.

Nous avons cité les faits :

De Zara, où existait un spasme convulsif et douloureux de la main gauche, sans qu'il n'y eût rien du côté de la conscience, de la respiration et du pouls.

Dans *deux cas personnels*, où les accidents furent secondaires et apparurent dans les premières semaines après l'accident (opérations suivies de succès), et consistèrent en deux accès Jacksonniens.

De Gaussel et Massabuau, où il s'agit d'une *hémiataxie* et d'une incoordination d'un membre inférieur.

De Gomez où se manifesta uniquement un *monospasme* et une *monoparésie*.

De Paréda : contracture primitive du bras droit.

Dans un autre paragraphe du même chapitre, il est question de fragments osseux enfoncés avec *phénomènes convulsifs primitifs* (faits de *Paoli, Biagi, Fontoynont*), où il s'agit *d'accès Jacksonniens*.

Dans le fait de *L. Morel,* lorsqu'on appuyait sur le fragment déprimé, on voyait survenir une *flexion du bras droit* ou de petits mouvements convulsifs dans la main et l'avant-bras, avec tremblements parkinsonniens.

Dans celui de *Voyer*, il s'agit d'un fragment osseux de 4×2 cm., qui avait glissé sous le crâne et était *embarré :* le lendemain, le bras gauche était agité de *mouvements convulsifs* ; mais le blessé pouvait s'en servir, pour porter un verre à la bouche ; le surlendemain, hémiplégie complète à gauche ; *intelligence nette ;* au bout de 15 jours, nulle amélioration. Le fragment osseux est enlevé ; la dure-mère est intacte. Quinze jours après, l'hémiplégie avait totalement disparu.

Bousquet, chez un homme qui avait reçu un coup de marteau sur la tête, à droite du synciput, et qui, durant 7 jours put vaquer à ses occupations et faire des courses de 2 kil., observa, après ce temps, des *crises Jacksonniennes,* et des *fourmillements dans le membre supérieur gauche.* Il intervint 18 jours après, et enleva une *esquille de la table interne, qui pointait dans le cerveau.*

Dans les observations de Codivilla, Ferrari, les *convulsions* surviennent aussitôt après l'accident, *dans les membres paralysés*.

Le fait suivant d'*épilepsie primitive* est particulièrement intéressant.

Grag. G. Hollenday. — Fracture du crâne avec dépression osseuse. Le malade est calme, pendant qu'on l'examine, et il voulait même continuer son travail. Table osseuse déprimée, mais peau intacte. Une heure après l'examen, il est devenu *sourd* et en partie *aphasique ;* il manque des mots dans ses réponses ; puis, pendant une dizaine de minutes, il se met à parler normalement. Le pouls présente quelques intermittences ; et aussitôt, surviennent des *phénomènes convulsifs* d'une intensité remarquable, pendant lesquels, toutefois, le bras et la jambe, du côté droit, demeurent immobiles ; vomissements ; diminution de la sensibilité générale. Plusieurs crises semblables. L'opération du trépan, avec relèvement de la table osseuse (la dure-mère n'était pas déchirée) fut pratiquée, *quelques heures après l'accident*. Le pouls s'améliora au moment même du relèvement de l'os déprimé. La guérison fut parfaite (1).

Tuffier. — Chez un homme de 26 ans, qui avait reçu une buche de bois à gauche du synciput, vit, après une perte de connaissance d'une demi-heure, survenir des *convulsions dans le bras et la jambe du côté droit*, et bientôt après, on constata de la *contracture* dans le membre inférieur, et un peu dans le membre supérieur, qui était en outre parésié. Le lendemain, opération : enfoncement de la table interne ; ablation de cinq esquilles : volumineux hématome extra dure-mérien ; la dure-mère a été érodée par l'une des esquilles, et il s'écoule du liquide céphalo-rachidien sanguinolent. Guérison (2).

Les *épilepsies* SECONDAIRES de la *région pariétale* ne sont pas rares. Rappelons seulement ici le cas de *Vaslin*, au Congrès de Chirurgie de 1886, où, à la suite de suppurations avec fragments enfoncés, nécrosés, il vit survenir des *convulsions* et une *hémiplégie*. Ablation. Guérison.

Dans le fait très curieux de Bide, le blessé frappé au crâne dans la région pariétale, par un coup de chandelier, présentait deux jours après, de l'*hébétude*, et une *monoplégie* du membre supérieur droit ; le

(1) G. Hollenday. *New-York Méd. Journ.*, Mars 1898, et *Arch. de Neurol.*, 1900, I, p. 74.
(2) Tuffier. *Soc. de Chir.*, 1901, p. 1.147.

lendemain, il eut des *crises épileptiformes*, à trois reprises. Il y eut de
la suppuration ; il traîna, et mourut au bout de deux mois.
Enfoncement : adhérences méningées ; et dans la substance blanche,
abcès du volume d'une amande, contenant du pus verdâtre (1).

Nous mentionnerons, uniquement à titre d'exemples intéressants, les faits d'*épilepsie* TERTIAIRE à la suite de
compressions osseuses pariétales, les cas de de Mollière,
Bousquet et Barette, communiqués au Congrès de Chirurgie (2).

A la *région* SYNCIPITALE, il nous faut rappeler les cas de
Villemin, où on intervint, un an après l'accident, pour
enlever *une esquille de la table interne*, figée dans le sinus
longitudinal, et découverte par la radiographie. Il y eut, au
moment de l'accident, des *convulsions dans les quatre
membres ;* et celui de *Baudet*, où, pour une double fracture
longitudinale de la voûte avec épanchements arachnoïdiens
des deux côtés, les *crises d'épilepsie Jacksonniennes* apparurent alternativement à droite, puis à gauche, à des époques
différentes (3).

La *région* TEMPORALE nous fournit quelques exemples
curieux d'*épilepsies primitives*, par *enfoncement osseux*.

Nous avons eu l'occasion de citer les cas de Korte, d'André,
de Verchère.

Dans le fait de *Verchère*, chez un enfant qui avait reçu un
coup de pied de cheval dans la *région temporale*, il y eut
une paralysie de la jambe et du bras gauches ; et en même
temps, des *mouvements rythmiques* et *convulsifs* du membre
supérieur droit, jusqu'au 4⁰ jour, où la connaissance revint ;
la paralysie seule persista. On intervint au 2ᵉ mois, avec
succès (4).

Dans le cas de F. O. Bird (de Melbourne), un homme de
26 ans fut frappé d'un violent coup de marteau, derrière
l'oreille gauche. État d'hébétude profond ; *crises épileptiformes ;* état menaçant de la respiration. On constate une

<hr>

(1) Bide. *Soc. Anat.*, 1878, p. 44.
(2) De Mollière. *Congr. de Chir.*, 1885, p. 301, obs. III.— Bousquet. *Congr.
de Chir.*, 1901, p. 331.— Barette. *Congr. de Chir.*, 1903, p. 193, obs. XVI.
(3) Villemin. *Soc. de Chir.*, 1902, p. 859.— Baudet. *Soc. de Chir.*, 1910,
p. 1.310.
(4) Verchère. *Soc. de Chir.*, 1894, p. 473.

dépression osseuse, sur la base de la mastoïde : ablation de fragments et blessure du sinus latéral, qui guérit par tamponnement (1).

Les *crises épileptiformes* par *enfoncement osseux* dans la *région temporale* ne nous paraissent pas avoir la précision localisatrice des mêmes crises dans les enfoncements *pariétaux*.

Dans un second cas de Verchère, cependant, les crises survinrent seulement au 15° jour, et présentèrent un caractère net d'*épilepsie Jacksonnienne*. A l'opération, on constata qu'un *fragment en flèche de lance*, s'était implanté dans la *substance cérébrale* : épanchement ; hémorragie opératoire qui fut arrêtée par tamponnement. Guérison (2).

A la *région* OCCIPITALE, proprement dite, les faits d'*enfoncements osseux* avec *crises d'épilepsie primitives* sont plutôt rares.

Nous trouvons les cas suivants :

Sédillot. — Il s'agit d'un traumatisme occipito-pariétal gauche avec enfoncement du crâne, sans plaie. Il survint des *attaques épileptiformes* avec perte de connaissance, et *mouvements convulsifs* des membres et de la face. Le 3ᵉ jour, la température s'étant élevée, on intervint par deux couronnes de trépan. On releva le fragment déprimé, et on fit l'extraction de quelques parcelles osseuses ; dure-mère intacte. Après l'intervention, les *attaques* continuèrent pendant 5 jours ; il y eut des douleurs dans le bras droit, et une paralysie du bras gauche ; mais, deux mois après, on revit le blessé, complètement guéri (3).

Duret. — Chez un ouvrier briquetier, qui avait reçu un coup de bêche, et présentait une *fente osseuse* de la région occipito-pariétale, il y eut, au 8° jour, des *crises convulsives*, sans caractère de localisation, qui nous décidèrent à intervenir. Nous enlevâmes une *esquille* de 5 cm. de longueur sur 8 mm. de largeur, figée dans le cerveau (4).

Dans l'observation de Legrain, le malade mourut à la suite de *nombreuses attaques épileptiques généralisées*, en état de *mal épileptique ;*

(1) F. O. Bird. Chipault, III, p. 930.
(2) Verchère. *Bull. Soc. de l'Internat.*, 1906, p. 196.
(3) Sédillot. *Gaz. Méd. de Paris*, 1876.
(4) Duret. *in Th.* Leplat, Paris, 1898, p. 14.

le cas était très complexe : aucune fracture, mais déchirure d'un lobe du cervelet et abondant épanchement de sang liquide. Congestion intense des hémisphères et du cervelet. Mort (1).

De cette revue générale des COMPRESSIONS OSSEUSES avec *accidents épileptiformes*, on peut conclure : que dans les régions du cerveau, autres que la *région pariétale* ou *motrice*, les *convulsions* sont plus *rares*, et n'ont pas toujours la *précision localisatrice* de celles qui apparaissent, lorsque la *zone motrice* est intéressée directement.

f) SYMPTOMES LOCALISATEURS DANS LES COMPRESSIONS OSSEUSES.

Les *symptômes localisateurs* des *compressions* OSSEUSES sont, à peu de chose près, ceux que nous avons exposés à propos des *compressions en général*.

A la *région* FRONTALE, ces symptômes sont souvent *frustes*, pour les raisons anatomo-physiologiques, que nous avons déjà indiquées : inclinaison de la voûte, reflux facile des liquides, au moment de la compression, éloignement du *bulbe*, rapports avec une *région cérébrale latente*. D'autre part, elles sont facilement COMPENSÉES. Ce n'est que *dans les cas d'épanchements sanguins inter-méningés*, que les troubles s'accentuent : on voit plus aisément survenir la *somnolence*, et si l'épanchement s'étend sur les côtés, *quelques troubles moteurs*.

Nous avons dit encore qu'il ne fallait pas craindre de rechercher et de dévoiler ces *compressions frustes*, par *l'incision exploratrice*.

Il faut tenir grand compte des *signes physiques extérieurs* issue du liquide céphalo-rachidien, de matière cérébrale, de gaz ; battements des liquides retenus dans les parties anfractueuses ; existence d'une dépression, etc.) — et des *signes syndromiques* (excitation, quelques symptômes de compression légère, etc.).

Dans la *partie inférieure* de la région, il faut penser à l'existence possible de fissures, enfoncements, fracas multiples des *sinus frontaux, éthmoïdaux, sphénoïdaux* et de la *voûte orbitaire ;* parfois, il y a apparition d'un *emphysème*.

A la *zone frontale moyenne*, la *compression osseuse* ne

(1) Legrain. *Soc. Anat.*, 1893, p. 125.

s'accompagne guère de *signes physiques*, semblables aux précédents : elle reste souvent *latente* ou *silencieuse*. Comme exemple de ces *compressions frustes*, nous avons cité, à propos des *traumatismes de la voûte*, les faits de Spick, Thévenot, Lop, Gruet, Chapuis, Duret, Franchomme, Imbert et Dugas, etc.

Driout. — H... 18 ans. État *sub-comateux*, et plaie au niveau du front, à la suite d'un coup de pied de cheval : hémorragie nasale ; pas de signe de localisation. Trépanation. Ablation de fragments osseux sur une étendue de 7 cm. On constate, sans inciser la dure-mère, que les lobes frontaux sont *flasques* et *sans battements*. Suites opératoires excellentes. A travers la perte de substance, on aperçoit les battements, qui ont reparu. Aucune séquelle nerveuse. *Cécité à gauche,* par décollement traumatique de la *rétine* (1).

Dans quelques cas, on a signalé des *troubles psychiques*, comme dans les deux faits suivants :

B. Van den Hedges. — Enfant de 8 ans, ayant reçu une brique sur le sommet de la tête. Lorsqu'il fut guéri, sa mère s'aperçut d'*une dépression marquée* au milieu du crâne. A partir de ce moment, l'enfant présenta un *singulier changement de ses facultés mentales et morales*. Lui, qui était normal en tous points, il devint incapable d'apprendre même les rudiments des choses. Il devint violent et voleur, battant les autres enfants, et ne pouvant pas ne pas s'approprier tous les objets qu'il trouvait à sa convenance. L'opération rétablit en partie l'*intelligence* et complètement le *sens moral* (2).

Sorrentino. — Un charretier eut la *bosse frontale droite enfoncée* par un coup de pied de cheval. Quatre heures après l'accident, il eut *sa première crise d'épilepsie Jacksonnienne*, commençant par la face, à gauche. Depuis ce moment, malgré une première intervention, il reste dans un état comateux, coupé de crises d'épilepsie Jacksonnienne. L'auteur intervient de nouveau, et retire de grands fragments osseux, qui s'enfonçaient dans le *lobe droit*, lequel présentait un gros foyer sanglant et ramolli. Après cette seconde intervention, le malade se rétablit très bien, quoi qu'il eût perdu la *mémoire des faits*, et qu'il fût devenu d'une *impulsivité extrême* (3).

(1) Driout. *Rev. Méd. de l'Est*, 1909, p. 521, et *Rev. Neurol.*, 1910, 1, p. 744.
(2) Van den Hedges. *Méd. Record*, 1905, p. 134, et *Rev. Neurol.*, 1907, p. 264.
(3) Sorrentino. *La Riforma Medica*, Octobre 1906, et *Rev. Neurol.*, 1907, p. 264.

Il importera encore de tenir compte de l'existence possible de *troubles propres à certains centres de la région* : paralysies ou contractures du tronc, du cou ; déviations conjuguées de la tête et des yeux ; nystagmus ; troubles pupillaires, et surtout *troubles du fond de l'œil* (stase et œdème papillaires), plus fréquents dans les *traumatismes frontaux,* pour lesquels, ils sont parfois un véritable symptôme de localisation.

Ainsi que nous l'avons indiqué, les *enfoncements de la zone frontale supérieure* (traumatismes fronto-pariétaux) déterminent aisément des *troubles moteurs,* à cause du voisinage de la *région rolandique.*

Nous avons suffisamment insisté sur les *symptômes localisateurs* des *compressions pariétales,* en général (troubles sensitivo-moteurs divers : spasmes, contractures, convulsions, monoplégies, hémiplégies, aphasies, anesthésies, etc.). Mais, il est une particularité que nous devons signaler, à propos des *compressions* OSSEUSES. C'est que, dans nombre de cas, l'*hémiplégie* et autres troubles moteurs sont *immédiats,* c'est-à-dire se produisent au moment même de l'accident ; que le blessé soit ou non en état de *commotion,* on le relève *paralysé.*

Il n'en est pas ainsi, le plus souvent, dans les *épanchements sanguins,* où les troubles sensitivo-moteurs apparaissent après quelque temps (*intervalle lucide*) ou sont *progressifs.* Parfois, il survient un *coma secondaire.*

S'il y a, à la fois, *compression osseuse* et *épanchement,* on observe un accroissement des accidents.

Nous avons déjà cité comme exemples de *paralysies immédiates* les faits suivants :

Legueu et Couvelaire. — Chute d'un 4ᵉ étage ; *parésie faciale* et *monoplégie brachiale immédiates ;* anesthésie tactile. Enfoncement esquilleux pariétal de 6 à 7 cm. de diamètre ; dure-mère intacte. Ablation des esquilles ; guérison progressive.

Labadini. — Côté gauche *paralysé* aussitôt après un coup de matraque.

Lenoble et Hermet. — *Bras droit inerte* après la chute sur la région pariétale de la flèche d'un fardier. Enfoncement ovalaire de 10×7 cm.

Il en fut encore ainsi dans le fait de Guermonprez et Bourlet, où après une chute d'un étage dans une maison en construction, on constata une *hémiplégie immédiate*. Il y avait un *enfoncement pariétal de 6 × 5 cm*, sans épanchement. Après l'ablation des fragments, les mouvements revinrent rapidement.

Dans le cas de Baudet, il s'agit aussi d'une *simple compression osseuse ;* le blessé était tombé d'un étage sur la barre de fer d'une véranda, et présentait un enfoncement au *synciput, bi-pariétal* de 8 × 4 cm. Il y eut, au moment de l'accident, quelques secousses dans les membres supérieur et inférieur gauches ; et, *deux heures après, ces membres étaient complètement paralysés. On ne trouva aucun épanchement sous le fragment.* Après l'opération, la rétrocession des troubles paralytiques fut lente, mais régulière ; au 6e jour, ils étaient disparus. Guérison.

On peut observer des *monoplégies totales* ou *segmentaires,* dans les mêmes conditions. Nous avons déjà mentionné, à ce propos, le fait de Leszinsky.

Un homme de 24 ans, à la suite de la chute d'une brique sur la tête, ne perdit pas connaissance. Immédiatement après l'accident, le blessé dit que sa jambe lui paraissait comme morte au-dessous du genou ; le pied était tombant. Malgré l'ablation immédiate des esquilles, la paralysie ne rétrocéda que lentement ; et, quatre mois plus tard, il y avait encore une anesthésie en botte.

Sonza, trépana un nègre de 22 ans, qui, à la suite d'une fracture du crâne avec *enfoncement.* présenta une *parésie du bras droit,* avec *paralysie flasque de la main* (1).

Colucci, dans un cas d'*enfoncement pariétal,* constata uniquement des troubles de la *sensibilité* (hyperesthésie tactile et douloureuse de la tête, du tronc, et de tout le côté gauche).

On peut rapprocher de ces *paralysies immédiates,* par *compression osseuse simple,* certains cas d'*hémiplégie ancienne,* comme celui de *Février :*

Le blessé avait eu une fracture par *enfoncement* huit ans auparavant. A ce moment, on observa une *paralysie du membre supérieur gauche, qui dura 15 jours.* Il se rétablit peu à peu, et 6 ans après, il fut incorporé. Mais, à ce moment, il se produisit un

_____

(1) Sonza. *Revista frenopatica Espanola,* Octobre 1909.

affaiblissement, puis une *paralysie complète* du membre supérieur
gauche avec *atrophie*, et des secousses du membre inférieur, un peu
parésié. On fit une trépanation ; on trouva un os *hyperostosé*
et d'épaisseur presque triple : dure-mère saine. Après résection du
crâne, dans une étendue ayant le contour d'un œuf de poule, les
membres *supérieur* et *inférieur gauches* reprirent leur vigueur
normale (1).

Bien que la *région* TEMPORALE soit éminemment *vasculaire*,
on a pu cependant y observer des faits intéressants de
compression osseuse simple. Une des plus curieuses observations sur ce point, est celle de *Vincent et Dumollard :*

Un indigène algérien avait reçu, dans la *région temporale*, un coup
violent asséné avec une pièce de bois, et il était resté 15 heures, dans
le coma. Au réveil, on constata une *aphasie motrice complète* et une
monoplégie du bras. L'intervention montra un *enfoncement* de la *région
temporale,* dissimulé sous le muscle. L'un des fragments de la grandeur
d'une pièce de 10 centimes, *avait basculé,* et *comprimait la circonvolution
de Broca.* L'opération ayant eu lieu 35 jours après l'accident, il y avait
un peu d'épaississement de la dure-mère, mais *aucun épanchement.*

Dans sa thèse sur les *aphasies traumatiques,* G. Chevallier,
rapporte plusieurs cas *d'aphasie seule* ou *d'aphasie* avec
monoplégie faciale ou *brachiale* par *enfoncement osseux
localisé,* sans épanchement de sang (2).

Nous avons cité un second cas de *Vincent* (d'Alger), où il
s'agissait également d'un *enfoncement temporal,* avec
compression osseuse simple (sans épanchement), et avec
aphasie motrice, paralysie faciale droite et parésie du bras.

Dans une observation de *Tuffier,* il s'agit aussi d'une
aphasie motrice avec *parésie faciale,* par *enfoncement osseux;*
mais il y avait *contusion cérébrale* et déperdition d'un peu de
substance nerveuse. Guérison (3).

Les Drs *Chevraut* et *Lecercle,* médecins majors au Maroc
Oriental, ont rapporté récemment l'histoire d'un indigène,
qui reçut un coup de pelle sur la région fronto-pariétale
gauche. Il y eut un *enfoncement osseux,* sans plaie, un peu

(1) Février. *Soc. de Chir.,* 1892, p. 590.
(2) G. Chevallier. *th.* Paris, 1910, p. 118.
(3) Tuffier. *Soc. de Chir.,* 1909, p. 451.

au-dessus du *ptérion*, de forme quadrilatère et d'une étendue de 4 × 2 cm., avec de nombreuses fissures dans diverses directions.

Le blessé eut seulement une perte de connaissance de 5 minutes, de l'épistaxis à gauche, une hémorragie buccale légère, d'origine pharyngée. De plus, il était *aphasique* et présentait une *parésie faciale à droite*, avec *déviation de la langue du même côté* et *un peu de gêne de la déglutition*. On intervint 26 heures après l'accident, à l'aide de la gouge et de couronnes de trépan, on souleva les fragments et on corrigea l'*embarrure*. Pas de caillot compresseur ; pas de décollement de la dure-mère ; on ne l'incisa pas. Drainage. Ptosis de la paupière supérieure *droite ;* binocle violacé des deux paupières. Le blessé *guérit de son aphasie en une dizaine de jours*. Au 50e jour il sortit, conservant encore un peu de *dysarthrie*, une légère *parésie faciale* droite. Son ptosis de la paupière droite, dû sans doute à un trait de fracture ayant lésé le nerf moteur oculaire commun près de la fente sphénoïdale, s'était amélioré. La *paralysie de la langue* avait disparu rapidement.

Les auteurs signalent, que l'écorce avait été légèrement lésée, au *point d'enfoncement ;* il y avait sans doute une *contusion* ayant porté sur le *centre du langage articulé*, et sur l'*origine du faisceau géniculé*. L'épistaxis montre qu'il y avait une fracture irradiée de l'étage antérieur ; la paralysie de la paupière c'est-à-dire de l'oculo-moteur, était aussi en faveur d'un trait parcourant la *partie antérieure de l'étage moyen*, au niveau de la fente sphénoïdale (1).

Nous pourrions également citer deux cas de *Moty,* où il s'agit de *compression osseuse* avec esquille pénétrante ayant déchiré la dure-mère et le cortex : l'un des blessés était *aphasique* et *agraphique*, sans aucun trouble moteur, et il guérit ; l'autre *hémiplégique* et *aphasique*, succomba à la méningite (2).

J. Boeckel. — Chez un enfant de 12 ans, frappé d'un coup de pioche à la région pariéto-temporale, constata une *aphasie* avec *paralysie de la langue*, et *parésie du bras droit*, Il intervint au 11e jour, l'enfant ayant eu plusieurs accès épileptiformes. Il trouva une petite perte de substance osseuse, causée par la pioche, avec plusieurs esquilles de la table interne enfoncées verticalement ; l'une d'elles d'un centimètre de longueur avait presque totalement disparu dans le cortex, à travers une perforation de la dure-mère. Guérison (3).

(1) Chevraut et Lecercle. *Bull. Soc. de Méd. Milit. fr.,* 1914, p. 279.
(2) Moty. *Soc. de Méd. Milit. fr.,* 1911, p. 80.
(3) J. Boeckel. *Chir. Antiseptique,* 1882, p. 279.

Giuseppe Silvestri a rapporté l'histoire d'une *aphasie motrice transitoire*, semblant avoir été déterminée chez un droitier, par un *fragment osseux* comprimant la *3e frontale droite* (1).

Miyoke. — *Aphasie traumatique avec hémiplégie droite chez un gaucher par compression osseuse. Trépanation. Guérison.*

Un enfant de 4 ans, à la suite d'un choc violent sur le sol, fut atteint d'une fracture du crâne (base et voûte). Dans la *région temporale* gauche, on note un *enfoncement de l'os* sur une étendue grande comme une pièce de 1 franc. Au bout de 4 jours l'enfant sort du coma ; mais, dès ce moment, on constate une *aphasie motrice complète*, et une *hémiplégie droite*. Au tronc et aux membres, les phénomènes paralytiques régressent peu à peu : *l'aphasie demeure le 50e jour*. Intervention. Extraction d'un *fragment qui comprime le centre du langage*. Résultat excellent. Au bout de 26 jours, l'enfant quitte l'hôpital complètement guéri. 14 mois plus tard, il ne lui reste aucune séquelle ; et *intellectuellement*, il paraît même plus avancé que les enfants de son âge.

L'auteur ne pense pas qu'il s'agit d'un cas d'aphasie croisée, comme les a décrits Bramwell, mais d'une anomalie congénitale, en vertu de laquelle, bien qu'il fût *gaucher*, le *centre de la parole* était normalement fixé dans l'hémiphère gauche (2).

Verchère. — Ce chirurgien intervint au bout de 2 mois, chez un enfant de 7 ans, qui, 4 heures après une chute de cheval, eut une *hémiplégie gauche* et des *crises épileptiformes*. Au-dessus de l'oreille droite existait une *dépression profonde*. Il y avait chevauchement d'un fragment osseux de 3×1 cm. planté en pleine substance cérébrale. Guérison.

Enfin, dans la *région* OCCIPITALE, les *compressions osseuses simples* peuvent donner lieu à des *troubles* VISUELS (cécités, hémianopsies, scotomes, etc.), ou à des symptômes *d'aphasie optique*, et enfin, à des *troubles cérébelleux*, sur lesquels nous avons suffisamment insisté.

Nous avons cité les deux faits intéressants d'Oré et de Waquet, où il s'agit *d'accidents lointains* par *compression osseuse*.

(1) Giuseppe Silvestri. *Il Policlinico*, 18 Avril 1909, et *Rev. Neurol.*, 1910, II, p. 569.

(2) Miyoke. *Arch. f. Klin. Chir.*, 1909, p. 800, et *Journ. de Chir.*, 1909, p. 507.

Le blessé d'*Oré*, qui avait présenté des *troubles du langage*, des troubles du mouvement et de la sensibilité dans les membres droits et des troubles de la vue, guérit sans intervention ; mais il resta sujet à des *hallucinations visuelles* d'un caractère impulsif.

Waquet, chez une fillette de 7 ans, qui, à la suite d'une chute sur *l'occiput* (l'os était déformé), était devenue *presque idiote*, fit sa première *trépanation au ciseau* : il enleva les fragments déprimés, et réséqua la dure-mère adhérente. L'enfant s'améliora lentement et se mit à marcher et à parler. Depuis, elle se porte bien.

CHAPITRE VI.

COMPRESSIONS OBSTÉTRICALES.

Les compressions obstétricales nous intéressent, parce que les lésions et phénomènes observés tiennent, à la fois, des manifestations de la *commotion* et de la *compression* : les parties liquides et solides, contenues à l'intérieur du crâne fœtal, subissent, à chaque pression ou traction obstétricale, un choc, une réelle commotion, en même temps qu'elles se trouvent plus ou moins comprimées. Il en est de même dans les pressions ou heurts, au passage, contre les saillies du bassin.

A. — *Anatomie pathologique*. — 1° *Compressions frontales* déterminées par la saillie du promontoire ou derrière la branche de l'arcade pubienne : déformations du crâne en cuiller, en entonnoir, en godet, en gouttière, avec fissures et parfois, saillies de la table interne, épanchements méningés sous-jacents ; rarement attrition de la substance nerveuse. — 2° *Compressions pariétales*, attribuables ordinairement au forceps ; tantôt, déformations craniennes limitées (comme précédemment, en cuiller, gouttière, etc.) ; mais souvent, disjonctions et chevauchements au niveau des sutures. Dans les compressions légères ou modérées, épanchements inter-méningés plus ou moins prononcés. Dans les *compressions graves* par le forceps, *lésions à distance*, sur la gravité desquelles Couvelaire a appelé récemment l'attention ; suffusions sanguines des méninges molles autour du cervelet et du bulbe ; mais, en plus, ce qui est plus grave encore, foyers hémorragiques multiples de la substance grise du bulbe et de la moelle cervicale. Ces lésions sont comparables à celles que nous avons signalées dans les commotions graves expérimentales (force hydro-dynamique). Hémorragies intra-arachnoidiennes ou ventriculaires, sans fracture du crâne. Hémorragies veineuses traumatiques spontanées obstétricales de Doazan (de Toulouse), et de Fochier, de Lyon, chez les prématurés débiles (Couvelaire).

B. — *Symptomatologie*. En obstétrique on peut rencontrer toutes les formes de compressions cérébrales que nous avons décrites : 1° des *compressions compensées* caractérisées par quelques troubles au moment de la naissance et le *cabossage du crâne*. Parfois, la déformation persiste purement et simplement, sans aucun trouble : toutefois, peuvent survenir des accidents ultérieurs, tels que convulsions, atrophies, paralysies, etc... ; 2° Des *compressions légères* : l'enfant, après certains symptômes plus ou moins accentués, se remet dans les jours qui suivent : utilité des ponctions lombaires pour le diagnostic ; 3° des *compressions fortes*, avec *asphyxie bleue*, avec déformation et paralysie d'un côté de la face, et même parfois monoplégie, hémiplégie, plus ou moins durables. Assez souvent séquelles graves, si on n'intervient pas. Dans un certain nombre de ces compressions fortes, une *intervention immédiate* est nécessaire, pour sauver la vie (Boissard) ; 4° *compressions graves* ou *mortelles*, avec *asphyxie blanche* : souvent inanité des moyens employés ; à l'autopsie, lésions de Couvelaire. — Compressions obstétricales par *épanchements sanguins*, parfois retardées, après intervalle d'un jour ou deux : phénomènes convulsifs, cyanose, troubles paralytiques progressifs, etc. (cas de Viannay, Sccheyron).

C. — *Diagnostic*. Les compressions osseuses sont d'un diagnostic facile, puisqu'elles s'observent dans certaines conditions spéciales : accouchements laborieux, application de forceps : dans ces circonstances, procéder toujours à un examen minutieux du crâne. — Dans les épanchements sanguins, diagnostic par la ponction lombaire très précieux, surtout après l'apparition d'une asphyxie bleue, ou dans le cas de convulsions localisées survenant après un intervalle lucide. — Diagnostic dans les cas d'hémorragies veineuses de Douzan (de Toulouse) : période d'atonie et d'hébétude avec pouls ralenti, puis hyperthermie, et enfin apparition de troubles moteurs convulsifs ou paralytiques, symptomatiques d'une compression. Importance de la rachicentèse dans le diagnostic et le traitement de ces diverses variétés d'hémorragies méningées du nouveau-né (Devraigne). Ponction de la fontanelle.

D. — *Pronostic.* L'enfoncement osseux non grave en lui-même. L'asphyxie blanche est ordinairement funeste. Dans les compressions à forme cyanotique, parfois une intervention immédiate est nécessaire, pour opérer le redressement osseux, à cause des symptômes menaçants. Tenir compte avant tout de l'état cérébral, plutôt que de l'étendue de la dépression osseuse. Quelques compressions osseuses simples guérissent spontanément ; mais il ne faut pas s'y fier. — Statistiques des suites des compressions obstétricales (Schroeder, Raustolot, Bourret). Mortalité globale d'après Sauter. — Suites éloignées des traumatismes obstétricaux, parfois graves à cause des lésions des méninges et du cortex : paralysies, épilepsies, arriérations, etc. (Baboneix).

E. — *Traitement.* Moyens usités en obstétrique contre l'asphyxie bleue ou blanche. — Indications du relèvement d'urgence ou immédiat des fragments enfoncés, pour combattre des symptômes de compression croissants (Boissard).— Enfoncements avec compressions compensées, massage ou pétrissage (Bar, Maygrier). Méthode de Munro-Kelliès, par pression à distance. Enfoncements avec compression forte, paralysie faciale corticale, monoplégie, ou hémiplégie ; intervention sanglante immédiate souvent nécessaire. Il en est de même dans les épanchements lorsque les convulsions surviennent après un intervalle lucide. Interventions pour prévenir les accidents lointains (arriérations mentales, paralysies infantiles), surtout après les accouchements difficiles. Indications fournies par la ponction lombaire dans les épanchements interméningés (faits de Bonnaire, Budin, Devraigne). — Méthodes et procédés de rachicentèse chez le nouveau-né. Ponction de la fontanelle antérieure (Gilles, de Toulouse). — Méthodes opératoires : procédé de Boissard ; craniotomie temporaire de Cushing, de Seitz, de Chaming, C. Singer, de Boston. Injections salines contre le schock opératoire. Cas de Murphy et Torbert (de Boston).

Les *compressions* OBSTÉTRICALES nous intéressent particulièrement, parce que les lésions et les phénomènes observés *tiennent à la fois, des manifestations de la* COMMOTION *et de la* COMPRESSION. Il nous faut leur consacrer un court chapitre.

En effet, elles sont, le plus souvent, le résultat de l'action du FORCEPS et de son *application défectueuse :* ainsi que le remarque Pinard, on agit aveuglément avec cet instrument, surtout si on se sert du *forceps Levret ;* l'inconvénient est moindre avec celui de *Tarnier.*

Il est impossible de se rendre un compte exact des *pressions exercées sur la tête du fœtus :* elles varient considérablement, selon que les mains de l'opérateur sont placées plus ou moins loin de *l'articulation*, en raison du croisement des branches (1).

Il en résulte, qu'à chaque pression, à chaque traction, les parties liquides et solides, contenues à l'intérieur du *crâne fœtal*, *subissent un choc*, une *réelle commotion*, en *même temps qu'elles se trouvent plus ou moins comprimées*.

Nous verrons, d'ailleurs, par les recherches de *Couvelaire*, que, dans nombre de cas, les lésions observées A DISTANCE dans les centres encéphaliques, *sont tout à fait comparables à celles des commotions expérimentales*. Il en est de même d'un certain nombre des symptômes observés.

Lorsque, au contraire, les *compressions* OBSTÉTRICALES, résultent uniquement d'une pression ou d'un heurt contre les parties saillantes ou rétrécies du bassin, les lésions cranio-encéphaliques *restent plutôt localisées*, et se rapprochent de celles constatées dans les compressions ordinaires ; il en est de même de leur symptomatologie.

A. — ANATOMIE PATHOLOGIQUE.

Au point de vue des lésions, les *compressions* OBSTÉTRICALES se présentent sous trois formes.

Dans la première, elles sont FRONTALES et déterminées par une saillie osseuse du bassin (ordinairement rétréci) normale ou pathologique : saillie du *promontoire :* déformation d'une *branche de l'arcade pubienne*, renversée en dedans, ou exostose. Alors, elles restent souvent LIMITÉES.

Dans la seconde, les lésions sont PARIÉTALES, et le *forceps doit principalement être incriminé :* il survient, dans un certain nombre de cas, des *lésions à distance*, dans les centres encéphaliques.

Dans la troisième il s'agit d'une association de deux ordres de lésions : nous ne ferons que la signaler.

Les *compressions* FRONTALES consistent, le plus souvent, en une déformation cranienne, se produisant *au niveau des bosses frontales*, sous forme de *dépression en cuiller*, dont

(1) Pinard. *Dict. Encyclopédique Art. Forceps.* — On conçoit, cependant, qu'une ampoule élastique, dissimulée entre les deux tiges d'une des branches du *forceps*, en communication avec un *manomètre* fixé près de la poignée, pourrait fournir quelques renseignements utiles à l'opérateur sur le degré de la pression exercée à la surface du *crâne fœtal :* le *dynamomètre* renseignerait, en même temps, sur la force de traction.

ordinairement les bords sont mousses et le fond peu accusé : d'*entonnoir* ou de *godet*, parfois avec fragments triangulaires multiples ; ou encore de *gouttière*, avec *fissure au fond*, au point de jonction des versants, *fissure* qui peut se limiter à la *table interne*.

Dans les cas où la fissure est *complète*, un *rebord rugueux*, parfaitement perceptible tant que la bosse sanguine n'est pas volumineuse, en dessine les contours.

La *dépression* peut atteindre, parfois, la largeur d'une pièce de 5 francs, ou comprendre une moitié presque entière du frontal.

Dans d'autres cas, l'*arcade* et la *voûte orbitaires* sont intéressées ; il en résulte un épanchement orbitaire, et une disgracieuse exophtalmie, et parfois des altérations des membranes du globe oculaire.

Les *lésions sous-jacentes aux dépressions osseuses* consistent en un épanchement séro-sanguin ou sanguin, *sus-dure-mérien*, parfois *arachnoïdien*. Dans les cas où un fragment osseux est pénétrant, et déchire une veine de la surface, il se fait un épanchement pie-mérien, couvrant l'hémisphère, et descendant plus ou moins *vers le bulbe*.

Rarement, il y a attrition de la substance nerveuse (1).

Les *compressions* PARIÉTALES sont ordinairement attribuables au *forceps*, qui, dans les cas de bassins rétrécis, n'est souvent, comme on l'a dit, qu'un mauvais *basiotribe*. Tantôt les lésions restent limitées, comme les précédentes, et consistent en des déformations en *cuiller*, en *godet*, en *gouttière*.

Dans les cas les plus graves, il y a chevauchement et disjonction au niveau des *sutures sagittales, occipito-pariétales*, ou *fronto-pariétales* : parfois, se produisent en même temps, des *fractures* perpendiculaires à ces sutures, et s'étendant plus ou moins loin sur la voûte.

Dans les cas prononcés, les *lésions sous-jacentes* consistent en des *épanchements interméningés*, plus ou moins prononcés, comme dans les compressions *frontales*.

Dans les *compressions graves par le* FORCEPS surviennent des *lésions à distance*, dont l'importance et le pronostic

---

(1) Ces *lésions frontales*, se produisent le plus souvent à la suite d'applications du forceps au détroit supérieur, dans les *bassins rétrécis*, lorsque le mouvement de rotation de la tête est effectué trop tôt. On perçoit alors une sorte de *ressaut*, et la tête se dégage aussitôt (Boissard) : c'est la *bosse frontale*, qui s'est écrasée sur le *promontoire*.

toujours grave, ont été mis en lumière par les recherches récentes de *Couvelaire* (1907) (1).

Sur 213 autopsies de *fœtus* morts dans son service, en une période de 4 ans, après l'accouchement, si on laisse de côté les prématurés débiles, cet accoucheur, chez des enfants nés à terme et bien développés, dans 9 cas, dont 7 après des applications de forceps, dans des accouchements difficiles, a pu constater des *hémorragies bulbo-médullaires*. Du côté du *cerveau*, on trouvait des *épanchements de liquide sanglant*, plus ou moins abondants, occupant les fosses moyennes et postérieures du crâne, des *suffusions sanguines* des méninges molles péri-cérébrales, péri-cérébelleuses, ou péri-bulbo-médullaires ; on constatait en outre, des *foyers hémorragiques multiples et bi-latéraux*, disséminés *dans la substance grise du bulbe* et *de la moelle servicale*, aussi bien dans les *cornes antérieures* que dans les *cornes postérieures*, sur une hauteur variant de 15 à 25 mm. Souvent, le foyer le plus important était situé *en arrière de la corne antérieure* et avait de la tendance à fuser dans les *cordons latéraux* (Voy. *Annales de Génycol*. 1907, fig. 1, 2, 3, p. 15). Le *canal épendymaire* ou *central* contenait rarement du sang. Dans un cas, le IV° Ventricule, dont la paroi postéro-inférieure était effondrée, était rempli par un véritable hématome.

Dans un autre cas, particulièrement grave (tête volumineuse fixée au détroit supérieur rétréci, tractions pendant 7 minutes, enfant de 3.600 gr.). Au moment de l'extraction, le cœur battait encore ; mais, l'enfant ne put être ranimé. A l'autopsie, on trouva, outre un éclatement des sutures sagittales et occipito-pariétales, témoignant de l'intensité et de l'involontaire réduction expérimentale, une *abondante hémorragie*, occupant la cavité arachnoïdienne sur toute la hauteur de l'axe cérébro-spinal. Des *hémorragies interstitielles* infiltrant la *moelle cervicale* et les *deux tiers inférieurs du bulbe*. De plus le *cervelet* était le siège d'hémorragies interstitielles, bi-latérales, prédominant dans les amygdales, et la partie la plus déclive des hémisphères cérébelleux (Voy. *Annales de Gynécol*. 1907, fig. 10, 11, 12, 13, p. 16 et 17, et fig. 18, p. 20).

La *topographie* et l'étendue de ces lésions *bulbo-médullaires* sont tout-à-fait comparables, aux altérations que nous avons

___

(1) Couvelaire. Hémorragies du système nerveux central des nouveau-nés, dans les accouchements terminés par le forceps (*Annales de Gynécol. et d'Obstétrique*, 1907, p. 7).

constatées *dans les mêmes régions du névraxe*, à la suite de chocs craniens, ayant déterminé une *violente commotion* (Expériences de 1878. Voy. pl. XVII, XVIII, XIX, etc.).

Ces diverses lésions obstétricales démontrent que les centres encéphaliques ont été victimes d'un choc brusque, instantané, comme dans la COMMOTION, et qu'il y a eu mise en jeu des *forces vives intérieures* de la cavité cranio-rachidienne, principalement *de la force hydro-dynamique*.

Il est logique également d'admettre en raison du siège particulier des *lésions bulbo-cervicales*, que sous l'influence de l'abaissement du crâne, très flexible du fœtus, entre les branches du FORCEPS, et de l'*expression cérébrale* qui s'en suit, il s'est produit une sorte de *barrage* ou de *bloquement*, au voisinage du collet du bulbe, selon les constatations expérimentales de Pagenstecher, de L. Hill, et les nôtres, et que la gêne de l'afflux du liquide céphalo-rachidien et du sang *du crâne*, vers la *cavité rachidienne*, a occasionné les *apoplexies capillaires* et les *foyers sanguins*, observés dans la *substance grise bulbo-cervicale*.

L'*attrition directe* de la substance cérébrale par le forceps, serait assez rare, d'après *Couvelaire*. Cet auteur cite pourtant un cas, où, dans une pression du forceps, sur la partie postérieure du crâne, on constata une disjonction en arrière de la suture sagittale, avec deux fractures perpendiculaires à cette suture. La *cavité arachnoïdienne* renfermait du *sang liquide* dans les fosses cérébrales postérieures, des *infiltrations* au niveau des lobes temporo-occipitaux, et une *attrition hémorragique* de la substance grise et de la substance blanche *de la partie postérieure du lobe occipital*, au-dessus du cunœus.

Peut-on, dans les *compressions* OBSTÉTRICALES, observer des épanchements *inter-méningés* ou *intra-cérébraux*, sans fracture du crâne ?

D'après les résultats des *ponctions lombaires*, le fait paraît absolument certain, et non rare. Dans plusieurs observations de la thèse de Dufreix, où, après les ponctions lombaires, les enfants avaient succombé, quoique n'ayant pas de fracture du crâne, on constata, à l'*autopsie*, des hémorragies *intra-arachnoïdiennes*, et même, *intra-ventriculaires*.

Le Dr Doazan (de Toulouse), a appelé l'attention sur les hémorragies *d'origine veineuse*, chez le *nouveau-né*, même en dehors de tout traumatisme obstétrical, par faiblesse congénitale vasculaire (hérédo-alcoolisme, hérédo-syphilis, hérédo-saturnisme, prématurité des dégénérés).

Mais, d'après lui et nombre d'auteurs, les *accouchements prolongés*, le passage lent à travers la filière pelvienne, l'extraction tête dernière par manœuvres internes, même sans application de forceps, sans fracture, sans compression violente, peuvent amener *une rupture des veines cérébrales*. Il suffirait même de l'asphyxie par compression thoracique prolongée au moment du passage, et du reflux du sang veineux qu'elle détermine. L'*hémorragie méningée est alors le résultat de l'excès de tension sanguine*.

Enfin, il y aurait une *dystocie des têtes molles*, papyracées, bien étudiée par Fochier (de Lyon), têtes qui s'orientent mal au moment de la rotation pelvienne, ne protègent pas les parties contenues, et qui favorisent grandement les *déchirures veineuses intra-craniennes*.

Il y aurait donc un groupe d'*hémorragies méningées veineuses* SPONTANÉES, en regard du groupe des *hémorragies traumatiques*. Il y a d'ailleurs plus d'une corrélation entre les deux groupes.

D'après *Lance-Carmichaël*, les *veines cérébrales*, sous la pie-mère, suivent un *trajet sinueux*, avant d'aborder le *sinus longitudinal supérieur*, souvent déplacé d'un côté ; au voisinage de leur abouchement, elles sont mal protégées, fragiles.

Le *chevauchement physiologique, graduel, normal* des os du crâne fœtal, peut s'opérer sans dégâts. Mais il n'en est pas de même du *chevauchement pathologique, brusque*, par exemple à la suite d'applications de forceps, un peu fortes et prolongées. Dans ce dernier cas, les veines peuvent être déchirées ; ainsi est créée une *hémorragie méningée*, sans aucun traumatisme apparent des os du crâne (1).

Ajoutons, pour être complet, que *Couvelaire* signale, d'autre part, la fréquence des hémorragies dans les *hémisphères* et les *ventricules*, chez les *prématurés débiles*, qui succombent.

Il en est de même toutes les fois que, pour une *cause pathologique* d'origine constitutionnelle ou infectieuse, les *parois vasculaires* ont présenté des *altérations congénitales* (hérédo-syphilis en particulier). *Couvelaire* et *Herbécourt* en ont rapporté des exemples caractéristiques.

---

(1) Dr Doazan. Etiologie, Symptômes et Traitement chirurgical *des hémorragies méningées du nouveau-né. (Arch. gén. de Chir.*, Janvier 1913, p. 10).

B. — SYMPTOMATOLOGIE.

Dans les *compressions* OBSTÉTRICALES, on peut observer toutes les formes de COMPRESSION CÉRÉBRALE que nous avons signalées : *compressions compensées, légères, fortes, graves,* et *mortelles ;* compressions par *épanchements sanguins* avec *intervalle lucide,* etc.

Les *compressions* COMPENSÉES OU LATENTES se rencontrent chez des enfants qui, au moment de la naissance, ont présenté quelques troubles, *vite disparus : gêne de la respiration, stupeur, état asphyxique,* etc.; mais, *aisément ranimés;* ils se montrent vigoureux et têtent bien ; leur développement s'effectue ensuite normalement. On constate une dépression *frontale* ou *pariétale,* le plus souvent *en cuiller,* une sorte de *cabossage du crâne,* qui, dans nombre de cas, disparaît peu à peu, dans les jours ou les semaines qui suivent : parfois l'enfoncement se relève tout d'un coup, et spontanément, surtout quand l'ossification n'est pas trop avancée.

Parfois l'*enfoncement persiste* purement et simplement, *sans aucun trouble.* On trouvera, dans les thèses de Prudhomme, Serval, Gabeleau, etc..., de nombreux faits de ce genre (1).

Ils expliquent l'optimisme de *Pajot* et des accoucheurs anciens, qui conseillaient l'expectation. Mais, d'autre part, il est des cas, où les suites sont moins favorables : on a vu survenir ultérieurement des *crises convulsives,* des *paralysies,* des *atrophies,* de l'*arrêt de développement* et même de l'*idiotie,* si les dépressions étaient étendues.

Les *compressions* LÉGÈRES s'observent chez des enfants, qui, après des troubles du début plus ou moins accentués, se sont remis, et semblent prendre facilement le sein ; mais, peu à peu, dans les jours qui suivent, surviennent des *phénomènes d'excitation méningo-corticale : agitation, cris,* et parfois : *convulsions et paralysies.*

La *ponction lombaire* peut révéler l'existence d'un liquide séro-sanguinolent. Puis, soit spontanément, soit grâce à une intervention, *compression et excitation disparaissent,* et avec elles, les symptômes qu'elles avaient engendrés.

Les *compressions* FORTES sont assez fréquentes. L'enfant

(1) Prudhomme. *Th.* Toulouse, 1900. — Serval. *Th.* Lyon, 1900-1901. — Gabeleau. *Th.* Lyon 1909.

naît en état de *mort apparente* ; il est *cyanosé (asphyxie bleue* : le crâne, la face, les mains et les pieds apparaissent comme s'ils avaient été plongés dans une teinture violacée, noirâtre, lie de vin, etc.) ; il ne crie pas, ne s'agite pas.

Le *cœur* bat, mais faiblement ; la *respiration* est lente, irrégulière. Il y a de l'*hypothermie*.

Souvent, *un côté de la face est paralysé* ; l'œil, du même côté, est largement ouvert, et ne peut se fermer : il existe de l'exorbitisme. La figure est grimaçante et les traits *déviés* du côté sain. On peut, parfois, constater en même temps, une *hémiplégie*, ou une *monoplégie brachio-faciale*.

Sous l'influence des excitations de toutes sortes, qu'on lui prodigue, l'enfant revient à lui, pousse des cris faibles d'abord, puis de plus vigoureux. Incapable, les premières heures, de prendre le sein, il se met ensuite à têter peu à peu : les mouvements de déglutition d'abord pénibles, deviennent normaux ; et, dans les cas heureux, tout semble rentrer dans l'ordre. Mais, assez souvent persistent quelques *paralysies*, quelques *troubles cérébraux*, qui finissent par acquérir de la gravité, si on n'intervient pas. Ces troubles sont l'origine de ces *paralysies infantiles* avec atrophie, arrêt de développement, et parfois idiotie, dont on rencontre des exemples chez les enfants *porteurs d'une dépression crânienne*.

Dans d'autres circonstances, les *compressions* FORTES semblent devoir se terminer par la mort, *si une intervention immédiate ne vient pas sauver les enfants*. Il en était ainsi dans les faits de *Tapret, Boissard*, etc.

Dans le fait de Boissard, l'enfant ne donnait aucun signe de vie. Il existait un enfoncement de toute la moitié gauche du frontal, dont le bord chevauchait au-dessus du pariétal ; la face était asymétrique, il y avait une exophtalmie très prononcée et une ecchymose de la conjonctive. Par l'insufflation, on parvint à amener deux ou trois pulsations cardiaques, de loin en loin. Boissard incisa la *suture fronto-pariétale*, au-dessus de l'enfoncement, *qu'il redressa à l'aide d'une sonde cannelée, prudemment introduite entre l'os et la dure-mère*. L'enfant aussitôt se mit à respirer, poussa quelques cris, en agitant ses membres. Il se rétablit complètement (1).

Les *compressions* GRAVES ou MORTELLES répondent, sans aucun doute, à ces faits décrits par *Couvelaire*, dans lesquels

(1) Boissard. Note et observations cliniques, Paris, 1892.

on constate, à l'autopsie, des lésions *bulbo-médullaires* (hémorragies de la substance grise, etc.).

Les enfants naissent en état d'*asphyxie* BLANCHE, absolument froids ; et rien ne parvient à les ranimer. Les lésions bulbaires expliquent aisément l'impuissance définitive des *centres cardiaques* et *respiratoires ;* et l'inanité de tous les moyens d'excitation employés pour les ranimer.

Dans les *compressions* par ÉPANCHEMENTS SANGUINS, le tableau clinique est différent des précédents.

Si l'*hémorragie méningée* est *immédiate* et *abondante*, les enfants, au moment de la naissance, sont en état d'*asphyxie* BLEUE. Les efforts faits pour les ranimer, ne donnent lieu qu'à quelques mouvements respiratoires, superficiels, et peu intenses, à quelques battements cardiaques ; et bientôt, la mort survient définitivement.

Dans des cas assez nombreux, l'*hémorragie* se produit CONSÉCUTIVEMENT, ou tout au moins, *ne s'accuse qu'après quelque temps.*

L'enfant est venu au monde *en criant, bien qu'il porte une dépression crânienne.* Il se montre vigoureux, prend bien le sein, déglutit normalement. Mais, dès le lendemain, ou dès le troisième jour, les cris deviennent moins aigus, les mouvements de succion pénibles ; il déglutit difficilement, et le lait coule le long des commissures labiales inertes ; l'une des moitiés de la face est *paralysée ;* l'œil ne peut plus se fermer, reste constamment ouvert, donnant à l'enfant un *aspect lugubre.* Alors, apparaissent des *phénomènes convulsifs,* qui agitent plusieurs fois son petit corps. Il devient *cyanosé.* Les *phénomènes paralytiques* progressent ; et, en trois ou quatre jours, une *hémiplégie complète* est constituée. C'est alors que l'enfant meurt subitement, entre deux crises, la plupart du temps, ou au milieu des mouvements convulsifs.

Dans un cas récent de Vianney (Saint-Étienne), l'enfant au lendemain de sa naissance, après un accouchement au forceps pour bassin rétréci, présentait un *enfoncement de toute la moitié gauche du frontal,* sans plaie, ni excoriation. Quelques mouvements convulsifs avaient été remarqués dans le bras droit, lorsque, le lendemain matin, les *convulsions augmentèrent de fréquence et d'intensité,* avec tendance nette à se *généraliser.* Considérant que l'indication était *formelle,* Vianney, après avoir fait une brèche suffisante au davier-gouge, fit le relèvement avec des ciseaux courbés. *Il existait un hématome* extra-dural, qui fut évacué (1).

Dans le cas de Secheyron, « l'enfant, d'abord tète avec facilité ; mais, les jours qui suivent, la nourrice se plaint que son nourrisson s'endort au sein, qu'il crie à peine ; que ses cris sont plaintifs et reviennent avec insistance. Elle a surpris *quelques mouvements convulsifs au bras droit, du côté opposé à l'enfoncement* (dépression pariétale) ; il n'est pas paralysé ; mais, il retombe plus lourdement que le gauche. L'intervention est proposée et acceptée ; et, trois jours après la naissance, à l'aide d'une curette mousse, Secheyron relève l'enfoncement. Au moment de l'ouverture osseuse, un liquide séreux, un peu sanguinolent, s'écoule. Guérison » (2).

C. — DIAGNOSTIC.

Les *compressions osseuses* OBSTÉTRICALES sont, en général, d'un diagnostic facile, puisqu'elles s'observent surtout dans les *accouchements difficiles* avec rétrécissement du bassin, ankyloses sacro-iliaque ou fémorale, déformations pelviennes, à la suite de *laborieuses applications de forceps au détroit supérieur*, et enfin dans les *extractions, tête dernière*.

On devra toujours, dans ces circonstances, *procéder à un examen minutieux du crâne*, même quand les troubles fonctionnels de compression n'auront pas appelé l'attention de l'accoucheur, dès le début.

Parfois, les FRACTURES se reconnaîtront difficilement ; mais, dans les déformations en *godet*, *gouttière*, ou *entonnoir*, la palpation des *bords rugueux*, la crépitation osseuse ou parcheminée, pourront faciliter le *diagnostic*, malgré le gonflement.

Il est plus important, peut-être, et plus difficile de reconnaître les ÉPANCHEMENTS SANGUINS, qui jouent un rôle si actif dans l'évolution, et souvent favorisent la terminaison fatale.

Il existe cependant un excellent moyen de les découvrir : la PONCTION LOMBAIRE, dont la valeur, *dans les hémorragies méningées du nouveau-né*, a été mise en lumière,

(1) Viannoy. *Loire médicale*, 1912, p. 147, et *Journ. de Chir.*, 1912, II, p. 158.

(2) Secheyron. *Trav. neurol. de* Chipault, 1898, III, p. 50.

il y a quelques années, par *Devraigne* et son élève *Dutreix* (1).

On devra soupçonner l'existence d'une *hémorragie méningée d'emblée*, chez le nouveau-né, dans les cas *d'apoplexie bleue*, avec cyanose foncée, lie de vin, localisée surtout aux téguments de la face et du crâne, et parfois, aux membres supérieurs.

Si elle ne se produit que les jours suivants, après un *intervalle lucide*, on en sera averti par des *convulsions,* localisées à la face, aux yeux, ou aux membres, parfois fugaces, répétées, avec tremblements épileptiformes. Dans certains cas, on observera des *paralysies* ou des *contractures,* une *déviation de la tête et des yeux.*

Si l'enfant est *commotionné*, il poussera de petites plaintes brèves ; ses yeux resteront clos, et les réflexes seront très exagérés.

Souvent, en même temps, on constatera une élévation de *température* jusqu'à 38° à 39° (Bonnaire).

Dans l'*hématorachis*, on observera de la *roideur de la nuque,* du *trismus*, et de la *dysphagie.*

Ballance s'exprime ainsi sur les symptômes des hémorragies intra-craniennes chez le nouveau-né ; elles amènent souvent une asphyxie après la naissance : ses symptômes sont flous ; les *fontanelles* ne sont plus pulsatiles ; il survient des convulsions ; la pupille est immobile du côté atteint ; la respiration est irrégulière, le pouls faible ; fièvre, et souvent mort rapide (2).

Le Dr Doazan (de Toulouse), dans les cas d'*hémorragie veineuse* sans dépression osseuse, appelle l'attention sur cet état d'*atonie* et d'*hébétude*, que présentent certains enfants, *à qui on ne peut arriver à faire prendre le sein*, après qu'on les a réanimés et sortis de l'asphyxie, ou alors même qu'ils sont en bon état apparent. Après 4 à 5 jours, surviennent brusquement des *signes de compression cérébrale* qui s'annoncent *par une crise d'épilepsie Jacksonnienne*, ou progressivement par des *roideurs*, des *tremblements*, des *convulsions.*

(1) Devraigne. *Soc. Obstétricale*, 9 Avril 1904.
Dutreix : *La ponction lombaire dans le diagnostic et le traitement de l'hémorragie méningée, chez le nouveau-né. Th.* Paris, 1905.

(2) Ballance. Lancet, 21 Décembre 1907.

Si on les examine attentivement, pendant la *période
d'atonie*, et *d'hébétude*, on observe que le pouls est *ralenti*,
à 100 ou 90 ; on produit aisément la *raie méningitique vaso-
motrice ;* et on remarque, que parfois, la *respiration* est
rapide, superficielle, irrégulière. Il survient de l'*hyperthermie*
due à la résorption hémolytique de Froin (intoxication
hématique).

Ce sont là des symptômes *prémonitoires* ou *d'avertissement.*
En somme, ils correspondent à la période de l'*intervalle
lucide* ou *libre* des épanchements sanguins intra-craniens.
Si l'épanchement recouvre la *région rolandique*, on verra
apparaître ensuite des *troubles moteurs :* monoplégies,
secousses, convulsions localisées, etc..., et enfin, l'enfant
tombera dans le *coma.*

Si, au contraire, les troubles s'atténuent d'eux-mêmes, il y
aura à craindre les *séquelles* de l'épanchement tels : un arrêt
de développement intellectuel, des crises d'épilepsie, des
hémiplégies ou paraplégies spasmodiques de l'enfant, une
maladie de Little, de la surdité, du strabisme, du torticolis,
des pieds bots, des troubles du langage, etc. (1).

La *ponction* LOMBAIRE, chez le nouveau-né, faite selon les
indications de *Devraigne*, joue un rôle doublement important,
dans les *hémorragies méningées :* car elle est utilisable, à la
fois, pour le *diagnostic* et le *traitement.*

Si elle est *positive*, c'est-à-dire si elle donne un *liquide
sanglant* ou *rose*, ou même *jaune-verdâtre*, dans lequel le
microscope révèle des globules rouges, elle permet d'affirmer
une *hémorragie méningée :* le liquide jaunâtre indique
qu'elle est en voie de résorption.

La *ponction lombaire négative* n'exclut pourtant pas
complètement le diagnostic d'hémorragie méningée, car, dans
les épanchements *sus-dure-mériens, pie-mériens,* ou même
intra-cérébraux, elle peut fournir un liquide clair. Alors on
ne pourra se guider que sur les symptômes nerveux des
épanchements méningés.

La *ponction de la fontanelle antérieure*, ainsi que Gilles
(de Toulouse) l'a préconisée, est un bon moyen de diagnostic
et parfois de traitement. On l'utilisera surtout dans les cas,
où la *ponction lombaire* sera *fruste* ou *incertaine*, soit que
l'épanchement ait été *extra-dure-mérien* ou *intra-cérébral*,

(1) Douzan. *Arch. gén. de Chir.*, 1913, p. 140.

soit pour toute autre cause, lorsqu'on constatera que les *fontanelles* sont *distendues* et *immobiles*.

Après asepsie, on enfonce l'aiguille de Pravaz, à 5 ou 6 mm. de profondeur, dans *l'angle fronto-pariétal* ou *externe* de la fontanelle antérieure, à distance ainsi du *sinus longitudinal*. Une aspiration, très prudente, provoque *l'issue d'un liquide franchement sanguin*, si on est tombé en plein foyer hémorragique ; et, il survient du relachement de la fontanelle (1).

D. — PRONOSTIC.

Le pronostic de *l'enfoncement osseux, en lui-même*, n'est pas grave, chez le fœtus, surtout dans les formes *compensées* ; mais, même dans ce cas, il peut avoir des effets lointains, dont nous aurons à parler.

Ce sont principalement les lésions *méningo-encéphaliques*, qui ont de l'importance.

Dans les compressions encéphaliques à *asphyxie blanche*, en raison des lésions *bulbo-médullaires*, la terminaison est fatale, et l'état des choses irrémédiable.

S'il s'agit d'une *compression à forme cyanotique*, un peu accentuée, parfois l'intervention opératoire immédiate est nécessaire.

Si l'on parvient à rétablir la *respiration et la circulation* par les moyens ordinaires, et ensuite, à redresser *manuellement* l'enfoncement, le pronostic est ordinairement favorable : mais il importe, les premiers jours, de faire quelques réserves, en raison de l'apparition possible d'une *hémorragie méningée retardée*.

Ce ne sont pas toujours les formes les plus graves de dépression osseuse, qui comportent le plus mauvais pronostic.

Sauvel cite l'observation d'un enfant venu en état de mort apparente, et qui ne revint à lui qu'après 20 minutes d'excitations énergiques : il existait une fracture en étoile avec fragments mobiles, exorbitisme, cornée opaline, etc., c'est-à-dire, un état grave pendant les deux premiers jours. Il guérit complètement, cependant, avec un peu d'asymétrie faciale.

(1) *in* Douzan, loc. cit., p. 19.

Au contraire, dans un autre cas, l'enfant avait une dépression en *cuiller*, peu profonde ; et il fut vite ranimé. Il semblait se bien développer, quand, trois semaines après, il fut pris de crises convulsives généralisées, avec prédominance du côté opposé à l'enfoncement ; et il mourut.

Un troisième enfant, qui avait une dépression *en godet*, et paraissait vigoureux, ne présentant aucun phénomène nerveux ; mais, trois jours après sa naissance, il mourut subitement, dans sa couveuse, une demi-heure après avoir pris le sein.

Les premiers jours, il sera toujours prudent de tenir compte de l'état cérébral ; et, en cas de gravité croissante, il faudra craindre une crise fatale ; c'est dans ces circonstances surtout que les *ponctions lombaires* peuvent rendre service, en améliorant les choses jusqu'à la guérison, ou en permettant à l'opérateur, d'intervenir opportunément.

Il est bon nombre de *compressions osseuses simples*, qui guérissent spontanément, sans aucune suite lointaine grave.

Il arrive, ainsi que l'ont indiqué *Pajot, Dubois,* Mme *La Chapelle,* que *l'expansion cérébrale suffise à redresser l'os ; ou on obtient ce résultat par les manipulations.* Enfin, l'enfoncement peut persister sans troubles. *Ossiander* a vu un médecin, accouché au forceps, qui présentait une dépression occipitale et frontale. *Sauvel, Galichon,* citent des cas comparables.

Les *statistiques* fournissent des résultats variables. *Schroeder,* sur 65 cas, compte 22 enfants mort-nés ; 10 moururent peu après ; 33 survécurent. *Ramstold* au contraire, a des chiffres plus sévères : sur 33 cas, 22 mort-nés ; 11 moururent après 6 heures ou plus. *Bourret,* dans une statistique plus récente (il ne s'agit que du pronostic éloigné) : sur 35 cas, on compte 7 morts assez rapides, quoique non immédiates, en rapport cependant, avec le traumatisme cranien ; 3 cas, où le développement ultérieur de l'individu fut influencé ; 21 cas, où l'enfant a été vu à un âge assez avancé, sans aucun accident (1).

Sauter (Obstétrique 1900, p. 531) évalue la *mortalité,* dans les cas non traités à 50 %. Ce sont là des chiffres susceptibles de faire réfléchir, et qui *justifient, selon nous, les indications de l'intervention,* soit immédiate, dans les cas pressants, soit différée.

(1) Bourret. *Pronostic fœtal éloigné des interventions obstétricales. Th.* Lyon, 1907-1908.

Ajoutons que *Wulf*, par l'examen de 1.436 idiots des deux sexes, a constaté que, dans 13 % des cas, les *traumatismes céphaliques intra-utérins*, au moment de l'accouchement, *avaient joué un rôle important* (1).

Baboneix, plus récemment, a établi que, dans les traumatismes obstétricaux, la *stase veineuse*, qui apparaît à l'extérieur, sous forme de cyanose des téguments, détermine à *l'intérieur*, des hémorragies pie-mériennes, qui déchirent une partie plus ou moins considérable du tissu nerveux sous-jacent, et conditionnent la substitution aux éléments nerveux, d'une *vulgaire cicatrice névroglique*. Ces lésions sont l'origine des *hémiplégies* et *diplégies cérébrales infantiles*, de l'*épilepsie*, des *mouvements athétosiques*, et aussi des *troubles intellectuels :* arriération mentale, imbécillité, idiotie (2).

Ces graves constatations montrent péremptoirement qu'il faut attacher plus d'importance aux *compressions obstétricales*, qu'on ne le fait généralement.

E. — Traitement.

Nous ne parlerons pas des moyens usités en obstétrique, pour ranimer les enfants, qui naissent en état *d'asphyxie blanche* ou *bleue :* ils sont connus.

Nous devons insister sur ce point : qu'il est des *cas pressants*, où, comme dans le fait de *Boissard*, on ne réussit pas à ramener les enfants à la vie, si *d'urgence*, on ne pratique pas le *relèvement des fragments*, c'est-à-dire où *l'intervention immédiate* s'impose.

C'est quand à la suite d'applications de *forceps*, dans les cas graves, s'ajoutent aux symptômes de COMPRESSION ceux de COMMOTIONS *répétées*, dues aux resserrements involontaires des branches du *forceps*. Alors les petits nouveau-nés sont dans la situation de ces *animaux épuisés* par des charges de poids successives, dont *Kocher* et ses collaborateurs parlent dans leurs expériences : pour la moindre pression surajoutée, la *respiration* se suspend ; le *pouls*, d'abord ralenti, prend les caractères du pouls de *paralysie vague* et devient petit, rapide, irrégulier.

Or, dans les *compressions* OBSTÉTRICALES dont il est

(1) Wulf. *Allg. Zeit. f. Psychiatrie*, XLIX, p. 1-2, et *Arch. de Neurol.*, 1893, II, p. 50.
(2) Baboneix *Gaz. des Hôp.*, 119 bis, 1909, et *Rev. Neurol.*, 1910, II, p. 449.

question, la *dépression osseuse* joue le rôle d'une *dernière surcharge ;* le cerveau ne peut reprendre son expansion, en raison de l'*affaiblissement* et de la *déséquilibration* des *centres bulbaires.*

Si, au contraire, on supprime l'obstacle, l'irrigation du bulbe se rétablit ; et, les mouvements cardiaques et respiratoires deviennent réguliers.

D'une manière générale, les *indications* nous paraissent être les suivantes, dans les diverses formes et degrés des *compressions* OBSTÉTRICALES :

1° Dans les *enfoncements* COMPENSÉS, légers, en forme de *cuiller,* sans fracture osseuse et sans symptômes cérébraux, on pourra s'abstenir, ou recourir, avec prudence, au *redressement manuel.* Si l'on s'abstient, il pourra arriver que le redressement s'opère de lui-même, peu à peu, les jours suivants, par suite de l'expansion du cerveau.

Celui-ci d'ailleurs peut *s'accommoder,* reculer devant la saillie, en raison de la mobilité des sutures et fontanelles.

Le *massage* ou *pétrissage* pourra se faire doucement sur le pourtour de la dépression (Bar, Maygrier), ou en appuyant légèrement sur les bords, comme on le ferait, pour faire disparaître une bosse, dans un ballon de celluloïd (Fochier).

Dans le procédé de Munro-Kerr, aux extrémités du diamètre *occipito-frontal* ou selon un diamètre oblique, ou encore aux deux extrémités du long diamètre de l'enfoncement *on exerce une pression à distance.* « L'enfoncement se redresse avec un bruit semblable à celui qui serait causé, par le redressement du cabossage dans un chapeau rigide » (1).

On s'abstiendra complètement, en cas de *fractures simples,* sans enfoncement, car les progrès de l'ossification en souderont les bords.

De même, dans les enfoncements qui siègent près des bords des os, dans une région souple et peu ossifiée, ou au confluent de plusieurs sutures, près de l'angle ptérique du pariétal : là, en effet, le tissu osseux est très malléable ; et le redressement spontané s'opère facilement.

2° Dans les *compressions* FORTES, avec *enfoncement large et profond,* mais sans fracture, plusieurs indications pourront se présenter.

Si, immédiatement après la naissance, comme dans les cas de Boissard et autres, les moyens ordinaires usités pour ranimer l'enfant ne suffisent pas, ou paraissent peu efficaces,

(1) Munro-Kerr. *Brit. Méd. Journ.,* 1901.

c'est à une intervention sanglante immédiate, qu'il faudra avoir recours.

Si le lendemain ou les jours suivants, on constate une *paralysie faciale* d'origine corticale, une *monoplégie* ou *hémiplégie,* il sera préférable *d'opérer sans tarder le redressement, et de faire cesser les symptômes de compression.* C'est d'ailleurs la règle, en chirurgie cranio-cérébrale, lorsque existent des symptômes précis de localisation.

Il faudra, lorsqu'à la suite d'un enfoncement, les premières heures et les premiers jours se passent bien, se garder d'un optimisme exagéré : *on pensera à la formation possible d'un épanchement sanguin, après intervalle lucide.* Cet épanchement sera souvent annoncé par des *symptômes d'irritation corticale* (syndrome cortico-méningé), par des *convulsions.* L'enfant, qui, les premiers temps, têtait avec facilité, s'endort au sein, pousse de petits cris plaintifs, qui reviennent avec insistance ; puis, on surprend *quelques mouvements convulsifs,* dans la face, dans un bras, qui n'est pas encore paralysé, mais retombe plus inerte que celui du côté opposé. Puis les secousses augmentent de fréquence et d'intensité, et ont de la tendance à se généraliser (faits de Sechcyron, Vianney, etc.).

Il ne faut pas attendre les *crises de convulsions généralisées;* il faut intervenir, sans tarder. On verra alors s'écouler, au moment de l'ouverture du crâne, *un liquide séro-sanguinolent* ou du *sang pur,* constituant *l'épanchement sous-osseux.*

Il y a donc, en résumé, trois motifs d'intervention :

1° Pour *l'intervention immédiate,* la persistance des symptômes généraux de compression, malgré les moyens d'excitation employés ;

2° L'apparition de *paralysies d'origine corticale,* dans les premiers jours ;

3° Les *convulsions,* après intervalle lucide, *indices d'épanchement méningé.*

Certains auteurs veulent d'ailleurs qu'on intervienne, après l'accouchement, toutes les fois qu'on est en présence *d'un enfoncement large et profond,* dans le seul but d'éviter des *symptômes lointains,* d'ailleurs assez fréquents.

D'après ce que nous avons dit des recherches de Wulf et Baboneix sur *les paralysies infantiles d'origine obstétricale,* et sur les cas *d'arriération de l'intelligence,* après certains accouchements laborieux au forceps, on conçoit que l'étendue et la profondeur de la dépression justifient pleinement *une intervention sanglante*, qui, d'un coup, débarrasse l'enfant des accidents immédiats, et des *séquelles graves* qui le menacent. Toutefois, il ne paraît pas nécessaire, que toujours celle-ci soit absolument immédiate : on pourra parfois différer de quelques heures ou d'un jour ou deux.

Enfin, les indications fournies par la *ponction lombaire*, lorsqu'elle est *positive*, c'est-à-dire lorsque le liquide retiré est *sanguinolent, rosé* ou *jaunâtre,* surtout si, après centrifugation, on rencontre au microscope de nombreuses hématies, devront entrer en ligne de compte pour la détermination à prendre.

Ajoutons que, dans un certain nombre de cas, la *ponction lombaire* pourra être CURATIVE. *Bonnaire, Budin, Devraigne* ont relaté des faits, où, après un accouchement laborieux au forceps, l'enfant présenta de la *raideur de la nuque,* des *convulsions,* de l'*hyperthermie,* sans que, d'autre part, il y eut un enfoncement. Les ponctions lombaires ramenèrent un *liquide sanglant :* elles furent répétées plusieurs fois, et le liquide redevint clair ; les enfants guérirent complètement.

Dans certains cas, où le traitement ne réussit pas à sauver l'enfant, on constata à l'autopsie, d'abondantes *hémorragies méningées ;* et dans les cas les plus graves, on trouve en même temps, un *hématorachis* avec *hématomyélie,* et parfois *effondrement* et *hémorragie du plafond des ventricules latéraux* (Dutreix) (1).

Ces faits ne laissent prise à aucun doute ; on se trouvait, dans ces cas graves, en présence d'*hémorragies méningées post-partum,* par COMPRESSION, et COMMOTION *cérébrales,* causées par le forceps. Sur cinq cas de *ponctions lombaires* pour *hémorragies du névraxe,* après l'accouchement, Dutreix mentionne trois guérisons ; d'autres résultats heureux analogues ont été obtenus par Jeannin et autres.

La *méthode* à suivre pour la *rachicentèse* chez le *nouveau-né',* se résume ainsi :

Après repérage, la ponction se fait dans le 4° espace lombaire, avec une aiguille de 4 cm. de longueur et de 1 mm. de diamètre, munie d'un fil d'argent. On enfonce l'aiguille de 18 mm. environ, jusqu'à ce qu'on ait une sensation de liberté ; on retire le fil d'argent, et le liquide s'écoule. La quantité de liquide, qu'il convient d'extraire est de 3 à 5 cc.

La ponction de la fontanelle antérieure, selon le mode

(1) Dutreix. *Th.* 1905, p. 69, obs. I à VI.

utilisé par Gilles (de Toulouse), pourra aussi être employée au point de vue *diagnostique* et *thérapeutique*. Par une ou plusieurs ponctions, on pourra extraire quelques grammes de sang, si l'on tombe dans le foyer ; la *fontanelle* cessera alors d'être distendue et reprendra ses *battements*. Dans un cas (grossesse gémellaire), Gilles *réussit à faire cesser les crises convulsives et la tension intra-cérébrale* (1).

MÉTHODES OPÉRATOIRES.

Nous laisserons de côté le relèvement de la *dépression* avec le *tire-fond*, bien que *Tapret* ait obtenu un succès et Baumin 2 succès sur 4 cas ; la méthode est dangereuse.

Procédé de BOISSARD.

Boissard, le premier, en 1892, fit le redressement sanglant d'un enfoncement *frontal*, dans un cas d'urgence, à l'aide d'une *sonde cannelée*, introduite entre l'os et la dure-mère.

Secheyron, en 1895, fit un redressement *pariétal* avec des *ciseaux courbes*.

Vollard, Commandeur, Potocki, Brin, Fabre, Guillet, Jeanings, Vianney, etc., obtinrent d'heureux résultats (1).

Dans son procédé, applicable surtout aux *enfoncements frontaux*, BOISSARD fait une incision du cuir chevelu *sur la suture fronto-pariétale*, à 3 cm. de la fontanelle antérieure, de façon à éviter le sinus longitudinal ; *cette incision est à cheval sur le frontal et le pariétal*. On met à nu les bords de ces deux os ; puis, perpendiculairement à la première incision, sur une longueur de 1 centimètre, on coupe la *lame fibreuse* qui unit les deux os (en grattant pour ainsi dire, le rebord de l'os). Ensuite, on introduit, par cette ouverture, une *sonde cannelée*, légèrement courbe, se dirigeant vers le point de l'enfoncement, et ne perdant jamais contact avec la table interne du frontal.

(1) Gilles. *Rev. d'Obst. et Gyn. et Pédiatrie*, Juillet 1912.
(2) Boissard. *Notes et observations cliniques*, Paris, 1892. — Secheyron. *Trav. prat. de Neurologie* de Chipault, III, p. 50, 1898. — Villard et Pinatelle. *Ann. de Gyn. et d'Obst.*, 1902, p. 223. — Commandeur. *L'Obstétrique*, 1908, p. 540, et *th.* Galichon, Lyon, 1909. — Potocki. *Soc. d'Obstétrique*, 1908. — Fabre. *Lyon Méd.*, 1904. — Guillet. *L'Obstétrique*, 1904. — Jeanings. *New-York Méd.*, 1894. — Schnelle Remy. *Soc. de Méd. de Nancy*, Juillet 1908. — Brin. *Arch. de Méd. d'Angers*, Juin 1909. — Torbert. *The Boston Méd. Journ.*, 22 Avril 1909. — Slocker. *Rivista di Med. d. Chir. prat.*, 30 Août 1909. — Planche et Croisier. *Soc. de Méd. de Lyon*, 24 Janvier 1910. — Coshen. *The Brit. Méd. Journ.*, 30 Avril 1910. — Salommons. *Acad. Roy. de Méd. d'Irlande*, Septembre 1910. — Fabroni. *Arch. J. de Gyn.*, 1908, p. 195. — Vianney. *Loire Méd.*, 1912, p. 147, et *Journ. de Chir.*, 1912, II, p. 158. — Chenning, C. Simmons. *Boston Méd. and Surg. Journ.*, 11 Janvier 1912. — Ribierre et Martin. *Congr. de Méd. lég.*, 1912.

Procédé de CUSHING.

Le chirurgien américain emploie la *méthode ostéoplastique générale :* large incision courbe, *encadrant l'enfoncement,* à distance. On fait alors une petite brèche au ciseau, et avec une pince-coupante de forme spéciale on sectionne le pariétal, un peu en dedans des bords de l'incision et parallèlement à elle ; puis, on relève le fragment et on le fracture à sa base.

Il est certain qu'on peut obtenir ainsi un large jour, qui permet d'observer facilement l'état des parties sous-jacentes et *d'évacuer les épanchements.*

Il faut éviter d'inciser la dure-mère, avant le rabattement du lambeau ostéoplastique, afin d'éviter la hernie du cerveau, qui se ferait par une petite incision. Si après évacuation des caillots, et lavage au sérum physiologique, l'hémisphère reste tendu, il faudra penser que l'hémorragie méningée est *bi-latérale,* et ouvrir le côté opposé, ainsi que le fit Cushing, dans un cas.

Par ce procédé, l'auteur américain a opéré 9 enfants nouveau-nés, atteints d'hémorragie méningée, le 2e et le 3e jour : il a obtenu quatre succès (1).

Seitz a un peu modifié le procédé de Cushing. Il fait une incision cutanée parallèlement à la suture sagittale depuis la suture coronale jusqu'à la lambdoïde ; et, à l'aide de deux incisions perpendiculaires à la première, il dessine un volet ostéo-cutané rectangulaire, qu'il rabat en enfonçant la *bosse pariétale* en dedans, avec les pouces, comme on redresse l'enfoncement d'une balle en celluloïd ; la dure-mère est ensuite ouverte, le plus bas possible, afin d'évacuer les caillots (2).

Dans un cas grave ou lorsque l'enfant est affaibli, *Chauning C. Simmons* (de Boston), redoutant le choc opératoire, préconisa une opération moins étendue. Il se contenta d'une incision de 2 à 2 cm. 1/2 le *long du bord antéro-supérieur du pariétal,* point qu'il suppose être le siège de prédilection des hémorragies. A ce niveau, il ouvre la dure-mère ; et, après évacuation des caillots, il laisse une mèche et suture à la soie.

Contre le Schock, il préconise quelques injections répétées de 70 cc de solution salée physiologique tiède sous le pectoral. Dans un cas, après incision de la suture corono-pariétale, et de la dure-mère sur l'étendue de 2 3/4 de pouce,

(1) Cushing. *Amer. Journ. of Méd. Sc.,* 1905, p. 563. — Carmichaël. *Scottish Méd. Journ.,* Juin 1906, p. 524.

(2) Seitz. *Arch. f. Gyn.,* 1907, p. 527.

à 1 pouce 1/2 de la ligne médiane il évacua 2 drachmes de sang noir d'un côté ; et en écartant les os, il permit à une plus grande quantité de sang de s'écouler. Il répéta la même manœuvre du côté opposé, mais sans résultat (1).

Lorsque l'état général de l'enfant le permet, la méthode large de Cushing nous paraît bien préférable à celle de Seitz ou de Simmons, qui risquent de ne permettre qu'une évacuation incomplète. On pourra d'ailleurs, pour faciliter l'opération, donner quelques bouffées d'éther ou de chloroforme, et faire suivre d'une injection de 30 gr. de sérum physiologique. L'enfant sera entouré de bouillottes, malgré les couvertures, pour éviter le refroidissement ; et, on fera l'hémostase du cuir chevelu avec le tourniquet, afin de prévenir tout affaiblissement par la perte de sang.

Murphy et Torbert (de Boston) ont opéré par le procédé de *Cushing* un nouveau-né, dans les conditions suivantes :

Primipare. Accouchement pénible par le siège à 6 heures de l'après midi. L'enfant a une nuit pénible, agitée ; il crie continuellement. Le lendemain matin : *paralysie du bras gauche* et *légère paralysie faciale du même côté*. La fontanelle antérieure est saillante et tendue. P. 140. R. 48. T. 98° 6 Farh. Pupilles égales. Convulsions de la face, et cyanose par instants. Une ponction lombaire donne du sang presque pur.

On opère à 9 h. 30 du soir. Large lambeau en fer à cheval sur le pariétal *droit ;* il est basculé à la façon d'un lambeau ostéo-plastique. A l'ouverture de la dure-mère, *hémorragie sous-durale abondante* avec peu de caillots; *cerveau très saillant.* Aussi incise-t-on la fontanelle antérieure *à gauche* de la ligne médiane ; on évacue un volumineux hématome, moindre qu'à droite cependant. Guérison de l'opération. L'enfant meurt 1 mois après, de gastro-entérite (1).

C'est là, évidemment, un beau cas d'intervention *pour épanchement méningé sans fracture, sans enfoncement,* chez un nouveau-né. Le procédé de Cushing permettait seul de facilement reconnaître et d'évacuer un tel épanchement.

(1) Simmons C. Channing. *Boston Med. and Surg. Journ.,* Janvier 1912, p. 43.

(1) Murphy et Torbert. *The Boston Méd. and Surg. Journ.,* 12 Mai 1910, et *Journ. de Chir.*, 1910, II, p. 36.

TABLE DES MATIÈRES

TOME III. — VOLUME I.

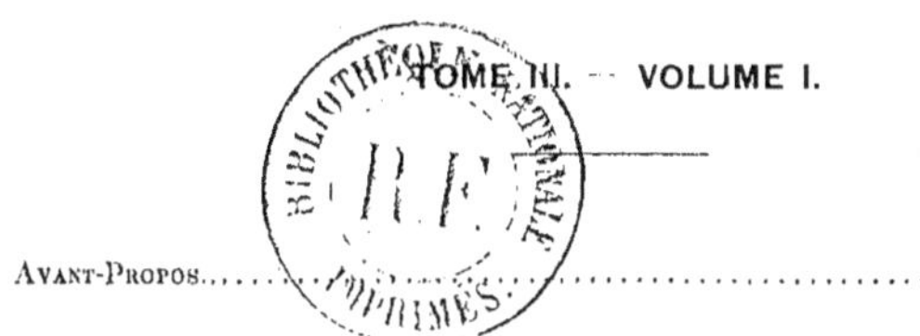

SIXIÈME PARTIE (suite)

DEUXIÈME SYNDROME
DE LA CONTUSION CÉRÉBRALE.

CHAPITRE I.

HISTORIQUE.

CHAPITRE II.

ANATOMIE PATHOLOGIQUE.

CHAPITRE III.

PATHOGÉNIE DE LA CONTUSION CÉRÉBRALE.

CHAPITRE IV.

SYMPTOMATOLOGIE DE LA CONTUSION CÉRÉBRALE.

CHAPITRE V.

DIAGNOSTIC DE LA CONTUSION CÉRÉBRALE.

1º *Diagnostic avec la commotion.* Opinion de J. L. Petit, Dupuytren, Sanson, etc. Dans la contusion cérébrale, les troubles cérébro-bulbaires de la commotion sont parfois absents : Ainsi, dans certaines plaies contuses cranio-encéphaliques, dans certains hématomes centraux, et dans le groupe des contusions lucides. Mais, souvent, il y a mélange des troubles de la commotion et de la contusion, au moins dans les premiers temps après le choc cranien : cependant l'apparition du *syndrome cortico-méningé*, et certains *phénomènes localisateurs*, même dans la période comateuse, peuvent faire soupçonner un foyer de contusion, surtout si ces troubles persistent après la période commotionnelle. En résumé, la *contusion* se distingue de la *commotion :* 1º par ses symptômes généraux propres ; 2º par ses symptômes localisateurs. Diagnostic particulier : *a)* des contusions à syndrome cortico-méningé ; importance de l'agitation, du délire, des contractures, du

CHAPITRE VI

PRONOSTIC DES CONTUSIONS CÉRÉBRALES.

CHAPITRE VII

TRAITEMENT DES CONTUSIONS CÉRÉBRALES.

A. — *Contusions ouvertes* (plaies contuses *cranio-encéphaliques*). — Avantages de l'esquillectomie contre les épanchements sanguins sous-osseux, ou arachnoïdiens, pie-mériens. L'extrême fréquence des lésions sous-osseuses, même dans les simples fissures, justifie son emploi, d'autant qu'elle permet une exploration directe. Dans les larges plaies contuses cranio-encéphaliques, elle permet de déterger la plaie, prévient l'infection, livre une issue favorable à toutes les rétentions sous-osseuses. La casuistique montre que même dans les cas graves

TROISIÈME SYNDROME

LA COMPRESSION CÉRÉBRALE.

CHAPITRE I.

CONSIDÉRATIONS HISTORIQUES. — DIVISION.

CHAPITRE II.

PHYSIOLOGIE EXPÉRIMENTALE ET PATHOGÉNIE
DES COMPRESSIONS CÉRÉBRALES.

CHAPITRE III.

ANATOMIE PATHOLOGIQUE DES COMPRESSIONS.

Nous n'exposerons ici que les fines lésions des compressions cérébrales : car, dans les parties précédentes de cet ouvrage, nous avons parlé suffisamment des grosses lésions, qui se rencontrent dans les compressions, en clinique : enfoncements osseux, épanchements sanguins, lésions des méninges, du cortex, etc.

Ce sont les recherches expérimentales d'Adamkiewicz sur la compression cérébrale (tassement des éléments nerveux, expression tissulaire), qui ont provoqué les recherches plus précises de ces derniers temps. Recherches de Gaétano, Kohler, Rosenbeck et Sebretterbach, sur les altérations des compressions médullaires, à l'aide de divers procédés expérimentaux (compressions par injections de cire, par des corps étrangers divers) ; altération des lobes nerveux (substance blanche) et des cellules nerveuses (substance grise).

Neumeyer et Roncoli sont les deux auteurs qui ont le plus complètement étudié *les lésions histologiques des compressions cérébrales expérimentales* — Neumeyer introduit de petites sphères de plomb, dans le crâne des lapins, pendant des périodes variant de 1 à 60 jours ; altérations de plus en plus profondes.

Roncoli emploie une méthode comparable ; il fait pénétrer des petits cailloux lisses entre le crâne et la dure-mère du chien, les laissant en place de 1 à 98 jours. Il distingue quatre périodes dans les effets observés : 1° *Après 24 heures :* Congestion, afflux leucocytaire, tassement des éléments nerveux, si la compression a été légère ; si plus forte, altérations cellulaires des couches superficielles. — 2° *Après 5 jours :* dégénération des petites cellules-pyramidales, des fibres tangentielles, et de la couche d'Exner ; épaississement de la névroglie. — 3° *Après une compression de 10 jours :* lésions encore plus pénétrantes, prolifération intense de la névroglie, et disparition presque complète des cellules nerveuses qui occupent ses mailles, jusqu'au niveau des grandes cellules pyramidales et même des cellules polymorphes. — 4° *Après 15 jours,* on ne trouve plus trace de cellules et de fibres nerveuses dans l'écorce et dans les couches superficielles de la subtance médullaire. — *A partir de 30 jours,* processus d'atrophie et formation d'un tissu de cicatrice jaunâtre, au niveau du point comprimé. — Lésions à distance. — Conclusions : Des résultats peu satisfaisants des interventions tardives, dans les compressions, soit au point de vue anatomique, soit au point de vue fonctionnel (épilepsies cicatricielles, paralysies, atrophies, psychoses, et, du côté de la moelle, ataxies, syringomyélies traumatiques, etc...)

CHAPITRE IV.

SYMPTOMATOLOGIE DE LA COMPRESSION CÉRÉBRALE.

CHAPITRE V.

LES COMPRESSIONS OSSEUSES.

CHAPITRE VI.

COMPRESSIONS OBSTÉTRICALES.

Erratum : Au lieu de " *Commotion* " lire, en tête de la page " *Contusion* " à la page 84 et suivantes.